医院信息系统数据库技术与应用

TECHNOLOGY AND APPLICATION OF
DATABASE OF HOSPITAL INFORMATION SYSTEM

主　编　李小华　周　毅
副主编　刘晓辉　严静东　陈光明　熊志强　潘晓雷

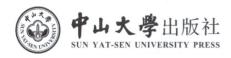

·广州·

版权所有　翻印必究

图书在版编目（CIP）数据

医院信息系统数据库技术与应用/李小华，周毅主编. —广州：中山大学出版社，2015.10
ISBN 978 - 7 - 306 - 05476 - 0

Ⅰ. ①医… Ⅱ. ①李… ②周… Ⅲ. ①医院—管理信息系统 Ⅳ. ①R197.324

中国版本图书馆 CIP 数据核字（2015）第 238896 号

出 版 人：	徐　劲
策划编辑：	鲁佳慧
责任编辑：	鲁佳慧
封面设计：	曾　斌
责任校对：	周　玢
责任技编：	何雅涛
出版发行：	中山大学出版社
电　　话：	编辑部 020 - 84111996，84113349，84111997，84110779
	发行部 020 - 84111998，84111981，84111160
地　　址：	广州市新港西路 135 号
邮　　编：	510275　传　真：020 - 84036565
网　　址：	http://www.zsup.com.cn　E-mail：zdcbs@ mail.sysu.edu.cn
印 刷 者：	广州市怡升印刷有限公司
规　　格：	889mm×1194mm　1/16　28.25 印张　980 千字
版次印次：	2015 年 10 月第 1 版　2015 年 10 月第 1 次印刷
定　　价：	79.80 元

如发现本书因印装质量影响阅读，请与出版社发行部联系调换

编 委 会

主　编：李小华　周　毅

副主编：（以姓氏笔画为序）

　　　　刘晓辉　严静东　陈光明　熊志强　潘晓雷

编　委：（以姓氏笔画为序）

　　　　邓　越　广州赛姆科技资讯有限公司

　　　　刘芙蓉　东莞市第三人民医院

　　　　刘晓辉　广州军区广州总医院

　　　　任忠敏　中山大学附属肿瘤医院

　　　　严静东　南方医科大学南方医院

　　　　李小华　广州军区广州总医院

　　　　吴庆斌　暨南大学附属第一医院

　　　　陈光明　广州赛姆科技资讯有限公司

　　　　周　毅　中山大学中山医学院

　　　　赵　霞　广州军区广州总医院

　　　　熊志强　广东省人民医院（广东省医学科学院）

　　　　潘晓雷　武警广东总队医院

序　言

著名未来学家阿尔文·托夫勒 1980 年在《第三次浪潮》一书中，将大数据热情地赞颂为"第三次浪潮的华彩乐章"。但到 2009 年"大数据"才成为互联网信息技术行业的流行语。美国互联网数据中心指出，互联网上的数据每年将增长 50%，每 2 年便将翻一番，而目前世界上 90% 以上的数据是最近几年才产生的。2013 年被誉为"大数据元年"，从数到数据，再从数据到大数据，大数据概念的形成可以在自然哲学演化的历史长河中找到根基。

发达国家对大数据的应用极为重视。自 2012 年起，美国、英国、加拿大、澳大利亚等部分发达国家相继发布大数据研究和发展计划，大力推进大数据研究和应用。2015 年 1 月 30 日，美国总统奥巴马在 2015 年国情咨文演讲中提出"精准医学计划"（Precision Medicine Initiative），以推动个体化医疗的发展，引起了全世界的关注。精准医疗是以个人全面的生物医学信息为基础，短期为病人量身设计治疗方案，长期将为个性化的健康管理提供支持服务。我国近期也相继出台了《关于积极推进"互联网+"行动指导意见》和《促进大数据发展行动纲要》，系统部署了大数据发展工作。

目前，虽然我们对医疗健康大数据津津乐道，但我们不能不回过头来再看其主要产生地之一的医院。

随着医疗卫生体制改革和社会医疗保险制度改革的深入开展，医院的信息化建设步伐也进一步加大，医院信息系统已成为医院必不可少的基础设施与技术环境。医院信息化运用计算机科学、网络、通信以及数据库技术来管理信息的存储、获取、分享和运用，以支持医疗服务工作以及临床和管理的决策。

医院信息化的纵深发展先后经历了医院管理信息化、临床信息化，并最终向区域性医疗卫生信息化方向发展。医院管理信息系统是主要针对医院人流、物流以及资金流，为医疗工作和管理服务的系统。临床信息系统则是以患者为中心，对患者临床医护数据进行采集、存储、处理和传输的系统，包括医嘱处理系统、医生工作站、电子病历、护理信息系统、实验室系统、影像存储和传输系统（PACS）等。在这两者的基础上，区域医疗信息化实现了区域性的医疗信息共享，包括医院和医院之间，以及医疗卫生机构之间的信息共享。

建设安全、高效的数据库系统是全面提升医院信息化管理水平的基础。医院的医疗业务信息系统每天都产生海量的数据，对数据进行管理和应用，实现完整、安全的信息存储以及准确、高效的信息使用，为临床诊疗和医疗管理提供实时数据支持，是医院信息系统数据库建设的目标。

《医院信息系统数据库技术与应用》一书介绍了目前医院常用的 Oracle、SQL Server、DB2 和 Caché 等数据库，并对数据的选型、设计、编程与优化、数据仓库与数据挖掘、数据库安全与维护等内容进行了详细介绍。结合大数据在医院的应用，对大数据概念、分布式文件系统 Hadoop 的构建及其运维应用等也进行了介绍。

该书主编李小华、周毅两位教授及其编写团队，长期工作在医院信息化的工作和研究的第一线，具有丰富的医院信息系统数据库的建设和运维实践经历，对医院信息系统数据库的开发、部署以及运维都有丰富的实战经验和独到的见解。

该书内容全面、新颖、可操作性强，并结合各知识点精心设计了应用案例，是一本实用性很强的专著。我相信该书一定会为从事医疗卫生信息化工作的管理和技术人员提供医院数据库管理从原理、技术到实际应用操作的专业指导。

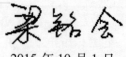

2015 年 10 月 1 日

前　言

数据库是信息系统的关键部分，信息系统能否高效、稳定、安全地运行，数据库起着至关重要的作用。随着医院信息建设水平的提高，越来越多的信息系统在医院运行，数据库的应用与维护工作，已经成为医院信息管理部门最重要和最繁忙的任务之一。

《医院信息系统数据库技术与应用》一书，旨在为从事医疗卫生信息工作的人员提供数据库管理从技术原理到实际操作的专业指导。本书基于目前医院常用的 Oracle、SQL Server、DB2 和 Caché 等数据库，详细地介绍了数据库选型、表结构设计、SQL 编程与优化，以及数据仓库与数据挖掘、数据库安全与维护等内容。针对大数据逐步在医院的应用，本书对大数据概念、分布式文件系统 Hadoop 的构建及其运维应用等也做了详细介绍。本书还是国内首部介绍了后关系型数据库 Caché 的中文技术书籍。

本书主要面向医院信息系统的开发、应用和维护人员，以及医药院校相关专业师生。

感谢为本书付出辛勤劳动的各位作者。针对数据库这个既经典又新颖的主题，本书作者以他们从事医院信息系统数据库开发应用和运维管理的长期实践积累、丰富实战经验以及扎实理论功底，历经精心构思、潜心写作、反复修改，终以深入、明晰、实用的叙述，将本书呈献给广大的业界读者。

感谢中国医院协会信息管理专业委员会梁铭会主任委员为本书作序，感谢解放军总医院薛万国教授、中山大学邹赛德教授在本书编写中给予的指导，专家学者的指教令我们受益匪浅。

感谢给予本书提供技术资料和应用案例的医疗 IT 厂家，给读者分享了最新的技术和应用成果。

我国医院信息化经历 30 多年的发展历程，医院信息化建设已达到较高的发展阶段。当前，临床数据中心（CDR）、基于电子病历的医院信息集成平台、区域电子病历共享平台、医疗卫生信息标准化以及"互联网+医疗"在线医疗卫生新模式的建设，正引领着医院信息化建设的新一轮发展。作为伴随国内医院信息化建设发展的一代医院信息人，能把从事医院数据库工作的多年知识积累和工作经验体会与同行分享、参考，是我们的荣幸，也是我们的职责所在。

2014 年以来，我们先后出版了《医院信息化技术与应用》和《移动医疗技术与应用》两本专著，受到了广大读者的欢迎。《医院信息化技术与应用》和《移动医疗技术与应用》，加上本次出版的《医院信息系统数据库技术与应用》，形成了医院信息化建设技术与应用系列专著。我们将继续努力，编写更多的系列作品，为提高我国医院信息化学科技术水平做出贡献。

本书得到广东省重大科技专项（2014B010118003，2015B010106008）的资助。

因水平所限，本书内容必定存在疏漏和不足之处，恳请各位读者批评指正。

谢谢！

2015 年 10 月 1 日

目录 CONTANTS

第一章 医院信息系统数据库的概述 (1)
  第一节 数据库 (1)
    一、数据库概述 (1)
    二、关系型数据库 (2)
    三、数据库设计 (3)
    四、数据库编程 (4)
    五、数据库存储 (5)
    六、数据库安全 (7)
    七、数据库技术新发展 (9)
  第二节 医院信息系统数据库的应用 (12)
    一、医院信息系统常用数据库 (12)
    二、数据库产品选用要素 (15)
    三、医院信息系统数据库设计 (16)
    四、基于电子病历的数据库 (17)
    五、医院信息系统数据集成 (19)
  第三节 数据库的管理与维护 (20)
    一、数据库管理与维护的常用工具 (20)
    二、数据库的故障处理 (23)
    三、数据库的灾备管理 (24)
    四、数据库的性能优化 (25)
    五、数据库的审计运维 (27)

第二章 数据库表结构设计方法 (29)
  第一节 数据库表结构设计 (29)
    一、数据库表结构设计的定义 (29)
    二、数据库表结构设计的意义 (29)
  第二节 数据库表结构的设计方法 (30)
    一、范式设计 (30)
    二、表与字段设计原则 (31)
  第三节 数据库表结构设计实例 (34)
    一、军惠系统数据库表结构 (34)
    二、军惠系统数据库设计的特点 (38)

第三章 标准查询语言（SQL）的性能优化 (45)
  第一节 SQL概述 (45)

一、SQL 与数据库 …………………………………………………………………………（45）
　　二、SQL 语言要素 …………………………………………………………………………（46）
第二节　SQL 基本语法 …………………………………………………………………………（46）
　　一、操作符 …………………………………………………………………………………（46）
　　二、条件表达式 ……………………………………………………………………………（47）
　　三、查询语句 ………………………………………………………………………………（47）
　　四、DML 语句 ……………………………………………………………………………（48）
　　五、数据类型 ………………………………………………………………………………（48）
　　六、JOIN 查询 ……………………………………………………………………………（48）
第三节　索引在 SQL 中的作用 …………………………………………………………………（52）
　　一、什么是索引 ……………………………………………………………………………（52）
　　二、索引的类别 ……………………………………………………………………………（53）
　　三、创建索引 ………………………………………………………………………………（54）
第四节　高效 SQL 代码 …………………………………………………………………………（55）
　　一、什么是 SQL 执行计划 ………………………………………………………………（55）
　　二、表的扫描方式 …………………………………………………………………………（57）
　　三、高效利用索引 …………………………………………………………………………（57）
　　四、多表 JOIN 的性能要点 ………………………………………………………………（62）
　　五、关于 IN 和 EXISTS 操作 ……………………………………………………………（63）
　　六、关于 UNION/UNION ALL 操作引起的性能问题 …………………………………（65）
　　七、存储过程优化 …………………………………………………………………………（66）
　　八、有效利用数据库连接会话 ……………………………………………………………（67）
第五节　SQL 优化器简介 ………………………………………………………………………（71）
　　一、RBO 优化器 …………………………………………………………………………（71）
　　二、CBO 优化器 …………………………………………………………………………（72）
　　三、CBO 中的成本概念及计算公式 ……………………………………………………（72）
　　四、CBO 优化器的局限性 ………………………………………………………………（75）
　　五、如何利用好 CBO 优化器 ……………………………………………………………（76）
第六节　SQL 开发工具简介 ……………………………………………………………………（78）
　　一、下载、安装 Oracle SQL Developer …………………………………………………（79）
　　二、配置 SQL Developer …………………………………………………………………（79）
　　三、运行 SQL 语句 ………………………………………………………………………（81）
　　四、查看执行计划 …………………………………………………………………………（82）
　　五、SQL 开发中的问题与展望 …………………………………………………………（83）

第四章　Oracle 数据库建设与管理 …………………………………………………………（84）
　第一节　Oracle 数据库系统简介 ………………………………………………………………（84）
　第二节　Oracle 数据库系统规划 ………………………………………………………………（86）
　　一、数据库系统规划的目的 ………………………………………………………………（86）
　　二、基础平台规划 …………………………………………………………………………（86）
　　三、Oracle 数据库的规划 …………………………………………………………………（87）
　　四、安全规划 ………………………………………………………………………………（87）
　第三节　Oracle 数据库系统设计 ………………………………………………………………（88）
　　一、整体架构设计要点 ……………………………………………………………………（88）

二、主机操作系统设计 …………………………………………………………… (91)
　　三、存储系统设计 ………………………………………………………………… (92)
　　四、Oracle 数据库的安装设计 …………………………………………………… (93)
　　五、创建 Oracle 数据库 …………………………………………………………… (94)
　　六、表的设计 ……………………………………………………………………… (95)
　　七、访问控制设计 ………………………………………………………………… (96)
　　八、备份和容灾 …………………………………………………………………… (96)
　第四节　Oracle 数据库系统建设 ……………………………………………………… (98)
　　一、硬件平台建设 ………………………………………………………………… (98)
　　二、数据库软件部署 ……………………………………………………………… (100)
　　三、数据库系统测试 ……………………………………………………………… (104)
　　四、数据库系统割接 ……………………………………………………………… (105)
　　五、数据库灾备平台建设 ………………………………………………………… (108)
　　六、数据库安全建设 ……………………………………………………………… (111)
　第五节　Oracle 数据库系统运维 ……………………………………………………… (111)
　　一、运维介绍 ……………………………………………………………………… (112)
　　二、日常运维要点 ………………………………………………………………… (112)
　　三、数据库集群日常维护 ………………………………………………………… (118)
　　四、灾备系统维护 ………………………………………………………………… (121)
　　五、数据库补丁维护和建议 ……………………………………………………… (123)
　　六、维护工具介绍 ………………………………………………………………… (123)
　第六节　Oracle 数据库系统性能优化 ………………………………………………… (125)
　　一、Oracle 数据库优化概述 ……………………………………………………… (125)
　　二、Oracle 数据库优化原理 ……………………………………………………… (126)
　　三、Oracle 数据库优化步骤 ……………………………………………………… (127)
　　四、Oracle 数据库优化实战 ……………………………………………………… (129)

第五章　SQL Server 数据库 ……………………………………………………………… (133)
　第一节　SQL Server 数据库系统规划与设计 ………………………………………… (133)
　　一、SQL Server 数据库发展历程 ………………………………………………… (133)
　　二、SQL Server 的体系结构 ……………………………………………………… (133)
　　三、SQL Server 的版本 …………………………………………………………… (135)
　　四、SQL Server 数据库建设规划与设计 ………………………………………… (137)
　第二节　SQL Server 数据库系统的安装与配置 ……………………………………… (141)
　　一、SQL Server 数据库系统的安装及版本升级 ………………………………… (141)
　　二、SQL Server 数据库系统的创建 ……………………………………………… (142)
　　三、SQL Server 数据库的配置 …………………………………………………… (143)
　　四、SQL Server 数据库系统的测试与连接 ……………………………………… (144)
　　五、SQL Server 数据库表的设计与创建 ………………………………………… (146)
　第三节　SQL Server 数据库系统的账号与安全配置 ………………………………… (149)
　　一、SQL Server 数据库系统的用户账号配置 …………………………………… (149)
　　二、SQL Server 数据库系统的角色和权限配置 ………………………………… (150)
　　三、SQL Server 数据库系统的安全策略 ………………………………………… (150)
　　四、SQL Server 数据库系统的迁移与割接 ……………………………………… (151)

第四节 SQL Server 数据库系统运维 (151)
　一、SQL Server 数据库运维介绍 (151)
　二、SQL Server 数据库日常运维 (151)
　三、SQL Server 数据库灾备系统维护 (153)
　四、SQL Server 数据库补丁维护和建议 (156)
　五、SQL Server 管理工具介绍 (158)
第五节 SQL Server 的使用 (159)
　一、表与视图 (159)
　二、触发器和存储过程 (160)
　三、主键、外键和索引 (161)
　四、作业 (164)
　五、SQL server 中对 SQL 语句的特殊约定或定义 (165)
第六节 SQL Server 数据库系统的性能优化 (168)
　一、SQL Server 的体系结构 (168)
　二、内存管理 (176)
　三、CPU 管理 (177)
　四、索引分析与优化 (177)
　五、锁与阻塞的管理 (178)
　六、并发、线程、连接数的配置和优化 (178)
　七、TempDB 的管理 (178)
　八、优化工具的使用 (179)
第七节 SQL Server 数据仓库系统 (181)
　一、SQL Server 数据仓库 (181)
　二、SQL Server 集成服务 (183)
　三、SQL Server 报表服务 (185)
　四、SQL Server 分析服务 (186)

第六章　Caché 数据库 (188)
第一节 Caché 数据库系统规划与设计 (188)
　一、Caché 简介 (188)
　二、Caché 数据库的数据存储模式 (191)
　三、日志系统 (199)
第二节 Caché 数据库建设 (200)
　一、Caché 数据库的应用架构 (200)
　二、缓存的配置 (202)
　三、安装 (202)
　四、卸载 (205)
第三节 Caché 数据库运维 (206)
　一、管理工具 (206)
　二、Caché 的备份与恢复 (207)
　三、Caché 的数据迁移 (208)
第四节 数据库监控及优化 (211)
　一、系统管理门户 (211)
　二、系统诊断报告 (212)

三、Caché 监控 ……………………………………………………………………………… (212)
　　　四、用^GLOSTAT 获得全局信息 ……………………………………………………… (213)
　　　五、使用^PERFMON 进行监控 ………………………………………………………… (214)
　　　六、^PROFILE 获得程序的性能信息 …………………………………………………… (219)
　　　七、WebServices 监控 …………………………………………………………………… (223)
　　第五节　Caché 数据库应用 ……………………………………………………………………… (224)
　　　一、Caché 应用程序服务器 ……………………………………………………………… (224)
　　　二、Caché 开发环境介绍 ………………………………………………………………… (228)
　　　三、基于 Caché 开发新的应用 …………………………………………………………… (230)
　　　四、用 Caché 服务器页面快速构建 Web 应用 ………………………………………… (231)
　　　五、ZEN 技术框架 ……………………………………………………………………… (235)
　　第六节　Caché 的安全模型和扩展性 …………………………………………………………… (237)
　　　一、Caché 的安全模型 …………………………………………………………………… (237)
　　　二、Caché 集群管理 ……………………………………………………………………… (238)
　　　三、镜像服务 ……………………………………………………………………………… (243)
　　　四、映像（Shadow）服务 ……………………………………………………………… (245)
　　　五、分布式系统的企业缓存协议 ………………………………………………………… (247)
　　第七节　DeepSee 技术简介 ……………………………………………………………………… (250)

第七章　DB2 ……………………………………………………………………………………………… (253)
　　第一节　DB2 系统规划 …………………………………………………………………………… (253)
　　　一、DB2 数据库简介 ……………………………………………………………………… (253)
　　　二、DB2 数据库基础平台规划 …………………………………………………………… (253)
　　　三、非联机查询数据系统设计 …………………………………………………………… (255)
　　第二节　DB2 系统设计 …………………………………………………………………………… (256)
　　　一、DB2 整体架构设计 …………………………………………………………………… (256)
　　　二、DB2 存储架构设计 …………………………………………………………………… (256)
　　　三、DB2 表设计 …………………………………………………………………………… (257)
　　　四、DB2 安全设计 ………………………………………………………………………… (258)
　　　五、DB2 数据库的高可用 ………………………………………………………………… (260)
　　第三节　DB2 数据库系统建设 …………………………………………………………………… (262)
　　　一、DB2 数据库平台建设 ………………………………………………………………… (262)
　　　二、DB2 数据库软件部署 ………………………………………………………………… (264)
　　　三、DB2 数据库创建 ……………………………………………………………………… (267)
　　　四、DB2 数据库系统测试 ………………………………………………………………… (270)
　　　五、DB2 数据库灾备平台建设 …………………………………………………………… (273)
　　　六、DB2 数据库安全建设 ………………………………………………………………… (276)
　　第四节　数据库系统运维 ………………………………………………………………………… (279)
　　　一、日常运维 ……………………………………………………………………………… (279)
　　　二、补丁与维护建议 ……………………………………………………………………… (287)
　　　三、维护工具简介 ………………………………………………………………………… (289)
　　第五节　DB2 性能优化 …………………………………………………………………………… (294)
　　　一、DB2 系统架构 ………………………………………………………………………… (294)
　　　二、SQL 语句优化 ………………………………………………………………………… (299)

三、并发设计 ……………………………………………………………………………（307）

第八章　数据仓库与数据挖掘 …………………………………………………………（313）
第一节　数据仓库 ………………………………………………………………………（313）
　　一、数据仓库的兴起 ………………………………………………………………（313）
　　二、数据仓库的概念与产生 ………………………………………………………（313）
　　三、数据仓库的特点 ………………………………………………………………（313）
　　四、数据库与数据仓库 ……………………………………………………………（314）
　　五、从 OLTP 到 OLAP ……………………………………………………………（315）
　　六、数据仓库的发展 ………………………………………………………………（317）
　　七、数据仓库的未来 ………………………………………………………………（318）
　　八、医院信息数据仓库的分析与设计 ……………………………………………（319）
第二节　数据挖掘 ………………………………………………………………………（325）
　　一、从机器学习到数据挖掘 ………………………………………………………（325）
　　二、数据挖掘的含义 ………………………………………………………………（326）
　　三、数据挖掘与知识发现 …………………………………………………………（326）
　　四、数据挖掘与 OLAP 的比较 ……………………………………………………（328）
　　五、HIS 中的数据挖掘简介 ………………………………………………………（328）
第三节　数据仓库与数据挖掘 …………………………………………………………（332）
　　一、数据仓库与数据挖掘的区别和联系 …………………………………………（332）
　　二、基于数据仓库的决策支持系统 ………………………………………………（334）
　　三、数据仓库与商业智能 …………………………………………………………（335）
第四节　数据仓库与数据挖掘在医疗中的应用 ………………………………………（336）
　　一、广州市卫生局阳光用药电子监察分析系统 …………………………………（337）
　　二、医院运营管理分析系统 ………………………………………………………（339）
　　三、医院绩效管理分析系统 ………………………………………………………（340）
　　四、医院三甲评审系统 ……………………………………………………………（342）

第九章　数据库安全 ……………………………………………………………………（344）
第一节　数据库安全技术与策略 ………………………………………………………（344）
　　一、数据库安全的意义 ……………………………………………………………（344）
　　二、数据库安全的发展 ……………………………………………………………（344）
　　三、数据库安全技术 ………………………………………………………………（346）
　　四、医院数据库安全需求 …………………………………………………………（347）
　　五、数据库安全策略 ………………………………………………………………（347）
第二节　数据库数据安全 ………………………………………………………………（352）
　　一、数据库数据备份 ………………………………………………………………（353）
　　二、数据库数据加密 ………………………………………………………………（355）
　　三、数据库数据水印技术 …………………………………………………………（360）
第三节　数据库访问控制 ………………………………………………………………（362）
　　一、自主访问控制 …………………………………………………………………（363）
　　二、强制访问控制 …………………………………………………………………（364）
　　三、基于角色的访问控制 …………………………………………………………（366）
　　四、基于证书的访问控制 …………………………………………………………（367）

  五、数字版权管理 …………………………………………………………………… (368)
  六、使用控制 ………………………………………………………………………… (369)
 第四节　数据库审计 …………………………………………………………………… (373)
  一、数据审计的重要性 ……………………………………………………………… (373)
  二、医疗安全审计建设目标 ………………………………………………………… (374)
  三、医疗安全审计实现 ……………………………………………………………… (375)
  四、数据安全审计系统 ……………………………………………………………… (377)
 第五节　医疗数据隐私保护 …………………………………………………………… (380)
  一、概述 ……………………………………………………………………………… (380)
  二、医疗数据隐私保护的设计和技术 ……………………………………………… (382)
  三、医疗数据隐私保护的实现 ……………………………………………………… (386)
 第六节　数据库容灾 …………………………………………………………………… (390)
  一、数据库容灾方案需要考虑的问题 ……………………………………………… (390)
  二、数据库系统的容灾方案 ………………………………………………………… (390)
  三、数据库容灾方案的选择策略 …………………………………………………… (393)

第十章　医疗大数据与 Hadoop ………………………………………………………… (394)
 第一节　概述 …………………………………………………………………………… (394)
  一、大数据的定义 …………………………………………………………………… (394)
  二、医疗大数据的定义 ……………………………………………………………… (396)
  三、大数据分析平台 ………………………………………………………………… (397)
  四、关系数据库与非关系数据库 …………………………………………………… (399)
  五、Hadoop 的版本 ………………………………………………………………… (400)
 第二节　Hadoop 平台 ………………………………………………………………… (402)
  一、Hadoop 体系结构 ……………………………………………………………… (402)
  二、单机上 Hadoop 安装配置 …………………………………………………… (403)
  三、Hadoop 集群搭建 ……………………………………………………………… (406)
  四、Hadoop 计算模型 ……………………………………………………………… (408)
  五、Hadoop 数据管理 ……………………………………………………………… (412)
 第三节　Hadoop 管理和维护 ………………………………………………………… (419)
  一、安全性问题处理 ………………………………………………………………… (419)
  二、HDFS 文件结构 ………………………………………………………………… (420)
  三、监控 ……………………………………………………………………………… (421)
  四、维护 ……………………………………………………………………………… (422)
 第四节　Hadoop 在医疗卫生信息化中的应用 ……………………………………… (424)
  一、医疗卫生信息化发展面临的问题 ……………………………………………… (424)
  二、大数据助力医疗行业的变革 …………………………………………………… (425)
  三、医疗行业大数据研究 …………………………………………………………… (428)
  四、Hadoop 应用于医疗行业核心架构及优势 …………………………………… (430)
  五、Hadoop 解决医疗卫生信息化行业问题 ……………………………………… (432)

第一章　医院信息系统数据库的概述

第一节　数　据　库

一、数据库概述

数据库管理系统（database management system，DBMS）是位于用户与操作系统之间的一个数据管理软件。数据库管理系统和操作系统一样是计算机的基础软件，也是一个大型复杂的软件系统。数据库管理系统是数据库系统的一个重要组成部分，它的主要功能包括数据定义功能、数据组织存储和管理、数据操纵功能、数据库的事务管理和运行管理、数据库的建立和维护功能。

数据库系统（database system，DBS），简称数据库是指在计算机系统中引入数据库后的系统，一般由数据库、数据库管理系统、应用系统、数据库管理员构成。需要指出的是，数据库的建立、使用和维护等工作只靠数据库管理系统远远不够，还要有专门的人员来完成，这些人被称为数据库管理员（database administrator，DBA）。

（一）数据模型

数据模型（data model）是对现实世界数据特征进行抽象的工具，用来描述和处理现实世界中的数据和信息。数据模型要能较真实地模拟现实世界，既要便于人们理解，又要便于在计算机上实现。数据模型主要由数据结构、数据操作、数据完整性规则三个部分组成。数据结构描述了组成数据库的基本成分，数据操作描述了对数据结构允许执行的操作集合，数据完整性规则描述了对数据结构所具有的约束和存储规则。

（二）数据库系统结构

我们可以从多个层次或角度来考察数据库系统的结构。从数据库管理系统角度看，数据库系统通常采用三级模式结构；从数据库最终用户角度看，数据库系统的结构分为单用户结构、主从式结构、分布式结构、客户/服务器、浏览器/应用服务器/数据库服务器多层结构等。

（三）数据库系统组成

数据库系统一般由4个部分组成：

（1）数据库（database，DB）。是指长期存储在计算机内的、有组织、可共享的数据的集合。数据库中的数据按一定的数学模型组织、描述和存储，具有较小的冗余、较高的数据独立性和易扩展性，并可为各种用户共享。

（2）硬件。构成计算机系统的各种物理设备，包括存储所需的外部设备。硬件的配置应满足整个数据库系统的需要。

（3）软件。包括操作系统、数据库管理系统及应用程序。数据库管理系统是数据库系统的核心软件，是在操作系统的支持下工作，解决如何科学地组织和存储数据、如何高效获取和维护数据的系统软件。其主要功能包括数据定义功能、数据操纵功能、数据库的运行管理和数据库的建立与维护。

（4）人员。主要有4类。第一类为系统分析员和数据库设计人员，系统分析员负责应用系统的需求分析和规范说明，他们和用户及数据库管理员一起确定系统的硬件配置，并参与数据库系统的概要设计。数据库设计人员负责数据库中数据的确定、数据库各级模式的设计。第二类为应用程序员，负责编写使用数据库的应用程序。这些应用程序可对数据进行检索、建立、删除或修改等操作。第三类为最终用户，他们利用系统的接口或查询语言访问数据库。第四类是数据库管理员（DBA），负责数据库的总体信息控制。数据库管理员的具体职责包括：熟悉数据库中的信息内容和结构，决定数据库的存储结构和存取策略，定义数据库的安全性要求和完整性约束条件，监控数据库的使用和运行，负责数据库的性能改进、数据库的重组和重构。

二、关系型数据库

关系型数据库是创建在关系模型基础上的数据库，借助于集合代数等数学概念和方法来处理数据库中的数据。

（一）表

关系型数据库使用一系列表来表达数据以及这些数据之间的联系。表是以行和列的形式组织起来的数据的集合。一个数据库包括一个或多个表。例如，可能有一个有关作者信息的名为 authors 的表。每列都包含特定类型的信息，如作者的姓氏；每行都包含有关特定作者的所有信息，如姓、名、住址等等。在关系型数据库当中一个表就是一个关系，一个关系数据库可以包含多个表。

（二）数据操纵语言

数据操纵语言（data manipulation language，DML）使用户能够查询数据库以及操作已有数据库中的数据。基本的数据操作分成 2 类 4 种：检索（查询）和更新（插入、删除、修改）。DML 分成交互型 DML 和嵌入型 DML 2 类。依据语言的级别，DML 又可分成过程性 DML 和非过程性 DML 2 种。如 insert（插入）、delete（删除）、update（修改）、select（检索）等都是 DML。

交互型 DML：这类 DML 自成系统，可在终端上直接对数据库进行操作。

嵌入型 DML：这类 DML 嵌入在主语言中使用。此时主语言是经过扩充能处理 DML 语句的语言。

过程性 DML：编程时不仅需要指出"做什么"（需要什么样的数据），还需要指出"怎么做"（怎么获得数据）。层状、网状的 DML 属于过程性语言。

非过程性 DML：编程时只需要指出"做什么"，不需要指出"怎么做"。关系型 DML 属于非过程性语言。

（三）数据定义语言

数据定义语言（data definition language，DDL）是 SQL 语言集中负责数据结构定义与数据库对象定义的语言，由 CREATE、ALTER 与 DROP 3 个语法所组成，最早是由 CODASYL（conference on data systems languages）数据模型开始，现在被纳入 SQL 指令中作为其中一个子集。目前大多数的 DBMS 都支持对数据库对象的 DDL 操作，部分数据库（如 PostgreSQL）可把 DDL 放在交易指令中，也就是它可以被撤回（Rollback）。较新版本的 DBMS 会加入 DDL 专用的触发程序，让数据库管理员可以追踪来自 DDL 的修改。

（四）应用程序的数据库访问

为了访问数据库，DML 语句需要由宿主语言来执行。下列两种途径可以做到这一点：

一种是通过提供应用程序接口（过程集），它可以用来将 DML 和 DDL 的语句发送给数据库，再取回结果。与 C 语言一起使用的开放数据库连接（ODBC）标准，是一种常用的应用程序接口标准。Java 数据库连接（JDBC）标准为 Java 语言提供了相应的特性。

另一种是通过拓展宿主语言的语法，在宿主语言的程序中嵌入 DML 调用。通常用一个特殊字符作为 DML 调用的开始，并且通过预处理器，称为 DML 预编译器（DML precompiler），来将 DML 语句转变成宿主语言中的过程调用。

三、数据库设计

数据库设计（database design）是指对于一个给定的应用环境，构造最优的数据库模式，建立数据库模型，建立数据库及其应用系统，使之能有效地存储数据，满足各种用户的应用需求。

（一）设计过程

数据库的设计过程主要由 6 个阶段组成：需求分析阶段、概念结构设计阶段、逻辑结构设计阶段、数据库物理设计阶段、数据库实施阶段、数据库运行和维护阶段。数据库设计中需求分析阶段综合各个用户的应用需求（现实世界的需求），在概念设计阶段形成独立于机器特点、独立于各 DBMS 产品的概念模式（信息世界模型），用 E-R 图来描述。在逻辑设计阶段，将 E-R 图转换成具体的数据库产品支持的数据模型如关系模型，形成数据库逻辑模式。然后根据用户处理的要求及安全性的考虑，在基本表的基础上再建立必要的视图（view）形成数据的外模式。在物理设计阶段，根据 DBMS 特点和处理的需要，进行物理存储安排，设计索引，形成数据库内模式。

（二）实体-联系模型

实体-联系（E-R）数据模型的构成成分是实体集、属性和联系集，其建模是利用分类、聚集、概括等抽象机制对需求分析阶段收集到的数据进行分类、组织，形成实体、实体属性，标识实体码，确定实体之间的联系等，并在此基础上用 E-R 图表示。实体类是一个事物的一般形式或描述，实体具有属性，或称为性质。实体可以通过联系相互关联，联系也可有属性。属性是用于描述实体或实体间联系的特征的，属性可以是单值的、多值的，也可以是组合的，实体的属性可以是另一实体。但是 E-R 模型的某些实体不允许多值属性或组合属性。

（三）设计规范化

关系数据库规范化理论是用来研究如何将一个"不十分合理"的关系模型转化为一个"好"的关系模型。其基本思想是通过合理的分解关系模式来消除其中不合适的数据依赖，以解决数据冗余、插入异常、删除异常以及更新复杂等问题。

关系数据库规范化理论认为，一个关系数据库中的每一个关系都必须满足一定的约束条件，称为范式。范式分为 6 个等级，一级比一级要求严格，一个较低范式的关系，可以通过关系的无损分解转换为若干较高级范式关系的集合，这一过程就叫作关系规范化。从理论上讲范式越高，规范化的程度就越高，关系模式就越好，但在实际应用中要具体问题具体分析，通常对于一般数据库应用系统，只要将数据表规范到 BCNF 的标准就可以满足用户需求。

1. 几种常用范式的定义

一般我们通过判断一个关系模式是否属于某一范式，来确定其在多大程度上解决了上述异常问题。下面我们先给出几种常用范式的定义。

第一范式（1NF）：如果一个关系模式 R 的所有属性的域都是原子的，也就是其属性域中的元素是不可分割的单元，则称 R 是属于 1NF 的关系模式。

第二范式（2NF）：因为我们没有理由设计一个属于 2NF 但不属于 3NF 或更高范式的数据库模式，所以这里就不再讨论它了。

第三范式（3NF）：如果关系模式 R（U，F）中的所有非主属性都不传递依赖于 R 的任何候选键，则称 R 是属于 3NF 的关系模式（主属性是指在任一候选键中出现的属性）。

Boyce-Codd 范式（BCNF）：如果关系模式 R（U，F）的所有属性（包括主属性和非主属性）都不传递依赖于 R 的任何候选键，则称 R 是属于 BCNF 的关系模式。

上述几种范式中，1NF 是关系模型的最低要求，从 1NF 到 BCNF 规范性逐步增强。此外，还有更高级的第四范式、第五范式等。一般数据库设计只要求达到 BCNF 或 3NF。

2. 关系模式的规范化

设计一个好的数据库就是要使数据库中的关系模式规范化。规范化的基本方法就是通过对关系模式进行分解，用一组等价的关系模式来代替原有的关系模式，消除数据依赖中不合理的部分，使得一个关系仅描述一个实体或者实体间的一种联系。这一过程必须在保证无损连接性、保持函数依赖性的前提下进行，即确保不破坏原有数据，并可将分解后的关系通过自然连接恢复至原有关系。具体地说，规范化的过程就是按不同的范式，将一个关系模式不断地分解成多个关系模式，最终达到一个关系模式只描述一个实体或者实体间的一种联系的目标。

四、数据库编程

（一）SQL 语言特点

SQL 是关系数据库的标准语言，具有功能丰富、使用方式灵活、语言简洁易学等突出优点。主要特点为：

（1）定义、操纵、控制一体化。SQL 语言同时具有数据定义、数据操纵和数据控制等功能。在数据库系统的整个生命期内可以动态修改数据模式，对数据进行操作具有简单、快速的特点，为数据库应用的开发提供了良好环境。

（2）非过程化的使用方式。SQL 语言使用时只需说明"做什么"，而无须理会"怎么做"，这大大减轻了开发人员的工作量，有助于提高开发效率。

（3）数据操作面向集合。在关系数据库中，数据操作（包括查询、插入、删除、修改）都是对集合的操作，即以一个或多个集合为操作对象，操作的结果也是一个新的集合。

（4）语法结构具有统一性。SQL 语言既是自含式语言，又是嵌入式语言，在这两种使用方式下，SQL 语言的语法结构基本是一致的。

（5）跨平台性。同 Java 一样，SQL 有着良好的跨平台性，无论何种机型、何种操作系统、何种 DBMS，都采用 SQL 作为共同的数据存取语言和标准接口。同样，无论使用何种高级语言，SQL 嵌入的方式可能存在差异，但 SQL 语句本身在语法和结构上基本相同。这就为数据库应用系统的移植和数据的相互访问提供了方便。也正是基于这种原因，SQL 语言得到了进一步发展和扩充。

SQL 是我们访问数据库的一把钥匙，既可在高级程序设计语言中使用，也可在 WEB 页面设计中使用，为程序开发人员对数据库进行操作带来了极大便利，在基于数据库的应用项目开发中起着重要作用。

（二）SQL 语言和宿主语言编程

SQL 标准定义了嵌入 SQL 到许多不同的语言中，例如 C、C++、Cobol、Pascal、Java、PL/I 和 Fortran。SQL 查询所嵌入的语言被称为宿主语言，宿主语言中使用的 SQL 结构被称为嵌入式 SQL。

使用宿主语言写出的程序可以通过嵌入式 SQL 的语法访问和修改数据库中的数据。一个使用嵌入式 SQL 的程序在编译前必须先由一个特殊的预处理器进行处理。嵌入的 SQL 请求被宿主语言的声明以及允许运行时刻执行数据库访问的过程调用所代替。然后，所产生的程序由宿主语言编译器编译。这是嵌入式 SQL 与 JDBC 或 ODBC 的主要区别。

在 JDBC 中，SQL 语句是在运行时被解释的（即使是利用预备语句特性对其进行准备也是如此）。当使用嵌入式 SQL 时，一些 SQL 相关的错误（包括数据类型错误）可以在编译过程中被发现。

在嵌入式 SQL 中，为了能够区分 SQL 语句与主语言语句，所以 SQL 语句都必须加前缀 EXEC SQL。SQL 语句的结束标准则随主语言的不同而不同。

（三）静态 SQL 编程

静态 SQL 语句，是指嵌入在宿主语言中的 SQL 语句在预编译时完全知道。这是相对于动态 SQL 而言的，动态 SQL 语句的语法在运行时才知道。注意：解释语言中不支持静态 SQL 语句，例如，REXX 只支持动态 SQL 语句。

一条 SQL 语句的结构在预编译时完全清楚，才被认为是静态的。例如，语句中涉及的表（TABLES）和列的名字，在预编译时，必须完全知道，只能在运行时指定的是语句中引用的宿主变量的值。然而，宿主变量的信息，如数据类型，也必须在预编译时确定。

当静态 SQL 语句被准备时，SQL 语句的可执行形式被创建，存储在数据库中的程序包里。SQL 语句的可执行形式可以在预编译时创建或者在捆绑时创建。不论哪种情况，SQL 语句的准备过程都发生在运行之前。捆绑应用程序的人需要有一定的权限，数据库管理器中的优化器还会根据数据库的统计信息和配置参数对 SQL 语句进行优化。对静态 SQL 语句来说，应用程序运行时，不会被优化。

（四）动态 SQL 编程

对动态 SQL 这一术语的定义基本有两种：一种称所有由客户而不是存储过程提交的 SQL 语句为动态 SQL；而另一种动态 SQL 的定义则是所有在运行时动态方式组装为字符串并提交执行的 SQL DML 语句，这种说法与第一种相比更精确些。使用动态 SQL 可以完成一些特定的工作，如利用多个查询条件来创建定制的 WHERE 子句；根据子句的内容，创建定制的 FROM 子句，使其只包含所需要的表和连接。

动态 SQL 在发展过程中为解决不同问题的需要产生了两种执行方法。其中一种是使用 execute 命令来实现。虽然在一般情况下，execute 命令都是用来调用存储过程的，但实际上也可以使用它来执行 T-SQL（TransactSQL）查询或批处理。execute 命令或者它的简写形式 exec，实际上会为指定的 T-SQL 批处理创建一个新实例，就好像所执行的代码是一个调用的存储过程一样。

另一种执行动态 SQL 的新方法是使用 sp_executeSQL 系统存储过程。与使用 execute 命令相比，这种方式与复杂的 SQL 语句更加兼容。在一些情况下，无法使用 execute 命令执行动态的 SQL 语句，比如执行可以多次重复使用或动态生成的 T-SQL 语句或批处理，T-SQL 语句或批处理可以带嵌入参数，可以使用 sp_executeSQL 顺利地执行。

五、数据库存储

（一）存储管理器

数据不断增长造成单机系统性能不断下降，即使不断提升硬件配置也难以跟上数据的增长速度。然而，当今主流的计算机硬件比较便宜而且可以扩展，现在购置 8 台 8 内核、128 GB 内存的机器比购置一台 64 内核、TB 级别内存的服务器划算得多，而且还可以增加或减少机器来应对将来的变化。这种分布式架构策略对于海量数据来说是比较适合的，因此，许多海量数据系统选择将数据放在多个机器中，但也带来了许多单机系统不曾有的问题。

下面我们介绍大数据存储和管理发展过程中出现的大数据存储和管理数据库系统。

1. 并行数据库

并行数据库是指那些在无共享的体系结构中进行数据操作的数据库系统。这些系统大部分采用了关系数据模型并且支持 SQL 语句查询，但为了能够并行执行 SQL 的查询操作，系统中采用了两个关键技术：关系表的水平划分和 SQL 查询的分区执行。

并行数据库系统的目标是高性能和高可用性，通过多个节点并行执行数据库任务，提高整个数据库系统的性能和可用性。最近一些年不断涌现出一些提高系统性能的新技术，如索引、压缩、实体化视图、结果缓存、I/O 共享等，这些技术都比较成熟且经得起时间的考验。与一些早期的系统如 Teradata 必须部署在专有硬件上不同，最近开发的系统如 Aster、Vertica 等可以部署在普通的商业机器上，这些数据库系统可以称得上准云系统。

2. NoSQL 数据管理系统

NoSQL 一词最早出现于 1998 年，它是 Carlo Strozzi 开发的一个轻量、开源、不提供 SQL 功能的关系型数据库（他认为，由于 NoSQL 背离传统关系数据库模型，因此，它应该有一个全新的名字，比如"NoREL"或与之类似的名字）。

因此，对 NoSQL 最普遍的解释是"非关系型的"，强调键值存储和文档数据库的优点，而不是单纯地否定关系型数据库。

传统关系型数据库在处理数据密集型应用方面显得力不从心，主要表现在灵活性差、扩展性差、性能差等方面。最近出现的一些存储系统摒弃了传统关系型数据库管理系统的设计思想，转而采用不同的解决方案来满足扩展性方面的需求。这些没有固定数据模式并且可以水平扩展的系统现在统称为 NoSQL，这里的 NoSQL 指的是"Not Only SQL"，即对关系型 SQL 数据系统的补充。NoSQL 系统普遍采用的一些技术有：①简单数据模型；②元数据和应用数据的分离；③弱一致性。

通过这些技术，NoSQL 能够很好地应对海量数据的挑战。相对于关系型数据库，NoSQL 数据存储管理系统的主要优势有：①避免不必要的复杂性。②高吞吐量。③高水平扩展能力和低端硬件集群。④避免了昂贵的对象－关系映射。

随着 NoSQL、NewSQL 数据库阵营的迅速崛起，当今数据库系统"百花齐放"，现有系统达数百种之多。

（二）存储和文件结构

1. 文件结构

习惯上，称存储在主存储器（内存储器）中的记录集合为表；称存储在二级存储器（外存储器）中的记录集合为文件。

文件及其类别的定义：由大量性质相同的记录组成的集合。

文件按记录的类型不同可分为：①操作系统的文件。仅是一维的连续的字符序列，无结构、无解释。②数据库文件。是带结构的记录的集合。

文件按记录的长度是否固定可分为：①定长记录文件。每个记录含有的信息长度相同。②不定长记录文件。文件中含有信息长度不等的不定长记录。

文件按记录中关键字的多少可分为：①单关键字文件。文件中的记录只有一个唯一标识记录的主关键字。②多关键字文件。文件中的记录除了含有一个主关键字外，还含有若干个次关键字。

2. 索引与散列

（1）索引。使用索引可快速访问数据库表中的特定信息。索引是对数据库表中一列或多列的值进行排序的一种结构。

在关系数据库中，索引是一种与表有关的数据库结构，它可以使对应于表的 SQL 语句执行得更快。索引的作用相当于图书的目录，可以根据目录中的页码快速找到所需的内容。当表中有大量记录时，若要对表进行查询，第一种搜索信息方式是全表搜索，是将所有记录一一取出，和查询条件进行逐一对比，然后返回满足条件的记录，这样做会消耗大量数据库系统时间，并造成大量磁盘 I/O 操作。第二种就是在表中建立索引，然后在索引中找到符合查询条件的索引值，最后通过保存在索引中的 ROWID（相当于页码）快速找到表中对应的记录。

根据数据库的功能，可以在数据库设计器中创建 3 种索引：唯一索引、主键索引和聚集索引。

唯一索引：唯一索引是不允许其中任何两行具有相同索引值的索引。

主键索引：数据库表经常有一列或多列组合，其值唯一标识表中的每一行。该列称为表的主键。

聚集索引：在聚集索引中，表中行的物理顺序与键值的逻辑（索引）顺序相同。一个表只能包含一个聚集索引。

（2）散列。散列法（Hashing）或哈希法是一种将字符组成的字符串转换为固定长度（一般是更短长度）的数值或索引值的方法，称为散列法，也叫哈希法。由于通过更短的哈希值比原始值进行数据库搜索更快，这种方法一般用来在数据库中建立索引并进行搜索，同时还用在各种解密算法中。

散列算法也称为哈希函数——哈希的英文意思为"无用信息"，因此哈希函数一词的由来可能是因为最终形成的哈希表里面是各种看起来毫无意义的描述值的混合。除用来快速搜索数据外，散列法还用来完成签名的加密解密工作，这种签名可以用来对收发消息时的用户签名进行鉴权。先用哈希函数对数据签名进行转换，然后将数字签名本身和转换后的信息摘要分别独立地发送给接收人。通过利用和发送人一样的哈希函数，接收人可以从数字签名获得一个信息摘要，然后将此摘要同传送过来的摘要进行比较，这两个值相等则表示数字签名有效。

利用哈希函数对数据库中的原始值建立索引，以后每获取一次数据时都要利用哈希函数进行重新转换。因此，哈希函数始终是单向操作。没有必要通过分析哈希值来试图逆推哈希函数。实际上，一个典型的哈希函数是不可能逆推出来的。好的哈希函数还应该避免对于不同输入产生相同的哈希值的情况发生。如果产生了哈希值相同的情况，称为冲突。可接受的哈希函数应该将冲突情况的可能性降到非常小。

为了在哈希散列中找到一个行，查询机应用哈希函数到一个行的关键值，然后分配和那个值相关的数据块。在很多情况下，一个哈希散列比一个普通的索引快。

（三）存储优化

数据库发展至今，好的存储优化方法一直是人们的追求，下面介绍几种常用的存储优化方法：

（1）SQL语句是对数据库（数据）进行操作的唯一途径；消耗了70%～90%的数据库资源；独立于程序设计逻辑，相对于对程序源代码的优化，对SQL语句的优化在时间成本和风险上的代价都很低；可以有不同的写法；虽然易学，但是相对难精通。

（2）SQL优化。尽量使用固定的SQL书写习惯，相同的查询尽量保持相同，存储过程的效率较高。应该编写与其格式一致的语句，包括字母的大小写、标点符号、换行的位置等都要一致。

（3）SQL优化器。在任何可能的时候都会对表达式进行评估，并且把特定的语法结构转换成等价的结构，这么做的原因是要么结果表达式能够比源表达式具有更快的速度，要么源表达式只是结果表达式的一个等价语义结构。

六、数据库安全

（一）安全的含义

数据库安全包含两层含义：第一层是指系统运行安全，系统运行安全通常可能受到的威胁有：一些网络不法分子通过网络、局域网等途径通过入侵电脑使系统无法正常启动，或超负荷让机子运行大量算法，并关闭CPU风扇，使CPU过热烧坏等破坏性活动。第二层是指系统信息安全，系统安全通常受到的威胁有：黑客对数据库入侵，并盗取想要的资料。数据库系统的安全特性主要是针对数据而言的，包括数据独立性、数据安全性、数据完整性、并发控制、故障恢复等几个方面。

我们所说的安全数据库通常是指在具有关系型数据库一般功能的基础上，提高数据库安全性，达到美国TCSEC和TDI的B1（安全标记保护）级标准，或中国国家标准《计算机信息系统安全保护等级划分准则》的第三级（安全标记保护级）以上安全标准的数据库管理系统。

数据库的安全性包括机密性、完整性和可用性。数据库在3个层次上，客户机/服务器通过开放的网络环境，跨硬件和软件平台通信，数据库安全问题在这个环境下变得更加复杂。管理分布或联邦数据库环境，每个结点服务器还能自治实行集中式安全管理和访问控制，对自己创建的用户、规则、客体进行安全管理。例如，由数据库管理员或安全管理员执行本部门、本地区，或整体的安全策略，授权特定的管理员管理各组应用程序、用户、规则和数据库。因此，访问控制和安全管理尤为重要。安全数据库是指数据库管理系统必须允许系统管理员有效地管理数据库管理系统和它的安全，并且只有被授权的管理员才可以使用这些安全功能和设备。数据库管理系统保护的资源包括数据库管理系统存储、处理或传送的信息。数据库管理系统阻止对信息的未授权访问，以防止信息的泄漏、修改和破坏。

安全数据库和普通数据库的重要区别在于安全数据库在通用数据库的基础上进行了诸多重要机制的安全增强，通常包括：安全标记及强制访问控制（MAC）、数据存储加密、数据通信加密、强化身份鉴别、安全审计、三权分立等安全机制。

（二）安全问题与防护手段

随着计算机技术的飞速发展，数据库的应用十分广泛，深入到各个领域，但随之而来产生了数据的安全问题。各种应用系统的数据库中大量数据的安全问题、敏感数据的防窃取和防篡改问题，越来越引起人们的高度重视。数据库系统作为信息的聚集体，是计算机信息系统的核心部件，其安全性至关重要。因此，如何有效地保证数据库系统的安全，实现数据的保密性、完整性和有效性，已经成为业界人士探索研究的重要课题之一。

数据库系统的安全除依赖自身内部的安全机制外，还与外部网络环境、应用环境、从业人员素质等因素息息相关，因此，从广义上讲，数据库系统的安全框架可以划分为3个层次：网络系统层次、宿主操作系统层次、数据库管理系统层次。

（三）安全特征

数据库安全防护的特征主要有以下几方面：

（1）数据独立性。数据独立性包括物理独立性和逻辑独立性两个方面。物理独立性是指用户的应用程序与存储在磁盘上的数据库中的数据是相互独立的。逻辑独立性是指用户的应用程序与数据库的逻辑结构是相互独立的。

（2）数据安全性。操作系统中的对象一般情况下是文件，而数据库支持的应用要求更为精细。通常比较完整的数据库对数据安全性采取以下措施：①将数据库中需要保护的部分与其他部分相隔。②采用授权规则，如账户、口令和权限控制等访问控制方法。③对数据进行加密后存储于数据库。

（3）数据完整性。数据完整性包括数据的正确性、有效性和一致性。正确性是指数据的输入值与数据表对应域的类型一样；有效性是指数据库中的理论数值满足现实应用中对该数值段的约束；一致性是指不同用户使用的同一数据应该是一样的。保证数据的完整性，需要防止合法用户使用数据库时向数据库中加入不合语义的数据。

（4）并发控制。如果数据库需要实现多用户共享数据，那么就有可能在同一时刻有多个用户要存取数据，这种事件叫作并发事件。如果两个用户同时对一个数据进行修改操作，此时就需要对这种操作进行控制，否则就会发生错误。

（5）故障恢复。数据库管理系统提供一套方法，可及时发现、修复故障，从而防止数据被破坏。数据库系统能尽快恢复数据库系统运行时出现的故障。

医院信息系统数据库的安全对任何一个医院来说都是非常重要的，所以医院应该加强数据库安全防护的手段，保护数据的安全。

（四）安全策略

安全问题不只是技术问题，更多的是管理问题。例如，对于账号和密码通常在系统建立的时候特别重视，然而经过一段时间后，由于管理上的松懈，很多情况下，原本复杂的密码又恢复成为很简单的字符，安全隐患由此产生。而这样的安全问题，很难从技术上得到解决。

信息安全中，安全策略主要是维护数据信息的完整性、保密性和可用性。因此，数据库的安全策略将主要围绕这三点进行，包括物理安全、访问控制、数据备份和应急响应等。

1. 制订基本安全策略

首先需要了解安全风险，并进行预防和维护。制订安全策略的第一步是分析要保护的信息所受到的各种威胁并熟悉其风险。安全威胁大体相近，但因实际情况略有不同，这就需要具体情况具体分析。

2. 数据库管理和维护策略

这里所说的管理和维护策略，主要是指在管理和维护数据库过程中需要制订的一些规范。其中，需要遵循前面的基本安全策略，又同时给管理和维护提出新的要求，特别在处理一些实际特殊情况上的规范。

3. 处理应急事件

正确的事件响应机制是总体安全策略和降低风险战略的不可分割的一部分。对安全事件及时做出响应有直接的好处，这是很显然的。

当然完全防止所有安全问题的发生是不可能的，所以当安全问题出现的时候，需要确保它能造成的损失和影响最小。可以采取这样的措施使安全问题的数量和影响最小化。

4. 其他部分

当安全策略制订完后，应该对策略和过程经过彻底测试，以确保它们实用、清楚，并能提供适当的安全级别。同时在安全策略和事件处理方面必须得到管理层的支持。

为管理员、用户制订安全培训计划。很多安全问题以及安全策略实施过程就是因为使用者对其不熟悉造成的。而且数据库总是各种应用的汇集点，因此，安全培训必不可少。

同时，情况总是在变化，因此数据库安全策略也应该随时调整，以便适应新的情况或者问题。

信息安全是当前信息社会非常关注的问题，而数据库系统更是担负着存储和管理数据信息的任务，因而如何保证和加强其安全性，是迫切需要研究的热门课题。

（五）安全威胁

医院的数据库体系结构会受到各种各样的威胁。本文列出了对数据库结构威胁最严重的几种威胁。

威胁1：滥用过高权限。

当用户（或应用程序）被授予超出了其工作职能所需的数据库访问权限时，这些权限可能会被恶意滥用。例如，一个大学管理员在工作中只需要能够更改学生的联系信息，不过他可能会利用过高的数据库更新权限来更改分数。

威胁2：权限提升。

攻击者可以利用数据库平台软件的漏洞将普通用户的权限转换为管理员权限。漏洞可以在存储过程、内置函数、协议实现甚至是 SQL 语句中找到。例如，一个金融机构的软件开发人员可以利用有漏洞的函数来获得数据库管理权限。使用管理权限，恶意的开发人员可以禁用审计机制、开设伪造的账户以及转账等。

威胁3：平台漏洞。

底层操作系统（Windows 2000、Unix 等）中的漏洞和安装在数据库服务器上的其他服务中的漏洞可能导致未经授权的访问、数据破坏或拒绝服务。例如，"冲击波病毒"就是利用了 Windows 2000 的漏洞为拒绝服务攻击创造条件。

威胁4：SQL 注入。

在 SQL 注入攻击中，入侵者通常将未经授权的数据库语句插入（或"注入"）到有漏洞的 SQL 数据信道中。通常情况下，攻击所针对的数据信道包括存储过程和 Web 应用程序输入参数。然后，这些注入的语句被传递到数据库中并在数据库中执行。使用 SQL 注入，攻击者可以不受限制地访问整个数据库。以下3个技术结合使用可以有效地抵御 SQL 注入：入侵防御系统（IPS）、查询级别访问控制（请参阅"滥用过高权限"）和事件相关。IPS 可以识别有漏洞的存储过程或 SQL 注入字符串。但是，单独使用 IPS 并不可靠，因为 SQL 注入字符串很容易发生误报。

威胁5：身份验证不足。

薄弱的身份验证方案可以使攻击者窃取或以其他方法获得登录凭据，从而获取合法的数据库用户的身份。攻击者可以采取很多策略来获取凭据。

七、数据库技术新发展

（一）发展概述

在数据库出现前，计算机用户是使用数据文件来存放数据的。常用的高级语言从早期的 Fortran 到今天的 C 语言，都支持使用数据文件。随着计算机所处理的数据日益增多，数据重复的问题越来越突出。于是人们就想到将数据集中存储、统一管理，这样就演变成数据库管理系统从而形成数据库技术。数据库的诞生以 20 世纪 60 年代 IBM 公司推出的数据库管理产品 IMS（information management system）为标志。但是由于IMS是以层次模型来组织和管理数据的，对非层次数据使用虚拟记录，大量指针的使用降低了数据使用的效率，同时，数据库管理系统提供的数据模型机及数据库语言比较低级，数据的独立性也比较差，给使用带来了很大的局限性。为了克服这些缺点，美国数据库系统语言协会（conference on data system language，CODASYL）下属的数据库任务组（data base task group，DBTG）对数据库的方法和技术进行了系统研究，并提出了著名的DBTG报告。该报告确定并建立了数据库系统的许多基本概念、方法和技术，报告成为网状数据模型的典型技术代表，它奠定了数据库发展的基础，并影响着以后的研究。网状模型是基于图来组织数据的，对数据的访问和操纵需要遍历数据链来完成。因这种有效的实现方式对系统使用者提出了很高的要求，所以阻碍了系统的推广应用。1970年，IBM公司的E. F. Codd发表了著名的基于关系模型的数据库技术的论文《大型共享数据库数据的关系模型》，并获得1981年ACM图灵奖，标志着关系模型数据库模型的诞生。由于关系模型的简单易理解及其所具有的坚实理论基础，整个70年代和80年代的前半期，数据库界集中围绕关系数据库进行了大量的研究和开发工作，对关系数据库概念的实用化投入了大量的精力。20世纪80年代以来，关系系统逐渐代替网状系统和层次系统而占领了市场。实践证明，由于关系模型具有严格的数学基础，概念清晰简单，数据独立性强，在支持商业数据处理的应用上非常成功。但是，关系模型不能用一张表模型表示出复杂对象的语义，不擅长于数据类型较多、较复杂的领域。多媒体应用的扩大，对数据库提出了新的需求，要求数据库系统能存储和处理图形、图像、声音等复杂的对象，并能实现复杂对象的复杂行为。在这种需求的驱动下，数据库模型又进入了新的研究阶段——面向对象数据库技术的研究。80年代中期以来，对"面向对象数据库系统"（OODBS）和"对象－关系数据库系统"（ORDBS）的研究都十分活跃。1989年和1990年，《面向对象数据库系统宣言》和《第三代数据库系统宣言》先后发表。面向对象数据库系统是指支持面向对象特性的数据库，它提供了面向对象的建模方法、编程语言和数据库语言，支持正文、图像、图形、声音等新的数据类型，支持类、继承、函数/方法等丰富的对象机制，并能提供高度集成的、可支持客户机/服务器应用的用户接口。1989年，东京举行了关于面向对象数据库的国际会议，第一次定义了面向对象数据库管理系统所应实现的功能：支持复杂对象、支持对象标识、允许对象封装、支持类型或类、支持继承、避免过早绑定、计算性完整、可扩充、能记住数据位置、能管理非常大型的数据库、接收并发用户、能从软硬件失效中恢复、用简单的方法支持数据查询。

（二）发展特点

数据库技术诞生于20世纪60年代中期，它经历了第一代的层次型、网状型数据库，第二代的关系数据库，发展到现在，计算机技术和相应技术的发展以及计算机应用需求的拓宽，促进了数据库技术的发展，使之出现了一些新特点。

数据库技术与其他学科内容相结合，是新一代数据库技术的一个显著特征，涌现出各种新型的数据库。

1. 分布式数据库

分布式数据库（DDB）是一个数据的集合，这些数据在逻辑上属于一个系统，但实际上又分散在一个计算机网络的若干结点上。可见，分布式数据库在物理上是分布的、在逻辑上是统一的，这是与其他类型数据库相区别的标志。它的显著特点是：既能对数据进行全局管理，又能使各结点自主管理本结点数据，大大提高了数据的可靠性与可用度。因而，分布式是计算机应用的发展方向，也是数据库技术应用的实际需求，其技术基础除计算机硬、软件技术支持外，计算机通信与网络技术也是重要的基础。

2. 并行数据库

并行数据库是在并行机上运行的具有并行处理能力的数据库系统，它是数据库技术与并行处理技术相结合的产物。近年来，随着应用领域数据库规模的急剧膨胀，数据库工作的负荷日益加重，对数据库性能的要求越来越高。采用新技术提高数据库性能已成为数据库研究领域的一个迫切要求，而利用多处理机并行处理产生规模效益来提高性能的并行处理技术的迅速发展，又为数据库研究提供了一个极好的条件，使数据库领域开始将并行处理技术与数据库技术相结合以提高系统效率，从而形成了并行数据库这一新型的数据库技术。并行数据库系统是最近刚刚兴起的数据库研究领域，对它的研究主要集中在实现数据操作的并行算法的研究、并行数据库存储结构的研究和并行查询优化。虽然国内外还没有真正的并行数据库系统投入运行，但对它的研究是数据库研究领域最热门的课题之一。

3. 主动数据库

主动数据库是相对于传统数据库的被动性而言的。在许多实际的应用领域中，如计算机集成制造系统、管理信息系统、办公自动化等系统中常常希望数据库系统在紧急情况下能根据数据库的当前状态，主动适时地做出反应，执行某些操作，向用户提供有关信息。目前，传统数据库是一种被动的系统，它只能被动地按照用户给出的明确请求执行相应的数据操作，很难充分适应这些应用的主动要求，因此，研究人员在传统数据库基础上，结合人工智能技术和面向对象技术提出了主动数据库。主动数据库设计的主要目标是提供对紧急情况及时反应并做出响应的能力，同时提高数据库管理系统的模块化程度。对它的研究主要集中在解决数据模型和知识模型、条件检测、体系结构、系统效率等，主动数据库是目前数据库技术的一个活跃的研究领域，虽然取得了很大的进步，但仍有一些技术问题需要解决。

4. 多媒体数据库

多媒体数据库是计算机多媒体技术与数据库技术的结合。它是当前最有吸引力的一种技术。多媒体数据库技术是研究并实现对多媒体数据的综合管理的技术，即对多媒体对象的建模，对各种多媒体数据的获取、存储、管理和查询，使用户可以快速、有效地查看大量的多媒体数据。多媒体数据库技术的关键内容之一是多媒体数据的建模。目前，实现多媒体数据管理的途径主要有4种：①基于关系模型，是在传统关系数据库的基础上加以扩充，使之支持多媒体数据类型。②基于面向对象模型，是在面向对象语言中嵌入数据库功能而形成多媒体数据库。③基于超文本模型或超媒体方法。④开发全新的数据模型，从底层实现多媒体数据库系统。

5. 空间数据库

空间数据库是以描述空间位置和点、线、面、体特征的拓扑结构的位置数据及描述这些特征的性能的属性数据为对象的数据库。例如：地图数据库存储了在二维空间中描述的地图对象，用于管理气象信息的气象数据库是三维的。总之，空间数据库中存储的对象都具有可以描述的空间特征。空间数据库的目的是利用数据库技术实现空间数据的有效存储、管理和检索，为空间用户所使用，以完成典型的空间查询。例如：范围查询、最邻近查询、空间连接或重叠，为完成查询，需要特殊的空间索引技术。目前，空间数据库的研究主要集中在空间关系与数据结构的形式化定义、空间数据表示与组织、空间数据查询语言、空间数据库管理系统等。它已经成功地应用在与环境资源管理、土地使用、城市规划、森林规划、森林保护、交通、税收、商业网络等领域有关的管理与决策中。

（三）发展趋势

数据库技术是计算机科学的重要分支，主要研究如何安全高效地管理大量、持久、共享的数据。

当前数据库技术发展的现状，关系数据库技术仍然是主流。国内数据库的发展趋势也是极快的，在数据库技术的当前及未来发展里程中，数据仓库以及基于此技术的商业智能无疑将是大势所趋。IBM的实验室在这方面进行了10多年的研究，并将研究成果发展为商用产品。

目前，非结构化数据库也是数据库发展新趋势的一个新的方向。非结构化数据库是部分研究者针对关系数据库模型过于简单，不便表达复杂的嵌套需要以及支持数据类型有限等局限，从数据模型入手而提出的全面基于因特网应用的新型数据库理论。这种数据库的最大区别就在于它突破了关系数据库结构定义不易改变和数据定长的限制，支持重复字段、子字段以及变长字段并实现了对变长数据和重复字段进行处理和数据项的变长存储管理，在处理连续信息（包括全文信息）和非结构信息（重复数据和变长数据）中有着传统关系型数据库所无法比拟的优势。但研究者认为，此种数据库技术并不会完全取代现在流行的关系数据库，而是它们的有益的补充。

另外，到目前为止，数据库设计与应用程序设计是分离的，并且在具体的应用系统开发中，往往由2个小组各行其事。其后果是一方面的优良设计不得不放弃，导致系统性能低下或用户要求无法满足。面向对象技术是二者结合的有效手段，但是，要良好地结合还需要很长时间的努力。处理的数据越来越庞大、计算机网络越来越复杂、系统的智能水平越来越高是计算机系统发展的总趋势。因此，未来信息管理系统的特征将是处理复杂对象、分布、智能。在复杂对象处理方面，面向对象数据库、多媒体数据库将会基于广泛的应用背景和强大系统实验而迅速发展。在数据分布方面，客户/服务器数据库系统将快速发展，并在应用上取得良好效果。在智能化方面，数据库和人工智能将在各自的领域不断发展、不断取得新的成果。二者结合方面的研究将不断地利用二者的成果研制出新型的系统。任何时候两方面的结合都是必要的。

第二节　医院信息系统数据库的应用

一、医院信息系统常用数据库

（一）Oracle 数据库

Oracle 数据库系统是美国 Oracle 公司（甲骨文）提供的以分布式数据库为核心的一组软件产品，是目前最流行的客户/服务器（Client/Server）或 B/S（Browser/Server）体系结构的数据库之一。

Oracle 数据库管理系统是一个以关系型和面向对象为中心管理数据的数据库管理软件系统，其在管理信息系统、企业数据处理、因特网及电子商务等领域有着非常广泛的应用。因其在数据安全性与数据完整性控制方面的优越性能，以及跨操作系统、跨硬件平台的数据互操作能力，使得越来越多的用户将 Oracle 作为其应用数据的处理系统。Oracle 数据库的体系结构包括物理存储结构和逻辑存储结构。由于它们是相分离的，所以在管理数据的物理存储结构时并不会影响对逻辑存储结构的存取。Oracle 数据库有如下几个强大的特性：

（1）引入共享 SQL 和多线索服务器体系结构，减少资源占用，使之在低档软硬件平台上用较少的资源就可以支持更多的用户，而在高档平台上可以支持成百上千个用户。

（2）支持大型数据库，数据类型可以支持大至 4 GB 的二进制数据，为数据库的面向存储提供数据支持。

（3）提供了与第三代高级语言的接口软件 PRO* 系列，能在 C，C++ 等主语言中嵌入 SQL 语句及过程化（PL/SQL）语句，对数据库中的数据进行操纵。

（4）可以控制用户权限，提供数据保护功能，可以监控数据库的运行状态，调整数据缓冲区大小。

（5）数据完整性保护措施采用行级锁以及回滚段机制来保障。

（二）SQL Server 数据库

Microsoft SQL Server 是微软公司开发的大型关系型数据库系统。SQL Server 的功能比较全面、效率高，可以作为中型企业或单位的数据库平台。SQL Server 可以与 Windows 操作系统紧密集成，不论是应用程序开发速度还是系统事务处理运行速度，都能得到较大的提升。对于在 Windows 平台上开发的各种企业级信息管理系统来说，不论是 C/S（客户机/服务器）架构还是 B/S（浏览器/服务器）架构，SQL Server 都是一个很好的选择。数据库引擎是 SQL Server 系统的核心服务，负责完成数据的存储、处理和安全管理。主要版本有以下几种：

SQL Server 2000 是 Microsoft 公司推出的 SQL Server 数据库管理系统，该版本继承了 SQL Server 7.0 版本的优点，同时又比它增加了许多更先进的功能。具有使用方便、可伸缩性好、与相关软件集成程度高等优点。

SQL Server 2005 是一个全面的数据库平台，使用集成的商业智能（BI）工具提供了企业级的数据管理。SQL Server 2005 数据库引擎为关系型数据和结构化数据提供了更安全可靠的存储功能，使您可以构建和管理用于业务的高可用和高性能的数据应用程序。

SQL Server 2008 是一个重大的产品版本，它推出了许多新的特性和关键的改进，使它成为了最强大和最全面的 SQL Server 版本。微软的这个数据库满足这些数据爆炸和下一代数据驱动应用程序的需求，支持数据平台。

（三）DB2 数据库

DB2 是 IBM 著名的关系型数据库产品，DB2 系统在企业级的应用中十分广泛。作为关系数据库领域的开拓者和领航人，IBM 在 1997 年完成了 System R 系统的原型，1980 年开始提供集成的数据库服务器——System/38，随后是 SQL/DSforVSE 和 VM，其初始版本与 System R 研究原型密切相关。DB2 目前支持从 PC 到 UNIX，从中小型机到大型机，从 IBM 到非 IBM（HP 及 Sun Unix 系统等）的各种操作平台。

DB2 主要应用于大型应用系统，具有较好的可伸缩性，可支持从大型机到单用户环境，应用于 OS/2、Windows 等平台下。DB2 提供了高层次的数据利用性、完整性、安全性、可恢复性，以及小规模到大规模应用程序的执行能力，具有与平台无关的基本功能和 SQL 命令。DB2 采用了数据分级技术，能够使大型机数据很方便地下载到 LAN 数据库服务器，使得客户机/服务器用户和基于 LAN 的应用程序可以访问大型机数据，并使数据库本地化及远程连接透明化。DB2 以拥有一个非常完备的查询优化器而著称，其外部连接改善了查询性能，并支持多任务并行查询。DB2 具有很好的网络支持能力，每个子系统可以连接十几万个分布式用户，可同时激活上千个活动线程，对大型分布式应用系统尤为适用。

DB2 除了可以提供主流的 OS/390 和 VM 操作系统，以及中等规模的 AS/400 系统之外，IBM 还提供了跨平台（包括基于 UNIX 的 LINUX，HP-UX，SunSolaris，以及 SCOUnixWare；还有用于个人电脑的 OS/2 操作系统，以及微软的 Windows 2000 和其早期的系统）的 DB2 产品。DB2 数据库可以通过使用微软的开放数据库连接（ODBC）接口、Java 数据库连接（JDBC）接口，或者 CORBA 接口代理被任何的应用程序访问。

（四）Caché 数据库

Caché 数据库是美国 Intersystems 公司产品，后关系型数据库（PostRelational database）中的领头羊。Caché 数据库对大多数国内 IT 人员来说还是比较陌生，然而在国外特别是国外的医疗领域，在美国和欧洲的医院信息管理系统（hospital information system，HIS）中，Caché 数据库所占的比例是最大的，被医疗界公认为首选数据库。Caché 数据库支持关系型数据库和对象型数据库。以下是该数据库的特点：

（1）速度快。Caché 数据库在同等条件下查询速度快，因为 Caché 是基于普通关系型数据库如 Oracle、SQL server、Sybase 等的基础之上并有所改进而产生的，所以又叫后关系型数据库（post-relation）。

（2）使用简单。Caché 数据库支持标准 SQL 语句，因此不太熟悉 M 语言的用户依然可以轻易对数据库中的数据进行操作。

（3）接口容易。Caché 数据库支持 ODBC 标准接口，因此在与其他系统进行数据交换时非常容易。同时 Caché 亦可以将数据输出成文本文件格式以供其他系统访问调用。

（4）真正的 3 层结构。Caché 数据库能够在真正意义上实现 3 层结构，实现分布式服务。升级扩容方便。正因为有上述分布式 3 层结构，所以当医院需要增加客户端 PC 或医院要扩大规模时，不需要重新购买或更新主服务器，只需要适当增加二级服务器的数量即可，二级服务器相对来说要比主服务器便宜许多，因此，医院可节约资金，减少重复投资。

（5）对象型编辑。Caché 数据库是真正的对象型数据库，开发时用户可直接用数据库定义自己想要的对象，然后再在其他开发工具中调用该对象的方法和属性即可完成开发工作，非常方便。Caché

数据库支持远程映射和镜像，比如在不同城市之间，或在同一城市的不同区域之间，Caché 可以进行镜像（mapping），使不同区域的 Caché 数据库同步联系起来，虽然在不同区域，但大家使用起来就像共用一个数据库。

(6) 支持 Web 开发。Caché 数据库提供自带的 Web 开发工具，使用维护非常方便，符合当今软件业发展的趋势。

（五）MySQL 数据库

MySQL 是一个小型关系型数据库管理系统，开发者为瑞典 MySQL AB 公司。在 2008 年 1 月 16 号被 Sun 公司收购。目前 MySQL 被广泛地应用在 Internet 上的中小型网站中。由于其体积小、速度快、总体拥有成本低，尤其是开放源码这一特点，使许多中小型网站为了降低网站总体拥有成本而选择 MySQL 作为网站数据库。

(1) MySQL 是开源的。

(2) 平台独立性。

(3) MySQL 服务器是一个快速的、可靠的和易于使用的数据库服务器。

(4) MySQL 使用 C 和 C++ 编写，并使用了多种编译器进行测试，保证了源代码的可移植性。

(5) MySQL 支持多线程，充分利用 CPU 资源。

(6) MySQL 既能够作为一个单独的应用程序应用在客户机/服务器网络环境中，也能够作为一个库嵌入到其他软件中。

(7) 提供 TCP/IP、ODBC 和 JDBC 等多种数据库连接途径。

(8) 提供用于管理、检查、优化数据库操作的管理工具。

(9) 可以处理拥有上千万条记录的大型数据库。

（六）SYBASE 数据库

Sybase 数据库是美国 Sybase 公司研制的能运行在 Unix 或 Windows NT 平台上客户机/服务器环境下的一种大型关系型数据库系统。Sybase 公司成立于 1984 年，公司名称"Sybase"取自"system"和"database"相结合的含义。Sybase 首先提出 Client/Server 数据库体系结构的思想，并率先在 Sybase SQL Server 中实现。Sybase 提供了一套应用程序编程接口和库，可以与非 Sybase 数据源及服务器集成，允许在多个数据库之间复制数据，适于创建多层应用。系统具有完备的触发器、存储过程、规则以及完整性定义，支持优化查询，具有较好的数据安全性。Sybase 通常与 Sybase SQL Anywhere 用于客户机/服务器环境，前者作为服务器数据库，后者为客户机数据库，采用该公司研制的 PowerBuilder 为开发工具，在我国大中型系统中具有广泛的应用。

（七）FoxPro 数据库

FoxPro 数据库最初由美国 Fox 公司 1988 年推出，1992 年 Fox 公司被 Microsoft 公司收购后，相继推出了 FoxPro 2.5、2.6 和 Visual FoxPro 等版本，其功能和性能有了较大的提高。FoxPro 2.5、2.6 分为 DOS 和 Windows 两种版本，分别运行于 DOS 和 Windows 环境下。FoxPro 比 FoxBase 在功能和性能上又有了很大的改进，主要是引入了窗口、按钮、列表框和文本框等控件，进一步提高了系统的开发能力。

20 世纪 80 年代初期，dBase 是 PC 机上最流行的数据库管理系统，当时大多数的管理信息系统采用了 dBase 作为系统开发平台。后来出现的 FoxBase 几乎完全支持了 dBase 的所有功能。Visual FoxPro 出现是 xBase 系列数据库系统的一个飞跃，其不仅在图形用户界面的设计方面采用了一些新的技术，还提供了所见即所得的报表和屏幕格式设计工具。2007 年 3 月，微软公司宣布 Visual FoxPro 9 将是微软的最后一款桌面数据库开发工具软件，微软将会为 Visual FoxPro 9 的普通用户提供支持到 2010 年 1 月。Visual FoxPro 只能在 Windows 系统下运行。

（八）ACCESS 数据库

美国 Microsoft 公司于 1994 年推出的微机数据库管理系统。它具有界面友好、易学易用、开发简单、接口灵活等特点，是典型的新一代桌面关系型数据库管理系统。它结合了 Microsoft Jet Database Engine 和图形用户界面两项特点，是 Microsoft Office 的成员之一。Access 能够存取 Access/Jet、Microsoft SQL Server、Oracle，或者任何 ODBC 兼容数据库的资料。Access 界面友好而且易学易用，作为 Office 套件的一部分，可以与 Office 集成，实现无缝连接 Access 提供了表（Table）、查询（Query）、窗体（Form）、报表（Report）、宏（Macro）、模块（Module）等用来建立数据库系统的对象。提供了多种向导、生成器、模板，把数据存储、数据查询、界面设计、报表生成等操作规范化。Access 是入门级小型桌面数据库，性能安全性都很一般。可供个人管理或小型网站之用。Access 不是数据库语言，只是一个数据库程序。目前最新版本为 Office 2007。其主要特点如下：

（1）完善地管理各种数据库对象，具有强大的数据组织、用户管理、安全检查等功能。

（2）强大的数据处理功能，在一个工作组级别的网络环境中，使用 Access 开发的多用户数据库管理系统具有传统的 xBase（dBase、FoxBase 的统称）数据库系统所无法实现的客户服务器（Cient/Server）结构和相应的数据库安全机制，Access 具备了许多先进的大型数据库管理系统所具有的特征，如事务处理/出错回滚能力等。

（3）可以方便地生成各种数据对象，利用存储的数据建立窗体和报表，可视性好。

（4）作为 Office 套件的一部分，可以与 Office 集成，实现无缝连接。

（5）能够利用 Web 检索和发布数据，实现与 Internet 的连接。Access 主要适用于中小型应用系统，或作为客户机/服务器系统中的客户端数据库。

二、数据库产品选用要素

对于医院需要选择哪个数据库，完全取决于要实现的目标、有多少数据需要存储、应用程序使用的操作系统和语言平台、预算，以及是否需要数据仓库，BI 或决策支持系统等。因此，我们选择数据库的目的是选择一个最合适的数据库产品。一般可以从以下几个方面来考虑：

（一）开发要求

首先，需要清楚自己究竟想使用什么开发技术。例如，是要以 ADO.NET 访问传统的关系型数据库？还是要以纯面向对象技术构建 J2EE 应用平台？又或是需要建设 XML Web Services？如果要实现的是纯关系型的开发典范，那么实际要使用的受支持的标准（和非标准）SQL 功能有多少？

目前，实现基于关系型数据库的应用可以选择传统的主流品牌，这些数据库产品有着很成熟的关系技术以及广泛的应用资源。但是，如果实现的是基于面向对象技术的应用，又或是数据结构更为复杂时，也可以选用后关系数据库。

（二）性能

考虑到性能一般是面向具有大量的操作和用户的医院，因此主要从大型数据库产品上着眼。在选择合适的数据库前需要根据医院所建立信息系统的数量、预算的总数据量、平均访问量、并发性等性能指标选择数据库。数据库性能一般用两个方面的指标来衡量：响应时间和吞吐量。响应越快、吞吐量越大，数据库性能越好。数据库详细指标主要有 I/Owait、Mem 平均使用率、CPU 平均使用率、在一次 I/O 操作中所读的最大 Blocks 数、Log 的增长情况、数据库的访问速度、数据库能支持的最大用户数、数据库 Caché 命中率、不同数据库参数下的性能情况、锁的处理。

（三）平台

因为每个数据库产品与操作系统平台结合情况都不一样，所以医院对于操作系统的选择也对数据库产品的选择有所影响。在大型的数据库产品中，IBM 的 DB2 毫无疑问占领了大型机的市场；SQL Server 致力于为 Windows 操作系统提供最优解决方案；Oracle 支持多平台操作系统，并且提供较低风险的移植。因此，医院需要根据自己所选择的操作系统选择合适的数据库。

（四）价格

价格是目前很多医院需要重点考虑的因素，也是一个很复杂的因素。每个数据库的价格计算方法也不一样，主要计价方式是按CPU核数或用户数，另外考虑价格时不仅仅是指数据库产品的购买价格，还包括服务器配置、产品系统的维护、个人许可、额外工具、开发成本以及技术支持等费用，特别是人力资源成本是医院需要提前预知的长期成本。

（五）可用资源

部署一套完整的用户解决方案，需要考虑总体拥有成本（total cost of ownership），如服务器（应用程序服务器、数据库服务器）和人力资源，人力资源包括系统操作用户和系统维护人员，其中维护人员包括应用程序维护人员以及数据库管理员。故在资源系统中，涉及跟数据库相关的是数据库服务器和数据库管理员，对于一般的系统而言，会考虑现有的服务器是否能够满足新系统的需求，现有的维护人员是否能够满足新系统的需求。如果原系统的相关配套在满足系统现有需求的基础上还有一定的可发展空间的话，是可以考虑沿用原有的数据库系统的。因此，在对评估的各个产品进行总所有成本（total cost of ownership，TCO）评估时，一定要将数量和客观的估计值包括在内，否则不仅对产品的情况掌握得不够完整，还有可能导致结论不够全面，从而产生负面结果。

目前市场上也出现了很多维护服务外包公司，专门提供服务人员为企业提供数据库系统管理和维护服务。

在考虑选择哪种数据库时，如软件提供商有多种数据库选择，那么医院要根据自身的实际情况，综合考虑性能、价格、需求、现有资源等方面，确定选择合适的数据库。

三、医院信息系统数据库设计

医院信息系统是为采集、加工、存储、检索、传递病人医疗信息及相关的管理信息而建立的人机系统。数据的管理是医院信息系统成功的关键。数据必须准确、可信、可用、完整、规范及安全可靠。因此，医院信息系统数据库必须遵照相关的医疗规范进行设计。

（一）医学信息标准化

在医院信息系统的数据库设计上，我们必须严格遵照相关的医学信息标准。如果缺乏统一的信息标准，医院内部之间、医院与其他医疗机构之间，以及医院与医疗保险机构之间的信息便不能充分共享，医域卫生信息化、居民电子健康档案、电子病历和远程医疗也就无法实现。统一的信息标准不仅有益于医疗机构，也有益于医院的信息在更广大的区域内使用和共享。

医学信息标准是在医学事务处理过程中，对其信息采集、传输、交换和利用时所采用的统一的规则、概念、名词、术语、代码和技术。广义的医学信息标准包括处理医学信息的各类标准，如信息技术标准、信息安全标准、信息流程标准、硬件（介质）的参数标准、接口标准、管理标准等。狭义的医学信息标准主要是指医学信息表达的标准，如医学信息概念、名词、术语、代码等标准。

目前的医学信息标准主要分为4大类：基础类标准、数据类标准、技术类标准、管理类标准。涉及范围包括标准化指南、术语、模型、数据类、技术规范等方面，共59个标准规范及意见征求稿件。

（二）医院信息平台建设

医院信息平台（hospital information platform）是指连接医院各个业务信息集成系统，将其功能和信息集成到相互关联、统一协调的系统中，提供互联互通、充分共享、集中高效的操作环境。从信息层面看，医院信息平台以患者为中心，包括医院所有数据的临床数据仓库，以完整、真实、准确的信息储备为临床诊治、医院业务管理等提供实时循证支持。

医院信息平台包括管理信息系统和临床信息系统，电子病历系统是临床信息系统的一部分，但处于整个系统的中心位置，起到主导作用。因此，医院信息平台建设的目标是建立基于电子病历的医院信息平台，在进行数据库的设计时必须体现以基于电子病历为核心的总体架构。具体架构可参考2011年3月卫生部印发的《基于电子病历的医院信息平台建设技术解决方案（1.0版）》的9个部分，包括门户层、应用层、服务层、信息资源层、信息交换层、业务应用层、基础设施层、信息安全体系和系统运维管理、信息标准体系。

（三）临床数据中心（CDR）

随着医院信息化建设和发展，医院的临床信息系统日益完善，逐步覆盖了病人的各个诊疗环节和过程，这些信息分散储存在电子病历、收费、医嘱、药品、检验、医学影像、手术等信息系统。虽然临床信息系统业务数据之间的传输、交换、整合和共享等操作越来越多，但由于系统间的异构异源和数据标准等问题，上述数据操作十分困难。CDR 的建设刚好符合了这样的需求。CDR 是指临床信息系统的业务数据的集中管理和应用，为实现基于电子病历的医院信息平台提供数据服务。CDR 的构建应包括以下内容：①数据关联。数据符合以病人或疾病等为主题的数据组织架构。②数据标准化。数据应遵循统一的数据框架和数据编码标准。③数据主索引。具有统一的标志主索引。④数据集中。数据存储的物理集中或逻辑集中。⑤数据共享。支持面向医院和区域信息系统的数据应用和共享。⑥数据安全。访问权限管理、数据安全管理和隐私保护。⑦可长期保存。

CDR 将各个系统产生的医疗业务、临床和管理数据进行规整后，按照规定格式进行存储和归档，供信息系统用户调用。CDR 是医院为支持临床诊疗和管理、教研活动，以病人为索引构建的数据存储结构。CDR 是物理存储，而不仅仅是概念或逻辑存在。在基于电子病历的医院信息平台数据构架中，CDR 是处于前台业务数据库与数据仓库之间。前台业务数据库用于支持原始数据采集和联机事务处理系统（on-line transaction processing，OLTP），如医护工作站、LIS、PACS 等系统的数据库。数据仓库用于支持辅助决策等联机分析处理系统（on-line analytical processing，OLAP），数据从业务数据库经过抽取、转换和加载（ETL）处理建立，其数据相对稳定和反映历史变化。CDR 则用于支持及时性的、操作性的、集成性的整体信息的应用，CDR 的数据来自前台业务系统，但与其具体业务流程无关，CDR 是面向病人的、集成的、标准的、可变的、当前的细节数据集合。CDR 是医院为支持临床诊疗和教学、科研活动，而以病人为中心重新构建的新的一层数据存储结构，是基于电子病历的医院信息平台的核心构件。

四、基于电子病历的数据库

（一）电子病历的数据库软件

电子病历软件（electronic medical record，EMR）是医学专用软件，医院通过电子病历以电子化方式记录患者就诊的信息，它包括首页、病程记录、检查检验结果、医嘱、手术记录、护理记录等。其中既有结构化信息，也有非结构化的自由文本，还有图形图像信息，涉及病人信息的采集、存储、传输、质量控制、统计和利用，在医疗中作为主要的信息源，提供超越纸张病历的服务，满足医疗、法律和管理需求。同时，数据库管理系统软件的种类有很多，但是针对电子病历的数据库软件用得比较多的就是 Oracle、MS SQL Server、Caché 等数据库管理系统软件。

（二）基于电子病历的医院信息系统的体系架构

为使医院内不同业务系统之间实现统一集成、资源整合和高效运转，以及在区域范围支持实现以患者为中心的跨机构医疗信息共享和业务协同服务，要求建立以患者电子病历的信息采集、存储和集中管理为基础，连接临床信息系统和管理信息系统的医院信息平台。基于电子病历的医院信息系统的体系架构主要有 6 方面：

1. 以服务病人为中心

以方便病人为目的、以临床应用为核心、以管理和决策支持为导向、以数据共享为目标，将医院管理信息系统与临床信息系统融为一体，实现对病人、物资、财务、医疗、管理等信息的全方位管理，全面提升医院的现代化水平。

2. 以临床应用为核心

建设以电子病历为核心的医院临床信息系统，规范医疗行为，提高工作效率，增加信息共享，加强医疗质量，提供医疗决策，方便临床研究，降低医疗成本，满足临床需求。通过临床信息的记录将各种诊疗信息连成一体，医生可以及时准确地得到病人的各种检验检查报告结果、生命体征指标数据，实现无纸化和无胶片化办公。以临床信息带动费用信息，并为教学和科研服务，形成以医、教、研为核心的临床信息系统。

3. 以管理和决策支持为导向

建设基于电子病历的医院信息平台，实现医院各类信息的全面共享，消除医院信息孤岛，提升医院的管理水平，提高医院的决策支持能力。采用BI实现医院数据的深层次的挖掘和分析，方便医院管理职能部门实时掌控整个医院或相关部门的医疗动态情况，查询医院各项经济指标、质量指标、数量指标及管理指标，使医院管理从医疗终末管理深入到医疗过程环节的控制管理，及时发现医疗护理过程中各环节的问题，及时采取相应的管理措施，将事后管理变成事前、事中管理，克服了管理中的盲目性和滞后性。

4. 减轻医护人员工作量

对于医生来说，每天要接治多名患者，日常工作中70%的时间用于手工书写病历。通过电子病历系统提供的多种规范化的模板及辅助工具，不仅可以将医务人员从烦琐重复的病历文书书写工作中解脱出来，集中精力关注病人的诊疗，而且使用模板书写的病历更加完整、规范，同时，还可使医生将更多的时间用于提高自身的业务水平，收治更多的患者，从而可以提高医院的经济效益和医疗水平。

5. 以数据共享为目标

通过电子病历系统的数据整合，保障医院内部不同业务领域异构系统的数据共享和集成，为实现区域医疗卫生信息共享、远程医疗、分级诊疗、双向转诊打下基础。

6. 完整和准确

按照病案管理的初衷，所有患者相关资料最后都应集中到病案中进行统一保管。但由于医院信息技术的不断进步，传统的手工病案管理模式已不能满足。如放射、CT、B超、核磁等各种成像检查图像没有归入病案，围手术监护、透析治疗、康复治疗等种种检查治疗获得的大量的信息均被保存在病案之外，进入病案的只是简短的报告或是部分简略的影像资料，有的除了医嘱和病程日志外，其他资料都没有留到病案中，这些信息资料被分散保管在各业务部门或被丢弃。

（三）基于电子病历的数据标准

根据现阶段电子病历标准化目的和标准化原则，目前电子病历的数据标准包括以下4项内容。

1. 电子病历数据结构

电子病历主要由临床文档组成，临床文档是电子病历中各类业务活动记录的基本形式。临床文档中的数据存在着一定的层级结构关系，其中有包含与被包含的关系，也有按同类属性相互嵌套的关系。临床文档的结构化和标准化，是电子病历实现语义层数据交换与共享的基本要求。电子病历数据结构用于规范描述电子病历中数据的层次结构关系，即电子病历从临床文档到数据元的逐步分解、从数据元到临床文档的逐步聚合关系。

2. 电子病历临床文档信息模型

信息模型是对所有被描述对象共同特征属性的抽象描述，用于规定信息间的结构和关系，具有稳定性和通用性且独立于任何具体的信息系统。临床文档信息模型的作用是为电子病历中不同来源和用途的业务活动记录（即临床文档），建立一个标准化的数据表达模式和信息分类框架，实现临床文档的结构化表达和数据元的科学归档，并方便电子病历信息利用者的快速理解和共享。

3. 电子病历临床文档数据组与数据元标准

临床文档标准化的基础是数据组、数据元以及数据元允许值（值域）的标准化。数据组是构成临床文档的基本单元，是按照一定的业务规则将相关数据元聚集、形成的一种复合数据结构。其中可以只包含数据元，也可以具有层次性结构、包含嵌套的数据组及数据元。数据组通过对其中的数据元标准化赋值而获得标准化定义。

4. 电子病历临床文档基础模板与数据集标准

临床文档基础模板是用于指导临床文档数据创建的形式和方法。制定临床文档基础模板的目的，是用标准化的数据组和数据元，根据临床文档信息模型以及各类医疗服务活动的业务规则，通过对数据组和数据元的基数约束以及数据元允许值约束，生成各类实际应用的结构化、标准化临床文档，以保证电子病历数据采集和交换的一致性。临床文档基础模板数据集标准是对临床文档基础模板中所包含的各数据组和数据元，按照统一的属性描述规则进行有关限制性说明，包括数据元及数据元值域代码标准。

五、医院信息系统数据集成

随着医疗信息化的发展，软件系统规模变得越来越大，一个软件开发商包揽一个医院的所有信息子系统变得越来越困难。将来的情况是一个医院信息化的项目由多个软件厂商共同完成。这就要求研究医院信息系统的集成，解决医院信息系统内各子系统的集成问题、医院信息系统与外部系统的集成问题，如公共卫生信息，重点要解决医院信息系统的系统异构集、数据共享和数据交换传输标准等关键性技术问题。以往 HIS 集成大多采用开放数据库，允许对方程序直接读写的方式，这种方式的优点是使用简单、效率高，缺点是通用性、安全保密性不好。如果众多厂家任意打开对方数据库读写，将无法保证系统的正确性，可能导致灾难性的后果。因此我们有必要了解一下系统集成总体概念及相关技术。

（一）医院信息系统数据集成设计思想

以集成融合、数据共享、业务互连为目标，采用标准化的集成总线产品，遵守国内、国际的医疗数据、传输、流程等的标准规范，对现有医院信息系统进行整合、重构和改造，适应医院信息系统不断发展的要求。

（二）医院信息系统数据集成技术

众所周知，医院信息系统的发展应该是可持续的。为了实现新系统与医院现有系统的无缝连接，就需要运用高效的信息集成技术搭建一个可扩展的集成平台。作为医院信息系统的集成平台，主要考虑其集成的可扩展性，即实现信息系统的无限扩张，这是医院信息系统发展的趋势。

异构数据库的集成是数据库领域的经典问题，也是当今信息技术的热点。研究和开发异构数据库集成系统，对于消除信息社会中的信息孤岛、维护各部门间数据的一致性与完整性、促进数据的共享、减少数据的管理成本等都有极其重要的意义。

数据库的异构性包括 3 个方面：系统异构、数据模型异构和逻辑异构。

异构数据库集成可以通过转换和标准化来实现，在异构数据库系统集成中要解决平台和网络的透明性、数据模型的转换、模式转换和集成、分布式事务管理等问题。

当前异构数据库系统集成主要采用 3 种策略：公共编程界面、公共数据库网关和公共协议。它们都是基于客户/服务器体系结构的，这样可以综合各种计算机协同工作，各尽其能，也可实现对计算机应用系统的规模优化和规模缩小化。公共编程界面包括客户应用编程界面和服务器应用编程界面。公共数据库网关是一个转换器，客户通过它就可以访问异构数据库。公共协议是指对客户和服务器间通讯的格式和协议及对数据库语言进行标准化。这是一种最理想的解决异构数据库系统集成的方法。这 3 种策略在异构数据库系统集成中可以配合使用，并不互斥。从各种数据库产品所提供的异构数据库集成的主要机制来看，Gateway 和 API 是当今集成异构数据库的主要方法。

（三）医院信息系统数据集成平台

医院信息系统数据集成平台主要包括以下 3 大内容：

（1）数据集成。数据集成是信息系统集成管理的数据基础。它意味着打通各个系统之间的"孤岛"状态，实现各个系统之间的数据交换与共享，使业务流程衔接顺畅，并在信息流通的过程中将构成完整信息的各部分内容沉淀下来，从而形成完整的数据库资源。

（2）流程集成。数据集成解决了数据流通格式、获取事后的信息反馈和监测问题，而没有解决事中控制问题。流程集成致力于解决业务过程管理，使得医院根据自己的业务特点和流程组织需要，在不同环境调度不同专业系统，从而实现流程的优化管理和工作系统的灵活配置。

（3）界面集成。界面集成主要讨论不同应用系统之间用户界面的集成方法。界面集成是医院信息集成的最高层次。界面集成的目标是让不同的应用系统协同工作，自动同步显示需要的数据，使得用户通过一个统一的界面访问各个信息系统。

第三节　数据库的管理与维护

一、数据库管理与维护的常用工具

在日常的数据库管理与维护中，选用一款合适的数据库管理工具对减轻数据库的管理和维护工作量很重要。下面我们将选取几个常用的数据库管理工具进行介绍。

（一）Toad

Toad 是一种专业的数据库设计管理工具，由 Quest Software 软件公司开发。Toad 以能极大地提高数据库管理员、开发人员和数据分析师的工作效率而闻名。Toad 工具中包含有以下一系列数据库工具：Oracle 数据库工具、SQL Server 数据库开发和管理工具、DB2 工具、MySQL 开发工具、数据库查询和报表工具、云数据库开发、数据建模与设计、Eclipse 开发工具和 Visual Studio 开发工具。

Toad 具有以下主要功能：

（1）模式浏览。模式浏览功能可以快速访问数据字典，浏览数据库中的表、索引、存储过程。Toad 提供对数据库的快速访问，使用极为方便，用户界面简洁，结构安排合理。当我们点击一个单独的数据库对象，Toad 会立即显示此对象的详细信息。

（2）SQL 编辑器。SQL 编辑器的主要功能是编辑、运行和调整 SQL 语句。Toad 的高级编辑窗口具有众多的特性可提高开发人员编写 SQL 语句的产品化程度。例如，简单地生成代码模板，在编写 SQL 前自动发现包的内容和列的名字等。SQL 编辑器包括一个编辑窗口和运行结果窗口，允许开发人员在编辑的过程中测试运行结果。SQL 编辑器中不仅包括标准的编辑命令，也包括一些增强的功能，如快速查询表中的字段、将 SQL 语句的内容格式化等。

（3）存储过程编辑器。存储过程编辑器的主要功能是编辑、编译、测试、调试存储过程和触发器。Toad 提供语法标识、错误标识和其他很多易于使用的功能，如在弹出窗口显示表名、列名和 Oracle 函数。Toad 允许在一个文件中操作多个数据库对象，可以编译一个对象、编译多个对象、编译到当前光标、从光标开始编译。在运行出现错误时，存储过程停止到有问题的语句。用户可以使用快捷方式或模板来快速编写 PL/SQL，也可以根据需要生成自己的模板。使用 Toad 可以非常方便地进行编辑工作，如可设置书签、取消注释、格式化 SQL 语句等。

（4）PL/SQL Debugger 选项。在存储过程开发的过程中，Toad 可以逐行编辑、调试和运行代码。运行时可以根据需要输入参数，通过观察相关参数的变化来检查存储过程的正确性。在调试过程中，Toad 可以通过窗口显示所有的断点、参数，调用堆栈和输出参数。使用 Toad，非常容易检测到存储过程的错误，开发人员可以一步一步运行 PL/SQL 语句来识别问题。调试会话可以和其他程序会话同时进行。

（5）SQLab Xpert Option。帮助开发人员优化 SQL，为他们提供各种优化模式下 SQL 的执行计划，并且能够给出优化的建议，能够比较各种模式下实际的 SQL 运行结果，帮助开发人员真正高速地开发高效的代码。

（二）PL/SQL Developer

PL/SQL 是 Procedural Language/SQL 的简称，是 Oracle 在标准的 SQL 语言上的扩展，PL/SQL 允许嵌入 SQL 语言，也可以定义变量和常量，允许使用条件语句和循环语句。PL/SQL Developer 是一个集成开发环境，专门面向 Oracle 数据库存储程序单元的开发。如今，有越来越多的商业逻辑和应用逻辑转向了 Oracle Server，因此，PL/SQL 编程也成了整个开发过程的一个重要组成部分。PL/SQL Developer 侧重于易用性、代码品质和生产力，以充分发挥 Oracle 应用程序开发过程中的主要优势。

PL/SQL Developer 具有以下主要功能：

（1）PL/SQL 编辑器。它具有语法加强、SQL 和 PL/SQL 帮助、对象描述、代码助手、编译器提示、PL/SQL 完善、代码内容、代码分级、浏览器按钮、超链接导航、宏库等许多智能特性，能够满足要求性最高的用户需求。当您需要某个信息时，它将自动出现，或单击即可将信息调出。

（2）集成调试器。该调试器（要求 Oracle 7.3.4 或更高）提供给用户所需要的全部特性：跳入（Step In）、跳过（Step Over）、跳出（Step Out）、异常时停止运行、断点、观察和设置变量、观察全部堆栈等。基本能够调试任何程序单元（包括触发器和 Oracle 8 对象类型），无须进行任何修改。

（3）完善器。该完善器允许通过用户定义的规则对 SQL 和 PL/SQL 代码进行规范化处理。在编译、保存、打开一个文件时，代码将自动被规范化。该特性提高了编码的生产力，改善了 PL/SQL 代码的可读性，促进了大规模工作团队的协作。

（4）SQL 窗口。该窗口允许输入任何 SQL 语句，并以栅格形式对结果进行观察和编辑，支持按范例查询模式，以便在某个结果集合中查找特定记录。另外，还会有历史缓存，可以轻松调用先前执行过的 SQL 语句。该 SQL 编辑器提供了同 PL/SQL 编辑器相同的强大特性。

（5）命令窗口。使用 PL/SQL Developer 的命令窗口能够开发并运行 SQL 脚本。该窗口具有同 SQL*Plus 相同的感观，另外还增加了一个内置的带语法加强特性的脚本编辑器。这样，用户就可以开发自己的脚本，无须编辑脚本/保存脚本/转换为 SQL*Plus/运行脚本过程，也不用离开 PL/SQL Developer 集成开发环境。

（6）报告。PL/SQL Developer 提供内置的报告功能，用户可以根据程序数据或 Oracle 字典运行报告。PL/SQL Developer 本身提供了大量标准报告，除此之外，用户也可以方便地创建自定义报告。自定义报告将被保存在报告文件中，进而包含在报告菜单内。这样，运行自己经常使用的自定义报告就非常方便。

（7）性能优化。使用 PL/SQL Profiler，可以浏览每一执行的 PL/SQL 代码行的时序信息（Oracle 8i 或更高），从而优化 SQL 和 PL/SQL 的代码性能。更进一步，用户还可以自动获取所执行的 SQL 语句和 PL/SQL 程序统计信息。该统计信息包括 CPU 使用情况、块 I/O、记录 I/O、表格扫描、分类等。

（8）授权。大多数开发环境中，用户不希望所有数据库都具备 PL/SQL Developer 的全部功能性。例如，数据库开发中可以允许 PL/SQL Developer 的全部功能性，而数据库测试中可以仅允许数据查询/编辑和对象浏览功能，而数据库制作中用户甚至根本不希望 PL/SQL Developer 访问。利用 PL/SQL Developer 授权功能，用户可以方便地定义特定用户或规则所允许使用的功能。

（三）Object Browse

Object Browser 是一款集 Oracle 应用程序开发和数据库管理及维护功能于一体的 Oracle 专用的 GUI 工具，是一种对 Oracle 数据库各种对象进行创建和编辑，编写调试存储过程等与数据库相关所有操作都在 GUI 图形界面上高效进行的开发辅助工具。

Object Browser 具有以下主要功能：

（1）能简单地在 GUI 创建和管理数据库、视图等对象，有专用的 Grid 直接编辑数据表中的数据。还有将数据导出到 Excel 文档等功能。

（2）高度的 SQL 执行功能。不仅能够通过 GUI 输入并执行 SQL，还能通过直接输入的方法来执行。执行过的 SQL 会被记录，方便再次回查执行。对于 SQL 的执行结果，可以查出 INDEX 的使用情况，更能生成最合适的 INDEX。

（3）存储过程的开发。可以进行存储过程的创建、编译和执行。可以用 Screen Editor 做成 PROCEDURE、FUNCTION 等存储过程并进行编辑。还可以使用强有力的 Debug 环境。具备以下功能：

指出编译错误的发生场所、可以输入参数的执行窗口、显示执行时的错误、对应 DBMS-OUTPUT Package 等。执行时可以给存储过程设置参数。

（4）各种 DBA 信息的管理。还支持用户管理、数据库初始化参数的编辑、Session 的跟踪等 DBA 所必需的功能。还可以在 GUI 上调用导入、导出工具。

（5）数据编辑。可从 Excel 中拷贝、粘贴任意行数的数据，数据做成更方便。可指定条件自动生成海量数据，负荷测试更方便。可在所有对象中搜索关键字。

（6）空间管理。可在客户端直接查询表空间等信息，不再需要登录 EM。可直接查看回收站中的内容，恢复误删除对象更方便。强大的导入导出功能，可满足更多的需求。

（四）Navicat

Navicat 是一套设计简单、易于使用、价格相宜的数据库管理工具，是以直觉化的图形用户界面创建的，让用户以安全且简单的方式创建、组织、访问并共用信息。支持通过 SSH 通道和 HTTP 通道连接到数据库。支持对 MySQL、SQL Server、SQLite、Oracle 及 Postgre SQL 等数据库进行管理及开发。同时支持较多文件类型的导入和导出，能允许多达 11 种数据格式导入或导出数据库，包括 MS Access、MS Excel、XML、HTML、TXT、CSV 等。

Navicat 适用于 3 种平台：Microsoft Windows、Mac OS X 和 Linux。它提供了一些实用的数据库工具如数据模型、数据传输、数据同步、结构同步、导入、导出、备份、还原和报表创建等工具来管理数据。

（五）SQL Server 管理工具

SQL Server 数据库软件自带有一系列简单易用的数据库管理工具，下面简要介绍几种重要的 SQL Server 数据库管理工具。

（1）SQL Server Management Studio（SSMS）。这是一种集成环境，用于访问、配置、控制、管理和开发 SQL Server 的所有组件。SSMS 将一组多样化的图形工具与多种功能齐全的脚本编辑器组合在一起，可为各种技术级别的开发人员和管理员提供对 SQL Server 的访问。SSMS 将早期版本的 SQL Server 中所包含的企业管理器、查询分析器和 Analysis Manager 功能整合到单一的环境中。此外，SSMS 还可以和 SQL Server 的所有组件协同工作，数据库开发人员使用此 SQL Server 管理工具来开发 T-SQL 查询；创建诸如表、索引、约束、存储过程、函数以及触发器之类的对象；并用来调试 T-SQL 代码。与此同时，DBA 使用 SSMS 来执行维护工作，例如索引重建、索引重组、备份和恢复，以及安全管理等。还可以用它来为分析服务和管理 SQL Server 数据库引擎、SQL Server 集成服务以及报表服务，创建各种脚本。

（2）Business Intelligence Development Studio（BIDS）。微软在 SQL Server 2005 中引入了 BIDS。BIDS 是一款 SQL Server 管理工具，它主要的对象是那些使用 SQL Server 集成服务、报表服务和分析服务的开发人员。BIDS 包含工程模板以创建 cube、报表以及集成服务包。在 BIDS 中，开发人员可以从集成服务、分析服务和报表服务中创建包含有 facet 的工程。BIDS 可以部署对象以测试服务器，然后将工程的输出应用到生产服务器。BIDS 只是微软 Visual Studio 自带的项目模板，它是特定于 SQL Server 商业智能的。

（3）SQL Server Data Tools（SSDT）。这是 SQL Server BIDS 的替代品，是 SQL Server 2012 发布之前的工具。SSDT 拥有 BIDS 的所有功能并且还具有某些新增功能：数据比较功能，允许在两个数据库之间比较并同步数据；支持对 SQL Server 进行单元测试，为 SQL Server 函数，触发器和存储过程生成单元测试；对象资源管理器功能，它可以创建、编辑、删除、重命名表、函数、触发器以及存储过程，还可以执行特定级别的数据库管理任务。

（4）Reporting Services Configuration Manager（报表服务配置管理器）。可以为报表服务器和报表管理器创建并更改设置。如果以"install-only"模式安装了 SQL Server 报表服务，那么在安装完成之后就必须使用报表服务配置管理器来为本地模式配置报表服务器。如果使用"install-and-configure"

选项来安装的报表服务器，那么就可以用此 SQL Server 管理工具来验证并更改已存在的设置。此工具可以配置一个本地或是远程报表服务器实例，还可以配置用以运行此报表服务器服务的服务账户。可以配置网络服务和报表管理器 URL，还可以创建、配置和管理报表服务器数据库，例如，Report Server 和 Report Server Temp DB 数据库。其他的功能包括：在报表服务器上配置电子邮件设置来以电子邮件附件的形式发送报表；配置无人执行账户，这样就可以在有预定操作和用户证书不可用的场景下进行远程连接；备份和恢复或更换对称秘钥可以用来加密连接字符串以及证书。

（5）SQL Server Configuration Manager（SQL Server 配置管理器）。可以用来管理所有 SQL Server 服务。它可以配置诸如共享内存、命名管道以及 TCP/IP 之类的网络协议。配置管理器还可以从 SQL Server 客户机器上管理网络连接配置。建议使用此工具来启动、停止、暂停和恢复所有的 SQL 服务。作为一项最佳实践，应该使用此 SQL Server 配置工具经常更换服务账户或密码。

（6）SQL Server Installation Center。安装 SQL Server 之后，可以在配置工具里看到此工具。正如重要的 SQL Server 资源一样，这对于 DBA 和开发人员来说是一个非常方便的 SQL Server 工具。同安装选项一样，其在 SQL Server 中也提供不同的安装选项。

二、数据库的故障处理

（一）故障类型

数据库系统中可能发生各种各样的故障，根据引起故障的原因大致可以分为以下几类。

1. 事务故障

事务指的是用户定义的一个数据库操作序列。事务通常以 Begin transaction 开始，以 Commit 或 Rollback 结束，其中 Commit 表示提交事务的所有操作，操作后的数据写到存储介质中；Rollback 表示在事务运行过程中发生了某种故障，事务不能继续执行，系统将事务中对数据库的所有已完成的操作全部撤销，回滚到事务开始时的状态。事务故障指某个事务在运行过程中由于种种原因未运行至正常终止点引起的故障。事务故障有的是可以通过事务程序本身发现的，有的是非预期的、不能由事务程序处理的。事务故障的常见原因有输入数据有误、运算溢出、违反了某些完整性限制、某些应用程序出错、并行事务发生死锁等等。

2. 系统故障

系统故障指的是造成系统停止运转的任何事件，使得系统要重新启动。由于某种原因造成整个系统在正常运行时突然停止，致使所有正在运行的事务都以非正常方式终止。发生系统故障时，内存中数据库缓冲区的信息将全部丢失，但存储在外部存储设备上的数据未受影响。系统故障的常见原因有操作系统或 DBMS 代码错误、操作员操作失误、特定类型的硬件错误（如 CPU 故障）、突然停电等。这类故障不破坏数据库，但影响正在运行的所有事务。

3. 介质故障

介质故障是最为严重的数据库故障，能使存储在外存中的数据部分丢失或全部丢失，并影响正在存取这部分数据的所有事务。介质故障比前两类故障发生的可能性小得多，但破坏性最大。引起介质故障的常见原因有硬件故障、磁盘损坏、磁头碰撞、操作系统的某种潜在错误和瞬时强磁场干扰等。

4. 计算机病毒

计算机病毒是一种人为的故障或破坏。这种程序与其他程序不同，它是具有破坏性、可以自我复制的计算机程序，能像微生物学所称的病毒一样繁殖和传播，并造成对计算机系统包括数据库的危害。计算机病毒已成为计算机系统的主要威胁，自然也是数据库系统的主要威胁。数据库一旦被破坏，就要用恢复技术对数据库加以恢复。

（二）故障处理方法

当数据库系统运行过程中发生故障，根据引起故障原因的分类，可利用数据库后备副本和日志文件将数据库恢复到故障前的某个一致性状态。不同故障的处理方法也不一样。

1. 事务故障的处理

事务故障指事务运行至正常终止点前被终止，这时可利用日志文件进行事务撤销（Undo）。恢复程序要在不影响其他事务运行的情况下，强行回滚（Rollback）该事务，即清除该事务对数据库的所有修改，使得这个事务像根本没有启动过一样。

2. 系统故障的处理

首先，清除尚未完成的事务对数据库的所有修改。如果 DBMS 无法确定哪些事务已更新过数据库，则系统重新启动后，恢复程序要强行撤销（Undo）所有未完成事务，使这些事务像没有运行过一样。其次，将已完成事务提交的结果写入数据库。如果 DBMS 无法确定哪些事务的提交结果尚未写入物理数据库，则系统重新启动后，恢复程序需要重做（Redo）所有已提交的事务。

3. 介质故障的处理

发生介质故障后，磁盘上的物理数据和日志文件可能已被损坏，这是最严重的一种故障，处理方法是装入数据库发生介质故障前某个时刻的数据副本，重做自此时开始的所有成功事务，将这些事务已提交的结果重新记入数据库。

4. 计算机病毒

为防范和处理计算机病毒引起数据库故障，应安装专业病毒杀毒软件。当计算机感染病毒引起数据库系统故障时，应启用专业病毒杀毒软件，先把病毒消灭。如果数据库遭到了破坏，还要用恢复技术对数据库加以恢复。

（三）需要重点关注的问题

1. 检测数据库的可连接性

检测数据库的可连接性是判断数据库故障的第一步，可以通过客户端配置数据库系统的连接字符串，然后测试是否可以登录数据库，包括使用客户端工具、应用软件及 ODBC、JDBC 等。通常 70% 的数据库系统故障并不影响全部的业务，大多数的问题可能都是由客户端的个别问题造成，如客户端版本不符合、计算机病毒、网络设置、误操作等。多数情况下重启客户端工作站就能解决问题。

2. 检测数据库服务器的运行

当出现大量的客户端不能连接到数据库时，就有必要连接到数据库服务器上检测数据库软件的运行情况。首先需要检查数据库是否仍是启动状态，判断数据库是否已经宕机。如果数据库出现宕机，需要检查数据库的日志及操作系统日志，根据关键性错误日志信息判断是由于什么样的问题造成故障，常见的有存储访问故障、板卡故障、网络通信故障、磁盘损坏等。如果数据库是运行正常的，也没有明显的关键性错误信息，这时就需要关注数据库服务器上的资源使用情况，如 CPU 使用率、内存使用率和 I/O 繁忙程度，看是否由于性能遭遇瓶颈导致无法连接。这时需要通过重启数据库和服务器来恢复业务运行。

3. 容灾系统的启用

当出现严重的数据库系统不可用故障时，容灾和备份系统的完备性和可用性就非常重要。对于连续性要求较高的数据库系统，当严重的生产数据库不可用且故障不能在规定时间内完成处理时，启用容灾系统是最终方案。

三、数据库的灾备管理

（一）灾备的意义

数据库灾备管理指的是数据库容灾和备份的管理，是为了保障数据库在发生火灾、水灾、地震或恐怖袭击等重大灾难或重大数据库系统故障面前保持完整性和连续性，从而通过在本地或异地备份数据库的数据并建立一套完整的数据库备份和恢复技术的管理。

数据库灾备管理是处理应对灾难的有效手段。随着信息化技术的不断普及和发展，目前数据库在社会各个行业都得到了广泛的应用，各大企事业单位、政府机关和组织机构对于数据库系统的需求越来越多,数据库已经成为信息管理系统中的核心内容,有效保障企业单位高速处理海量的数据信息。数据库系统中存储了大量的数据信息,一旦遭到破坏将会给企业单位带来重大的经济损失。因此,及时备份数据库系统中的数据信息,才能够在数据库系统遭到破坏之后,通过数据容灾备份技术恢复还原数据信息,才能够保证数据库系统安全稳定地运行。

(二)灾备方法

传统的灾备方法有双机备份,是一种本地灾备模式。目前国内小型企业或单位一般采用同城灾备中心的模式,中型企业或单位一般采用异地灾备中心的模式,而大型企业则采用两地三中心灾备模式。

(1)双机备份。有双机热备和双机互备两种形式。其中,双机热备指互为备份的两台服务器共同执行同一服务,其中一台服务器为工作机(primary server),另一台服务器为备份机(standby server)。当工作机出现异常,不能支持应用系统运营时,备份机主动接管工作机的工作,继续支持关键应用服务,保证系统不间断地运行。其优点是总有一套机器备用,保证系统可靠运行,缺点是多一套机器硬件设备的经费投入。双机互备在原理上与双机热备相似,不同之处在于两台服务器同时运行不同的应用系统,而且彼此均互为备份机,当某一台服务器出现故障时,另一台服务器可以在短时间内将故障服务器的应用系统接管过来,从而保证了应用的持续性。它避免了使用四台服务器分别实现双机热备的现象,提高了设备的使用效率,减少了设备投资。采用这两种形式可以在硬件上保证数据库的连续工作,但却无法保证数据库的逻辑安全。

(2)同城灾备中心模式。指在同城或邻近城市建立两个可独立承担关键系统运行的数据中心,双中心具备基本等同的业务处理能力并通过高速链路实时同步数据,日常情况下可同时分担业务及管理系统的运行,并可切换运行;灾难情况下可在基本不丢失数据的情况下进行灾备应急切换,保持业务连续运行。同城双中心具有投资成本低、建设速度快、运维管理相对简单、可靠性更高等优点。同城灾备中心的生产中心和灾备中心距离在 20 km 以上,两个中心建立在同一个城市。同城灾备中心与生产中心的距离越远抵御区域性灾难的效果就越好,但对灾难恢复目标或生产系统的性能产生的影响也越大。它保留了生产环境的同步数据,能够抵御 80% 的区域性灾难。

(3)异地灾备中心模式。是指在异地的城市建立一个备份的灾备中心,用于双中心的数据备份,当双中心因自然灾害等原因而发生故障时,异地灾备中心可以用备份数据进行业务的恢复。同城灾备有效保证了数据的安全性和业务连续性;异地复制数据根据灾难情形,尽可能降低了数据丢失概率;同城双中心为同步复制,数据实时同步,RPO = 0;异地无距离限制,保证了数据一致性,保证了数据的有效保护;异地容灾带宽要求低,先进的复制机制提高了带宽利用率。异地灾备中心一般在 200 km 以上,因为两个中心间的距离较远,在进行生产环境与异地灾备中心同步复制数据时,很可能会给系统性能带来严重的影响。对于异地灾备中心的区域性灾难,恢复业务的时间也较长,在进行异地灾备中心的数据恢复时,会有一定量的数据丢失。

(4)两地三中心模式结合近年国内出现的大范围自然灾害,以同城双中心加异地灾备中心的"两地三中心"的灾备模式也随之出现,这一模式兼具高可用性和灾难备份的能力。两地三中心灾备模式结合了异地灾备模式和同城灾备模式的优点,在遭遇较大范围的自然灾害和区域性灾害时,两地三中心灾备模式能够保证业务的连续性、提高数据的冗余。

四、数据库的性能优化

(一)性能优化的意义

数据库性能优化是一项复杂的任务,但也是任何应用系统运行周期中一个不可缺少的过程,它的重要性在于:①它是伴随系统存在而存在的持续过程。②软件开发方与企业或单位在设计、招标、投标、竞标和实施中,都易于把重点放在系统的功能规范上,但影响系统性能的因素较多,往往开发方只会给出一些系统响应时间和吞吐量的理论值,目前还没有一套权威的行业性能测试评估标准。③应用系统在运行初期由于数据量少、查询少，一般能满足企业或单位的业务需求，但是经过一两年的运转，随着数据增长，性能会逐渐降低，需要进行性能优化。④性能优化特别是最重要的查询优化，是相对安全的，不会使系统崩溃，且优化效果明显。

（二）性能优化方法

1. 磁盘 I/O 优化

当数据库使用者对内存数据进行修改时，应当避免直接将修改好的数据写入该数据文件。为了减少磁盘 I/O，必须在与数据文件不同的磁盘内重新建立空间较大的日志文件，并将日志文件分组，首先将修改好的数据写入重新整理的日志文件中，再写入该数据文件。

计算机操作系统的文件和数据库文件应当分别放在不同磁盘内，减少磁盘 I/O 争用的概率。RAID 是一个单驱动器阵列，主要运用分拆技术均匀地将数据写在各个驱动器上，形成冗余形式，提高使用者吞吐量，在 RAID 系统中当某个磁盘出现问题后整个系统仍然能够继续正常运行。数据库可以使用 RAID，借助 RAID 自动分离和分拆技术的优势减少磁盘 I/O、保障系统性能。为了避免磁盘 I/O 开销过大，数据库使用者应当按照访问量大小对数据文件进行分类，尽量将访问量大的单独放在一个磁盘内，减少磁盘 I/O 争用的概率。一旦数据库系统中出现差错，回滚段可以从中得到恢复数据，减少磁盘 I/O。为了保证数据库各项事务顺利完成，必须建立回滚段，并根据回滚段专门建立表空间。

2. 数据库内存优化

数据库内存在很大程度上影响系统的信息存储。增加缓冲池的使用数量，提高缓冲区命中率。共享池的主要功能是存放近阶段使用的结构化查询语言语句，可以采用合理的调整方法提高命中率，例如代码重用。按照共享池各个参数的实际情况调整共享池每个节点的内存大小。必须结合运行的实际情况采用科学、合理的修改方法对系统全局区的内存大小进行调整。如果调整对象内存较大，载入共享池需要耗费共享池较大的性能，为了保证共享池的良好性能，可以将内存较大的调整对象放入计算机系统内存中。使用者必须正确使用索引，减少数据库全表扫描的概率。数据库全表扫描的概率与缓冲区命中率有关，数据库全表扫描概率越小，缓冲区命中率越高。

3. 索引优化

当要改进查询的性能时，索引是最便捷的，常常也是最好的技术。在充分理解数据和系统业务、了解查询处理器工作原理的情况下，才能决定是否应该创建索引、建立哪种类型的索引以及选择哪些列做索引。对待索引的建立要特别谨慎，因为索引要占用磁盘空间。如果索引同表本身的大小差不多，那就不能从索引中得到多少好处。索引还要对表进行更新、插入和删除，因此也会降低性能。

通过以下一些原则，可以建立比较高效和合理的索引：

（1）在索引中包括 WHERE 子句中的所有列，这样，就可以使用索引形成的屏蔽来拒绝结果集中不合格的行。

（2）对于 SQL 语句中的 RODER BY 子句中引用到的列，适当地创建索引，这样可以避免排序。

（3）考虑到管理上的开销，应避免在索引中使用多于 5 个的列。

（4）对于多列索引，将查询中引用最多的列放在定义的前面。

（5）基数较大的列更适合用来做索引。

（6）不要在索引中包含那些经常修改或经常进行插入、删除的列。唯一的例外是主关键字和外来关键字。

（7）不能用空值（null）做索引，任何包含 null 值的列都不会被包含在索引中，任何在 WHERE 子句中使用 is null 或 is not null 的语句优化器是不会使用索引的。

4. SQL 语句的优化

良好的 SQL 语句可以被数据库重复使用从而减少分析时间、改善一个系统的性能，对提高数据库内存区的命中率、减少 I/O 访问等有着非常重要的意义。在数据统计和分析系统中，数据的物理位置比逻辑位置更重要，因为数据库必须查找数据，以便返回给查询用户。因此，调整 SQL 的关键是如何使数据查找的路径最简化。通常可以采用下面的方法优化 SQL 对数据操作的表现。

（1）减少对数据库的查询次数，即减少对系统资源的请求。

（2）使用临时表空间，把表的子集在临时表中进行排序，有助于避免多重排序操作。为了加速 SQL 查询至少应该创建一个表空间供临时段单独使用。

（3）限制动态 SQL 的使用，虽然动态 SQL 很好用，但是即使在 SQL 共享池中有一个完全相同的查询值，动态 SQL 也会重新进行语法分析。

（4）避免不带任何条件的 SQL 语句的执行。没有任何条件的 SQL 语句在执行过程中要进行全表扫描，这样的扫描往往需要很长时间，因此会大大降低检索效率。

（5）避免相关子查询一个字段的标签同时在主查询和 WHERE 子句中的查询中出现，否则，很可能当主查询中的字段值改变之后，子查询必须重新查询一次。查询嵌套层次越多，效率越低。因此，应当尽量避免子查询。如果子查询不可避免，那么应在子查询中过滤掉尽可能多的行。

（6）尽量使用相同的或非常类似的 SQL 语句进行查询，这样不仅充分利用内存中的已经分析的语法树，还能使要查询的数据在缓冲池中命中的可能性大大增加。

五、数据库的审计运维

传统的信息安全建设，往往侧重于对外部黑客攻击的防范，以及网络边界的访问控制，而对信息系统安全威胁最大的内部人员行为却缺乏有效的管理。内部人员，特别是拥有信息系统较高访问权限的运维人员（如网管员、临时聘用人员、第三方代维人员、厂商工程师等），比外部入侵者更容易接触到信息系统的核心设备和敏感数据、内部人员恶意或非恶意的破坏行为更容易造成较大的破坏。为保障数据中心的运维安全、安全操作审计，建立有效的运维审计系统就显得很重要。新一代操作行为安全审计系统主要功能有：

1. 统一用户身份认证

在信息系统的维护管理过程中，经常会出现多名运维人员共用同一系统账号进行登录访问的情况，从而导致很多安全事件无法清晰地定位责任人。运维审计系统通过"运维审计系统账号"与"服务器账号"相关联的方式，即在系统中为每一个运维人员创建唯一的登录账号，运维人员通过自身的"审计系统账号"，先登录运维审计系统，再登录目标服务器，从而实现将用户身份的认证落实到"自然人"。

2. 访问权限控制

运维审计系统可以对运维人员进行细粒度的权限控制，管理可以根据人员、时间、系统账户、操作指令等内容设定访问权限。例如：限制用户能够访问的服务器范围；限制用户能够登录的时间；设定用户操作指令黑、白名单，阻止违规操作行为；运维审计系统还支持特有的授权访问机制，即对某些用户，每次访问特定设备前都需要管理员进行授权才能通行，避免临时人员在管理员不知情的情况下进行访问。

3. 服务器密码管理

运维审计系统提供服务器密码管理功能，可以周期性地对服务器密码进行自动修改，并保证密码复杂程度与密码文件的安全保管。管理员可以设定改密周期、密码强度策略等改密要求。

4. 会话同步监控

对于所有远程访问目标服务器的会话连接，运维审计系统均要实现同步过程监视，运维人员在服务器上做的任何操作都应同步显示在审计人员的监控画面中，包括 vi、smit 以及图形化的 RDP、VNC、X11 等操作，管理员可以根据需要随时切断违规操作会话。

5. 异常行为告警

运维审计系统内置安全事件规则库，并可实时对用户的操作过程进行检测，一旦发现违规操作行为，可以通过短信、邮件等方式向审计人员及时发送告警信息或自动中止操作会话。安全事件规则库支持自定义扩充功能，管理员可以根据企业内部管理需求，灵活扩充规则库内容。

6. 操作行为记录

对所有经过审计系统的操作行为，运维审计系统均可完整记录操作过程、保留操作记录，记录内容包括操作时间、IP地址、用户账号、服务器账号、操作指令、操作结果等信息。对于所有的操作记录，运维审计系统可以长时间进行保留，为日后安全审计提供客观依据。

7. 会话过程重放

内控堡垒审计系统能够以视频回放方式，重现维护人员对服务器的所有操作过程，从而真正实现对操作行为的完全审计。回放过程采用Web在线播放方式，无须再安装播放客户端软件。回放过程支持常见的视频播放控制操作，如倍速/低速播放、拖动、暂停、停止、重新播放等等，也可以从特定指令开始定位回放。

8. 历史记录查询

运维审计系统支持通过友好的查询界面，对以前发生过的历史事件进行查询。审计人员可以根据时间、IP地址、用户名、操作指令等信息对历史数据进行多条件组合查询，快速定位目标记录。查询结果可以直接导出为Excel文件，方便审计员进行后续处理。

9. 综合审计报表

运维审计系统支持强大的报表功能，内置大量的安全审计报表模板，同时也支持通过自定义方式扩充报表内容。报表支持以天、星期、月为周期自动生成报表，并可通过邮件自动送达管理员处。也可以由管理员随时手工生成所需的报表。

（刘芙蓉　李小华）

第二章　数据库表结构设计方法

数据库是医院信息系统数据存储的核心，不同品牌的数据库具有不同的数据管理方式，根据医院信息系统数据存储特点进行数据库选择，可以获得良好的数据读取性能。数据库表结构的设计同样也是数据库管理数据、提高效率的重要技术手段，数据库表结构设计适用于所有数据库管理系统。合理的数据库表结构设计，可以极大提高数据管理的效率，为医院信息系统提供稳定的数据平台，延长整个医院信息系统的生命周期。

第一节　数据库表结构设计

一、数据库表结构设计的定义

从概念上讲数据库表结构设计包含在数据库设计过程中，是数据库设计的一个重要环节。

数据库设计（database design）是指在确定的应用环境下，为满足用户所使用的应用系统需要而对数据库进行建模的设计工作。数据库设计根据整个设计流程可以分为6个部分，分别是需求分析、概念结构设计、逻辑结构设计、数据库物理设计、数据库实施、数据库运行和维护。

数据库表结构设计是数据库设计部分中的逻辑结构设计，主要是将在概念结构设计过程中生成的结构转换为该数据库支持的数据模型过程。其设计过程包括：①将 E-R 图转换成具体的数据模型，如关系模型、对象模型等，产生数据库逻辑模式；②根据用户要求、安全性等方面的考虑等因素，在基本表的基础上建立必要的视图，形成数据的外模式的过程。

如果将数据库表结构设计归结为数据库设计的开始部分，那数据库设计的随后部分将是数据库物理设计，主要体现在数据库实体属性、字段、数据类型、长度、精度确定、DBMS 页面大小等的选择上。

数据库逻辑设计的好坏从根本上决定着数据库以及在数据库之上应用系统的整体性能。如果数据库逻辑设计没有遵循好的、公认的设计原则，无论后期对数据库所进行的各种调优方法如何到位和优秀，数据库性能改善的效果往往都是有限的。因此，前期即遵循数据库规范化的设计方法将得到事半功倍的效果。规范化方法为数据库逻辑设计提供了有效的指导，在减少数据冗余的同时节约了存储空间，同时加快了增、删、改的速度。但所有的设计规则都应该以应用为导向，如果适当改变规格可能会收到更好的效果。例如改变范式规则、增加适当冗余列的表结构设计，反而可以降低索引和表的数目，减少连接操作的数目，从而加快查询速度。常见的反规范技术有增加冗余列、增加派生列、重新组表等。

因此，在进行数据库表结构设计时，一定要结合应用环境和现实世界的具体情况合理地进行选择。

二、数据库表结构设计的意义

医院信息系统会产生的大量的数据，这些高度相关的数据需要集中存储和共享，因此，采用数据库对这些数据进行管理是目前最行之有效的方式之一。作为信息系统核心和基础的数据库。通过把信息系统中大量的数据按一定模型组织起来,提供存储、维护、检索数据的功能,使信息系统可以方便、及时、准确地从数据库中获得所需的数据。因此,数据库设计是信息系统开发和建设的重要组成部分,成功的数据库设计将是信息系统的各个部分能否紧密地结合在一起以及如何结合的关键所在。数据库表结构的设计在数据库设计中处于关键地位,合理高效的数据库表结构设计可以使医院信息系统具有极强的生命力和高度的可伸缩性。

医院信息系统是一个复杂的大系统,包括经临床数据、管理数据等各种途径录入的信息,通过人员、物品、财务等主线进行管理和流转,并随着医院业务和功能的发展不断进行着补充、增加和完善。卫生和计划生育委员会(以下简称"卫计委")给出的《医院信息系统基本架构》、《电子病历基本功能规范》就是对医院信息系统功能设计提出的基本架构,为医院信息系统的建设提供了基本的参考模型。

第二节 数据库表结构的设计方法

做好数据库表结构设计,首先需要对医院信息系统有总体的理解和把握,对医院流程和业务有清晰的认知,才能够从全局和整体上进行顶层设计,然后通过业务分解和流程管理来把握好表、字段、索引、关键字等的细节设计,从而建立完整、高效的业务模型。数据库表结构设计主要包括范式设计、表与字段设计、索引与键值设计、数据完整性设计等几个方面。

一、范式设计

范式也称为数据库设计范式,它是各种级别的关系模式的所有集合,是关系数据库在设计过程中需要遵循的一种规则。关系数据库中的关系是指存储在数据库中的所有数据的关系,这些数据关系是通过范式进行表达和规范,从而满足和达到不同的要求的关系。目前关系数据共有6种范式:第一范式(1NF)、第二范式(2NF)、第三范式(3NF)、Boyce-Codd范式(BCNF)、第四范式(4NF)和第五范式(5NF)。其中常用的有4个范式,即第一范式、第二范式、第三范式和第四范式。

通常在建立数据库的过程中,根据不同范式规则创建表结构的过程叫作范化。在将数据库设计转化为表结构的过程中,范化起到了重要作用,因此,范化为表结构设计提供了重要依据。

(一)第一范式(1NF)

关系数据库中任何数据规范都必须满足第一范式要求,它是关系模式的基本要求,如果在任何一个关系数据库中,不满足第一范式(1NF),就不是关系数据库。第一范式(1NF)是指数据库表的每一列都是不可分割的基本数据项,即实体中的某个属性不能有重复的属性。如果出现重复的属性,就可能需要定义一个新的实体,新的实体由重复的属性构成,新实体与原实体之间为一对多关系。在第一范式(1NF)中,表的每一行只包含一个实例的信息,第一范式可以简单理解为表中无重复的列,每一个列无法继续进行拆分。

(二)第二范式(2NF)

第二范式(2NF)首先需要满足第一范式(1NF)的基本要求。在此基础上,第二范式(2NF)要求在设计数据库表结构时的每行必须可以被唯一地区分出来。为实现这样的功能,需要在表上加一列,用于存放各个表或实例的唯一标识。这个唯一属性列被称为主关键字或主键、主码等。第二范式(2NF)要求表结构中其他实体或列的属性完全依赖于主关键字。这种完全依赖是对主关键字全部属性的关联。如果出现对主关键字的部分属性依赖情况出现,主关键字的这一部分应该分离出来形成一个新的实体,新实体与原实体之间可以形成一对多的关系。第二范式就是其他属性全部依赖于主关键字。

(三)第三范式(3NF)

第三范式(3NF)需要先满足第二范式(2NF)的要求。第三范式要求每个非关键字列都独立于其他非关键字列，并全部依赖于关键字。在第三范式规则下，数据库中不能存在传递函数依赖关系。如果用数学方式表达，关系模式 R（U，F）中若不存在这样的码 X、属性组 Y 及非主属性 Z［Z（强制依赖）Y］，使得 X→Y，Y→Z 成立，Y→X 不成立，则称 R（U，F）∈3NF。第三范式通常是通过第二范式分解而来。采用投影分解法可以将一个 2NF 的关系分解为多个 3NF 的关系，这种方法可以在一定程度上解决原 2NF 关系中存在的插入异常、删除异常、数据冗余度大、修改复杂等问题。

（四）BCNF（BC 范式）

相对于第三范式，BC 范式的要求更加严格。第三范式只是要求关系模式为第二范式且非键属性不传递依赖于关系模式的候选键，而 BC 范式则是对关系模式的每个属性都做要求。对于关系模式 R，若 R 为第一范式，且每个属性都不部分依赖于候选键也不传递依赖于候选键，那么称 R 是 BC 范式。用数据方式表示，设关系模式 R（U，F）∈1NF，如果对于 R 的每个函数依赖 X→Y，若 Y 不属于 X，则 X 必含有候选码，那么 R∈BCNF。对于 BCNF，按定义排除了任何属性对码的传递依赖与部分依赖，所以 BCNF 属于 3NF，但是如果关系模式是 3NF，则关系模式不一定属于 BCNF，因此，BCNF 可以认为是修正的第三范式。

（五）第四范式（4NF）

4NF 就是限制关系模式的属性值之间不允许有非平凡且非函数依赖的多值依赖。因为根据定义，对于每一个非平凡的多值依赖 X→Y，X 都含有候选码，于是就有 X→Y，所以 4NF 所允许的非平凡的多值依赖实际上是函数依赖。显然一个关系模式是 4NF，则必为 BCNF。4NF 不允许有非平凡且非函数依赖的多值依赖，但允许的是函数依赖（是非平凡多值依赖）。

（六）第五范式（5NF）

5NF 可以理解为最终范式，它消除了 4NF 中的连接依赖关系。如果关系模式 R 中的每一个连接依赖均由 R 的候选码所隐含，则称为 5NF。所谓"R 中的每一个连接依赖均由 R 的候选码所隐含"是指在连接时，所连接的属性均为候选码。5NF 在实际中几乎没有得到应用。

满足范式要求的数据库设计是结构清晰的，同时可避免数据冗余和操作异常。这并不意味着不符合范式要求的设计一定是错误的，在数据库表中存在 1:1 或 1:N 关系这种较特殊的情况下，合并导致的不符合范式要求反而是合理的。因此，在设计数据库的时候，一定要时刻考虑范式的要求，根据应用系统的要求进行范式的设计。

二、表与字段设计原则

字段是表的最小属性单位，是代表事务的一个属性。字段之间通常具有一定的关系，这种关系的各种组合就形成了各种表，同时它们的关系表达决定了数据的存储方式和管理方式，表与字段的设计主要包括数据冗余度的设计、历史数据的保留设计，预留扩展设计等。

（一）数据冗余度设计

数据冗余度主要是指数据重复的程度，数据冗余度越高，维护数据一致性的成本也越高，但却可以提升应用系统开发和使用的效率，数据冗余度越低，数据维护成本也会相应降低，但应用系统在使用数据库时需要建立更为复杂的调用关系。数据冗余度主要是通过数据库范式进行控制和管理。数据库范式共有 6 种，常用的有 4 种，即第一、二、三、四范式，每一种范式都可以通过表结构的设计来控制数据的冗余情况。在常规的医院信息系统中，第三范式（3NF）得到了最广泛的认可，其在性能、扩展性和数据完整性之间达到了很好的平衡。以 3NF 标准进行设计的数据库，其中每个表都只包括其本身基本的属性，其他非本身所具有的属性都进行了必要的分解。表与表之间的关系通过外键相连接的方式进行表达。

（二）保留历史数据的设计

在医院信息系统中许多数据上的变化需要得到保留，这样可以对历史数据进行追溯管理和查询。

但在数据库设计之初，通常不会将历史数据和当前数据分开两个表进行存储，往往他们会处于同一张表中，在数据不断增加的时候需要进行区分。在表结构设计中可以考虑通过时间起始的设计或是通过标识设计加以区分历史数据和当前数据，从而实现在同一个表中对历史数据的保留。以医院信息系统（HIS）科室字典表为例，该表通常被设计成实时在线的当前表，为HIS其他部分应用提供统一的科室名称。这种设计在科室名称或代码保持稳定时没有任何问题，但科室名称出现改变或者科室出现拆分或合并时，表中原有记录进行了修改，那些以原有记录保存的其他系统的历史数据就被自然更新到了新名称中，原有名称的历史记录将无法进行查询，从而导致历史记录的缺失。如果在科室字典表中增加时间字段，该表中所有的修改都用时间进行区分，就会有效保留科室变化的历史沿革，其他系统也能够从时间上区分不同时期的科室数据。

（三）预留扩展字段设计

医院信息系统在设计之初不能全面预计到将来几年内的发展变化，具有不确定的特点，在数据库设计初期采集到的属性有可能在未来使用过程中需要扩展，因此，在数据库表结构设计时需要考虑到这类情况的发生，在表结构中事先预留部分字段供扩展使用，减少因为后期扩展所带来的系统开销。

预留字段设计还包括字段长度和精度的预留设计。系统设计之初，应用所产生的数据量可能很小，但经过一段时间的使用，数据有可能出现快速增长，原先表结构中字段的精度或长度就无法满足实际使用要求。由于医院信息系统的复杂程度较高，同一个字段可能在不同的系统或表结构中被使用，这使得修改字段变得非常困难，如果有未修改到的部分，系统运行过程中将出现错误。为减少这种错误发生的概率，在数据库表结构设计之初，应尽可能使用扩展性好的字段类型。

（四）索引与键值设计原则

索引与键值的选择与设计，直接关系到表中数据的使用效率，在数据的删除、插入、修改与检索操作中都会用到索引与键值，选择键值、建立索引都是优化数据库性能的重要手段。在数据库设计之初把握好键值和索引的设计，会为使用者带来更高的效率。

（五）键值设计原则

键值是数据库表设计时关键字段的数值，是建立索引的重要依据。键值的选择与表中字段属性、字段类型、表间的关系密切相关。在键值的设计上一般分为外键、内键和混合键等几种类型。外键通常用在不同表之间具有相同属性的字段上，不同表常见为主从表关系，并且外键一般关联的是一个字段，主要用于保持主从表间数据的一致性。内键在选择上必须具有唯一性，内键可以是一个字段，也可以是组合几个字段，组合键值的效率会比单独键值低，一般情况应该避免使用组合键。有些关系数据库可以选择自动生成主键，无须人工干预，这样可以减少系统出错的概率。有些时候，数据库设计者喜欢用系统生成的序号作为键值使之成为表中行的唯一标识，这种设计简化了对表中数据关系的考虑，键值与表中其他字段没有任何关联，但以该主键建立的索引将无法起到优化检索性能的作用，该种设计不建议用在关键表中。

（六）索引设计原则

索引是每一种数据库中都存在的结构，是实现数据库表列值的排序功能。索引可以帮助使用数据库的用户更快定位所需要的表中特定信息而不需要对整个表进行全部搜索。

索引是一种数据库结构，它是由表的列值和逻辑指针两部分组成，在数据库表中检索数据时，数据库系统首先查找相应的索引值域，如果有数据则通过值域对应的逻辑指针将相应的表中的数据所在行筛选出来。在数据库建表中可以根据需要进行索引的建立。索引可以分为单列或多列索引。不论单列或多列索引，主要目的是为了减少相同值的行数。

索引主要包括唯一索引、主键索引和聚集索引。

唯一索引是任意两行不具有相同索引值的索引，唯一值索引总行数与表的总行数相同，索引的内容每一行都不相同，检索返回唯一满足条件的记录。当数据表中插入与原有数据重复的键值时，唯一索引将阻止该项操作，从而保持索引数据的唯一性。HIS中的病人ID主索引就是典型的唯一性索引，在病人ID字段上建立唯一索引，保证整个系统中病人信息的连贯性和唯一性。

在数据库表主键上建立的索引称为表的主键索引。数据库在表定义主键时将会自动创建主键索引，主键索引可以认为是唯一索引的特定类型。该索引要求主键中的每个值都唯一。当在查询中使用主键索引时，它还允许对数据的快速访问。

聚集索引也称为聚簇索引（clustered index）、聚类索引或簇集索引，是指数据库表行中数据的物理顺序与键值的逻辑（索引）顺序相同。一个表只能有一个聚集索引，因为一个表的物理顺序只有一种情况，所以，对应聚集索引只能有一个。如果某索引不是聚集索引，则表中的行物理顺序与索引顺序不匹配，与非聚集索引相同，聚集索引有着更快的检索速度。聚集索引对于那些经常要搜索范围值的列特别有效。使用聚集索引找到包含第一个值的行后，便可以确保包含后续索引值的行在物理相邻。例如，如果应用程序执行的一个查询经常检索某一日期范围内的记录，则使用聚集索引可以迅速找到包含开始日期的行，然后检索表中所有相邻的行，直到到达结束日期。这样有助于提高此类查询的性能。同样，如果对从表中检索的数据进行排序时经常要用到某一列，则可以将该表在该列上聚集（物理排序），避免每次查询该列时都进行排序，从而节省成本。

随着现代数据库技术的发展，索引已经和数据库管理系统的执行方式密不可分，建立索引的原则必须结合不同数据的管理方式进行，这样才能发挥索引的最优效果。

（七）数据完整性设计原则

存储在数据库中的数据彼此之间都具有业务或逻辑上的关联性，通过数据库表结构的设计保证这种关联的存在和正确性的校验，从而保证了数据完整性的要求。数据完整性设计原则有参照完整性和用户完整性两方面，包括主键、外键、约束、触发器、视图等方式来实现。

（八）参照完整性原则

参照完整性主要针对主从表或相关性密切的数据表进行数据参照联动的方法。当主表数据进行删除、增加和修改操作时，这种操作必须同步在从表中实现相同的操作，保证主从表之间的数据一致性和完整性。参照完整性主要通过外键和触发器来实现这种约束机制。

参照完整性属于表间规则，最常见于主从表间关键值的参照完整性对照。对于具有参照完整要求的相关表，如果更新、插入或删除记录时，只改动一个表中的关键值而不改动另外一个表中相应的记录，数据完整性就会被破坏。例如修改父表中关键字值后，子表关键字值未做相应改变；或删除父表的某记录后，子表的相应记录未删除；抑或子表插入了记录，父表中没有相应关键字值的记录等等。这些操作都会使相关记录成为孤立记录，从而成为垃圾数据。

参照完整性则为相关联的两个表之间建立了约束，从表中每条记录外键的值必须是在主表中存在的。因此，如果在两个表之间建立了关联关系，则对一个关系进行的操作要影响到另一个表中的记录。

如果实施了参照完整性，那么当主表中没有相关记录时，就不能将记录添加到相关表中。也不能在相关表中存在匹配的记录时删除主表中的记录，更不能在相关表中有相关记录时，更改主表中的主键值。也就是说，实施了参照完整性后，对表中主键字段进行操作时系统会自动地检查主键字段，看看该字段是否被添加、修改、删除了。如果对主键的修改违背了参照完整性的要求，那么系统就会自动强制执行参照完整性。

参照完整性还体现在对主表中的删除和更新操作，例如，如果删除主表中的一条记录，则从表中凡是外键的值与主表的主键值相同的记录也会被同时删除，将此称为级联删除；如果修改主表中主关键字的值，则从表中相应记录的外键值也随之被修改，将此称为级联更新。

（九）用户自定义完整性原则

用户自定义完整性原则是对具体关系数据库的约束条件，它反映某一具体应用所涉及的数据必须满足的语义要求。它是从业务角度进行数据完整性的校验原则。主要是通过表中字段值的约束机制来实现，包括非空校验、缺省数据、视图以及存储过程调用等方法。

所有关系数据库系统本身都支持实体完整性和参照完整性，在实际使用环境下，不同的关系数据库系统根据其应用环境的不同，根据建立系统的要求还需要一些特殊的约束条件，用户定义的完整性就是针对某一具体关系数据库的约束条件建立的定制原则。它体现了某一具体应用所涉及的数据必须满足的语义要求。

第三节　数据库表结构设计实例

军惠医院信息系统（以下简称"军惠系统"）是国内最早开发并投入使用的医院信息系统之一，目前在国内有数百家医院用户，曾获得"国家科技进步二等奖"、"军队科技进步一等奖"等荣誉，是一套功能完善、技术领先、性能稳定的医院信息系统。军惠系统开发设计于1996年，1996年6月发布《军惠医院信息系统数据结构手册》1.0.0版本；2000年系统数据结构做了较大补充和修改；2001年5月发布1.0.13版本；之后随着系统的升级和扩展，又做了多次补充和修改。

军惠系统已经使用了近20年时间，期间系统进行过多次升级和扩展，不断满足着医院信息化建设发展的需求。例如：电子病历系统经历了两级升级，早期是Word版，基本实现了病历文件的计算机录入和存储；2003年升级为广总版，实现了半结构化电子病历，具有病历质量健康功能，解决了Word版的复制粘贴等问题；2010年又升级为具有三层结构的新版电子病历，新版电子病历具有病人数据集成化展示、全结构化电子病历存储、实时过程质量监控、临床系统无缝集成等高级功能。虽然系统不断升级和扩展，但系统的基本数据结构并没有很大变化，仍然支撑着日益庞大的医院信息系统的运行。

本节将对军惠系统数据结构这样一个成功案例进行分析，希望能为读者提供借鉴和参考。分析讨论基于《军惠医院信息系统数据结构手册》1.0.13版本。

一、军惠系统数据库表结构

军惠系统的数据结构分为两个主要部分，即公共部分和部门业务部分。表2-1是军惠系统数据结构的类别及表数量。

表2-1　军惠系统数据结构类别及表数量

分类	类别	表数量
公共部分	人员属性	25
	国家、地区、单位及其属性	14
	医疗工作	18
	疾病诊断与医疗操作	42
	药品物资	15
	费用	22
	系统维护	6
	输入法	4

续表 2-1

分类	类别	表数量
部门业务部分	病案	20
	门诊病人管理	7
	住院病人管理	6
	医嘱	7
	检查	12
	检验	14
	药品	39
	门诊收费	11
	住院病人收费	18
	收费账目	12
	医务统计用数据中间库	36
	手术管理	13
	医疗保险	28
	经济统计	12
	成本核算	12
	设备管理	60
	输血管理	30

（一）公共部分

数据结构的公共部分包括军惠系统中所有业务系统通用的基础数据，这些全局通用的基础数据又称为公用字典。公用字典主要包括基本属性字典、疾病诊疗字典、手术操作字典、药品字典、医嘱字典、医疗收费项目字典等。例如，公共部分的疾病诊断与医疗操作部分共有 42 张表（表 2-2），这 42 张表数据为军惠系统各个临床信息系统的疾病诊断与医疗操作（部门业务系统）提供规范化的取值。

表 2-2 疾病诊断与医疗操作

表名称	字段数量	主要内容
疾病字典	6	诊断代码、诊断名称、正名标志、标准化标志、创建日期、输入码
手术操作字典	7	手术操作代码、手术操作名称、手术等级、正名标志、标准化标志、创建日期、输入码
检查诊断字典	5	检查类别、检查子类、诊断名称、诊断代码、输入码
诊断类别字典	4	序号、诊断类别代码、诊断类别名称、输入码
诊断对照组字典	4	序号、诊断对照组名称、诊断对照组代码、输入码
临床诊疗项目字典	4	诊疗项目分类、项目代码、项目名称、输入码
检查项目字典	视图	临床诊疗项目字典中检查项目视图，不含分类字段
检验项目字典	视图	临床诊疗项目字典中检验项目视图，不含分类字段
治疗操作项目字典	视图	临床诊疗项目字典中治疗操作项目视图，不含分类字段
护理项目字典	视图	临床诊疗项目字典中护理项目视图，不含分类字段

续表 2-2

表名称	字段数量	主要内容
临床诊疗项目名称字典	5	项目分类、项目名称、项目代码、正名标志、输入码
膳食项目字典	视图	临床诊疗项目字典中膳食项目视图，不含分类字段
检验项目名称字典	视图	临床诊疗项目名称字典中检验项目视图，不含分类字段
治疗操作名称字典	视图	临床诊疗项目名称字典中治疗操作项目视图，不含分类字段
护理等级字典	4	序号、护理等级代码、护理等级名称、输入码
手术等级字典	4	序号、手术等级代码、手术等级名称、输入码
给药途径字典	4	序号、给药途径代码、给药途径名称、输入码
麻醉方法字典	4	序号、麻醉方法代码、麻醉方法名称、输入码
医嘱状态字典	4	序号、医嘱状态代码、医嘱状态名称、输入码
计量单位字典	5	序号、计量单位、基准单位、换算系数、输入码
医嘱执行频率字典	5	序号、医嘱执行频率描述、频率次数、频率间隔、频率间隔单位
医嘱执行缺省时间表	4	序号、执行频率描述、给药途径和方法、缺省的执行时间
辅助诊断项目字典	4	项目编码、项目名称、项目计量单位、输入码
辅助治疗项目字典	4	项目编码、项目名称、项目计量单位、输入码
检验单定义	6	唯一标识、名称、检验科室、价表项目类别和代码、规格
检验单项目定义	6	检验单唯一标识、检验项目序号、检验项目代码、检验项目名称、对应收费项目分类和代码
检查报告模板	7	检查类别、检查子类、描述项目、描述（内容、名称、代码、输入法）
治疗结果字典	4	序号、治疗结果代码、治疗结果名称、输入码
切口愈合情况字典	4	序号、切口愈合情况代码、切口愈合情况名称、输入码
诊断符合情况字典	4	序号、诊断符合情况代码、诊断符合情况名称、输入码
时间单位字典	4	序号、时间单位代码、时间单位名称、输入码
计量单位字典	7	序号、计量单位类别、计量单位代码、计量单位名称、基准单位、换算系数、输入码
星期字典	3	序号、天、星期
诊疗项目分类字典	4	序号、项目类别代码、项目类别名称、输入码
标本字典	5	序号、标本代码、标本名称、输入码、科室代码
检验报告项目字典	12	序号、代码、名称、结果类型、正常值上下限、正常值单位、正常值打印内容、最小增量、正常值备注、缺省值、输入码
检验结果模板字典	4	报告项目代码、结果序号、检验结果、输入码
检验申请与报告项目对照	3	序号、申请项目代码、报告项目代码
切口等级字典	4	序号、切口等级代码、切口等级名称、输入码
检验项目与分类对照	2	项目类别、项目代码
检验项目类别字典	3	序号、类别代码、类别名称
检验报告与申请项目对照	6	科室代码、报告项目代码、标本、优先标志、仪器编号、申请项目代码

以表 2-2 中临床诊疗项目字典为例，该表是从临床角度收集的各种诊断治疗项目，用于各应用系统之间数据交换以及自动划价。该表记录的诊疗项目包括：药品、检查、检验、治疗、手术、护理、膳食等。如果收费价表项目按照临床诊疗项目来定义，则收费项目代码可以与诊疗项目代码保持

一致，否则，收费价表项目可以另行编码。根据用户要求、安全性等方面的考虑等因素，在基本表的基础上根据不同的诊疗项目类型建立了检查项目字典、检验项目字典、治疗操作项目字典、护理项目字典、膳食项目字典，分别为临床诊疗项目字典中检查、检验、治疗、护理、膳食项目的视图，形成数据的外模式，从而增强了数据库整体的事务处理能力，提高了数据库性能。

（二）部门业务部分

数据结构的部门业务部分是指军惠系统的各个业务系统专用的数据，这些局部专用的数据也称为业务数据。在部门业务部分中用于检验系统的共包括12张表，具体内容在表2-3列出，检验数据表主要为检验系统提供数据。

表2-3 检验部分业务数据

表名称	字段数量	主要内容
检验主记录	29	申请序号、优先标志、病人标识号、本次住院标识、工作单号、执行日期、姓名、姓名拼音、费别、性别、年龄、检验目的、临床诊断、标本、标本说明、标本采样日期及时间、标本收到日期及时间、申请日期及时间、申请科室、申请医生、执行科室、结果状态、报告日期及时间、报告者、校对者、费用、应收费用、计价标志、打印标志
检验项目	4	申请序号、项目序号、项目名称、项目代码
检验结果	10	申请序号、项目序号、打印序号、检验报告项目名称、检验报告项目代码、检验结果值、检验结果单位、结果正常标志、仪器编号、检验日期及时间
检验仪器检验项目配置	4	仪器编号、仪器项目代码、检验报告项目代码、检测校正值
检验联机仪器字典	31	仪器代号、仪器名称、仪器编号、双工标志、稀释标志、自动入库标志、通讯口号、波特率、数据位、校验类型、停止位、传送使用XON/XOFF、接收使用XON/XOFF、流硬件控制、传送队列大小、接收队列大小、XON阀值、XOFF阀值、XON字符、XOFF字符、错误替代字符、监控事件字符、接口程序、接口程序优先级、运行状态、仪器分类字母、仪器制造厂家、仪器说明、联机日期、与仪器相联主机名称、自动装入联机接口程序
计算公式字典	8	序号、结果项目代码、参加计算项目代码1、参加计算项目代码2、参加计算项目代码3、参加计算项目代码4、参加计算项目代码5、计算公式
标注字典	5	序号、项目代码、文字结果、上限值、下限值
临时检验结果	10	工作单号、项目序号、打印序号、检验报告项目名称、检验报告项目代码、检验结果值、检验结果单位、结果正常标志、仪器编号、检验日期及时间
检验结果描述与结果值对照表	4	序号、结果类型、结果值、输入码
质控标本记录	4	标本ID号、标本入库时间、标本类型、标本说明
质控标本参数	6	标本ID号、参数项目名称、参数项目代码、质控标本对应的靶值、质控标本对应的标准差、质控标本对应的变异系数
质控结果	8	仪器ID、质控标本ID号、检测时间、检测项目代码、检测序号、检测结果、结果单位、操作员号

以表 2-3 中的检验业务数据为例，检验主记录（LAB_TEST_MASTER）和检验项目（LAB_TEST_ITEMS）分别描述每张检验申请单和检验申请的明细记录。一个检验申请与一个标本必须一一对应。检验主记录表和检验项目表中的记录由开单程序生成（病房或门诊或检验科室），由检验科室修改。

检验结果表（LAB_RESULT）用于记录检验结果。一个检验申请项目可以对应多个检验结果，如细菌培养可以培养出多种细菌，对复合项目，采用类似处理方法。

临时检验结果表（LAB_RESULT_TEMP）用于记录检验申请还未录入，仪器已将结果做出来的样本。软件将结果写入结果这个表中，在检验申请录入时由软件将本表中结果通过检验申请号与检验申请关联。另外，检验业务数据结构中还设计了相关质控的内容，如质控标本记录、质控标本参数和质控结果。

由此可见，检验业务实体的要素数据以及业务活动过程数据，在数据库结构设计中都尽量做到完整记录，实现了对患者在院期间的检验结果追踪，门诊和住院患者在院期间的检验情况通过临时检验结果表（LAB_RESULT_TEMP）和检验结果表得到完整记录。原始数据的完整记录为后续其他系统对数据的共享、利用打下了稳固的基础。

二、军惠系统数据库设计的特点

（一）以电子病历为核心的设计思想

数据库中相对完整地包含了患者医疗活动所生成的各类医疗记录，并将其作为一个主题（电子病历）加以组织设计。由于电子病历的内容与具体的业务流程与业务模式无关，是医院信息构成中的一个"本体"部分，具有较强的稳定性。这样，即使随着医院信息化水平的不断发展，新的应用不断出现，老的应用不断升级，但电子病历这一数据模型仍能保持长时间的稳定，从而保障了整个系统的稳定性。

在电子病历数据模型的组织方面，采取了"患者—就诊—医疗记录"的层次结构来描述电子病历。设置了患者主索引（PATIENT_ID）来唯一描述患者，设置了门诊就诊记录（CLINIC_MASTER）、住院就诊记录（PAT_VISIT）来描述一次就诊，设置了若干不同类别的医疗记录，如门诊病历（OUTP_MR）、检验主记录（LAB_TEST_MASTER）、检查主记录（EXAM_MASTER）、诊断记录（DIAGNOSIS）、手术主记录（OPERATION_MASTER）等，来具体表述医疗记录内容，结构清晰，符合医疗实际，能满足各类应用所需。

（二）较为完整地记录业务实体及业务过程原始数据

在各系统的数据结构设计中，业务实体的要素数据以及业务活动过程数据尽量做到完整记录。如在住院业务中，实现了对患者在院期间的过程追踪，住院患者在院期间的流动情况通过转科记录（PATS_IN_TRANSFERING）、入出转日志（ADT_LOG）得到完整记录。原始数据的完整记录为后续其他系统对数据的共享、利用打下了稳固的基础。具体内容见表 2-4、表 2-5。

表 2-4　病人入出转及状态变化日志

字段中文名称	字段名	类型	长度	说明
病房代码	WARD_CODE	C	8	病人所在病房代码
科室代码	DEPT_CODE	C	8	病人所属统计科室代码
记录日期及时间	LOG_DATE_TIME	D		记录日志日期及时间亦即变化发生日期及时间
病人标识号	PATIENT_ID	C	10	状态发生改变的病人
病人本次住院标识	VISIT_ID	N	2	非空
变化	ACTION	C	1	反映发生的入/出/转动作或病情状态变化，使用代码，由公共字典部分定义

表2-5 转科病人记录

字段中文名称	字段名	类型	长度	说明
病人标识号	PATIENT_ID	C	10	非空
转出科室	DEPT_TRANSFERRED_FROM	C	8	指最小统计科室的代码
转向科室	DEPT_TRANSFERRED_TO	C	8	指最小统计科室的代码
转出日期及时间	TRANSFER_DATE_TIME	D	—	—

表2-4用于记录病人在病房流动及病人病情变化的历史，以便为医疗统计提供任一统计区间的流动情况。其数据由病房入出转子系统在进行入出转操作及改变病人病情的同时生成。该表的数据可以在病人出院且在流动情况统计区间已过去后删除。一般来说，表中数据需保留1年。

表2-5用于记录正处于转科状态的病人。所谓转科状态是指转出科室已进行了转出处理，但转入科室尚未进行入科处理时病人所处的状态。此表相当于一个转科病人缓冲区，记录由入出转子系统在转出病人时生成，由转入科室在病人入科时删除。入院处看作转科处理，转出科室为空，转向科室为入院科室。

（三）规范化设计的原则

数据模型的设计体现了数据库设计规范化原则。其重点是体现了数据记录的唯一性标识和去冗余设计。每个业务实体及其关系描述均通过唯一键进行标识。规范化是第一原则，数据模型的设计独立于软件功能的设计，坚决避免迁就某个系统开发的方便而引入冗余。所引用的数据字典统一管理和约束。数据模型规范化带来的是系统设计整体的优化。

（四）支持不同的业务模式和数据流程

在医院信息化发展的早期，还不能实现完整的信息化流程。数据库设计中既要考虑实体自身的属性，也要考虑业务模式和流程因素，对实体的认识与描述可能会由于工作模式的不同而不同。如在门诊收费设计中要考虑挂号、医生诊间手工和计算机两种工作流程。在数据库设计中，充分兼顾了这样的模式需求。一些表面上看起来冗余的属性实则为不同模式下的必需属性。

（五）简约的原则

在现实中，对于数据的表达，总会遇到各种例外等特殊情况，数据模型的设计往往在处理这些例外和特殊情况时会逐步变得复杂。军惠系统数据库设计一方面追求数据记录的完整和规范，另一方面在处理这些例外时，遵循简约的原则，不过度追求模型设计的"完美"和"全面"，满足绝大多数情况的需求，适当忽略例外情况的细枝末节。如医嘱（ORDERS）、病案首页结构的设计都体现了这样的思想。数据模型从整体上保持了简洁，从而简化了系统的功能设计和开发工作量。

表2-6 医嘱

字段中文名称	字段名	类型	长度	说明
病人标识号	PATIENT_ID	C	10	非空
病人本次住院标识	VISIT_ID	N	2	非空
医嘱序号	ORDER_NO	N	4	一个病人的所有医嘱独立分配序号，按时间顺序，从小到大排序
医嘱子序号	ORDER_SUB_NO	N	2	用于标识成组医嘱中的各医嘱项目，对独立的医嘱，为1，在成组医嘱内部，从1开始顺序排列
长期医嘱标志	REPEAT_INDICATOR	N	1	本医嘱是否长期医嘱，使用代码，1-长期，0-临时

续表 2-6

字段中文名称	字段名	类型	长度	说明
医嘱类别	ORDER_CLASS	C	1	指定药疗、处置、护理、膳食、其他等类别，由公共字典的医嘱类别字典定义
医嘱正文	ORDER_TEXT	C	80	医嘱内容
医嘱代码	ORDER_CODE	C	10	从临床角度对各类医嘱的每个项目分配一个代码，用于各系统间数据交换。如药品代码、检验项目代码等
药品一次使用剂量	DOSAGE	N	8,4	—
剂量单位	DOSAGE_UNITS	C	8	规范描述，由公共字典的剂量单位字典定义
给药途径和方法	ADMINISTRATION	C	16	规范描述，是判断生成何种治疗单的依据，由公共字典的给药途径字典定义
起始日期及时间	START_DATE_TIME	D	—	本医嘱起始日期及时间
停止日期及时间	STOP_DATE_TIME	D	—	本医嘱停止日期及时间
持续时间	DURATION	N	2	一次执行的持续时间
持续时间单位	DURATION_UNITS	C	4	使用规范描述，由公共字典的时间单位字典定义
执行频率描述	FREQUENCY	C	16	使用固定或固定格式的描述，如：3/日、TID，每××分××次，由公共字典的医嘱执行频率字典定义
频率次数	FREQ_COUNTER	N	2	执行频率的次数部分
频率间隔	FREQ_INTERVAL	N	2	执行频率的间隔部分
频率间隔单位	FREQ_INTERVAL_UNIT	C	4	使用标准描述，本系统定义，由公共字典的时间单位字典定义
执行时间详细描述	FREQ_DETAIL	C	16	医嘱执行的详细时间表，用于对执行频率的补充，如：执行频率为3/日，补充为饭前执行或直接指定时间
护士执行时间	PERFORM_SCHEDULE	C	16	如：对3次/日的时间表为"8-12-18"，由护士填入
执行结果	PERFORM_RESULT	C	8	—
开医嘱科室	ORDERING_DEPT	C	8	—
开医嘱医生	DOCTOR	C	8	医生姓名
停医嘱医生	STOP_DOCTOR	C	8	停止本医嘱的医生姓名
开医嘱校对护士	NURSE	C	8	医嘱开始时校对护士姓名
停医嘱校对护士	STOP_NURSE	C	8	医嘱停止时校对护士姓名
开医嘱录入日期及时间	ENTER_DATE_TIME	D	—	开医嘱录入的日期及时间
停医嘱录入日期及时间	STOP_ORDER_DATE_TIME	D	—	开医嘱录入的日期及时间
医嘱状态	ORDER_STATUS	C	1	反映医嘱的执行状态，如新开、校对、执行、停止等，使用代码，由医嘱状态字典中定义
药品计价属性	DRUG_BILLING_ATTR	N	1	反映药品是否计价，0-正常，1-自带药

续表 2-6

字段中文名称	字段名	类型	长度	说明
计价属性	BILLING_ATTR	N	1	反映本条医嘱计价方面的信息，0-正常计价，1-自带药，2-需手工计价，3-不计价。由护士录入医嘱时，根据医嘱内容确定
最后一次执行日期及时间	LAST_PERFORM_DATE_TIME	D	—	对长期药品医嘱，由临床药局摆药时，将摆药的截止日期自动填入
最后一次计价日期及时间	LAST_ACCTING_DATE_TIME	D	—	后台划价程序对本医嘱最近一次划价日期及时间。初始录入医嘱时，为空，由后台划价程序在每次划价后更新

表 2-6 为在院病人医嘱表，该表面向已执行医嘱，兼顾临床需要和计价需要，兼顾药疗医嘱和其他类别的医嘱，其模型支持成组医嘱和父子医嘱。该表医嘱由病房分系统生成。医嘱在病人出院，且完成相关统计后，将其转移到历史表中。

（六）把性能设计到数据结构中

军惠系统医院信息系统是一个庞大的事务处理系统，系统的性能至关重要。在数据结构设计中，充分考虑了性能需求，尽量从数据结构层面支持这一需求。如在院病人记录的设置、待发药队列设置、门诊候诊队列设置等，可显著提高病房、药房、诊室相关系统的性能。见表 2-7 至表 2-9。

表 2-7 在院病人记录

字段中文名称	字段名	类型	长度	说明
病人标识号	PATIENT_ID	C	10	非空
病人本次住院标识	VISIT_ID	N	2	非空
所在病房代码	WARD_CODE	C	8	病人住院登记后，将该字段置为空，在入科时，将该字段置为本病房代码，转科时，由转出科室将该代码置为空
所在科室代码	DEPT_CODE	C	8	病人住院所属科室的代码。用于区分一个病房包含多个科室的床位的情况。病人住院登记后，将该字段置为空，在入科分配床位时，根据床位属性将该字段置为所在科室代码，转科时，由转出科室将该代码置为空
床号	BED_NO	N	3	当入院处理时可为空
入院日期及时间	ADMISSION_DATE_TIME	D	—	由住院登记系统填入
入科日期及时间	ADM_WARD_DATE_TIME	D	—	指病人入当前所在病房的日期及时间，由病房入出转子系统填入，转科时置为空
主要诊断	DIAGNOSIS	C	80	截至当前确定的主要诊断，正文描述。初始时，由住院登记子系统录入
病情状态	PATIENT_CONDITION	C	1	病人危重情况，使用代码，由公共字典的病情状态字典定义
护理等级	NURSING_CLASS	C	1	使用代码，由公共字典的护理等级字典定义
经治医生	DOCTOR_IN_CHARGE	C	8	当前的经治医生姓名

续表 2-7

字段中文名称	字段名	类型	长度	说明
手术日期	OPERATING_DATE	D	—	已进行最后一次手术的日期
计价截止日期及时间	BILLING_DATE_TIME	D	—	最近一次计价的日期,在该日期之间已发生的各种医疗费用已记账
预交金余额	PREPAYMENTS	N	10, 2	扣除已结算费用后病人的预交金金额(未扣除未结算部分)
累计未结费用	TOTAL_COSTS	N	10, 2	病人未结算部分的费用。如果病人未进行中途结算,则为本次住院总费用。按正常价表计算得到
优惠后未结费用	TOTAL_CHARGES	N	10, 2	按病人费别优惠后累计未结费用
经济担保人	GUARANTOR	C	8	在住院登记时指定本病人的经济担保人
经济担保人所在单位	GUARANTOR_ORG	C	40	正文描述
经济担保人联系电话	GUARANTOR_PHONE_NUM	C	16	—
上次划价检查日期	BILL_CHECKED_DATE_TIME	D	—	最近一次划价审核的日期,每次由住院收费程序人工审核后更新
出院结算标记	SETTLED_INDICATOR	N	1	0-未进行出院结算,1-已进行出院结算入院时,由住院登记子系统将该字段置为 0;出院结算时,由住院收费子系统将该字段置为 1

表 2-7 反映所有在院病人的简要情况。病人入院时,由入院登记子系统生成,在病房修改,病人出院后对应的记录即删除。主键为病人标识号 PATIENT_ID。索引为所在病房代码、床号及所在科室代码。

表 2-8 待发药处方主记录

字段中文名称	字段名	类型	长度	说明
处方日期	PRESC_DATE	D	—	与处方序号一起构成一张处方的唯一标识
处方号	PRESC_NO	N	4	在一个日期内唯一
发药药局	DISPENSARY	C	8	库存单位代码,由业务字典的库存单位字典定义
发药队列号	QUEUE_ID	C	2	后台发药队列
处理状态	STATUS	N	1	此处方从发出到处理完毕的各个状态
病人标识号	PATIENT_ID	C	10	对有主索引记录的病人使用
姓名	NAME	C	8	—
姓名拼音	NAME_PHONETIC	C	16	病人姓名拼音,大写,字间用一个空格分隔,超长截断
身份	IDENTITY	C	10	使用规范名称,由公共字典的身份字典中定义
费别	CHARGE_TYPE	C	8	使用规范名称,由公共字典的费别字典定义
病人合同单位	UNIT_IN_CONTRACT	C	11	合同单位代码,由公共字典的单位字典定义
处方类别	PRESC_TYPE	N	1	0 = 西药,1 = 中药
处方属性	PRESC_ATTR	C	8	反映处方属性,如:贵重药、麻醉药等,由公共字典的处方属性字典定义

续表 2-8

字段中文名称	字段名	类型	长度	说明
处方来源	PRESC_SOURCE	N	1	标识处方是从门诊而来或是从住院而来，0-门诊，1-住院，2-其他
剂数	REPETITION	N	2	缺省为1，中药处方时可大于1
费用	COSTS	N	8,2	本处方按标准价格计算得到的总费用
实付费用	PAYMENTS	N	8,2	本处方考虑费别等因素后的实际支付费用
开单科室	ORDERED_BY	C	8	使用代码，由公共字典的科室字典中定义
开方医生	PRESCRIBED_BY	C	8	开方医生姓名
录方人	ENTERED_BY	C	8	录入者姓名

表 2-8 用于记录已开单或已收费但尚未发药的处方，由门诊收费或门诊医生工作站录入，发药后，由门诊药局将对应的处方删除。主键为处方日期、处方号。

表 2-9 待发药处方明细记录

字段中文名称	字段名	类型	长度	说明
处方日期	PRESC_DATE	D	—	与处方序号一起构成一张处方的唯一标识
处方号	PRESC_NO	N	4	—
项目序号	ITEM_NO	N	2	按处方标识分组排序
药品代码	DRUG_CODE	C	10	由用户定义的药品字典规定
药品规格	DRUG_SPEC	C	20	由药品字典定义的规格
药品名称	DRUG_NAME	C	40	—
厂商标识	FIRM_ID	C	10	反映生产厂家，见药品生产厂家字典
包装规格	PACKAGE_SPEC	C	20	反映药品含量及包装信息，如 0.25 g×30
单位	PACKAGE_UNITS	C	8	如瓶、包等，使用规范描述，由计量单位字典定义
数量	QUANTITY	N	6,2	以分装为单位的数量，如2包
费用	COSTS	N	8,2	按标准价格计算得到的费用
实付费用	PAYMENTS	N	8,2	考虑费别等因素后的实际支付费用

表 2-9 为待发药处方的明细记录，由门诊收费或门诊医生工作站录入，发药后，由门诊药局将其删除。主键是处方日期、处方号、项目序号。

（七）需要进行的改进

随着医改政策的稳步推进，医院信息系统在医疗体制变革中发生着巨大的改变，主要向着标准化和集约化方向发展。卫计委制定的《医院信息系统基本功能规范》、《电子病历系统功能规范》、《电子病历系统功能应用水平分级评价方法及标准（试行）》等一系列文件，就是在这方面进行着积极的探索和引领。

军惠系统开发的时间较早，其数据库结构受到当时应用环境和技术条件的限制，也存在一定局限：

（1）数据结构设计是面向一家医院信息系统的应用，当随着医院的发展需要建设医院集团、建立统一的集团化医院数据中心、对各分院的医疗业务运营数据进行集中管控时，军惠系统的数据结构就显得功能不足。军惠系统数据库设计没有区分不同的医疗机构，不同医院难以共享统一的数据库实例，集团医院数据中心需要为每个分院建立不同数据库实例，还要在各数据库实例中分别建立和维护集团共用的数据字典，如行政区字典、性别字典等，患者ID号也无法进行统一管理。为实现各分院数据实时共享，需要另外搭建与区域医疗类似的系统集成平台，增加了集团医院信息系统的复杂度。

（2）没有考虑到对标准化的内部支持。目前新一代医院信息系统普遍采用医疗信息交换标准HL7作为信息的交换标准。HL7主要是规范HIS/RIS系统及其设备之间的通信，它涉及病房和病人信息管理、化验系统、药房系统、放射系统、收费系统等各个方面。HL7的宗旨是开发和研制医院数据信息传输协议和标准，规范临床医学和管理信息格式，降低医院信息系统互连的成本，提高医院信息系统之间数据信息共享的程度。

HL7并没有提供一个完全的"即插即用"的解决方案，因为在医疗机构的传输环境中有两个重要的影响因素：医疗机构的传输环境中缺乏处理的一致性，产生的结果需要在用户和厂商间进行协商。因此，它提供的是一个可在较大范围内选择数据和处理流程的灵活系统，并尽可能地包括所有已知的程序（触发器Trigger）和数据（段Segment和域Field）要求。

在HL7通信协议中，消息（Message）是数据交换的基本单位。HL7的消息是自动生成的，它将HL7标准文档自动转化为一个HL7规则数据库和部分程序数据结构代码。实现一个通信标准的具体工作是生成数据结构，以及实现一个构造器（Builder）和一个解析器（Parser）。数据结构表现了标准中各个数据对象的相互关系。构造器将数据结构中的数据转化成能在电子数据交换媒介中传输的数据串。而解析器能够将数据串解析回原来的数据结构。HL7标准是一个文本结构的文档。首先，利用一些文字处理工具将文档中的各个数据定义抽取成数据结构，再将结构的形式存入预先定义的HL7规则数据库。然后，开发一种代码生成器，它根据规则数据库的内容，自动生成某一种计算机语言代码。最后，可将这些代码加入实际应用的程序框架。

军惠信息系统的架构和表结构设计被相当多的后来者作为参考和进行了模仿，对军惠信息系统设计的解读，可以为现代医院信息系统的设计提供有益的借鉴和参考。

（刘晓辉　赵霞）

第三章 标准查询语言（SQL）的性能优化

第一节 SQL 概述

一、SQL 与数据库

关系型数据库的出现，要归功于 E. F. Codd 博士关系理论的开创性研究成果。Codd 的研究成果为数据库学科提供了坚实的数学基础。这和造房子的历史非常相似：几千年前我们就开始建造房子，但是由于当时的人们并不完全了解造房子的材料和房子强度、高度之间的关系，房子的设计往往不符合实际要求；后来土木工程学的材料强度理论完善了，更先进、更高、更安全的房子也随之出现，这表明造房子使用的各种建筑材料得到了充分利用。与此类似，现代 DBMS 软件能够处理的数据量之大也是今非昔比的。关系理论之于数据库，正如土木工程学之于建筑。

标准查询语言（structured query language，SQL）是一种关系型数据库查询语言，SQL 的雏形（SEQUEL）最早是 IBM 在 1976 年 11 月的 IBM Journal of R&D 上公布的，并命名为结构化查询语言。可惜 IBM 公司起初并没有实现产品化的想法，但 Oracle 公司却第一时间认识到其商用价值，1979 年，推出首个支持 SQL 的商用产品，在市场上获得了不错的反响，紧接着 IBM 公司的 DB2、Sybase 公司的 Sybase、Microsoft 公司的 SQL Server 等数据库系统也实现了 SQL 操作。由于不同的厂家纷纷推出基于 SQL 的产品，其结构化查询语言的易用、简洁、直观为使用者所青睐，但不同公司基于 SQL 的差异也比较明显，导致不同产品使用的可移植性较低，因此，对建立一套 SQL 标准的呼声也越来越高，从而引起了 ANSI（美国国家标准学会）的关注。1986 年 10 月，美国 ANSI 采用 SQL 作为关系数据库管理系统的标准语言（ANSI X3. 135 – 1986），并为 ISO（国际标准化组织）采纳为国际标准。随后，ANSI 和 ISO 分别在 1989 年、1992 年、1997 年、2003 年、2006 年、2008 年和 2011 年对该标准进行了修订和丰富。如果要了解标准的内容，建议从 SQL 92 标准入手并详细阅读（因为它涉及 SQL 最基础和最核心的一些内容），然后选择性阅读后续推出的其他版本新增或更改部分。标准在每次更新的时候，委员会都会推出不错的解读文档。例如针对最新的 SQL 2011，在 SIGMODRecord 上就有较为详尽的介绍。

SQL 语言、数据库和关系模型三者经常被混淆。数据库的功能主要是存储数据，数据库系统本身就像一个仓库外加一个仓库管理员。仓库管理员负责把货物按照规则摆放在仓库中，并且在客户需要货物的时候，再由仓库管理员把货物找到并取出。货物在仓库中的摆放方式就是关系模型，货物的摆放和获取都是通过 SQL 语言来实现的。数据库不仅要负责存放、修改以及提取数据，还要保证数据库事务的原子性、一致性、隔离性和持久性。对于这些问题，本章节不再介绍。

除了大型的商用数据库产品外，很多开源的数据库产品如 PostgreSQL、MySQL，以及一些小型的产品如 Access 也都支持 SQL。甚至于 NoSQL 系统最初是宣称不再需要 SQL 的，后来也不得不修正为 Not Only SQL，来契合市场对 SQL 的需求。

因此，目前大多数的关系型数据库管理系统都支持某些形式的 SQL 语言，并遵循该标准。但数据库生产商也根据自己产品的特点对 SQL 进行了一些改进和增强，于是也就有了 SQL Server 的

Transact-SQL、Oracle 的 PL/SQL 等语言。但在学习 SQL 语言时，除非你的工作是数据库管理员，否则没有必要刻意关心哪些语句或关键字是 SQL 标准，哪些是不同厂商特有的标准。在实际使用上，对于常见的数据库操作，在绝大多数支持 SQL 语言的数据库中差别并不大，所以一般的数据库开发人员在跨越不同的数据库产品时，所有用 SQL 编写的程序都是可以移植的，基本不会遇到使用的障碍。但是对于数据库管理员来说，则需关注不同产品的特性差异，因为各个厂商的数据库在管理、维护特别是性能调优方面区别较大。

SQL 语言包含了 DDL 语言（data definition language）和 DML 语言（data manipulation language）。SQL 的范围包括数据插入、查询、修改、删除、模式创建、模式修改、数据访问控制等。虽然 SQL 语言经常被描述为一种声明性语言（4GL），SQL 语言中也可以包括过程性的元素，如循环、判断等。在 Oracle 数据库中，这就是 PL/SQL。

SQL 语言在 1986 年成为了 ANSI（american national standards institute）的标准，在 1987 年成为了 ISO（international organization for standardization）的标准。在 1989 年，ANSI 采纳 ANSI X3.135—1989 报告中定义的关系数据库管理系统的 SQL 标准语言，称为 ANSI SQL 89。

目前所有主要的关系数据库管理系统支持某些形式的 SQL，大部分数据库打算遵守 ANSI SQL89 标准。但是直到目前为止，多数 SQL 代码还是不能在不同的关系型数据库中通用。例如：Oracle 的 SQL 代码就有一些与 SQL Server 数据库的 SQL 代码是不同的。这也造成了用户的应用很难更换数据库平台。当然，同一个数据库厂家的数据库系统在不同的操作系统下是兼容的。例如：用户的 Oracle 数据库运行在 Windows 平台上，他可以比较方便地把数据迁移到 Linux 平台上，而且应用的 SQL 代码无须做任何修改。只不过 SQL Server 数据库只能运行在 Windows 平台上，无法迁移到 Linux 平台。

二、SQL 语言要素

一条 SQL 语句可以分为以下几个要素：
（1）子句：包含了命令和查询部分。
（2）表达式：包括计算公式、标量、表、列以及行数据。
（3）判断：用各种条件判断的结果（true/false）来限制语句的查询结果。
（4）查询：基于某些条件提取数据，这是最重要的 SQL 要素。
（5）命令：对数据以及模式会产生持续的作用，可以用来控制交易、程序流程、数据库连接、数据库会话。

第二节 SQL 基本语法

一、操作符

SQL 的操作符见表 3-1。

表 3-1 SQL 操作符

操作符	描述	例子
=	等于	Author = 'Scott'
< >	不等于（有些数据库还支持！= 操作符）	Dept < > 'Sales'
>	大于	Hire_date > '2012-03-12'
<	小于	sal < 10000.00
> =	大于或等于	num > = 10

续表 3-1

操作符	描述	例子
<=	小于或等于	rate <= 0.5
BETWEEN	在区间内	cost BETWEEN 100.00 and 500
LIKE	匹配一个字符串模式	Fist_Name LIKE 'Will%'
IN	等于多个可能的值中的某些值	DeptCode IN (101, 103, 209)
IS OR IS NOT	与 null 进行比较	Address IS NOT NULL
IS NOT DISTINCT FROM	等于一个值或两个都是 null	Debt IS NOT DISTINCT FROM - Receivables
AS	在查询结果中为一个列取一个别名	select name AS '病人姓名'

二、条件表达式

在 SQL-92 标准中引入了 case/when/then/else/end 表达式，它的工作方式类似于其他编程语言中的搜索判断语句：

```
case when n > 0
        then 'true'
     when n < 0
        then 'false'
     else 'zero'
end
```

在 Oracle 数据库中，还支持另外一种多值判断的语法：

```
select decode(n, 1, 'one',
                 2, 'two',
                    'other')
from table_name;
```

最后的值'other'是缺省值，意味着如果 n 既不是 1 也不是 2 时，就返回这个缺省值。

三、查询语句

查询语句是 SQL 中最普通、最常用的操作。查询 SQL 语句都是以 SELECT 关键字开头，用来提取 1 个或多个表中的数据。标准的查询语句不会对数据库中的数据产生持续性的影响，即不会改变数据。

查询语句可以让用户仅仅描述自己想要的数据，剩下的工作，如生成执行计划、优化措施、执行真正的物理操作以获取数据、汇总最后的数据结果等，都是交给数据库系统去完成。

一个查询包括了一系列的表的列名，这些列的名字紧跟在 SELECT 关键字后面。"*"表示希望返回所查询的表的所有列的数据。SELECT 语句其实是最复杂的 SQL 语句，它包含了很多子句和关键字。

（1）FROM 子句。后面紧跟需要查询的表的名字。如果是多个表，中间用逗号隔开，这就是所谓的 JOIN 操作。有些数据库系统支持从一个 SELECT 查询结果中返回记录，即：SELECT ... FROM (SELECT ... FROM table1, table2)。这样的写法中后面的那个查询语句被称为子查询。

（2）WHERE 子句。包括了各种比较判断，主要用来限制查询所返回的记录行数据。WHERE 子句可以过滤出不符合判断条件的记录数据。

（3）GROUP BY 子句。用来按照一定的规则汇总具有相同数值的记录行数据。GROUP BY 子句通常与集合函数一起使用，或者用来消除结果集中的重复记录。WHERE 子句排在 GROUP BY 子句前面。

（4）HAVING 子句。使用判断条件来过滤 GROUP BY 子句的结果集。

（5）ORDER BY 子句。按照某个列或多个列对结果集进行排序输出。结果集既可以按升序排序，也可以按降序排序。如果不指定 ORDER BY 子句，输出的结果集是没有任何顺序的，其输出顺序是没有任何定义的。某些数据库系统在实现 GROUP BY 子句时，使用了一些排序算法，所以输出的结果集是经过排序的，但是这并不能保证这些结果集在任何情况下都是按某种顺序排序的。例如：Oracle 9i 数据库的 GROUP BY 采用了排序算法，所以即使查询语句中没有 ORDER BY 子句，最后的结果集也是按照 GROUP BY 所指定的列进行排序的。但是从 Oracle 10g 版本开始，GROUP BY 不再采用排序算法，而是采用哈希算法，最终的结果集就没有顺序了。所以程序员如果希望最终的结果按照某个列进行排序输出，一定要在查询语句后面加上 ORDER BY 子句。

四、DML 语句

DML 语句用来对数据进行插入、修改和删除操作：

（1）INSERT。将数据插入表中。例如：

INSERT INTO emp（col1，col2，col3）VALUES（′test1′，′N′，null）；

（2）UPDATE。修改表中已存在的一批数据：

UPDATE table_name SET col1 = ′value′ WHERE col2 = ′N′；

（3）DELETE。删除表中已有数据：

DELETE FROM table_name WHERE col1 = ′N′；

（4）MERGE。SQL：2003 标准提出的一种把 INSERT 和 UPDATE 操作结合起来的命令：

MERGE INTO TABLE_NAME USING table_reference ON（condition）
WHEN MATCHED THEN
UPDATE SET col1 = value1 [，col2 = value2 …]
WHEN NOT MATCHED THEN
INSERT（col1 [，col2 …]）VALUES（value1 [，value2 …]）；

五、数据类型

ANSI SQL 包含了以下常用的数据类型：

（1）字符串。CHAR（n），VARCHAR（n），NCHAR（n），NVARCHAR（n）。

（2）数字。INTEGER，FLOAT，REAL，NUMBER（precision，scale），DECIMAL（precision，scale）。

（3）日期和时间。DATE，TIME，TIME WITH TIME ZONE，TIMESTAMP，TIMESTAMP WITH TIME ZONE。

SQL 提供了各种函数用以生成一个日期和时间值，例如：TO_DATE，TO_TIME，TO_TIMESTAMP。

六、JOIN 查询

一个 JOIN 查询操作是把关系型数据库中的两个或多个表的数据拼接在一起，然后根据过滤条件将最终结果呈现出来。JOIN 操作的最终结果集也是一个关系型的表，这个结果集也可以被当作一个表来进行新的操作。JOIN 操作是把两个或多个表的列拼接在一起。ANSI 标准的 SQL 规范定义了 5 种 JOIN：INNER，LEFT OUTER，RIGHT OUTER，FULL OUTER 和 CROSS。

为了清楚地说明上述 5 种 JOIN 的模式，我们用表 3-2、表 3-3 作为示范：

表 3-2 病人表

PatientName	Deptno
张强	7
李季华	9
王三春	1
赵红平	2
黄刚	9
谢克己	NULL

说明：存放病人信息，每个病人都已住院治疗。但是"谢克己"这个病人还没有分配住院科室，正在进行诊断。

表 3-3 科室表

DepartmentName	Deptno
外科	1
内科	2
儿科	9
呼吸科	7

创建示范表的 SQL 语句：

create table PatientTable (PatientName varchar2(32), Deptno number);
create table DepartmentTable(DepartmentName varchar2(32), Deptno number);

insert into PatientTable values ('张强',7);
insert into PatientTable values ('李季华',9);
insert into PatientTable values ('王三春',1);
insert into PatientTable values ('赵红平',2);
insert into PatientTable values ('黄刚',9);
insert into PatientTable values ('谢克己',null);

insert into DepartmentTable values ('外科',1);
insert into DepartmentTable values ('内科',2);
insert into DepartmentTable values ('儿科',9);
insert into DepartmentTable values ('呼吸科',7);
insert into DepartmentTable values ('重症室',8);

（一）CROSS JOIN

CROSS JOIN 也被称为笛卡尔 JOIN 操作。它返回所有表的所有记录的笛卡尔积的结果，即：它会把第一个表的每一行记录与第二个表的所有行的记录拼接。以下是 CROSS JOIN 的例子：

SELECT *FROM PatientTable, DepartmentTable;

返回结果见表 3-4：

表3-4 返回结果

Patientname	Deptno	Departmentname	Deptno_1
张强	7	重症室	8
李季华	9	重症室	8
王三春	1	重症室	8
赵红平	2	重症室	8
黄刚	9	重症室	8
谢克己	NULL	重症室	8
张强	7	外科	1
李季华	9	外科	1
王三春	1	外科	1
赵红平	2	外科	1
黄刚	9	外科	1
谢克己	NULL	外科	1
张强	7	内科	2
李季华	9	内科	2
王三春	1	内科	2
赵红平	2	内科	2
黄刚	9	内科	2
谢克己	NULL	内科	2
张强	7	儿科	9
李季华	9	儿科	9
王三春	1	儿科	9
赵红平	2	儿科	9
黄刚	9	儿科	9
谢克己	NULL	儿科	9
张强	7	呼吸科	7
李季华	9	呼吸科	7
王三春	1	呼吸科	7
赵红平	2	呼吸科	7
黄刚	9	呼吸科	7
谢克己	NULL	呼吸科	7

CROSS JOIN 在进行拼接时，没有指定任何条件，但是在最终的返回结果集时，可以使用 WHERE 子句指定返回哪些拼接后记录。

（二）INNER JOIN

INNER JOIN 是在 CROSS JOIN 的基础上，在进行拼接时，进行条件判断。返回符合匹配条件的拼接记录。判断条件通常是针对两个或多个表的相关列的。SQL 规范支持显式语法和隐含语法。显式语法使用了关键字 INNER JOIN，例如：

SELECT *FROM PatientTable INNER JOIN DepartmentTable ON

PatientTable. Deptno = DepartmentTable. Deptno;

隐含语法仅仅在 FROM 子句后列出表的名字，然后在 WHERE 子句中写出 JOIN 判断条件。比如：

SELECT *FROM PatientTable,DepartmentTable

WHERE PatientTable. Deptno = DepartmentTable. Deptno;

上述例子表明，我们希望得到表 PatientTable 和 DepartmentTable 的所有列，但是只返回这两个表的 Deptno 列值相等的记录。返回结果见表 3-5。

表 3-5　返回结果

Patientname	Deptno	Departmentname	Deptno
张强	7	呼吸科	7
李季华	9	儿科	9
王三春	1	外科	1
赵红平	2	内科	2
黄刚	9	儿科	9

（三）LEFT OUTER JOIN

一个 LEFT OUTER JOIN（简称 LEFT JOIN）总是包含"左边"表（A）的所有记录，即使在"右边"表（B）中没有符合 JOIN 匹配条件的记录。这意味着对于一条表 A 的记录来讲，表 B 的记录满足 ON 子句的匹配条件的记录是 0，JOIN 操作仍然返回一条记录，只是这时的对应的表 B 的列都是 NULL 值。一个 LEFT OUTER JOIN 返回了 INNER JOIN 的所有记录，再加上左边的 A 表中不能匹配右边 B 表的记录，用 NULL 值填补后续的列。例如：

SELECT *FROM PatientTable LEFT OUTER JOIN DepartmentTable ON

PatientTable. Deptno = DepartmentTable. Deptno;

返回结果见表 3-6。

表 3-6　返回结果

Patientname	Deptno	Departmentname	Deptno
王三春	1	外科	1
赵红平	2	内科	2
黄刚	9	儿科	9
李季华	9	儿科	9
张强	7	呼吸科	7
谢克己	NULL	NULL	NULL

注意：最后一条记录，因为患者"谢克己"还没有对应的科室，所以在"右边"的表 DepartmentTable 中也没有对应的信息，因此以 NULL 填充后续的列值。

（四）RIGHT OUTER JOIN

与 LEFT OUTER JOIN 相类似，只是"右边"的表 B 的所有记录会出现在最终返回的结果集中，如果"左边"的表 A 没有匹配的记录，就用 NULL 值填充"左边"对应的列值。例如：

SELECT *FROM PatientTable RIGHT OUTER JOIN DepartmentTable ON

PatientTable. Deptno = DepartmentTable. Deptno;

返回结果见表 3-7。

表 3-7 返回结果

Patientname	Deptno	Departmentname	Deptno
张强	7	呼吸科	7
李季华	9	儿科	9
王三春	1	外科	1
赵红平	2	内科	2
黄刚	9	儿科	9
NULL	NULL	重症室	8

(五) FULL OUTER JOIN

FULL OUTER JOIN 其实是结合了 LEFT OUTER JOIN 和 RIGHT OUTER JOIN 的操作,返回结果集中对于不符合匹配条件的记录,"左边"和"右边"的表的记录分别列出来,然后在另外一个表对应的列中用 NULL 填充。例如:

SELECT *FROM PatientTable FULL OUTER JOIN DepartmentTable ON

PatientTable. Deptno = DepartmentTable. Deptno;

返回结果见表 3-8。

表 3-8 返回结果

Patientname	Deptno	Departmentname	Deptno
张强	7	呼吸科	7
李季华	9	儿科	9
王三春	1	外科	1
赵红平	2	内科	2
黄刚	9	儿科	9
谢克己	NULL	NULL	NULL
NULL	NULL	重症室	8

(六) UNION 操作

UNION 操作将两个 SQL 查询结果汇总到一张表中,这两个 SQL 查询结果集具有相同数量的列,并且这些列的数据类型是互相兼容的。两个 SQL 查询结果集中完全相同的记录只能留下一条记录,除非使用了 UNION ALL 关键字。

在报表系统以及数据仓库应用中会大量用到 UNION 操作。UNION 操作将本身并不复杂,但是在实际使用过程中,经常会出现滥用 UNION 操作而造成性能问题的情况。本书将在后面的内容中详细叙述这个问题。

第三节 索引在 SQL 中的作用

一、什么是索引

在关系型数据库中,索引是一个可选的数据结构,索引是用来提高数据获取性能的。当数据库系统处理一个查询请求时,一般都会自动去评估是否应该使用索引来提高查询性能。通常,对于查询某个范围值内的记录,索引能够大大提高该查询 SQL 的运行性能。

如果有索引指向相对应的数据值,则查询的读取数据页/块就会大大降低,从而缩短读取时间。但是,索引并不总是提高系统的性能,如增加、删除、修改操作索引的存在反而会额外增加数据库开销,因此,索引是一把双刃剑。合理的索引设计是建立在对表结构的理解、对业务程序的功能认识、对各种查询的分析和预测上的。

索引到底能提高多少查询 SQL 的性能呢?我们用一个简单例子来展示一下索引的效果。

表 T1 有 1 753 248 条记录,列 OBJECT_ID 是唯一的,从 2 开始计数,以下 SQL 需要查询 OBJECT_ID 在 10000 和 10010 之间的 11 条记录:

select object_id,object_name from t1 where object_id between 10000 and 10010;

在没有索引时,这条 SQL 语句需要 4.197 秒。我们在列 object_id 上创建一个索引:

SQL > create index ind_t1 on t1(object_id);

Index created;

再次执行上面的查询 SQL 时,时间缩短到 0.001 秒。同一条 SQL 语句,创建索引后是之前的执行效率的 4 000 倍。

索引可以根据一个表的某个列或某几列进行创建,前者叫单列索引,后者叫复合索引。索引创建完毕后,数据库系统会自动进行维护。当表中的数据发生变化时(插入、修改、删除),索引中的数据会自动进行更新,这个过程对用户来讲是完全透明的。假设表中的数据被创建了索引,索引的作用是在 SQL 语句执行时能快速定位到该数据在表中的位置。

需要注意的是,因为数据库系统是自动维护索引的,每个数据修改操作都会触发数据库系统去维护索引数据。因此,如果在一个表上面创建了过多的索引,会影响到对该表的 update/delete/insert 操作的性能。

二、索引的类别

一般的数据库系统提供了很多种索引类型,但是对于 OLTP 交易型系统以及 OLAP 数据仓库分析型系统,最常用的索引是 B-tree 索引和 Bitmap 索引(为描述简便,如非特殊说明,本文所提到的索引都是指 B-tree 索引)。

(一)B-tree 索引

B-tree 索引的非叶子节点可以拥有多个子节点,在这个非叶子节点中定义了多个区间范围,其子节点中的键值是排好序的。如图 3-1 所示。

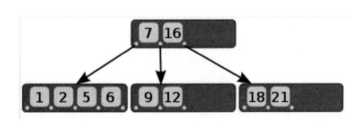

图 3-1 B-tree 索引原理

第一个子节点存放的是小于 7 的值,第二个子节点存放的是介于 7 和 16 之间的数值,第三个节点存放的是大于 16 的数值。B-tree 索引的特点是:①键值处于排好序的状态。②采用层级结构减少读磁盘的次数。③子节点一般不会处于全满状态,减少了节点"分裂"的次数,提升了插入和删除操作的效率。④整个索引的平衡效率较高。因此 B-tree 索引是目前关系型数据库最常用的索引类型。

（二）Bitmap 索引

Bitmap 索引也叫位图索引。其原理是把表的某一列的所有值按照位图方式进行编排索引。例如：一个表的某个列是性别，一般地，性别的数据只有两种："男"和"女"。那么这个位图索引的编排如表 3-9 所示。

表 3-9 Bitmap 索引编排

键值	记录 1	记录 2	记录 3	记录 4	记录 5	记录 6	记录 7	记录 8	记录 9
男	1	0	0	0	1	1	0	0	0
女	0	1	1	1	0	0	1	1	1

如果需要找出这个表中该列的值为"女"的记录，只需要把"111111111"与上述键值为"女"的索引值做"与"操作即可快速找到相关的记录。所以 Bitmap 索引在数据仓库中有较为广泛的应用。但是需要注意的是，如果需要对某一条记录的列的数值进行变更（插入、修改、删除），数据库系统可能需要锁住整个索引的位图以修改索引值，所以对于 OLTP 交易型系统来讲，不适合创建位图索引。因为 OLTP 交易型系统会经常出现数据变更操作，如果这些操作涉及位图索引，会引起较为严重的性能问题。

三、创建索引

（一）单列索引

创建单列索引比较简单。例如：在表 PatientInfo 的列 ID 上创建索引。SQL 语句如下：
CREATE INDEX ind_patient_id ON PatientInfo(ID);

索引创建完毕后，就可以使用这个索引了。一般地，在 SQL 语句中是不需要指定使用某个索引的，数据库系统会自动寻找合适的索引并使用它。我们假设表 PatentInfo 有以下列：
ID   VARCHAR2(32)
NAME   VARCHAR2(32)
BIRTHDAY VARCHAR2(32)
ADD   VARCHAR2(32)

下面的 SQL 会自动用到索引 ind_patient_id：
SELECT name FROM PatientInfo WHERE ID = '20150312100';
但是下面的 SQL 语句就用不上索引 ind_patient_id：
SELECT add FROM PatientInfo WHERE name = '张强';
因为 WHERE 子句中并没有与索引相关的列。

（二）复合索引

复合索引就是把索引创建在一个表的多个列上面。主要目的是为 WHERE 子句中的多个列的复合判断条件提供快速的表数据定位操作。还是以前面的 PatientInfo 表为例，可以创建一个在列（NAME，BIRTHDAY，ID）上的索引，
CREATE INDEX ind_name_birthday ON PatientInfo(NAME,BIRTHDAY,ID);

下面的查询 SQL 就可以使用这个复合索引来定位表数据：
SELECT add FROM PatientInfo WHERE name = '张强'AND birthday = '2002-01-01'and ID = '20150102100';
也可以用这个复合索引：
SELECT add FROM PatientInfo WHERE name = '张强';

需要注意的是，复合索引是按照从左往右的方式来匹配索引的，也就是说，WHERE 子句中的条件必须符合索引的组合顺序，即可以是(NAME,BIRTHDAY,ID)、(NAME,BIRTHDAY)、(NAME)的

组合条件，但是不能是（BIRTHDAY，ID）、（ID）等组合条件。因此，在创建复合索引时，必须注意应该按照经常要用到的组合顺序来创建索引，否则就起不到快速定位数据的效果。

第四节 高效 SQL 代码

提高 SQL 性能的目标是满足最终操作者的用户体验，所以 SQL 的性能好坏与否不是以数据库系统的缓存命中率、SQL 执行计划、索引创建方式、CPU 个数等因素决定的。即使硬件性能再好、数据库系统的缓存命中率再高，如果最终用户的感受不好，例如：用户点击界面按钮后需要等待 1 分钟才能从数据库中得到结果，那么这个 SQL 的性能依然是不好的。应用的性能受制于以下几大因素：①硬件资源，即主机、存储、网络。②数据库软件、中间件软件等平台软件系统。③应用代码，即程序、SQL 语句。

从整个大环境来看，医疗行业核心数据库的数据量在几十 GB 到几百 GB 之间（PACS 图片数据以及电子病历数据不在讨论范围内）。相对于目前的硬件计算能力来讲，这些数据量并不算大，硬件资源通常不是性能瓶颈。

经过 30 多年的发展数据库软件已经非常成熟了，一般不会成为整个业务系统性能的瓶颈。

但是，程序代码以及 SQL 语句却经常成为各种性能问题的关键点。因为无论是程序代码或者是 SQL 代码，如果要写出高质量的代码，需要经过至少 2 年左右的训练。本章节的目的是为医疗 IT 行业的从业人员提供一个如何写出高效 SQL 代码的思路。

一、什么是 SQL 执行计划

SQL 语句的执行计划是数据库系统为 SQL 语句自动生成的一个访问数据的路径。执行计划是在数据库系统编译 SQL 语句时根据表的统计信息、相关索引信息以及环境参数等因素综合估算出来的。数据库系统根据执行计划来决定访问数据的最终路线图。例如：是根据索引进行定位还是进行全表扫描过滤？是选择用表 A 作为 inner join 的"驱动表"，还是选择另一个表作为"驱动表"？程序员常说的"没有走索引"、"全表扫描"其实就是在说 SQL 语句的执行计划。

如同地图上的两个地点之间有很多条路径相通一样，SQL 语句的执行计划也可以有很多个。但是数据库系统会最终挑选出一个"最优"的执行计划。我们这里用了双引号，因为有可能数据库系统挑选的"最优"的执行计划会导致执行时间并不是最短的，也不是最合适的。那么，数据库系统是如何计算并挑选出 SQL 语句的执行计划呢？各大数据库厂商并没有公开他们的具体算法，但是以下几个要素是会影响执行计划的：

（1）表的各种统计信息：数据量、数据分布、占用的数据块个数等。

（2）索引的各种统计信息：数据分布、占用的数据块个数、聚合程度等。

（3）WHERE 子句的具体条件：如过滤条件的范围大小、是等值判断还是其他、是否对列值做了函数转换。

（4）数据库系统参数。本章节中主要讨论如何写出高效的 SQL 代码，不过于深入讨论数据库系统如何生成 SQL 的执行计划。但是如果不对执行计划以及数据库系统的相关运行机制有点了解的话，是写不出高效的 SQL 代码的。

一条 SQL 语句在数据库系统中的执行计划究竟是什么样的？如何阅读 SQL 的执行计划呢？下面以 Oracle 数据库为例讲解如何阅读 SQL 执行计划。

在我们的测试数据库中，对于 SQL 语句：
SELECT object_id FROM t1 WHERE object_name = 'DEPT';
它对应的执行计划是：

OPERATION	OBJECT_NAME	CARDINALITY	COST
SELECT STATEMENT		39	6915
TABLE ACCESS (FULL)	T1	39	6915
Filter Predicates			
OBJECT_NAME='DEPT'			

执行计划的阅读方式如下：
（1）从缩进最多的行开始读。
（2）如果两行的缩进程度一样，从上面的一行开始。
（3）向外退到缩进程度其次的行，重复步骤1～2，直至最上面的一行。

从上面的执行计划来看，除了最上面的 SELECT STATEMENT 以外，有意义的执行计划的内容是3行。

首先，缩进最多的一行是：OBJECT_NAME = 'DEPT'，这表明是一个过滤条件。这一行的上面一行的内容：Filter Predicates 就说明了这一点。其次，上面的一行是 TABLE ACCESS（FULL），这给出了2个信息，一个是这个操作是一个访问表的操作，括号里面的 FULL 表明这是一个全表扫描的动作。这个全表扫描是针对哪个表的呢？这一行的后面的 OBJECT_NAME 列信息表明，这个表是"T1"。再后面的数据是这个执行计划的代价估算和返回记录数估算值。

让我们看看另一个 SQL 语句的执行计划：
SELECT object_name FROM t1 WHERE object_id = 1234；

OPERATION	OBJECT_NAME	CARDINALITY	COST
SELECT STATEMENT		1	4
TABLE ACCESS (BY INDEX ROWID)	T1	1	4
INDEX (RANGE SCAN)	IND_T1	1	3
Access Predicates			
OBJECT_ID=1234			

这个 SQL 语句与上一个 SQL 语句类似都是访问表 T1，但是查询的数据以及 WHERE 子句中的条件不一样。这一次，我们看到执行计划显示的是通过访问索引得到表中的数据：INDEX（RANGE SCAN），OBJECT_NAME 列显示这个索引的名字是 IND_T1。注意看第二行的 TABLE ACCESS 后面的括号里面是"BY INDEX ROWID"，这清楚地表明这个 SQL 是通过索引来定位表中的数据的，所以整个 SQL 的代价很小，只有4，与前面的全表扫描的代价（6915）相比是很小的。

下面我们来检查一个更为复杂的执行计划：
SQL：SELECT t1.object_name,t2.created FROM t1 INNER JOIN t2 ON t1.object_id = t2.object_id；

执行计划：

OPERATION	OBJECT_NAME	CARDINALITY	COST
SELECT STATEMENT		584416	13690
HASH JOIN		584416	13690
Access Predicates			
T1.OBJECT_ID=T2.OBJECT_ID			
TABLE ACCESS (FULL)	T2	584416	2471
TABLE ACCESS (FULL)	T1	1753248	6914

仍然从缩进最多的行开始阅读，这是一个条件语句：T1.OBJECT_ID = T2.OBJECT_ID，这也是

SQL 语句中的 INNER JOIN 的条件。按照阅读规则 2，继续下面的操作，是两个 TABLE ACCESS（FULL），即两个全表扫描的操作，分别是表 T2 和 T1 的全表扫描。再外推到缩进程度最近的一行，这一行是"HASH JOIN"，意思是把表 T2 和 T1 的全表扫描的结果做 HASH JOIN 操作。这里需要注意的是，做 HASH JOIN 的"内表"，也就是"驱动表"是 T2，而不是 T1，因为在执行计划中，T2 的全表扫描操作排在 T1 的全表扫描操作之前。

二、表的扫描方式

一条 SQL 语句最终是要获取到数据的最终位置，然后从数据库系统中获取到数据。所谓数据的最终位置，从程序开发人员的角度来看就是能够从数据库系统中直接访问到数据的标识，一般来说，数据库系统软件称之为数据的物理地址。例如，对于 Oracle 数据库来说就是 ROWID，这个信息里面包括了具体的数据文件、数据块以及数据块中是第几条记录，有了这些信息，就可以直接定位到最终的数据。目前的关系型数据库系统的表的扫描方式有两种。一种是全表扫描，把表中的所有数据全部拿出来进行条件匹配；另一种是索引扫描，即通过索引快速匹配到这些数据的物理位置，然后从这些物理位置直接找到数据。容易让人产生误解的是，索引扫描的效率比全表扫描要高，这其实是不对的，因为这两种表的扫描方式是不同的。主要的区别是全表扫描是从表的第一个数据块开始进行连续读操作，这种连续读操作不是一个数据块一个数据块地读，而是一批数据块一起读进内存进行操作。而索引扫描是按每一条记录匹配一次的方式去查找表数据的。如果表的数据量是 1 000 条记录，分布在 100 个数据块中。如果是全表扫描，按每次 10 个数据块估算，总共 10 次 I/O 操作即可把全部数据读进内存进行计算。如果使用索引扫描，是按每条记录进行操作的，按每条记录在索引中需要读 2 个数据块 I/O 操作，然后再根据索引中的记录的"物理地址"做一次表数据块的 I/O 操作，对于最终的一条记录来讲，索引扫描至少需要 3 次 I/O 操作才能获取到最终数据。如果需要得到 100 条记录，则需要 300 次 I/O 操作，比全表扫描的方式要多很多。一个典型的例子就是为大楼的所有部门的人发报纸，如果订阅这份报纸的人很多，遍布所有楼层和部门，那么最简单的方式就是整个楼走一遍，挨个检查每层楼的每个部门是否订阅了该报纸。如果订阅的人很少，那么发报纸的人先查询人员的分布范围（索引），找到这些人的楼层和门牌号码后，再直接上去发报纸。所以，应该使用哪种表的扫描方式是需要根据具体情况来决定的，这个具体的算法都是由数据库系统自动完成的。

三、高效利用索引

（一）索引列的选择和排序

创建索引是为了提高语句的查询速度，刚接触索引时容易犯这么一个错误，认为包含所有列的索引在任何情况下对表数据的检索都是有好处的，但其实质是对所有数据进行二次储存，不止加大了数据库的开销，而且语句执行的效率得不到任何提高。一般来说，适合加入索引的列有：①主键、外键列。②选择性高（即数据差异性大，如 ID）的列。③在查询时常被 GROUP BY、ORDER BY 等分组或排序所引用到的列。④在查询时常被 WHERE 从句所引用到的列。

不适合加入索引的列有：①在查询时 GROUP BY、ORDER BY、JOIN 或 WHERE 从句所不涉及的列。②只有少数几个重复值的列，如男或女、是或否等（对于数据仓库系统，这类列可以创建 BITMAP 索引）。③存放大的文本字段或超长字段的列，如 TEXT、IMAGE 等。④有大量 NULL 值的列。

另外一个值得大家关注的问题就是，当一个索引包含多列时，究竟应该把哪个列放在前面，不同的排列顺序对索引是否有影响？对于索引来说，如果是联合索引，只有在查询中使用了该索引中列出的第一列时，才认为索引有效，其优点是不必匹配所有的列，所以建议一般将"经常被查询条件所引用到的列"或"选择性高的列"放在前面。

（二）聚集索引和非聚集索引的选择

聚集索引确定表中数据的物理顺序，一个表只能有一个聚集索引，但该索引可以包含多个列。这也使聚集索引的设置更加珍贵，更需合理创建。聚集索引对于那些经常要搜索范围值的列特别有效。数据在物理上按顺序排在数据页上，重复值也排在一起，因而在那些包含范围条件的查询如 > =、BETWEEN 或使用 GROUP BY 或 ORDER BY 进行分组或排序时，一旦找到具有范围中第一个键值的行，具有后续索引值的行保证物理上毗连在一起而不必进一步搜索，避免了大范围扫描，可以大大提高查询速度。选择创建聚集索引的相关因素还有：①选择主键列（该列有被条件查询所使用并插入数据是随机的）。②选择不经常修改的列。③选择在连接操作中使用的列。④选择保存了高度相关的数据且常被顺序（或倒序）访问到的列。⑤不要建在频繁发生插入操作且具有单调上升值的列（如 IDENTITY）。

非聚集索引不重新组织表中的数据，而是对每一行存储索引列值并用一个指针指向数据所在的页面，即索引存储在一个地方，数据存储在另一个地方。一个表如不存在聚集索引，则最多可以创建 250 个非聚集索引（具体限制数量与具体的数据库产品有关）。因为非聚合索引不是物理排序，而是类似于书本的目录，每次查询都通过目录找到相对应的数据，所以，当数据发生频繁变化时，如插入、删除、修改的操作，目录（索引）就需发生相应的改变而保证数据指向的一致性，那无疑对数据库的开销会加倍增大，因此，在创建非聚集索引时，更要权衡索引对查询速度的加快与降低修改速度之间的利弊。选择创建非聚集索引的相关因素有：①某列常用于如 ORDER BY、GROUP BY、HAVING、JOIN ON 等操作。②某列常用于集合函数如 SUM、AVG、COUNT 等操作。③查询结果不超出表数据的 20% 时。④当某列数据相关性较差（即不适合创建聚集索引），但又时常被条件语句所调用时。

因为聚合索引本身的限制，在实际的生产系统中很少用到聚合索引。

（三）SQL Server 数据库的索引填充因子设置

索引是否高效还取决于另外一个因素，即填充因子。说到填充因子还得涉及另外一个概念：数据页。当索引建立起来的时候，SQL Server 就建立数据页，数据页是用以加速搜索的指针。如数据页空间填满时，数据页就会被拆分，自动产生一个新的数据页。当数据页填充内容过高时，会增加查询时读取该页数量，导致缓存被过多占用，降低数据库性能；当数据页拆分过频繁时，访问时磁盘 I/O 开销会加大，且初页和新页不是连续的磁盘 I/O，更会导致访问索引页变慢。填充因子实际上是针对新建立数据页的填充空间（或空闲空间）进行百分比设置，以平衡控制数据页的填充和拆分，达到提高性能的目的。

合理的填充因子应该怎样设置呢？这个和应用程序对表的读写次数的比率有关，我们大致可按以下参考方案进行设置：①低更改操作的表（读超过 99% 以上），可设置填充因子为 100%。②高更改操作的表（写超过 70% 以上），可设置填充因子为 50%～70%。③均衡操作的表（读写各接近 50%），可设置填充因子为 80%～90%。

事实上该设置也并非一成不变，还需结合数据库的其他设置及硬件的性能，在为应用程序找到最优的填充因子前也需进行多次调试，以达到最优的使用效果。还有另外一点需要提醒大家注意的，在建立索引时，SQL Server 缺省会把填充因子设置为 0，即 100% 的填充因子，这就意味着每增加一条数据就会拆分数据页，这个设置对于绝大多数的业务表都是不合适的，请自行根据实际情况修改。

当建立一个索引时，该索引的填充因子即被设置好了，因此填充因子不能动态维护。

对于 Oracle 数据库，这个填充因子就是表的数据块的 PCTUSED 和 PCTFREE 属性设置。在早期的 Oracle 数据库版本中，需要 DBA 手工进行调整。但是在 Oracle 9i/10g/11g 以及之后的版本中，Oracle 数据库采用自动管理的方式，DBA 不需要手工进行调整了。

（四）维护索引

当一个数据库合理地创建了索引后，相信会给该数据库的性能带来相当的提升，但索引是否就能一直支撑数据库的高效运作呢？我们常常会碰到一个现象，就是刚开始数据库速度一直挺快的，但在使用的后期会越来越慢。这是为什么呢？其实主要问题还是索引。

伴随着业务的进行，对表不断地使用 insert、delete 等操作，这些都会导致索引数据页不断增长和拆分，时间长了就会产生数量庞大的索引碎片，进而增大 I/O，影响性能。同时，大量的增删也造成了 B-Tree 结构的不准确，确切地说是不能正确地提供平衡查询的性能。基于以上原因，对索引性能进行优化的常用方法就是重建索引。以下将以 SQL Server 数据库为例就如何查询索引碎片的大小及如何重建索引进行介绍。

1. 查询索引碎片的大小

```
SET TRANSACTION ISOLATION LEVEL READ UNCOMMITTED
SELECT
DB_NAME () AS DatbaseName
, SCHEMA_NAME (o. Schema_ID) AS SchemaName
, OBJECT_NAME(s. [object_id]) AS TableName
, I. name AS IndexName
, ROUND (s. avg_fragmentation_in_percent,2) AS [Fragmentation %]
INTO #TempFragmentation
FROM sys. dm_db_index_physical_stats (db_id (),null,null,null,null) s
INNER JOIN sys. indexes i ON s. [obJect_id] = i. [object_id]
AND s. index_id = i. index_id
INNER JOIN sys. objects o ON i. object_id = O. object_id
WHERE 1 = 2
EXEC sp_MSForEachDB'USE [?];
INSERT INTO #TempFragmentation
SELECT TOP 20
DB_NAME () AS DatbaseName
, SCHEMA_NAME (o. Schema_ID) AS SchemaName
, OBJECT_NAME(s. [object_id]) AS TableName
, i. name AS IndexName
, ROUND(s. avg_fragmentation_in_percent,2) AS [Fragmentation %]
FROM sys. dm_db_index_physical_stats (db_id(),null, null, null, null) s
INNER JOIN sys. indexes i ON s. [object_id] = i. [object_id]
AND s. index_id = i. index_id
INNER JOIN sys . objects o ON i. object_id = O. object_id
WHERE s. database_id = DB_ID()
AND i. name IS NOT NULL
AND OBJECTPROPERTY (s. [object_id], "IsMsShipped") = 0
ORDER BY [Fragmentation %] DESC'
SELECT top 20 * FROM #TempFragmentation ORDER BY [Fragmentation %] DESC
DROP TABLE #TempFragmentation
```

返回结果见图 3-2。

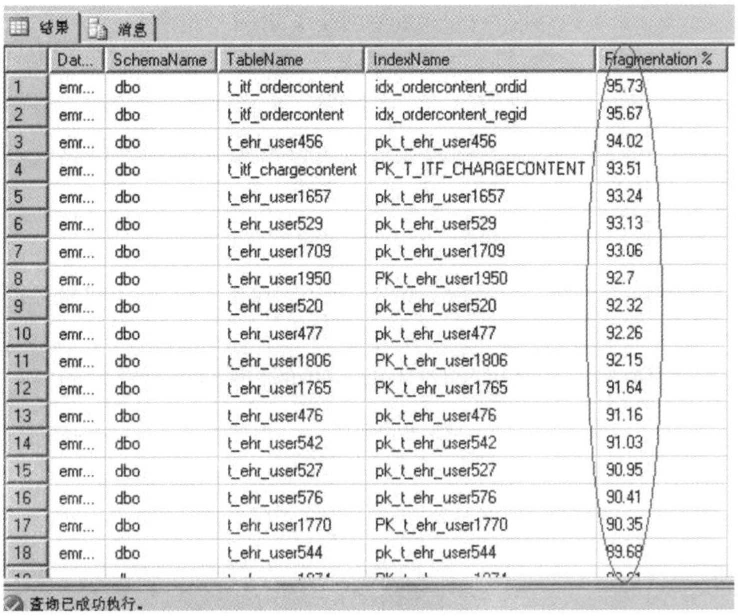

	Dat...	SchemaName	TableName	IndexName	Fragmentation %
1	emr...	dbo	t_itf_ordercontent	idx_ordercontent_ordid	95.73
2	emr...	dbo	t_itf_ordercontent	idx_ordercontent_regid	95.67
3	emr...	dbo	t_ehr_user456	pk_t_ehr_user456	94.02
4	emr...	dbo	t_itf_chargecontent	PK_T_ITF_CHARGECONTENT	93.51
5	emr...	dbo	t_ehr_user1657	pk_t_ehr_user1657	93.24
6	emr...	dbo	t_ehr_user529	pk_t_ehr_user529	93.13
7	emr...	dbo	t_ehr_user1709	pk_t_ehr_user1709	93.06
8	emr...	dbo	t_ehr_user1950	PK_t_ehr_user1950	92.7
9	emr...	dbo	t_ehr_user520	pk_t_ehr_user520	92.32
10	emr...	dbo	t_ehr_user477	pk_t_ehr_user477	92.26
11	emr...	dbo	t_ehr_user1806	PK_t_ehr_user1806	92.15
12	emr...	dbo	t_ehr_user1765	PK_t_ehr_user1765	91.64
13	emr...	dbo	t_ehr_user476	pk_t_ehr_user476	91.16
14	emr...	dbo	t_ehr_user542	pk_t_ehr_user542	91.03
15	emr...	dbo	t_ehr_user527	pk_t_ehr_user527	90.95
16	emr...	dbo	t_ehr_user576	pk_t_ehr_user576	90.41
17	emr...	dbo	t_ehr_user1770	PK_t_ehr_user1770	90.35
18	emr...	dbo	t_ehr_user544	pk_t_ehr_user544	89.68

图 3-2 返回结果

如有结果超过 99% 的碎片，则相应的索引需要重建，否则将严重影响数据库性能。

2. 重建索引

重建索引的作用包括消除碎片、物理排序对齐、根据填充因子重新调整数据页空间、更新统计值等，它是最彻底的优化索引方法，但其在执行重建时消耗的系统资源也是巨大的，所以需要选择合适的时机和模式来重建索引。重建索引有两种模式，在线和离线，在线重建不会锁表（即其他业务可正常进行），但会耗费更长的执行时间和更多的系统资源。离线重建相比在线重建速度更快，消耗的资源也更小，但在重建时会锁表直至完成（即其他业务无法进行）。索引重建可参考以下语句执行：

```
--在线模式下重建索引 IX_pat_id
ALTER INDEX [IX_pat_id] ON [mz_patient]
REBUILD WITH (FILLFACTOR = 80, ONLINE = ON)
GO

--离线模式下重建索引 IX_pat_id
ALTER INDEX [IX_pat_id] ON [mz_patient]
REBUILD WITH (FILLFACTOR = 80, ONLINE = OFF)
GO

--重建 mz_patient 表上的所有索引
ALTER INDEX ALL ON [mz_patient]
REBUILD WITH (FILLFACTOR = 80, ONLINE = OFF)
GO

--使用 DBCC DBREINDEX 重建 mz_patient 表上的所有索引
DBCC DBREINDEX ['mz_patient']
GO

--使用 DBCC DBREINDEX 重建 mz_patient 表上的索引 IX_pat_id
DBCC DBREINDEX ('mz_patient','IX_pat_id',90)
GO
```

另外，SQL Server 提供维护计划，可定期自动执行索引重建任务，具体请自行参见维护计划向导里的重新生成索引任务。

在实际的生产环境中，即使数据库系统中已经创建了索引，也会出现无法用上索引的情况，SQL 语句依然采用全表扫描的方式获取数据。大多数情况都是由于 SQL 代码不规范引起的，比如：对有索引的列采用了函数转换。一旦对记录的列做了函数转换，就无法用到索引了。最典型的例子就是把日期型数据当成字符串操作。例如：表 T1 的列 CREATED 的数据类型是 DATE，在列 CREATED 上面创建了一个索引：

```
CREATE INDEX ind2_t1 ON t1(created);
```

对于下面的 SQL 语句：

```
SELECT object_name FROM t1 WHERE created BETWEEN to_date('2015 - 01 - 01','yyyy - mm - dd') AND to_date('2015 - 01 - 31','yyyy - mm - dd');
```

这是可以用上 CREATED 列上的索引 ind2_t1 的，下面是执行计划：

OPERATION	OBJECT_NAME	CARDINALITY	COST
SELECT STATEMENT		36303	1945
TABLE ACCESS (BY INDEX ROWID)	T1	36303	1945
INDEX (RANGE SCAN)	IND2_T1	36303	99
Access Predicates			
AND			
CREATED>=TO_DATE(' 2015-01-01 00:00:00', 'syyyy-mm-dd hh24:mi:ss')			
CREATED<=TO_DATE(' 2015-01-31 00:00:00', 'syyyy-mm-dd hh24:mi:ss')			

执行计划显示这条 SQL 语句使用索引扫描来得到表的数据。

如果改为下面的 SQL 语句，

SELECT object_name FROM t1 WHERE to_char(created,'yyyy－mm－dd') BETWEEN '2015－01－01' AND '2015－01－31';

执行计划如下：

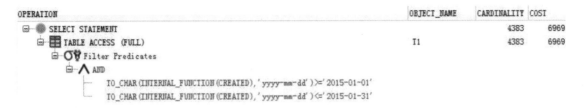

这个执行计划显示，对表 T1 的扫描是全表扫描：TABLE ACCESS（FULL）。原因是 WHERE 子句中的判断条件等号左边对列 CREATED 做了函数转换。这是程序员经常出现的错误。在写 WHERE 子句中的代码时，应该尽量避免对表的列进行函数转换，应该对等号右边的数据进行函数转换。比如：对于日期型的列，应该在等号右边把字符串转换为日期。

如果 WHERE 子句中经常出现对多个列的判断过滤条件，可以考虑创建复合索引。比如：表 T1 有 3 个列 OBJECT_ID，OBJECT_NAME，OBJECT_TYPE 经常被一起查询。例如：对于病人基本信息表 BRJBXX，有 3 个列经常被一起作为查询条件：ID、XM（姓名）、SFZH（身份证号），在这 3 个列上创建索引：

create index brjbxx_id_xm_sfzh on brjbxx(id,xm,sfzh);

查询 SQL 语句：

select address from brjbxx where id = '309000002669524378' and xm = '张强' and sfzh = '400420111200201016014';

执行计划：

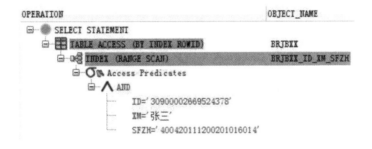

执行计划显示对表 BRJBXX 的扫描方式是索引扫描，使用的索引就是我们创建的复合索引 BRJBXX_ID_XM_SFZH。

对于复合索引的用法需要注意 WHERE 子句中的判断条件中一定要包含复合索引从最左边开始的列，否则就会用不上复合索引。

例如下列 SQL 语句：

select address from brjbxx where xm = '张强' and sfzh = '400420111200201016014';

这条 SQL 语句的 WHERE 子句中只有列 XM 和 SFZH 的信息，执行计划是：

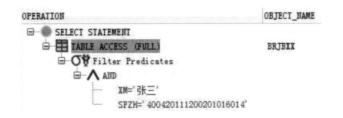

执行计划显示这条 SQL 语句是做全表扫描操作：TABLE ACCESS（FULL）。因为 WHERE 子句中涉及的列只有 XM 和 SFZH，但是复合索引是创建在（ID，XM，SFZH）3 个列上的，而且是按照先后顺序排列的。所以这条 SQL 语句用不上这个复合索引。

四、多表 JOIN 的性能要点

对于医院 HIS 系统此类的 OLTP 交易型数据库系统，多个表做 JOIN 操作的数据库内部机制其实就是多个"两个表做 JOIN"的操作。比如某个 SQL 语句需要 A JOIN B JOIN C JOIN D，数据库系统内部是先挑选出两个表做 JOIN，再把 JOIN 后的结果与第三个表做 JOIN，最后再与第四个表做 JOIN。例如：A JOIN B，得到中间结果集 AB 后，再做 AB JOIN C 的操作，得到中间结果集 ABC 后，最后与 D 做 JOIN 操作：ABC JOIN D 以得到最后的结果。

所以，多表 JOIN 操作的性能其实取决于两个表的 JOIN 操作的性能。两个表的 JOIN 操作一般分为以下几种：

（1）NESTED LOOP。即嵌套循环 JOIN，如果 A JOIN B，那么先从表 A 中取出一条记录，然后再与表 B 中的所有记录进行匹配，如果符合 JOIN 条件，就返回这条记录。如：

row source1 的 row 1-------------- --Probe- > row source 2

row source1 的 row 2-------------- --Probe- > row source 2

row source1 的 row 3-------------- --Probe- > row source 2

……

row source1 的 row n-------------- --Probe- > row source 2

需要用 row source 1 中的每一行，去匹配 row source 2 中的所有行，所以此时保持 row source 1 尽可能的小与高效地访问 row source 2（一般通过索引实现）是影响这个连接效率的关键问题。

NESTED LOOP JOIN 方式的性能要点：

1）如果 driving row source（外部表）比较小，并且在 inner row source（内部表）上有唯一索引，或有高选择性非唯一索引时，使用这种方法可以得到较好的效率。

2）NESTED LOOPS 有其他连接方法所没有的一个优点是：可以先返回已经连接的行，而不必等待所有的连接操作处理完才返回数据，这可以实现快速的响应时间。

3）如果不使用并行操作，最好的驱动表是那些应用了 WHERE 过滤条件后，可以返回较少行数据的表，所以大表也可能成为驱动表，关键看过滤条件。

（2）HASH JOIN。把表 A 的数据按照 JOIN 条件的列的值做 HASH 计算，形成一个 HASH 表，然后在表 B 中逐个记录计算 HASH 值，将计算后的 HASH 值在 HASH 表中进行快速匹配，如果找到了，说明这条记录符合 JOIN 条件。

HASH JOIN 的性能要点：

1）较小的 row source 被用来构建 hash table 与 bitmap。

2）第 2 个 row source 被用来与第一个 row source 生成的 hash table 进行匹配，以便进行进一步的连接。

3）bitmap 被用来作为一种比较快的查找方法，来检查在 hash table 中是否有匹配的行。特别是，当 hash table 比较大而不能全部容纳在内存中时，这种查找方法更有用。

4）这种连接方法也有 NL 连接中所谓的驱动表的概念，被构建为 hash table 与 bitmap 的表为驱动表，当被构建的 hash table 与 bitmap 能被容纳在内存中时，这种连接方式的效率极高。

5）在 2 个较大的 row source 之间连接时会取得相对较好的效率，在一个 row source 较小时则能取得更好的效率。

6）最后，需要注意的是 HASH JOIN 只能用在 JOIN 条件是等值的情况。

（3）其他的如 SORT MERGE JOIN 等操作都是类似的，只不过具体的 JOIN 方法不同而已。SORT MERGE JOIN 操作：

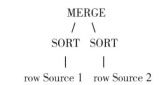

SORT MERGE JOIN 的步骤：

1）首先生成 row source1 需要的数据，然后对这些数据按照连接操作关联列（如 A.col1）进行排序。

2）随后生成 row source2 需要的数据，然后对这些数据按照与 row source1 对应的连接操作关联列（如 B.col2）进行排序。

3）最后两边已排序的结果集被放在一起执行合并操作，即将 2 个 row source 按照连接条件连接起来。

因为排序是一个费时、费资源的操作，特别对于大表。基于这个原因，SMJ 经常不是一个特别有效的连接方法，但是如果 2 个 row source 都已经预先排序，则这种连接方法的效率也是较高的。

SORT MERGE JOIN 的性能要点：

1）对于非等值连接，这种连接方式的效率是比较高的。

2）如果在关联的列上都有索引，效果更好。

3）对于将 2 个较大的 row source 做连接，该连接方法比 NL 连接要好一些。

4）但是如果 sort merge 返回的 row source 过大，则又会导致使用过多的 rowid 在表中查询数据时，数据库性能下降，因为过多的 I/O。

究竟采用何种 JOIN 方式，取决于数据库系统的 SQL 优化器的估算结果。但是如果 SQL 优化器给出的具体的执行计划不好，我们也可以根据这几种 JOIN 方式的特点指定使用某种 JOIN 方式。当然，并不是每一种数据库系统都支持订制执行计划。不过，常见的 Oracle 等数据库是支持在 SQL 代码中嵌入 HINT 来"希望"优化器采用某种 JOIN 方式。

五、关于 IN 和 EXISTS 操作

在 OLTP 交易型数据库应用中，经常会出现 IN 和 EXISTS 操作或者 NOT IN 和 NOT EXISTS 操作，而且在 IN/EXISTS 子句中会有子查询。这种情况下的子查询经常引起整个 SQL 出现严重的性能问题，而程序员经常搞不清根本原因是什么，很容易根据某些个案就轻易得出 IN 操作的效率比 EXISTS 高，或者相反的结论。

下面是一个生产系统上的案例：

```
SELECT
    P.CONFIRMATIONNO,
    COUNT(1) AS CNT
FROM
    TBL_TRANSACTION T,
    TBL_PAYMENTLG P
WHERE
    T.TRANSACTIONCONFIRMATIONNO = P.CONFIRMATIONNO
AND T.STATUS = 'COMPLETE'
AND T.LASTUPDATEDATE < (CURRENT_TIMESTAMP – 5/1440)
AND P.STATUS = 'COMPLETE'
AND P.TRANSTYPE = '1'
AND P.CONFIRMATIONNO >= '20101025000000000'
--AND transactiontimestamp > to_date('2010 – 05 – 21 02:30:00',' yyyy – mm – dd hh24:mi:ss')
AND P.TRANSACTIONNO NOT IN
```

```
(
SELECT
    TP. ORGTRANSACTIONNO
FROM
    TBL_PAYMENTLG TP
WHERE
    TP. TRANSTYPE = '2'
    AND TP. CONFIRMATIONNO > = '20101025000000000'
)
GROUP BY
    P. CONFIRMATIONNO
HAVING
    COUNT(1) >1
ORDER BY
    P. CONFIRMATIONNO;
```

这条 SQL 语句需要近 10 分钟才能执行完毕，其中 NOT IN 的子查询本身会返回 900 条左右的数据。换句话说，NOT IN 子句中需要匹配 900 个数据。对于外面的每条记录来讲，每检查一次结果中是否包含 NOT IN 子句中的 900 个数据中的值需要 10 ms 的话，如果外面的 SQL 返回 1 000 条记录，整条 SQL 语句就需要 10 s 才能完成。如果是 10 000 条记录，就需要 100 s。所以，对于包含 IN/EXISTS 子句的 SQL 语句来讲，最重要的就是要缩短每次检查的时间。从目前的结果来看，子查询的 900 个结果显得太多了。在这种情况下，我们就需要调整思路，把 NOT IN 的子查询与外面的 SQL 结果集做 JOIN 判断，从而避免在 900 个结果中进行比对的操作。调整后的 SQL 语句如下：

```
SELECT
    P. CONFIRMATIONNO,
    COUNT(1) AS CNT
FROM
    TBL_TRANSACTION T,
    TBL_PAYMENTLG P
WHERE
    T. TRANSACTIONCONFIRMATIONNO = P. CONFIRMATIONNO
AND T. STATUS = 'COMPLETE'
AND T. LASTUPDATEDATE < (CURRENT_TIMESTAMP - 5/1440)
AND P. STATUS = 'COMPLETE'
AND P. TRANSTYPE = '1'
AND P. CONFIRMATIONNO > = '20101025000000000'
--AND transactiontimestamp > to_date('2010 - 05 - 21 02:30:00', 'yyyy - mm - dd hh24:mi:ss')
AND not exitsts
    (
    SELECT 1
    FROM
    TBL_PAYHENTLG TP
    WHERE
    TP. TRANSTYPE = '2'
    AND TP. CONFIRMATIONNO > = '20101025000000000' and TP. ORGTRANSACTIONNO = P. TRANSACTIONNO
    )
GROUP BY
    P. CONFIRMATIONNO
HAVING
    COUNT(1) >1
ORDER BY
    P. CONFIRMATIONNO;
```

调整后的 SQL 语句的执行时间总共只有不到 1 秒。这里的关键是，NOT EXISTS 子句中的 JOIN 条件是能够用上表 TBL_PAYMENTLG（别名 P）的列 TRANSACTIONNO 上的索引。如果在这个列上没有索引，或者效率很低，那么改为 NOT EXISTS 后的效率也不会提高。所以，究竟是使用 IN/NOT IN 还是使用 EXISTS/NOT EXISTS，是需要根据具体情况来决定的，不能机械地套用规则。

六、关于 UNION/UNION ALL 操作引起的性能问题

UNION/UNION ALL 操作本身并不会有严重的性能问题。程序员滥用 UNION/UNION ALL 操作才是导致整个 SQL 语句性能很差的原因。例如：

SELECT…
FROM E1
WHERE(condition1 on E1)
　　union all
SELECT…
FROM E1
WHERE(condition2 on E1)上述 SQL 语句就有问题。上述 SQL 语句其实是 2 个 SQL 拼接而成，但是都是对表 E1 做查询，只是具体的 WHERE 子句中的条件不同而已。这样的 SQL 语句将会对表 E1 做两次扫描。上述 SQL 完全可以改为：

SELECT… FROM E1 WHERE (condition1 on E1) OR (condition2 on E1)；

调整后的 SQL 语句只需要对表 E1 做一次扫描即可，效率至少提升了 1 倍。

另一种不合理的使用 UNION/UNION ALL 的方式比较隐蔽，不容易看出问题。例如：

SELECT…
FROM A,
　　B,
　　C,
　　D,
　　E1
WHERE(condition on E1)
　　AND(joins and other conditions)
union
SELECT…
FROM A,
　　B,
　　C,
　　D,
　　E2
WHERE(condition on E2)
AND(joins and other conditions)；

上述 SQL 语句对表 A、B、C、D 做了 2 次扫描。如果我们能够把这 2 条 SQL 语句合成为 1 条 SQL 语句，就可以减少对表的扫描次数，从而提升该 SQL 的整体执行效率。上述 SQL 语句其实可以改写为：

SELECT…
FROM A,
　　B,
　　C,
　　D,
　　(SELECT…
　　FROM E1

```
        WHERE(condition on E1)
    union
        SELECT…
        FROM E2
        WHERE(condition on E2))E
WHERE(joins and other conditions);
```

我们先将 E1 和 E2 符合条件的记录取出，构成一个结果集，然后再与表 A、B、C、D 做 JOIN 操作。这就达到了 1 条 SQL 语句完成所有扫描操作的目的，从而提升了整个 SQL 的执行效率。

所以，如果看到 UNION/UNION ALL 操作中存在较多的共同的表，就需要认真考虑是否应该合在 1 条 SQL 语句中完成这些操作。

七、存储过程优化

存储过程是数据库为了实现完成某些特定内容的 SQL 语句的集合，其优势在于只需创建时一次性编译，就可被多个程序重复调用，既降低了程序 SQL 代码每次执行数据库操作都要重新编译的弊端，而且是通过传参在数据库上直接执行，也减少了传输 SQL 语句的网络流量。我们常用的触发器其实也是一种特定形式的存储过程。

既然存储过程是一段 SQL 语句的集合，那实际上优化存储过程也就是对该段 SQL 语句的优化，再结合一些数据库自身的特性。下面给大家介绍几种在创建存储过程中常用的优化方式或是说可以让存储过程高效执行的书写规范：

（1）尽量少用游标，因为游标是过程运算，是逐行操作的，如对 10 000 行数据进行查询，游标就需读表 10 000 次，当记录较多时，经常会遇到超时的情况。

（2）必须注意 WHERE 子句各条件列的先后顺序写法，要根据表的索引列顺序、范围大小来敲定，一般尽量做到与其索引列顺序一致，范围由大到小。即使是对于使用 CBO 优化器（后面有详细介绍）的 Oracle 数据库系统，开发人员虽然无须手工调整表和条件列的循序，也还是应该做到心中有数，这样才能在进行 SQL 优化时有一个准确的思路。

（3）尽量少用嵌套查询，特别是多层嵌套，如需 JOIN 连接多个表、需要结合多个通过 GROUP BY 求合等运算产生的中间数据等，因为嵌套查询都是动态的，每一行查询都需运算，导致效率低下。有时，我们可使用临时表形式缓存这些中间数据，将动态运算变成静态数据查询，可大幅度提高语句执行的效率。但是需要注意的是，如果所需查询的大表太多，分拆成多个 SQL 语句，很可能会造成对某些数据的多次查询，这样反而会造成资源浪费，降低整体查询的效率。开发人员需要在此做出平衡。

（4）SQL Server 支持并发，但应尽量减少大事务操作，慎用 holdlock，避免造成阻塞或死锁，以提高 SQL 语句执行的并发能力。

（5）在 SQL Server 数据库中自定义存储过程命名不要以 SP_ 开头，因为 SP_ 开头的存储过程是系统默认的存储过程名，所以执行时都会先在 master 库找，找不到后才会搜索当前库，所以最好是采用统一的自定义命名方式。

（6）在 SQL Server 数据库中尽量使用 SP_EXECUTESQL，因为可以提供输入输出接口，能够重用执行计划，还可以编写更安全的代码。尽量少用 EXEC，因为其不具备以上优点，但其在某些情况下有较好的灵活性，所以如要使用它，需要对 SQL 有较深入的认识。

（7）在使用存储过程，或存储过程里使用到的表、视图、函数等等时，要加上确定的 schema，因为如果没有加上，执行时会在多个不同的架构下搜索，而且搜索会导致编译锁定，从而影响性能。

（8）在 SQL Server 数据库中使用 SET NOCOUNT ON 选项。因为我们对数据进行查询操作时，不但会返回结果集数据，也会返回受影响行的计数，这个计数对于应用程序是没有意义的，所以可关闭该选项以减少数据库性能及网络流量的消耗。

八、有效利用数据库连接会话

创建数据库会话的代价是很高的,一般来说,一台高性能的数据库服务器1秒最多也就能处理几十个到几百个左右的数据库会话连接请求。所以,一旦建立了数据库会话连接,一定要充分利用好。开发人员在编写数据库相关的程序代码时,应该注意以下几点:

(1) 建立了数据库连接会话后,在释放连接之前应该把所有的 SQL 操作都执行完毕。不要执行一部分 SQL 语句,然后就关闭连接,再一次建立数据库连接会话,然后又执行一部分 SQL 语句。

(2) 如果是批量插入数据,应该充分利用数据库的批量执行的功能特点。批量执行的特点是数据库把一批 SQL 指令(如 insert)合并在一起提交给数据库引擎去执行,与逐条提交给数据库引擎的方式相比,这可以极大地提高执行速度。

(3) 如果是循环批量插入数据,不要每个操作执行完毕后,就立即执行 commit 操作。如果条件允许,如数据库回滚段空间足够,应该把插入数据的所有操作执行完毕后,再执行 commit 操作。

我们通过以下几个实际案例演示来说明如何高效利用数据库会话连接,以及各种不同的使用数据库会话连接的效果差别。

案例设计如下(表3-10):

对表 TEST_DB 插入 1 000 000 条记录,TEST_DB 的表结构是(n varchar2(32))。客户端程序采用 Java 语言编写。数据库系统采用 Oracle 11g 版本。

注意:以下几个案例都是所有操作全部执行完毕后才执行一次 commit 操作。

表3-10 案例设计

案例编号	案例说明	时间/秒
1	每执行一次插入操作,就建立一次数据库会话连接	39 000
2	建立一次数据库会话连接,把所有的插入操作执行完毕后再释放该数据库会话连接。这个案例中不使用批量处理模式	160
3	只建立一次数据库会话连接,并且设置批量操作数量为10	14
4	只建立一次数据库会话连接,并且设置批量操作数量为100	3

上述测试结果表明:

(1) 创建数据库会话连接的代价是非常高的。在程序中应该尽量重用数据库会话连接。

(2) 利用批量处理的特性比不使用批量处理的特性的性能要高10倍。另外,如果设置合理的批量处理的参数,也会大幅提升数据库操作的性能。

案例1代码:

```
import java.sql.*;
import oracle.jdbc.*;
import oracle.jdbc.pool.OracleDataSource;
import java.io.*;

public class TestDB_1
{
    public static void main (String args[ ]) throws SQLException
    {
        long t0 = System.currentTimeMillis();
        int row_cnt = Integer.parseInt(args[0]);
```

```
        OracleDataSource ods = new OracleDataSource();
        ods.setURL("jdbc:oracle:thin:test/test123@testdb:1521:ora11g");

        //每插入一条数据就结束数据库连接
        for(int i=0; i<row_cnt; i++){
            Connection conn = ods.getConnection();
            conn.setAutoCommit(false);
            String sql = "insert into TEST_DB values(?)";
            PreparedStatement pstmt = conn.prepareStatement(sql);

            pstmt.setString(1,""+i);
            pstmt.execute();

            conn.commit();
            conn.close();
        }

        long t1 = System.currentTimeMillis();
        long t2 = t1 - t0;
        //打印出整个程序的执行时间,以秒为单位
        System.out.println("The program costs: " + t2/1000);
    }
}
```

执行:$ java TestDB_1 1000000

说明:上面命令行的 1000000 表示需要插入的记录数。注意创建数据库连接的代码 Connection conn = ods.getConnection();在整个循环体内部,即:每次循环都会创建一次数据库会话连接,然后执行插入记录的语句,在循环体最后释放数据库会话连接。

案例2 代码:
```
import java.sql.*;
import oracle.jdbc.*;
import oracle.jdbc.pool.OracleDataSource;
import java.io.*;

public class TestDB_2
{
    public static void main(String args[]) throws SQLException
    {
        long t0 = System.currentTimeMillis();
        int row_cnt = Integer.parseInt(args[0]);

        OracleDataSource ods = new OracleDataSource();
        ods.setURL("jdbc:oracle:thin:test/test123@testdb:1521:ora11g");

        //整个程序只建立一次数据库会话连接,重复多次使用

        Connection conn = ods.getConnection();
        conn.setAutoCommit(false);
```

```java
String sql = "insert into TEST_DB values(?)";
PreparedStatement pstmt = conn.prepareStatement(sql);

for(int i=0; i<row_cnt; i++){
    pstmt.setString(1,""+i);
    pstmt.execute();
}
conn.commit();
conn.close();

long t1 = System.currentTimeMillis();
long t2 = t1 - t0;
//打印出整个程序的执行时间,以秒为单位
System.out.println("The program costs: " + t2/1000);
    }
}
```

说明:创建数据库会话的代码在循环体外面,即:整个程序仅创建一次数据库会话连接,在把全部的记录都插入到表中后,才会释放该数据库会话连接。

案例 3 代码:

```java
import java.sql.*;
import oracle.jdbc.*;
import oracle.jdbc.pool.OracleDataSource;
import java.io.*;

public class TestDB_3
{
    public static void main(String args[]) throws SQLException
    {
        long t0 = System.currentTimeMillis();

        OracleDataSource ods = new OracleDataSource();
        ods.setURL("jdbc:oracle:thin:test/test123@testdb:1521:ora11g");

        //整个程序只建立一次数据库会话连接
        Connection conn = ods.getConnection();
        conn.setAutoCommit(false);
        String sql = "insert into TEST_DB values(?)";
        PreparedStatement pstmt = conn.prepareStatement(sql);
        //设置批量处理参数
        ((OraclePreparedStatement)pstmt).setExecuteBatch(10);

        for(int i=0; i<1000000; i++){
            pstmt.setString(1,""+i);
            pstmt.executeUpdate();
        }
        ((OraclePreparedStatement)pstmt).sendBatch();
```

```
                conn. commit();
                conn. close();

                long t1 = System. currentTimeMillis();
                long t2 = t1 - t0;
                //打印出整个程序的执行时间,以秒为单位
                System. out. println("The program costs: " + t2/1000);
        }
}
```

说明:使用((OraclePreparedStatement)pstmt). setExecuteBatch(10);设置批量处理的参数,每10条操作被一起提交给数据库执行。((OraclePreparedStatement)pstmt). sendBatch();就是提交全部 SQL 操作的语句。这条代码一定要在循环体外面。

案例4代码与案例3基本相同,只是设置批量处理的参数为100。

以下案例(表3-12)主要是说明每次 SQL 操作完成后都执行一次 commit 操作以及全部 SQL 操作完成后执行一次 commit 操作的不同效果。以下2个案例都是插入100 000条记录。

表3-11 案例设计

案例编号	案例说明	时间/秒
5	每执行一次插入操作,就执行一次 commit 操作	20
6	把所有的插入操作执行完毕后再执行一次 commit 操作	88

上述测试结果说明:对于批量处理的数据库操作,最好不要每执行一次就 commit 一次。

案例5代码与案例1相同,但为了缩短测试时间,只插入了100 000条记录。

案例6代码:
```
import java. sql. *;
import oracle. jdbc. *;
import oracle. jdbc. pool. OracleDataSource;
import java. io. *;

public class TestCommit_2
{
    public static void main(String args[]) throws SQLException
    {
            long t0 = System. currentTimeMillis();

        OracleDataSource ods = new OracleDataSource();
        ods. setURL("jdbc:oracle:thin:test/test123@testdb:1521:ora11g");

        //整个程序只建立一次数据库会话连接
        Connection conn = ods. getConnection();
        conn. setAutoCommit(false);
        String sql = "insert into TEST_DB values(?)";
        PreparedStatement pstmt = conn. prepareStatement(sql);
```

```
    for ( int i = 0 ; i < 100000 ; i + + ) {
        pstmt. setString( 1 , " " + i ) ;
        pstmt. execute( ) ;
        conn. commit( ) ;
    }

    conn. close( ) ;

    long t1 = System. currentTimeMillis( ) ;
    long t2 = t1 - t0 ;
    //打印出整个程序的执行时间,以秒为单位
    System. out. println( "The program costs: " + t2/1000 ) ;
  }
}
```

说明：commit 操作被移到了循环体内部，即：每插入一条记录，就执行一次 commit 操作。

第五节 SQL 优化器简介

前面提到过 SQL 优化器的概念。简单来说，SQL 优化器就是数据库系统中用来分析 SQL 语法，然后根据各种环境参数生成最终的执行计划。SQL 优化器就像一个黑盒子，进去的是 SQL 语句，出来的是执行计划。SQL 优化器分为两种：一种叫"基于规则的优化器"，另一种被称为"基于代价的优化器"。

一、RBO 优化器

早期的 SQL 优化器仅仅依靠一些固定的规则来生成执行计划，这些规则都是事先定好的，每一种数据库系统的优化器都不太一样。所以被称为"基于规则的优化器"（rule based optimizer，RBO）。例如：有些数据库系统的 SQL 优化器认为 SQL 语句中的 FROM 子句后面的第一个表是 JOIN 时的"内表"或"驱动表"，第二个表是 JOIN 时的"外表"或"被驱动表"。而有的数据库系统的类似规定则正好相反。

下面就是 Oracle 数据库以前（目前已经淘汰 RBO 了）使用的 RBO 的规则：

Path 1：Single Row by Rowid

Path 2：Single Row by Cluster Join

Path 3：Single Row by Hash Cluster Key with Unique or Primary Key

Path 4：Single Row by Unique or Primary Key

Path 5：Clustered Join

Path 6：Hash Cluster Key

Path 7：Indexed Cluster Key

Path 8：Composite Index

Path 9：Single - Column Indexes

Path 10：Bounded Range Search on Indexed Columns

Path 11：Unbounded Range Search on Indexed Columns

Path 12：Sort - Merge Join

Path 13：MAX or MIN of Indexed Column

Path 14：ORDER BY on Indexed Column

Path 15：Full Table Scan

使用 RBO 时，优化器基于可用的 access path 及这些 access path 的 ranks 来选择一个执行计划。Oracle 数据库采用试探的方式来确定访问路径的级别（rank）。若有多种方式来执行一个 SQL 语句，则 RBO 总是使用具有更低 rank 的操作。通常，更低 rank 的操作执行得更快。

简单来说，对于 RBO，其规则主要是下面 2 点：①索引扫描永远优于全表扫描之规则。②全表扫描为所有访问路径中最慢之规则。显然 RBO 是一个简单而朴实的也很容易让人理解的一个优化器。但是就是因为它的这种简单，制约了其灵活性，没办法根据不同的实际情况（比如数据量的大小，或者数据的分布）来选择不同的执行计划。

一个简单的例子，比如一个表只有 2 行数据，一次 IO 就可以完成全表的检索，而此时走索引时则需要 2 次 IO，这时对这个表做全表扫描（full table scan）是最好的。但如果使用的是 RBO，而且上面有相关索引，RBO 总是会选择走索引。

另外，还需要注意的是，每种数据库产品对 RBO 的规则定义都不完全一样。例如，对 2 个表做 JOIN 时的次序定义就不同：

SELECT…FROM T1，T2；

对于上面的 SQL 语句，有些数据库是以 FROM 子句后面的第一个表作为"驱动表"，第二个表作为"被驱动表"。但是有些数据库产品的规定正好相反。所以，相同的代码在迁移到另外一种数据库后，可能会出现较为严重的性能问题。这是开发人员需要特别注意的。好在现在几乎所有的关系型数据库产品都已经不再支持 RBO 了，都已转向基于代价的优化器（cost-based optimization，CBO），开发人员也就无需对 RBO 进行深入的研究。

二、CBO 优化器

CBO 优化器是根据 SQL 语句的执行代价来选择如何执行该 SQL 语句的。这里的代价主要指 IO、CPU 和内存。优化器在这种优化器模式下，主要参照的是表及索引的统计信息。统计信息给出表的大小、有多少行、每行的长度等信息。这些统计信息起初在库内是没有的，是你在主动收集了这些统计信息之后才出现的（如在 Oracle 数据库中，调用 dbms_stats，或者做了 analyze 后），一般来说过时的统计信息会令优化器选择一个错误的执行计划，因此我们应及时更新这些信息。目前，主流的关系型数据库如 Oracle、DB2、SQL SERVER 等都推荐用 CBO 的方式。

CBO 通过考虑各种可用的 access path，并根据 SQL 语句中访问的相应 schema 对象（表及索引）的统计数据信息来决定哪个执行计划是最有效的，同时，CBO 也考虑"暗示"（hints）。

CBO 以下面步骤执行：

（1）优化器基于可用的 access path 及 hints，对 SQL 语句生成一组潜在的执行计划。

（2）优化器基于数据字典中的统计数据中关于语句访问的每个表、列、索引、partitions 的数据分布及存储特征，估计每个计划的 cost。具较高 cost 的 plans 比较低 cost 的 plan 需要更多的执行时间，但若是使用并行 plan，则资源使用并不与 elapsed time 直接相关。

（3）优化器将 plan 的 cost 进行比较，并选择具有最低的 cost 的 plan。

CBO 是一个复杂的数学模型，其根据数据字典中的统计数据信息，来对输入的 SQL 语句输出执行计划。若统计数据不能代表数据的真实分布，则可能导致其生成低效的执行计划。

简单来讲，对于 CBO 来说，影响 CBO 估计的因素可归纳为以下 2 点：

（1）结果集的大小（包括 CBO 的估计值和实际返回值，也可以称为选择性）。

（2）数据的实际分布状态。例如数据的分布是否按照某些字段排序将会影响 CBO 选择是否通过索引扫描。

三、CBO 中的成本概念及计算公式

在早期的 CBO 模型中，成本只是简单的 I/O 成本，后来逐渐对优化器进行了增强。例如：Oracle

引进了CPU_COSTING，在确定最佳执行计划时考虑外部的影响。由于数据库并不是在真空环境中运行，优化器必须将每个SQL操作的外部磁盘I/O成本和CPU周期成本计算在内。该过程对于运行查询SQL尤其重要，这种情况下对服务器资源的最小化是主要目标。

下面以Oracle数据库为例来简要说明"成本"概念及其计算公式。

（1）CPU_COST。优化器现在可以对操作所需的机器周期数量进行评估，并将这一成本归入执行计划的计算中。为Oracle查询提供服务的相关CPU成本依赖于当前的服务器配置（Oracle看不到这些信息）。在Oracle Database 10g中，CPU成本核算是默认的行为，因为考虑与每个SQL执行阶段相关的CPU成本也是很关键的。但是CPU成本通常并不那么重要，除非整个Oracle实例正在使用过多的CPU资源。

（2）IO_COST。在I/O方面，优化器也在不断获得增强，可以对操作所需的物理块读取数量进行评估。I/O成本与操作所读取的物理数据块数量成正比。但是，优化器并不能预先了解数据缓冲区的内容，不能区分逻辑读取（缓冲区内）与物理读取。由于这一缺点，优化器不能了解数据块是否已经处于RAM数据缓冲区中。

根据Oracle文档，按以下方式评估I/O和CPU成本：

$$\text{Cost} = (\#SRds * sreadtim + \#MRds * mreadtim + \#CPUCycles / cpuspeed) / sreadtim$$

其中：

#SRDs – number of single block reads
#MRDs – number of multi block reads
#CPUCycles – number of CPU Cycles

sreadtim – single block read time
mreadtim – multi block read time
cpuspeed – CPU cycles per second

注意，成本是读取I/O的数量以及读取I/O的时间的函数，加上查询的CPU成本估计值。还要注意，外部成本核算不考虑处于RAM数据缓冲区中的数据块数量，但将来版本的优化器很可能会考虑这一因素。

在这里我们看到，Oracle在评估执行计划时使用了CPU和I/O成本评估。当我们在有许多并发进程服务于查询的情况下将并行查询因素包括在内时，这一等式变得更加复杂。使用CPU成本核算的最大益处在于all_rows执行计划，此时的成本比first_rows优化时的成本更重要。

下面讨论一下CBO对于不同访问路径（access path）以及表连接方式的成本计算方法。需要说明的是，这里给出的计算公式都只是CBO进行成本估计的一个粗糙的模型，实际计算公式随着实际情况以及不同Oracle版本都有差异。

Full Table Scan（全表扫描）的成本：

$$\text{Blocks} / K$$

其中，Blocks——表的数据块数量；

K——系数，受到MBRC的影响，但一般和db_file_multiblock_read_count不同，系统会根据实际情况修正这个值。

Index Access（索引扫描）的成本：

Unique scan：blevel + 1

Range scan：blevel + FF * leaf_blocks + FF * clustering_factor

其中，blevel——索引的层（level）数；

FF——Filter Factor，根据选择度（selectivity）得到的一个计算因子，在不同的情况取值会有差异；

  leaf_blocks——索引的叶节点块数；

  clustering_factor——确定通过索引定位数据块的一个系数。

不同表连接方式成本的计算公式：

NESTED LOOP JOIN cost：

（cost of accessing outer table + （cardinality of outer table * cost of accessing inner table）

SORT MERGE JOIN cost：

（cost of accessing outer table + outer sort cost）+（cost of accessing inner table + inner sort cost）

HASH JOIN cost：

（cost of accessing outer table）+（cost of building hash table）+（cost of accessing inner table）

CBO 的选择性：CBO 中我们经常说到记录的选择性（或者说选择度）。选择性即 Selectivity，为根据条件将返回的记录占 row source 的比率，其值为 0～1 之间。越接近 0，则表明选择性越高。注意，一个表总的选择性是这个表上所有在条件中的列值选择性的交集（AND）或并集（OR）。

选择性的计算公式一般为：满足条件的记录数/总的记录数。

缺省地，若未收集 histogram 时，列的选择性为基于其 high value 及 low value 以及假设列的值在这两点之间为平均分布来进行计算的。若数据分布极度不均匀，则可能需要收集 histogram，以便对于列的选择性的估计会更准确。

在列的统计信息中，有两个有相关性的参数，即 NUM_DISTINCT 和 DENSITY。NUM_DISTINCT 是一个列唯一值的数量，而 DENSITY 是指列值分布的密度。在没有收集 histogram 的情况下，DENSITY = 1/NUM_DISTINCT。但是如果收集了 histogram，那这两个没有相关性，Oracle 会利用统计学的原理对 DENSITY 进行估算。

没有 Histogram 的选择性：

Predicate	Filter factor
c1 = value	c1. density
c1 like value	c1. density
c1 > value	(Hi - value) / (Hi - Lo)
c1 >= value	(Hi - value) / (Hi - Lo) + 1/c1. num_distinct
c1 < value	(value - Lo) / (Hi - Lo)
c1 <= value	(value - Lo) / (Hi - Lo) + 1/c1. num_distinct
c1 between val1 and val2	(val2 - val1) / (Hi - Lo) + 2 * 1/c1. num_distinct

其中，c1——在 WHERE 条件中的列名；

  value——条件中实际的值；

  c1. density——列值统计信息中列 c1 的密度；

  Hi——列值统计信息中的最大值；

  Lo——列值统计信息中的最小值；

  c1. num_distinct——列值统计信息中列 c1 的唯一值个数。

有 Histogram 的选择性：

当有 histogram 时（对于 9i 及以后，通过 bind peeking 技术，在硬解析时，利用 histogram 生成执行计划）：histogram 对于列中数据分布不均一的情况，提供列的选择性的额外的信息。对于列中不同值数目较少的情况（如少于 254 个），其可以在 histogram 中绝对存放各个值的数目，这时的直方图称为 Frequency Histogram；对于列中不同值数目较多的情况（多于 254 个），或者创建直方图的时候设置的 size 比 NUM_DISTINCT 要小，那么创建的直方图称之为 Height-Balanced Histogram。对于 Height-Balanced Histogram 情况，其取值分为两类：popular value（跨多个 endpoints 的值，即 endpoint value 的值），non-popular value（处于一个 bucket 内的值）。

Frequency Histogram 的选择性：

Predicate	Filter Factor
c1 = value	Count of value / Total number of rows
c1 > value	SUM（count of > value）/ Total number of rows

其中，c1——在 WHERE 条件中的列名；

value——条件中实际的值。

Height-Balanced Histogram 的选择性：

Predicate	Filter Factor
c1 = popular value	#popular buckets/# buckets
c1 = non-popular value	c1. density
c1 > popular value	#buckets > value/# buckets

其中，c1——在 where 条件中的列名；

value——条件中实际的值；

buckets——直方图的所有 bucket 的数量；

#popular buckets——直方图中 endpoint value 等于条件中的值的所有 bucket 的数量；

c1. density——列值统计信息中列 c1 的密度；

#buckets > value——直方图中 endpoint value 大于条件中的值的所有 bucket 的数量。

对列值有运算的选择性：

Predicate	Filter factor
function（colx）= value	1%
not function（colx）= value	5%

简单地讲，对于在 where 条件中，对列值有表达式运算的情况，如果表达式是等值（=），那么估计值就是所有记录数的1%，如果不是等于［除了等于的其他情况，注意类似 in（x，y）也是"等于"的变种］，那么估计值就是所有记录数的5%。

有多个条件的选择性计算：

Predicate	Filter factor
predicate 1 and predicate 2	FF1 * FF2
predicate 1 or predicate 2	FF1 + FF2 − FF1 * FF2

从上面的公式我们能清楚地看到，如果一个表有多个列出现在 WHERE 条件中，仅仅通过统计信息，CBO 是无法估计两个列直接是否有关系的，所以其选择性只是简单地根据条件关系计算每种关系的交集（或者并集）。显然这种选择性的计算是很粗糙的，它没有考虑列之间的相关性。在 Oracle 版本 11g 及后续版本中，将会提供方法收集这样相关列的统计信息，会对这个问题有所改善。

四、CBO 优化器的局限性

前面较为详细地以 Oracle 数据库为例讲解了 CBO 优化器的大致工作模式。CBO 优化器看似非常智能、无所不能，然而，现实情况却是，CBO 优化器有时会给出"性能很差"的 SQL 语句。如同我们使用的导航软件一样，有时它给出的路线并不是最好的，甚至是最差的。导致这种情况的原因是：

（1）表、列或者索引缺乏统计信息。CBO 是依赖于数据库对象的统计信息来计算代价的，如果统计信息缺乏，那么 CBO 只能通过 dynamic sampling 或者使用默认值来估计。dynamic sample 受到采样的数据块的限制，可能不能真实的反映当前的数据分布，这样就造成代价的估计不准。

（2）"过时"的统计信息。"过时"的统计信息是指数据字典中保存的统计信息已经不能反映当前数据库对象的实际数据分布，比如表的 block 数有了大量的增加，列的 high/low value 发生了变化等等，这些都将影响 CBO 估计代价时的准确性。

（3）CBO 对 Cardinality 估计错误。Cardinality 是 CBO 估计的表返回的结果集，在列分布均匀，或者在列值分布不均匀,但是有直方图的情况下,CBO 都能很好地估计其 Cardinality。但是当列值分布不均匀,又没有直方图;或者 WHERE 条件里面,在列上有表达式的情况等等,CBO 对结果集估计可能就会有偏差,那么在选择表的访问路径或者表连接方式的时候都可能不准确。

(4)过于复杂的 SQL 语句。过于复杂的 SQL 语句造成 CBO 在生成执行计划时可能的情况太多,而选择了不合适的计划。比如多表关联的情况,表连接顺序组合就非常多,对表的结果集的估计的误差就很容易被放大,造成执行效率低下。

(5)不合适的数据库参数。数据库系统推荐所有的初始化参数尽量使用默认值,任何非默认值都应该在严格测试的基础上才能应用。不合理的初始化参数,特别是不合适的和优化器相关的参数,将对 CBO 计算成本造成不可预知的影响,从而影响执行计划的选择。

(6)还有最后一种情况,就是 CBO 优化器自身的局限导致在分析一些较为复杂的 SQL 语句时,无法给出一个"合理"的执行计划。例如:对于一个 10 多个表的 JOIN 来讲,CBO 优化器需要在短短几十至几百毫秒内快速从成千上万个 JOIN 排列顺序中挑出一个"好"的执行计划,这几乎是不可能完成的。所以多数 CBO 优化器都会做出一些简单的假设,如只对几种执行计划进行评估,然后挑出这几种执行计划中的一个。如同"矮子中的将军",可想而知,这最后的执行计划一定也不怎么样。所以,对于这种情况,如果 CBO 优化器实在是拿不出像样的执行计划,我们就要通过一些特殊手段来引导 CBO 优化器。这个特殊的手段就是"暗示"(Oracle 数据库把它叫 hint)。

五、如何利用好 CBO 优化器

前面已详细讨论了 CBO 的内部工作原理,虽然目前的 CBO 优化器并非十全十美,但是它已经能够处理绝大多数情况下的 SQL 分析和优化工作。我们要做的一点就是熟悉 CBO 的工作原理,然后利用它更好地为我们服务。从开发人员的角度,在设计数据库表、索引结构以及编写 SQL 代码时,应该注意以下几个问题。

1. 正确设计表的日期型列的数据类型

如果一个表的列的属性是日期型的,并且经常要以此列做查询条件的,就不要定义成字符串或数字型的。因为数据库系统的 CBO 在计算选择性时会出错。例如:对于日期"2015 年 1 月 1 日"和"2014 年 12 月 31 日",如果是日期型数据,这两个数据的差是 1 天。但是如果我们把这个数据定义成数字:20 150 101,20 141 231,2 个数据的差是 8 870。如果所有数据的最小值是:"2014 年 1 月 1 日",最大值是"2015 年 1 月 1 日",根据我们前面提到的选择性计算公式,其日期型的选择性是:$1/365 = 0.002\ 7$

但是对于数字型的定义,其选择性是:
$8\ 870/(20\ 150\ 101 - 20\ 140\ 101) = 8\ 870/10\ 000 = 0.887$

这与正确的结果相差 300 多倍。根据这样计算出来的选择性,数据库系统的 CBO 是很难得出正确的执行计划的。这就是我们要求程序开发人员,特别是数据库应用设计人员必须要注意的问题。因为大多数人觉得在程序中使用字符串或数字比使用日期型数据要方便,但是如果定义了不正确的数据类型,很可能会让 CBO 工作达不到预期效果。

2. SQL 语句中参与 JOIN 的表不要太多

从 CBO 的内部工作原理可以看出,CBO 会按照 JOIN 的排列次序挨个做成本代价估算,然后挑出一个最好的执行计划。但是如果 JOIN 的表的个数过多,其排列组合的数量会是巨大的,CBO 只会随便挑选出几个排列进行估算,这样就可能会漏掉真正好的执行计划。根据经验,一般地,对于 OLTP 交易型应用,JOIN 的表的数目不要超过 5 个。

3. SQL 语句的 WHERE 条件中不要有过于复杂的条件

并不是说 WHERE 条件中不能有很多过滤条件以及 JOIN 条件,而是不能太复杂了,否则再好的 CBO 优化器也有可能解析不了。如下面这个例子:

select a. addr from patient_info a where (a. id between 1290 and 1298) or (a. id between 2012 and 2015) or (a. id between

3019 and 3030）or …

后面的省略号代表了近200个关于 a. id 的判断，而且都是用 or 连接的。这条 SQL 语句在当时的生产数据库系统的执行时间只用了不到 1 s，但是编译时间竟然用了 2 min。用户需要等待 2 min 才能得到最后的结果。其实上述 SQL 是可以改进的，可以借用一个中间表，存放了每个判断条件的两个值，然后用一个 EXISTS 操作就可以了。具体的改进方法如下：

create table high_low（low_value number, high_value number）；

把每对值输入表 high_low 中：

insert into high_low values（1290,1298）；
insert into high_low values（2012,2015）；
insert into high_low values（3019,3030）；
…

改写后的 SQL 语句：

select a. addr from patient_info a where exists
（select 1 from high_low b where a. id between b. low_value and b. high_value）；

修改完毕后，总共的执行时间也就只有 1 s。

4. 不要滥用视图

对于开发人员来说，数据视图是一种非常好的封装手段，能够方便地把真实的底层数据表结构隐藏起来，开发人员可以把视图当成表使用，进行 JOIN 操作。但是需要注意的是，视图是一个虚拟的表，在视图上面是没有索引的。而视图本身的性能会直接影响到整个 SQL 语句的性能。所以，必须对即将投入生产使用的视图进行性能测试。不过，好消息是，目前有些数据库系统能够把 SQL 语句中的条件自动嵌入到视图中执行，而不是仅仅先执行视图操作，再做条件过滤。例如，对于 Oracle 数据库 11.2 版本，下面的 SQL 语句就可以用上视图里面的表的索引。

表 T1 的结构：

OWNER	VARCHAR2(30)
OBJECT_NAME	VARCHAR2(128)
SUBOBJECT_NAME	VARCHAR2(30)
OBJECT_ID	NUMBER
DATA_OBJECT_ID	NUMBER
OBJECT_TYPE	VARCHAR2(19)
CREATED	DATE
LAST_DDL_TIME	DATE
TIMESTAMP	VARCHAR2(19)
STATUS	VARCHAR2(7)
TEMPORARY	VARCHAR2(1)
GENERATED	VARCHAR2(1)
SECONDARY	VARCHAR2(1)
NAMESPACE	NUMBER
EDITION_NAME	VARCHAR2(30)

在列 object_id 上有一个索引 IND_T1。

创建视图：

create view v_t1 as select object_name,object_id,status from t1 where object_name like 'DBA%'；

SQL：

select object_name from v_t1 where object_id = 1800；

相应的执行计划：

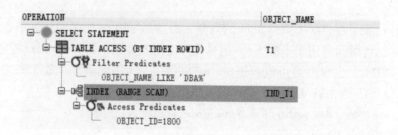

从执行计划中可以明显看到,数据库系统是把 SQL 中视图 V_T1 外部的过滤条件 OBJECT_ID = 1800 带入到视图 V_T1 的定义中进行执行的,由于在 T1 的列 OBJECT_ID 上有索引 IND_T1 可用,所以可以用上这个索引。

虽然上述案例表明数据库系统的 SQL 优化器越来越聪明了,但是在使用视图时,依然要注意其性能是否正常。毕竟不是每一种数据库产品都能够使用到视图底下的实体表的索引。

5. 注意数据库链接的使用

如果 SQL 语句跨了不同的数据库系统,就会出现数据库链接。如下面的例子:

select *from a, b@ db2 b where a. id = b. id;

这条 SQL 语句是把本地的表 a 与另一个数据库 db2 的表 b 做 INNER JOIN,JOIN 条件是 a. id = b. id。那么,究竟是把数据库 db2 的表 b 的数据全部取到本地数据库,然后在与本地的表 a 做 JOIN 操作呢;还是把本地的表 a 的数据全部传送到数据库 db2 中,然后在数据库 db2 中与当地的表 b 做 JOIN,最后再把 JOIN 后的结果传回本地数据库?

最终的结果都是一样的,但是两种做法的效率很可能是不一样的。例如:在本地表 a 的列 id 上有索引可用,而表 b 上没有索引。那么采用后一种做法就无法用到表 a 的索引,因为索引是不会传送到数据库 db2 上的。所以应该采用前一种方法。然而,如果表 b 的数据量特别巨大,而最后的 JOIN 结果集相对较小,那么采用前一种方法会把大量的时间花费在传输表 b 的数据上,有些得不偿失。所以,最终采用哪种方法,取决于当时的具体情况。因此,程序员在 SQL 中使用数据库链接时,需要注意这种情况。

第六节 SQL 开发工具简介

目前流行的 SQL 开发工具主要有 Toad、PL/SQL Developer、Oracle SQL Developer,以及微软的 SQL Server Management Studio(SSMS)。如果 HIS 数据库系统采用的是 SQL Server,多数程序员会使用集成在 SQL Server 中的 SQL Server Management Studio(SSMS)数据库开发及管理工具。当然,其他工具也可以连接 SQL Server 数据库。如果使用的是 Oracle 数据库系统,则有 Toad、PL/SQL Developer、Oracle SQL Developer 这 3 种工具可供选择。关于这些工具,可以在其网站上看到工具的详细介绍,我们在这里将从实际工作中需要注意的一些问题展开一些讨论。

Toad 是 Quest 公司开发的数据库开发以及管理工具。Toad 的功能最强大,不仅支持 Oracle、DB2、SQL Server 等流行的关系型数据库,还支持 Hive、HBASE、MongoDB 等非关系型数据库。

PL/SQL Developer 相对于 Toad 来讲非常轻巧,只有 100 Mb 左右大小。其特点是启动速度特别快、具备常用的功能。例如:编写 Oracle 存储过程、PL/SQL 程序、通过下拉菜单自动显示当前输入的关键字、自动排版等。

Toad 和 PL/SQL Developer 工具都是通过 OCI 连接数据库的,也就是要在电脑上安装数据库客户端,例如安装 Oracle 数据库客户端程序包。

Oracle SQL Developer 是 Oracle 公司推出的一款模仿 Toad 以及 PL/SQL Developer 的数据库开发工具。它的特点是完全用 Java 编写的,所以不仅能够运行在 Windows 平台上,还可以运行在 Linux/

UNIX 平台上。而且因为它是通过 JDBC 驱动连接数据库的,所以无须在电脑上安装数据库客户端,只需要有相应数据库的 JDBC 驱动程序包即可。Oracle SQL Developer 的功能不如 Toad 以及 PL/SQL Developer 多,但是它采用扩展插件的方式来使得第三方开发人员为它开发了大量的功能插件。而且 Oracle SQL Developer 与 Oracle 数据库的结合日益紧密,如果要使用一些 Oracle 数据库特有的功能,如分区、查看表/索引的 DDL 语句等,Oracle SQL Developer 的兼容性是最好的。当然,由于是用 Java 开发的,Oracle SQL Developer 在启动时特别耗时。

相比 Toad 和 PL/SQL Developer,Oracle SQL Developer 还有一个巨大的优势,就是完全免费。

总体来讲,开发人员可以使用任何适合自己的工具做数据库开发。从功能上讲都不会相差太多,但是兼容性可能会是需要关心的,因为如果与数据库系统的兼容性有问题会导致出现 BUG。

对开发人员来说,SQL 开发工具主要可以用来编写存储过程、编写 SQL 语句等等。对于 SQL 性能优化工作而言,SQL 开发工具还能够提供很好的 SQL 优化界面,最主要的就是可以显示执行计划。下面以 Oracle SQL Developer 工具为例讲解如何利用 SQL 开发工具做 SQL 优化调试。

一、下载、安装 Oracle SQL Developer

Oracle SQL Developer 是免费下载的,无须许可费用。可以从链接 http://www.oracle.com/technetwork/developer-tools/sql-developer/downloads/index.html 下载最新的版本(图 3-3)。

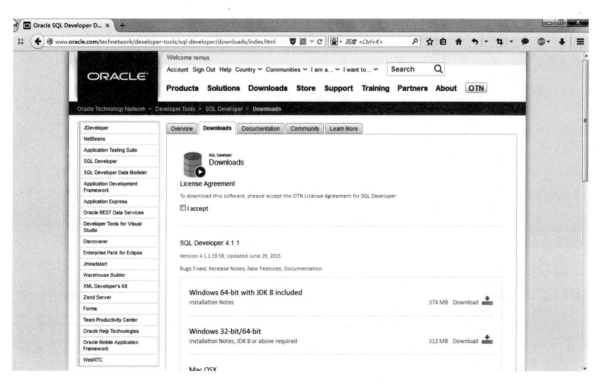

图 3-3 Oracle SQL Developer 下载页面

需要说明的是,Oracle SQL Developer 工具是纯 Java 开发的,所以运行 Oracle SQL Developer 的电脑上必须有 JDK。为保证能够顺利运行,建议下载捆绑了 JDK 包的 Oracle SQL Developer 软件。

Oracle SQL Developer 其实无须安装,把下载下来的压缩包在相应路径中解压就可以使用了。

二、配置 SQL Developer

由于 Oracle SQL Developer 是利用 JDBC 连接数据库的,所以无须在电脑上安装 Oracle 数据库客户端软件。只需要在 Oracle SQL Developer 里面配置 Oracle 数据库的连接就可以了。配置过程如图 3-4 所示。

双击 sqldeveloper.exe 文件：

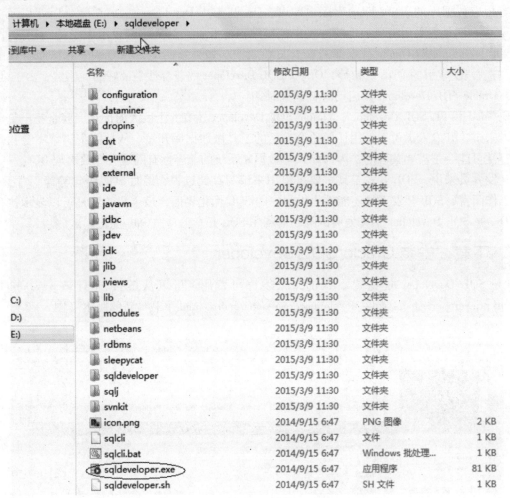

图 3-4　启动 Oracle SQL Developer

在起始界面（图 3-5）中选择绿色的"+"，并且选择"新建连接"。

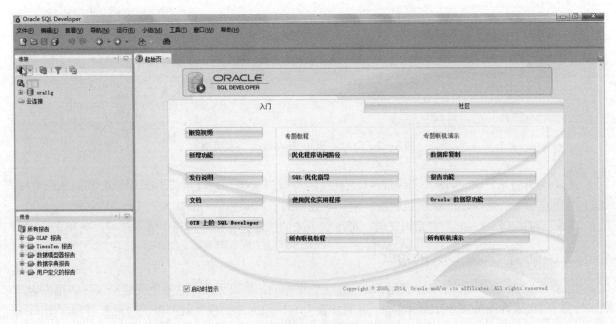

图 3-5　起始界面

进入"新建连接页面"(图3-6):

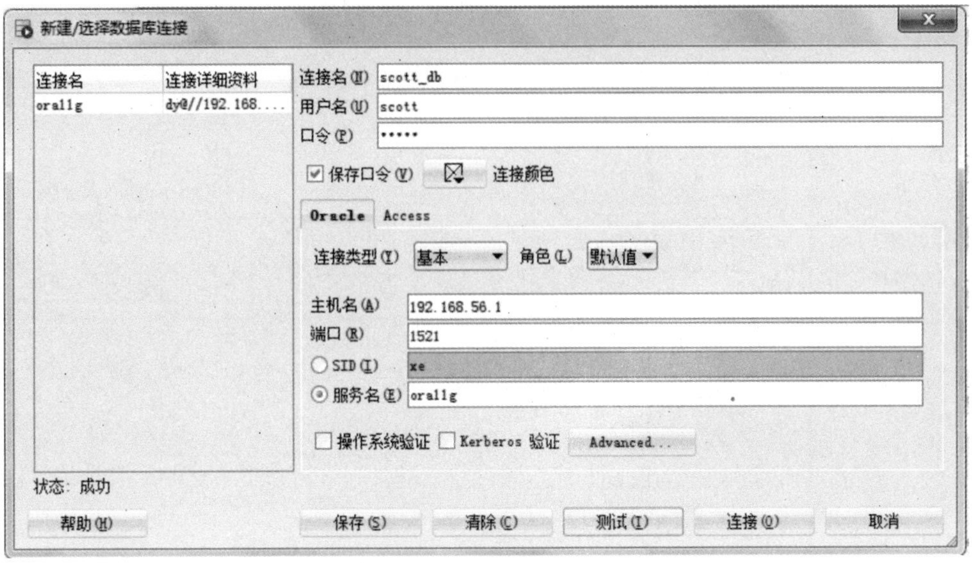

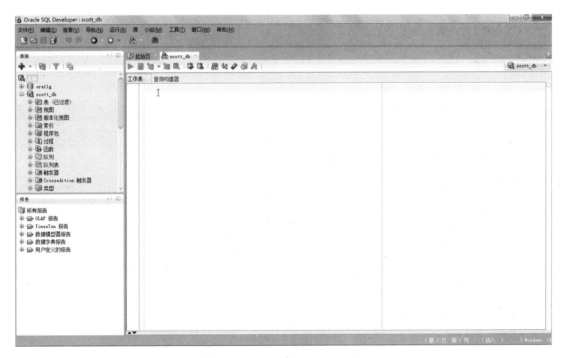

图3-6 配置数据库连接

把 Oracle 数据库的连接信息填入对应的表格中,然后点击"测试"以测试是否连通,最后点击"保存"数据库连接信息。

点击屏幕左边的新建的数据库连接"scott_db"旁边的"+",就在屏幕右边打开了 SQL 工作区域(图3-7):

图3-7 SQL 工作区域

三、运行 SQL 语句

在 SQL 工作区域中就可以直接输入 SQL 语句,然后点击运行按钮即可在 SQL 工作区域的下方看到 SQL 的运行结果(图3-8):

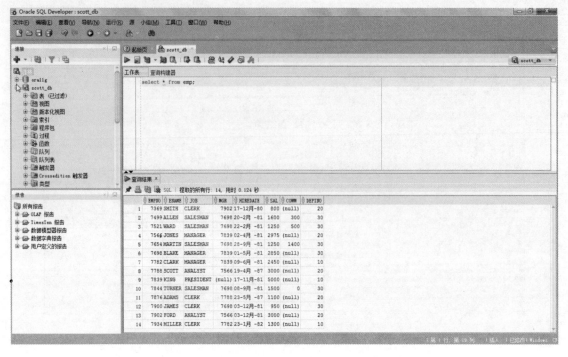

图 3-8　运行 SQL 语句

利用 Oracle SQL Developer 不仅可以执行 SQL 语句，还能够编写存储过程、触发器、程序包等数据库对象。同时，也支持开发过程中的断点调试功能。具体细节不再赘述。

四、查看执行计划

在 SQL 工作区域的上方有一排按钮，从左至右第三个图标 可以用来显示当前 SQL 的执行计划（图 3-9）：

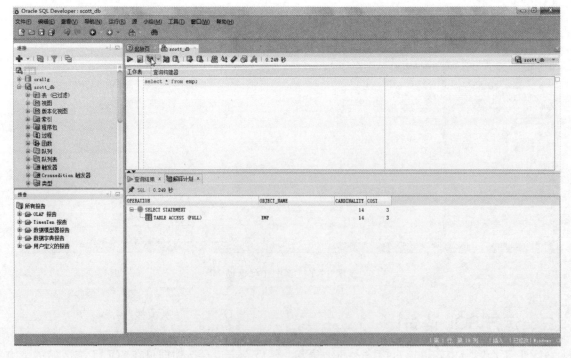

图 3-9　显示执行计划

执行计划显示在 SQL 工作区域的正下方。其中,第一列 OPERATION 是执行计划中的操作;第二列 OBJECT_NAME 是对应的操作对象的名称,通常都是表或索引的名称;第三列 CARDINALITY 是数据库预估的对应操作的返回记录数;第四列 COST 是数据库 CBO 预估的执行代价。

五、SQL 开发中的问题与展望

随着数据库技术的发展,除非是具体安装实施过程中没有遵守各种数据库系统的安装、调试规范,否则,数据库系统本身的性能通常已经不再是整个数据库应用的性能瓶颈了。而 SQL 语句本身的性能问题反而成为当前数据库应用的最可能的性能瓶颈,但是 SQL 语句的优化技能并非像某些技术那样可以一蹴而就,需要长时间的研究和经验积累。笔者经常思考这个问题,究竟为何国内的程序开发人员的 SQL 整体水平始终不能得到一个质的提高。究其原因,可能有以下几个因素影响到了开发人员的 SQL 水平的提高。

(1)开发任务多、工期紧。用户的需求一个接着一个,开发人员能够应付平时的开发任务就已经很不错了。根本没有时间和精力去做 SQL 性能方面的长远考虑。

(2)SQL 性能优化的工作涉及数据库系统底层的工作机制,开发人员需要深入学习、研究数据库系统的工作原理和方式,才能对 SQL 性能优化有一个较为深刻的理解。这就给绝大多数开发人员设置了一个技术门槛。

(3)最终用户普遍不重视应用系统的 SQL 性能,往往采用硬件堆叠的方式来尝试解决 SQL 性能问题。有时候这种策略可以生效,这就给某些开发人员一种错觉,认为 SQL 性能问题都可以利用硬件来解决。但是实际情况却是绝大多数 SQL 性能问题很难单纯依靠购买新的硬件来解决的。

根据大多数开发人员的经验,如果要想写出高效的 SQL 代码,必须从细节入手,深入学习数据库系统的 SQL 工作机制,并且要结合实际工作,反复尝试各种 SQL 的写法,从中体会各种 SQL 的性能差别所在。在真正掌握了高效 SQL 的编码方式后,开发人员会有一种四两拨千斤的感觉,稍微调整一下 SQL 代码或者数据库系统内部的一些配置(索引、参数等等),就可以成百上千倍地提升业务性能。笔者在某个三甲医院中进行性能优化工作,仅仅是调整了一个复合索引中的列的排列顺序,就把病房药房的发药程序的性能从 10 分钟提高到几秒钟完成,这种巨大的成就感也是推动很多痴迷于 SQL 优化的工程师的动力。

(邱扬 邓越)

第四章 Oracle 数据库建设与管理

目前，很多医院选择 Oracle 数据库系统作为承载核心信息系统的数据平台，主要是由于 Oracle 数据库系统的稳定、安全、高效、可扩展、高并发等特点。本章主要讨论 Oracle 数据库的规划、设计、建设、运维和系统调优。

第一节 Oracle 数据库系统简介

Oracle 数据库是关系型数据库的杰出代表，代表着当今数据库企业软件的发展方向。

（一）Oracle 数据库的发展历史

1970 年 6 月，IBM 公司的研究员埃德加·考特（Edgar Frank Codd）在 *Communications of ACM* 上发表了一篇著名论文《大型共享数据库数据的关系模型》（*A Relational Model of Data for Large Shared Data Banks*）。这是关系型数据库发展史上的起点和理论基础。但是由于当时大部分研究者认为关系型数据库性能慢、不值得投入研究，导致这篇论文被束之高阁。

1977 年 6 月，Larry Ellison、Bob Miner、Ed Oates 三人在硅谷创办了名称为软件开发实验室（Software Development Laboratories，SDL）的计算机公司。没多久，鼎鼎大名的 Bruce Scott 作为程序员加盟进来。Oates 无意中看到了埃德加·考特的那篇著名的论文并推荐给了 Ellison 和 Miner。Ellison 和 Miner 预见到关系型数据库软件的巨大潜力，他们开始研发可商用的关系型数据库管理系统（Relational Database Management System，RDBMS）。很快他们开发出一个可以演示的软件产品并把它命名为 Oracle（中文翻译为甲骨文，意为一切文字和数据的起点），是关系型数据库的起始。

随后几年，Oracle 数据库陆续推出 2.0 版、3.0 版、4.0 版，但是系统功能不全，稳定性较差，到了 1985 年，Oracle 公司推出了 5.0 版后，Oracle 公司开始确立自己在数据库市场的领导地位（图 4-1）。

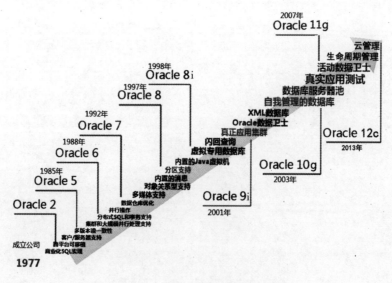

图 4-1 Oracle 数据库发展过程

Oracle 数据库一直引导着关系型数据库的发展。事务处理的一致性、回滚事务、读一致性、Client/Server 模式、分布式事务处理、行级锁、PL/SQL（Procedural Language extension to SQL）语言、联机热备份、存储过程、触发过程、分区表、并行处理服务（OPS）、Java 支持、Real Application Clusters（RAC）、网格计算、集群软件环境 Oracle Clusterware 和物理磁盘管理软件 Automatic Storage Management（ASM）、云计算等技术和特性的支持，是 Oracle 数据库的发展脉络，也是关系型数据库的进化历程。

Oracle 公司的核心产品是 Oracle 数据库产品，但它还研发和并购了中间件、BI、ERP、OA 等软件产品和 SUN 等硬件产品，从而使自己的产品线更加齐全，不仅软硬件能互相融合，又能独立发展，成为世界上最大的 IT 公司之一。

（二）Oracle 数据库的现状

2013 年，Oracle 公司发布了 Oracle 12c。Oracle 公司已经成为全球第二大软件公司，全球最大的企业软件供应商，年收入达 400 亿美元。Oracle 数据库在企业级市场占第一位，达到 49%左右，全球拥有的企业客户数为 37 万左右，拥有超过 10 万员工。Oracle 公司在 1989 年进入中国市场，目前在北京、深圳、上海、苏州设有研发中心，在大连设有全球支持服务中心，北京、深圳、成都设有合作伙伴解决方案中心，中国区员工有 3 000 人左右。

Oracle 公司目前的产品线比较全面，以数据库为核心，向应用方向延伸有中间件产品、ERP 产品、OA 解决方案、BI 集成平台、CRM 系统等等，向平台方向发展有集群软件、文件系统、卷管理软件、操作系统、虚拟机、开发工具、主机、存储、CPU 等等，几乎涵盖了 IT 领域的所有方面。Oracle 还在业界率先创新地推出了数据库一体机解决方案、中间件一体机解决方案，极大地丰富了 IT 产品，为用户提供了更多的选择。

目前在市面上主要运行的 Oracle 数据库软件版本为 Oracle 10g、Oracle 11g。一般情况下，核心生产数据库的版本适宜选择 Oracle 的主版本下的第二个次版本，例如我们一般会选择 Oracle 10.2 或者 Oracle 11.2 等版本作为生产系统的版本，主要是第二版本的稳定性和成熟性是经受了考验的。Oracle 10g、Oracle 11g 是成熟、稳定的版本，已经运行在几乎所有需要数据库的行业和领域。最新的 Oracle 数据库版本为 Oracle 12c，于 2013 年发布。"c" 代表 Cloud，表示 Oracle 支持云计算。该版本除了对传统功能的增强之外，主要引进了对云计算支持的组件——可组装式数据库 Pluggable Database。Pluggable Database 体系结构的核心是：由一个容器数据库（CDB）和多个可组装式数据库（PDB）构成一个数据库，PDB 包含独立的系统表空间和 SYSAUX 表空间等，但是所有 PDB 共享 CDB 的控制文件、日志文件和 UNDO 表空间。各个 PDB 之间互访需要通过 DB Link 进行，就仿佛是多个数据库一样。也就是说，在云平台上，不同租户可以在一个大的 CDB 数据库中运行，而彼此数据（PDB）与应用又完全隔离。

（三）Oracle 数据库的特点

2015 年，Oracle 的最新版本是 Oracle 12c，市场上保有率最高的是 Oracle 10g 和 Oracle 11g。下面我们主要结合这 3 个版本来讨论 Oracle 数据库系统的特点。

（1）稳定性。Oracle 数据库从 1979 推出第一个商用版本以来，已经发展 30 多年，核心程序模块经过千锤百炼，稳定性经过了市场的考验。同时，Oracle 组建了研发、测试、用户反馈收集、补丁修复等保证产品质量的团队和闭环管理规范来确保产品的稳定性。

（2）安全性。Oracle 数据库不管运行安全还是访问控安全都提供了比较多的解决方案。例如，通过提供逻辑备份、在线备份、DataGuard 等工具来保证数据库系统的数据安全，通过提供 RAC 集群软件环境来保证生产系统的可用性，通过权限管理设置、审计功能等模块来保证数据的访问控制安全。

（3）高效性。Oracle 通过提供优化的系统架构、精炼的 SQL 引擎、合理的数据存储结构、自动化的管理模块等特性来实现系统的高效性。

（4）高并发性。Oracle 数据库设计时采用多进程、多线程技术、行级锁技术、读一致性技术等等。

（5）海量数据处理。从 Oracle 9i 开始，Oracle 数据库全线各个平台的产品都支持纯 64 位操作系统，由于系统架构设计的先进性，Oracle 数据库用于维护数据和索引的成本相对较低，从而它处理海量数据和高并发访问时，系统性能受到的影响不大。

（6）分布式处理。Oracle 通过严格的事务处理规范实现了同时在多个数据库系统中处理数据的功能。

（7）移植兼容性。Oracle 数据库是采用 C 语言编写的，拥有广泛的平台移植和兼容性。

（8）先进性。Oracle 数据库的发展和创新与时俱进、引领潮流。不管是最初的事务一致性功能、在线备份功能，还是后来的容灾、RAC 高可用性，以及对 Java 的内嵌、Internet 的融合，对云计算的支持，Oracle 数据库一直引领关系型数据库的发展。

第二节　Oracle 数据库系统规划

系统建设，规划先行。合理、超前的规划，可以提高投资有效性，获得更好的收益。特别是在当今信息时代，技术更新频繁，新技术层出不穷，在考虑建设数据库系统时，规划是系统建设的第一步，决定着系统建设的最终成败。

一、数据库系统规划的目的

医院信息化系统需要处理大量的数据和流程。为了满足医院的业务要求，在对医院信息系统进行规划设计时，必须首先考虑医院信息系统的数据库系统的规划。数据库系统规划做得好可以获得事半功倍的效果。数据库系统规划的目的是确保医院业务信息系统稳定、高效、安全地运行。

稳定就是要尽量保证信息系统平稳运行，不要出现计划外停机事件。目前，提高系统稳定运行的方法主要有提高系统的冗余度、减少单点故障点，主要技术有双机冷备、双机热备（HA）、高可用（双活或者多活、RAC）等，其中高可用技术能够提供最高级别的稳定性。

高效就是提高投资有效性，确保系统资源利用率、系统延迟满足业务要求。随着信息系统的发展，越来越多的数据和业务流程加入到信息系统中，导致信息系统出现性能瓶颈。出现性能瓶颈是正常现象，最简单的处理办法就是扩容主机和存储性能，从而导致投资增加。依据我们的经验，70% 的性能问题是可以通过前期规划和后期数据库调优解决的。也就是说数据库规划做得好，可以延迟硬件系统的扩容周期、提高投资有效性。

信息系统和数据库是建立在物理设备上面的。物理设备存在着故障或 BUG，都会导致系统灾难。同时，信息系统的外在运行环境也有可能发生灾难（机房电力供应故障、水灾、火灾、地震等不可抗因素），导致信息系统无法对外提供服务，所以在规划时一定要考虑安全因素。数据库系统的安全规划主要应该考虑搭建数据库的备份系统和容灾系统。备份主要是解决需要对数据库恢复到过去的某个时间点的应用场景。容灾具有实时性，对应的是生产系统的现状，确保生产系统发生灾难无法正常对外提供服务时，容灾系统在不丢失或者少丢失数据的情况下及时对外提供业务系统服务。

二、基础平台规划

Oracle 数据库系统是软件，它是要运行在硬件基础平台上面的，如果系统基础平台不稳定，数据库也就没有稳定、高效、安全可言。所以，基础平台的规划是决定 Oracle 数据库系统运行稳定、高效的基础。

基础平台主要由硬件平台和系统软件两个方面组成。硬件平台主要包括主机、存储、网络等，规划时主要考虑的是主机的计算资源配置是否合理、内存大小、I/O 模块的数量和性能，存储的大小和性能、多通道软件和操作系统的配合，网络的通道要求和端口的数量是否满足设计要求。特别在双机或者多机环境下，主机之间的数据交换量大频繁，需要单独考虑内部交换网络的建设。操作系统及双机软件的选择以及补丁的确认主要考虑稳定性和与数据库系统的兼容性等方面的问题。一般情况下，我们按照数据库系统的要求选择操作系统和双机软件的版本和补丁版本，详细内容可参考本章第三节"Oracle 数据库系统设计"相关内容。

在选择基础平台上面，还需要考虑基础平台与数据库系统的兼容性和受限性。例如，要考虑 32 位操作系统和 64 位数据库系统对机器物理内存的限制，Windows 系统的多线程与 Unix（Linux）系统的多进程的差别，Oracle 32 位系统和 64 位系统的区别。在实际工作中我们经常遇到 Windows 系统是 32 位，Oracle 数据库所有的线程只能最大使用 4GB 的内存的场景，导致机器物理内存远大于 4GB，Oracle 数据库系统及相关的业务无内存可用的境况。

选择存储平台时，一般建议同一套主机系统尽量连接使用同一个厂家的存储，除非已经使用存储虚拟化系统把不同硬件平台的存储设备虚拟化为相同的平台的设备。否则，如果一套数据库系统主机连接了多个不同厂家的存储设备，将会导致许多兼容性问题和性能问题产生，可能会严重地影响业务正常运行。

三、Oracle 数据库的规划

当确定主机、存储、操作系统后，要确定使用 Oracle 数据库的版本和补丁集。一般情况下选择首要考虑的因素是稳定。经验上认为 Oracle 数据库版本中第二个或以后成熟的小版本比较稳定，可以作为生产环境使用版本。例如，现在 Oracle 的最新版本是 Oracle 12c，如果 Oracle 公司发布了 Oracle 12.2 版本的话，可考虑选择此版本作为生产环境的数据库版本，如果 Oracle 12.2 这个版本没有发布，一般建议使用 Oracle 11.2 或之后的版本作为生产环境使用的数据库版本。第一个小版本一般建议在测试、开发环境下面使用。至于在选择好 Oracle 数据库主要版本后，还需要选择 Oracle 发布的一系列数据库补丁集，一般情况下可以在 Oracle 官方网站上面下载适合自己版本的补丁集。

数据库版本和补丁集确定后，下一步的规划工作就是选择高可靠性和高可用性。Oracle 集群环境 Real Application Clusters（RAC）是真正的应用集群环境，可以消除主机单点故障。在 RAC 环境中，只要还有一个节点存在，数据库的服务能力就不会终止。所以，强力推荐在核心生产环境中配置 Oracle RAC，以此来保证数据库系统的高可靠性和高可用性。

数据库节点的单节点隐患通过 RAC 技术规避之后，可以考虑使用 Oracle ASM 来消除存放 Oracle 数据库数据的存储的单节点隐患。

通过硬件和软件相结合的方法，规划明确后的系统将是一个已经消除任何环节的单点故障的数据库系统。

四、安全规划

Oracle 数据库系统的安全一般分为两个层面：运行安全和访问控制安全。

（一）运行安全

Oracle 数据库系统的运行安全主要是确保 Oracle 数据库系统稳定、高效、连续地运行。前面对基础平台、数据库版本、消除单点故障等的讨论主要是确保 Oracle 数据库系统的在线运行环境的安全运行。确保在各种灾难（人为事故、软件 BUG、动力环境、硬件故障、地震、火灾、洪水等）发生时，Oracle 数据库容灾备份系统可以应对这种灾难场景。

容灾和备份是针对不同的应用场景的，两者互为补充，又可独立运行。容灾系统是为了在遭遇灾害时能保证信息系统正常运行、帮助企业实现业务连续性的目标，备份是为了应对灾难来临时造成的数据丢失问题。容灾系统是生产系统的快照映射，它实时或者少许延迟保持与生产系统的数据一致，到灾难发生时，通过恢复调度策略，及时启动容灾系统，保证业务系统的连续可用。备份系统是生产系统的历史数据归档集，它保存的是 Oracle 数据库的历史数据，可以通过备份系统把数据库恢复到过去的某个时间点，它应用的场景是由于误删除导致数据库的某些表数据错误，可以把系统恢复到删除动作之前，从而可以把正确的数据挽救回来。

当数据库系统出现非全局性的故障，使对外的系统服务不完整、个别核心业务停止服务，严重影响某些用户的感知时。就需要应急系统发挥作用，这样，核心的重要业务可以尽快地切换到应急系统上面运行，以确保用户的服务感知不受影响。

随着系统数据量的增加，在现有系统上面的查询越多，对系统资源的占用就越多，系统的性能就越差，严重时也可以影响用户的服务感知。所以需要一套独立的查询系统用于业务的查询。

不管是应急系统还是查询系统，一定要确保这个系统的数据与实时生产数据的一致性。所以就需要考虑生产系统的离线系统的规划。

离线系统和容灾系统都是把生产系统中的数据实时同步一份出来，但是它们是有区别的。离线系统本身是一个正常的数据库系统，它支持数据库的正常运行，可以在离线数据库中进行数据库的增删改等操作，离线系统中同步的是生产数据库的部分或者全部数据，而容灾数据库必须同步生产系统的全部数据，只有在容灾系统切换成生产数据库时才可以在数据库中进行数据的增删改等操作。

（二）访问控制安全

Oracle 数据库系统的访问控制安全主要是确保所有对数据库系统的访问（查询、修改、删除）是合法的，防止非法用户对数据库敏感数据的访问。现实生活中，信息泄露安全事故时有发生，严重地影响了企业的声誉和经济利益，在规划数据库系统时，访问控制安全是必不可少的。

Oracle 数据库提供了一系列的技术和工具来限定访问控制，如权限设计、数据库内部审计功能，管理员审计功能等。我们在规划数据库的用户和表等对象时，一定要考虑相应的权限设计。

除此之外，第三方工具平台也可以防控对数据库系统的非法访问。因为 Oracle 自有的审计功能对系统资源消耗大，审计的颗粒度粗，需要专业人士运维等特点，导致 Oracle 自有的审计功能在生产系统中很少使用，而第三方访问控制平台一般是基于网络层面的，不会对生产系统造成资源消耗，故目前 Oracle 数据库系统的访问控制安全绝大部分都是通过使用第三方平台来实现。

第三节　Oracle 数据库系统设计

Oracle 数据库系统的规划文档评审通过之后，我们就可以进入系统设计阶段。系统设计就是选择具体的技术来落实系统规划目标。

一、整体架构设计要点

整体架构设计的要点是确保选择的基础平台和数据库兼容性高、稳定、安全、可靠。本节内容主要从 Oracle 数据库架构、操作系统设置、存储设计以及 Oralce 数据库安全方面叙述如何进行数据库设计，以及需要关注哪些方面的内容。

当前的医院信息系统多采用两层架构，即 C/S 架构，少数医院信息系统采用了三层或多层架构（图 4-2、图 4-3）。

从架构示意图可以看到，无论是两层还是多层架构，后台的数据库系统始终是整个信息系统的心脏。数据库系统为整个医院信息系统提供数据查询、修改服务，如果缺少数据库系统服务支撑，医院信息系统就会变成无本之木。所以，在设计医院信息系统的最核心部分——数据库系统架构时，可以用稳定性、高效性、安全性来评价该架构是否满足医院信息化的要求。

从医院的实际情况来看，对数据库系统的要求是：①稳定。如果某台主机崩溃，尽可能不影响业务的正常运行。②性能好。能够为业务程序提供高性能的数据查询、修改等服务。③数据安全。即使出现严重的硬件故障，也要确保不丢失或少丢失数据。

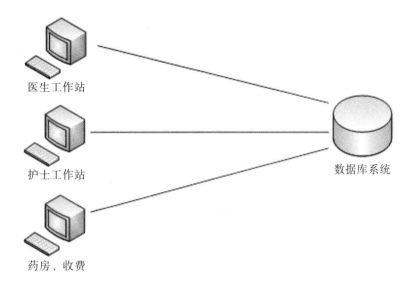

图 4-2 二层架构示意

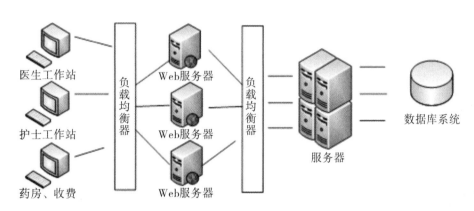

图 4-3 多层架构示意

如果要能够对主机进行容错，一个最直接的方案就是双机集群方案（图 4-4）。

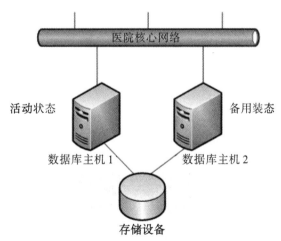

图 4-4 双机集群方案

该架构的特点是：①数据库文件存放在双机集群中的一套共享存储设备中。②数据库服务运行在双机集群的某一台主机上，即该主机处于活动状态。③如果处于活动状态的主机出现硬件或软件故障，导致该主机无法正常运行，数据库服务会切换到备用主机上运行。

这种双机集群架构的技术核心是利用一套安装在 2 台主机上的集群软件来判断主机的状态，并负责将数据库服务从一台主机切换到另外一台主机上。由于数据库服务可能会在两台主机的任何一台主机上运行，所以，存放数据库数据文件的存储设备一定要能够被两台主机访问。目前，医院信息系统常用的数据库都支持这种双机集群架构。常用的双机集群软件有 Windows Cluster、IBM HACMP 集群软件等。在 10 多年前，这种架构还是比较流行的，然而，这种双机集群架构存在以下先天不足的问题：

（1）硬件资源浪费较大。整个系统对主机硬件资源（CPU、内存）的利用率最多只有 50%。如果其中处于活动状态的主机资源不足，需要增加硬件资源，那么同样要考虑为处于备用状态的主机增加同样多的硬件资源。否则，一旦启用备用主机，其硬件资源依旧无法满足业务要求。造成这个问题的根本原因是在这种双机集群架构中，数据库服务只能运行在 1 台主机上，所以只能利用 50% 的主机硬件资源。

（2）存在业务中断时间。数据库服务在切换到备用主机时，需要经过停止数据库服务，然后启动数据库服务的过程。在数据库服务真正在备用主机启动前，整个医院信息系统是处于不可用状态的。根据实际生产经验，这个切换过程耗时在 10 min 到 1 h 之间。

（3）存在未知风险。由于备用主机平时处于闲置状态，无法验证该备用主机是否可用，在需要时无法确认该备用主机能否真正接管切换过来的数据库服务。例如：生产主机的软件环境做了修改，但是忘了在备用主机上做同样的修改，导致数据库服务切换到备用主机后，由于运行环境不正确而无法启动。

针对操作系统双机软件系统的缺陷，Oracle 公司发布了真正应用集群软件 RAC。RAC 可以确保集群系统中的所有的主机同时承载业务，使用负载均衡的策略同时访问同一个数据库系统，集群系统中只要存活一台主机，数据库业务就不会终止服务。RAC 系统能够充分利用集群中的主机资源，实现了系统的高可用性，系统不间断运行得到保证，提高了硬件平台的使用效率。

当前的医疗信息系统通常会采用 Oracle RAC 双机集群架构（图 4-5）。

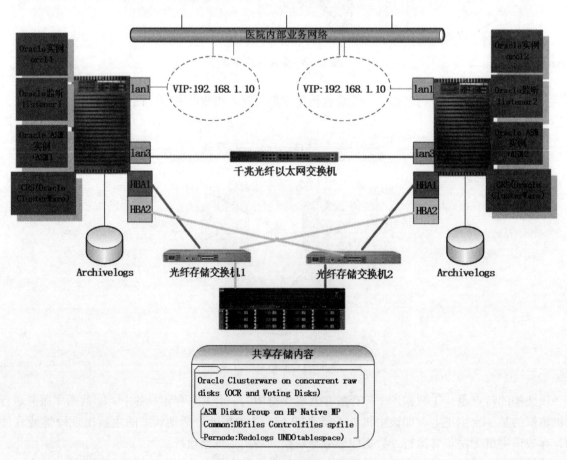

图 4-5　Oracle RAC 架构

从这个案例架构图可以看出，构成一套完整的 Oracle RAC 架构，硬件上应该至少具备以下资源：

（1）2 台物理主机。Oracle Cluster、Oracle ASM、Oracle DB 的软件分别安装并运行在 2 台物理主机上面。每台物理主机被分配一个被称为 VIP（Virutal IP）的 IP 地址，每台主机上的数据库服务分别监听这 2 个 IP 地址。上图描述的是 Oracle 10g RAC 版本，对于 Oracle 11g R2 及以后版本，还会有一个专有的 SCAN VIP 需要分配给 RAC 使用。

（2）一套共享存储系统。2 台主机物理上能同时访问储存，共享存储系统用来存放数据库的数据文件。

（3）独立的千兆以太网交换机。千兆以太网交换机只用作集群环境中主机之间的数据通信，包括集群的心跳数据以及数据库集群内部的数据交换都在这个网络中。这个千兆以太网也被称为"私有网络"。

图 4-5 中显示部署了 2 台光纤存储交换机，并且每台主机上都有 2 块 HBA 卡。这种交叉互联的方式能够确保每台物理主机上任何一块 HBA 卡或任何一个光纤存储交换机口或整个光纤存储交换机出现硬件故障都不会影响主机对存储的访问。

数据库系统组成部分：在做数据库系统安装之前，需要了解数据库系统的各个组成部分，并且要明确知道究竟自己需要安装哪些组件。对于企业级数据库来讲，最忌讳的就是全部安装或选择缺省安装模式。因为全部安装必然会安装很多并不需要的组件，不但会导致大量的系统资源浪费，而且在安装过程中，可能会遇到很多客户无法提供信息的选项，有可能导致安装失败。例如：在安装 Oracle 数据库时，如果选择了高级安全选项，安装程序会询问 LDAP 服务以及 Kerberos 服务的信息。目前在大多数医院的信息系统中，还没有引入这些高级认证服务系统，所以无法提供这些信息。

对于 Oracle RAC 架构的数据库系统来讲，系统软件分为 Oracle Clusterware 以及 Oracle 数据库系统文件。其中 Oracle Clusterware 部分是 Oracle 的集群软件，负责整个集群和集群内部资源的管理。Oracle 数据库系统文件则是负责数据库服务的执行文件及各种函数库文件。

在做数据库系统的安装设计时，主要是做两件事情：

（1）设计数据库软件系统的安装模式，如确定安装路径、安装组件以及配置各种参数。

（2）设计数据库内部结构，如确定数据库字符集、数据库名称、设计存放数据文件的存储方式等等。

二、主机操作系统设计

Oracle 数据库系统对主机硬件资源的需求不仅取决于数据量以及用户规模的大小，还取决于系统架构。对于当前的医疗信息系统来讲，大多数都是基于 C/S 架构的，这意味着数据库系统不仅要负责数据的存取操作，还可能要做较多的业务运算的工作。

另外，对于 C/S 架构来说，每个客户端应用程序都对应一个数据库连接，所以数据库的连接数就是客户端程序数量。以一个较大规模的三甲医院为例，客户端 PC 机的数量大约是 700～800 个，如果每个 PC 机上平均运行 2 个数据库应用（医生工作站程序、护士工作站程序）来计算，就需要建立 1 400～1 600 个数据库连接。如果以每个数据库连接平均消耗 3～5 MB 数据库主机的内存计算，那么仅仅是数据库连接会话就需要占用 4～8 GB 的内存空间。

除了对主机层面的考虑之外，还要关心操作系统的用户设计。Windows 系统下面使用 Administrator 用户，无须做特殊设置。在 Unix/Linux 系统中使用 Oracle，则需要创建单独的用户，如果使用 Oracle RAC 系统，则至少要创建 2 个单独的用户。

在 Unix/Linux 系统使用 Oracle 数据库，还需要调整操作系统的内核参数，主要涉及共享内存、信号量、用户能够同时生成的进程数量等设置。主要目的是让操作系统的运行环境满足数据库系统的要求。

例如，在 Linux 系统中安装 Oracle 11.2 版本数据库时，需要调整如下内核参数：

semmsl　　　　　　　　　250

semmns	32000
semopm	100
semmni	128
shmall	2097152
shmmax	4GB-1字节，或者物理内存的一半
shmmni	4096
file-max	6815744
aio-max-nr	1048576
ip_local_port_range	9000-65500
rmem_default	262144
rmem_max	4194304
wmem_default	262144
wmem_max	1048576

对于大多数医院的 HIS 数据库来讲，上述设置已经足够。需要注意的是，不同数据库版本以及不同的操作系统的要求是不同的。

接下来要考虑网络设计。一般来说，建议在一台主机上使用双网卡绑定模式。这种配置也是被 HIS 等系统所经常使用的。需要特别提出的一点就是，如果决定使用 Oracle RAC 架构，其用于集群心跳和节点数据库内存数据同步的私有网络必须使用千兆以太网卡，一定不可以使用百兆网卡，而且建议使用光纤，因为光纤相比双绞线具有低延迟、可靠性高的特点。

对于 Oracle RAC 架构来讲，不仅要为两台物理主机分配两个与主机名相对应的 IP 地址，还要为每台主机的数据库监听服务分配一个 IP 地址以及一个私有网络 IP 地址。其中，数据库服务的监听 IP 地址是给用户使用的，需要占用用户网络 IP 资源。而私有网络 IP 是无须占用用户网络 IP 资源的。这样，对于两个节点的集群来讲，至少需要预先分配 4 个共有网络 IP 地址。如果是安装 Oracle 11.2 版本的 RAC 系统，还需要分配一个 IP 地址给 Oracle 的 SCAN VIP 使用（SCAN VIP 的作用请参考 Oracle 的技术文档）。总之，需要记住的就是，如果安装 Oracle 11.2 的 RAC 系统，对于两个节点的集群来讲，总共需要分配 5 个 IP 地址资源。

三、存储系统设计

现在的磁盘阵列都支持各种形式的 RAID 方案，医疗行业通常使用的是 RAID 5 和 RAID 10 方案。如果购买的是带有一个磁盘柜的阵列，一般做成 RAID 5。这要求购买的磁盘数量至少要有 5 块，因为一个 RAID 5 至少要有 3 块硬盘，还需要 1～2 块硬盘备用。在总容量固定的情况下，建议采用单块硬盘容量小、整体硬盘数量多的方案。这样就可以把 I/O 均分在更多的硬盘上面，提高整体的 I/O 能力。

RAID 10 方案是先把硬盘每 2 块一组做成镜像，然后再把这些镜像磁盘组条带化。虽然从 I/O 性能上看，RAID 10 比 RAID 5 要好。但是现代的磁盘阵列的 I/O 读写性能都已经达到了每秒钟上万个甚至几万个 I/O 操作，这对于大多数医院核心数据库已经绰绰有余。然而，RAID 10 比 RAID 5 有更好的容错效果。

在实际的生产系统设计中，磁盘阵列的一个重要属性容易被忽视，即磁盘阵列的读写缓存的大小。目前，一个中等规模的磁盘阵列最好有 128 GB 的读写缓存。读写缓存对数据库系统的性能至关重要。有这样一个案例，一个二甲医院的 HIS 数据库系统每天都会造成整个业务系统无法动弹，持续时间大约是 10 min。经过仔细分析，发现几乎每次数据库处于挂起状态时，都是在等待刷新数据库日志文件的 I/O 操作完成。当把日志文件从磁盘阵列转移到本地磁盘上后，就不再有这个性能问题了。于是判断磁盘阵列的配置肯定有问题，经过硬件厂家仔细检查，发现磁盘阵列的读写缓存没有打开。经过调整后，彻底消除了磁盘阵列的 I/O 瓶颈问题。HIS 业务系统也恢复正常。这个案例表明，即使配置足够的读写缓存,如果磁盘阵列控制器的相关设置不正确,同样会导致严重的数据库性能问题。

传统上,数据文件存放在文件系统和裸设备上面。但是在实际使用过程中,这两种存放数据文件的方式都有很多不便之处。

首先是不灵活,现在的大型三甲医院的 HIS 数据库一般都有 500 GB ~ 1 TB 大小。数据库的数据文件读写操作与通常的文件读写操作类型是不同的:通常的文件读写操作多是对单个文件的整个读操作或者写操作,不会出现大量的针对同一个文件的并发读写操作。而数据库的文件操作则是对数据文件大量的并发的小数量读写操作,这种读写类型非常容易造成所谓的"热点"性能瓶颈。通常的文件系统如 NTFS、JFS2 等都是为普通的文件操作设计和优化的,并不非常适合数据库的 I/O 操作,裸设备虽然具有比文件系统稍好的性能,但是管理起来异常烦琐,反而在目前的医院信息系统中很少看到。其次,文件系统和裸设备还有另一个问题,就是如果用户需要增加磁盘或者更换存储设备,一般情况下需要把整个 HIS 业务停下来,然后关闭数据库,再把所有数据文件拷贝到新的存储设备中。这种操作既费时,操作上也很烦琐。

为解决文件系统和裸设备的性能和管理问题,Oracle 公司专门针对 Oracle 数据库开发了一套磁盘管理系统,即 Automated Storage Management(ASM)。有关 ASM 技术原理和应用请参见 Oracle 公司的官方文档,我们在此不再赘述。通过将数据文件部署在 ASM 中,用户可以得到以下好处:

(1)非常方便的磁盘管理。用户可以方便地增加、删除磁盘,而无须停止业务系统和数据库系统服务。可以选择一个 I/O 不是很繁忙的时间做这样的操作。因为有了这个特性,更换存储系统也变得非常简单。

(2)彻底消除 I/O 热点带来的性能瓶颈。ASM 能够"理解"数据库的文件格式,可以在比表的级别更低的数据段级别上将数据段分布在不同的磁盘上。这样,即使有大量的针对某个表的操作,这些 I/O 操作也会被均匀分布在不同的磁盘上面。从而消除了 I/O 热点问题。

(3)设计 ASM 很简单。对于医院的信息系统,如 HIS 数据库,通常建立一个由数个 LUN 组成的磁盘组用来存放主要的业务数据即可。如果采用的是 Oracle RAC 11.2 版本,需要单独增加一个磁盘组用以存放 Oracle Clusterware 的 VOTING DISK 以及 OCR 文件,这部分的大小约在 10 GB。Oracle ASM 目前只支持 Oracle 数据库,不能用来存放其他数据库。

四、Oracle 数据库的安装设计

安装 Oracle 数据库系统需要做充分的准备工作,如制定硬件设计方案、操作系统参数设定、数据库参数设定、用户的业务数据要求等。在这些准备工作中,最容易被忽略的就是补丁分析过程。补丁分析过程不仅仅是关于数据库的补丁分析,还包括该数据库版本对操作系统的补丁要求。有很多用户由于不了解补丁程序的作用,直接在生产环境中采用了数据库的原始发行版本。由于数据库在运行过程中会不断碰到数据库本身的 BUG,数据库软件厂商都会定期发布补丁程序。处于生产系统核心地位的数据库系统最重要的要求是稳定,因此需要对补丁级进行筛选,不是安装所有的补丁,而是安装需要的补丁。例如:如果用户在数据库内部使用了 XML 功能,那么就应该把与 XML 功能相关的补丁都安装上以规避已经知道的风险。

正式投入生产后,如果生产数据库没有遇到过问题,就不要频繁更新补丁程序。没有特殊情况,不建议更新生产数据库系统。但是,应该保持对数据库厂家的补丁发布的关注,如果确定自己的数据库系统在不久的将来一定会遇到问题,就应该尽快制定数据库更新方案。

从实际经验来看,一般建议不要采用最新的数据库版本,原因是:最新的 Oracle 数据库版本并没有经过实际生产系统的考验,一定有很多潜在的问题。医疗行业不属于最大的数据库行业,数据库的负载也没有传统的电信、银行业高。一旦碰到难以解决的问题或 BUG,难以寻求到很有效的帮助。另外,由于语言问题,与国外的技术人员的沟通效果也不好。

正确的做法应该是选择一个比传统的电信、银行业的数据库版本低一级的版本,这样可以借鉴他们的实施经验。因为一个版本的数据库经过这些大行业的使用,很多问题已经暴露出来并得到了

修复。

Oracle 数据库安装包含有较多的组件以使用不同的应用场景，故需要依据应用场景选择 Oracle 的安装组件。

如果没有认真做 Oracle 数据库的规划设计，用户往往会选择缺省的典型安装或者全部安装所有数据库组件。殊不知这样的做法为今后的生产数据库稳定运行埋下了隐患。数据库的缺省安装模式往往都会装上很多用户不会使用到的组件，这些组件不仅占用大量的磁盘空间，还会在数据库运行期间占用系统宝贵的内存资源。以 Oracle 11g 数据库为例，如果完全安装，需要 7～10 GB 的空间，如果仅仅选择最主要的组件，只需要 4～6 GB 左右的磁盘空间。另外，安装过多的组件后，今后进行补丁更新也会有不必要的麻烦。

对于医疗行业，以 Oracle 11g 版本为例，建议在选择了"Enterprise Edition"版本后，只需要一个"Oracle Partitioning"组件即可。对于电子病历系统，可能需要在创建数据库时，再选择一个"XMLDB"的选项。

五、创建 Oracle 数据库

在创建 Oracle 数据库时，需要预先设计好以下几个要素。

（一）Oracle 数据库字符集

Oracle 数据库字符集容易被忽视，但是必须对这个问题有清楚的理解，否则会导致数据乱码。每个数据库版本都支持各种各样的字符集编码，如 ASCII 用以存放英文字符的字符集编码、ZHS16GBK 用以存放中文字符的编码规则等。

在客户端，也有字符集编码，几乎所有的应用数据都是在客户端录入的。因此，客户端的字符集编码一定要能与数据库后台的字符集编码匹配。注意，这里用的是"匹配"，而不是"一样"。数据库会话是能够把客户端的字符集编码翻译成数据库后台的字符集编码的，前提是这两个字符集要能互相兼容，准确地说，就是客户端的字符集最好是数据库字符集的子集或与数据库字符集一样。

目前，很多数据库都支持 UTF 编码了。UTF 编码的好处是能够编码世界上绝大多数语言文字，如中文、日文、韩文、阿拉伯文等。

首先是确定 Oracle 数据库的字符集编码，鉴于医疗行业中存在人名、地名等信息，往往会出现一些偏僻字，建议使用编码范围较大的字符集，如 AL32UTF8。选好数据库服务器端的字符集后，还需要了解客户端的字符集。通常医疗行业都使用中文 Windows 操作系统，这类操作系统一般都使用编码名称为 936 的字符集，通过查看微软的官方文档 *National Language Support（NLS）API Reference*，可以知道这就是 Oracle 数据库的 ZHS16GBK 字符集编码。在 Windows 注册表中，有一个名为 NLS_LANG 的项，这时，应把该项设为：American_America.ZHS16GBK。Oracle 客户端程序就会按这个对应关系将客户端录入的字符编码转换为数据库的字符编码。

把 Oracle 客户端的 NLS_LANG 环境变量设置为 American_America.AL32UTF8 相当于告诉 Oracle 客户端程序，该客户端使用的编码规则是 AL32UTF8，与数据库一样。也就是说，Oracle 客户端程序不做编码转换工作。这种不一致会在将来的某个时候造成用户程序显示乱码。

（二）Oracle 数据库在线日志文件

所有的关系型数据库操作都是先记录在在线日志文件中的，数据库在线日志文件能够确保数据库在出现主机崩溃后可以正常修复至崩溃前的状态。Oracle 数据库在线日志文件至少有 2 组，通常我们建议一个数据库例程使用 3 组或以上在线日志文件，并且每组日志文件再多创建一个镜像文件。在线日志文件的设计原则有两点：①日志文件不要切换得过于频繁，以 15～30 min 为宜。②最糟糕的情况是可能会丢失一个在线日志文件的数据。所以，一组在线日志文件也不能太大。

经验表明，在医疗信息行业，对于大型的三甲医院来讲，建议为每个 Oracle 数据库例程配置 3～4 组在线日志文件，每组日志文件的大小为 50～100 MB。对于普通的二甲医院，建议为每个 Oracle

数据库例程配置 3 组在线日志文件，每组日志文件大小为 20～50 MB。

（三）Oracle 数据库的回滚段表空间

之所以在这里要特意讲解 Oracle 数据库回滚段，是因为 Oracle 最早实现了数据库内核级别的行级锁，行级锁使得 Oracle 数据库能够在确保数据一致性的基础上支持更多的并发业务。Oracle 数据库的回滚段机制还能够在数据库级别支持一致性读操作。一致性读操作是指某个数据库会话发起一个数据更新操作，但是没有提交这个事务。在这个时候，另一个数据库会话中发起一个查询操作。那么后者的查询操作不会阻塞，其查询的结果是前者更改前的旧数据。所以，Oracle 数据库的回滚段与数据库的数据一致性和完整性是密切相关的。对于单机版的 Oracle 数据库，只需要一个存放回滚段的表空间。对于 Oracle RAC 架构，每个节点上的一个数据库例程都需要自己的回滚段表空间。应对回滚段表空间或回滚段出现故障的有效方法仍然是利用 Oracle DataGuard 技术建立容灾数据库系统。

（四）用户数据表空间

用户数据表空间用于存放用户的业务数据和索引。在设计用户表空间时，数据和索引是否可以放在一个表空间中？关于这个问题，主要是从性能的角度进行讨论的。从我们十多年的医疗行业的信息系统运维观察来看，既有把索引和数据放在一起的情况，也有分开存放的案例。从 DBA 管理的角度来看，将索引单独存放在一个表空间中会方便数据库管理。

（五）数据库参数设置

一个软件系统发展得是否成熟，其参数设置是否繁杂是一个评价标准。数据库系统也不例外，早期需要用户手工配置的数据库参数多达 20 多个。当时，光是理解和正确配置数据库参数就是一门学问。随着数据库技术的发展，数据库系统中需要仔细配置的参数已经只有个位数，目前最新的版本 Oracle 12c，需要仔细调整的参数只有 3～5 个。

首先是关于内存的参数，这部分参数决定 Oracle 数据库开启的共享内存的大小。Oracle 数据库的共享内存主要由两部分组成：一部分是用来缓存数据的，参数名是 db_cache_size；另一部分是用来缓存编译后的 SQL 语句的，参数名是 shared_pool_size。经验表明，对于医疗行业的数据库系统，如 HIS 数据库，如果是大型的三甲医院，db_cache_size 不要低于 5 GB，shared_pool_size 不要低于 2 GB。db_cache_size 如果设定得较小，可能只会引起性能问题。但是如果 shared_pool_size 过小，很可能会引起故障报错，如 ORA-4031 错误。严重时，还会引起数据库崩溃。Oracle 数据库从 10g 版本开始支持内存的动态调整，即 Oracle 数据库会根据内存的使用情况来决定动态扩充哪一部分的内存大小。例如：如果用户连接很多，并且数据库操作频繁，可能需要编译并缓存的 SQL 语句比平时要多。Oracle 数据库就会适当缩小用来缓存数据的 db_cache 的大小，然后将调整出来的内存加入到 shared_pool 中。从 Oracle 10g 版本开始，如果设定了最大的内存空间，那么 db_cache_size 和 shared_pool_size 就划定了一个最小值。Oracle 数据库在动态调整空间大小时，便不会把该部分的内存大小降到其最小值以下。

另一部分参数是关于数据库规模的参数，如数据库的最大进程数量（processes）、每个数据库会话能够缓存的游标数量（open_cursors）等。这些参数不多，主要是用来限定数据库使用规模的。对于一个大型的三甲医院，processes 设为 2 000 已经足够了。但是 open_cursors 不能设置得太大，通常设为 300～500 就已经足够了。

六、表的设计

现在的关系型数据库系统中一张表存放上亿条记录都没有问题了，我们曾经见过超过 1 000 GB 大小的表。在医疗信息系统中，也有超过 5 GB 的表。所以存放这些大表本身已经不是问题了。对于这些大表，一个可能存在的问题是查询性能。如果有索引的话，查出少部分数据也是很快的。但是如果是全表扫描的方式去查询数据，如查询半年、1 年的数据，就可能会非常慢。这种全表扫描的 SQL 语句会严重影响整个数据库系统的性能。而且如此之大的表也难以管理，如果仅仅想把 1 年的数据删除或转移到其他地方，也必须针对整张表进行操作。好在现在的数据库系统提供了一种被称为分区表的功能，这个功能可以很好地解决上面的问题。

通常，对于一张超过几个 GB 的大表，无论是全表查询的性能还是日常管理都不是很方便。而分区表通过按照时间或其他关键字段把数据存放在不同的物理位置中，从而在存储级别实现将一个大表或超大表分而治之的目的。分区表在医疗行业的应用场景举例如下：

（1）提高查询性能。对于 1 年的数据查询仅仅会涉及这 1 年的分区，不会涉及其他年份的数据，这可以极大地提高查询性能。以一个大型三甲医院为例，我们将其 HIS 数据库的一个大表按照年份进行分区，当时共分了 5 个区。结果他们的统计报表查询速度是分区前的 5 倍。

（2）提高可靠性。如果某个分区因为硬件故障而遭到损坏，只要数据操作不涉及这个分区就不会受到影响。

七、访问控制设计

对数据库系统的访问控制主要是通过数据库系统中的用户和权限设计来实现的。

以 Oracle 数据库为例，我们分析一下数据库的访问安全方案。在医疗行业的数据库设计中，一般流行以下两种数据库用户设计方案：①为每一个终端操作人员创建一个数据库用户，终端操作人员的用户认证是通过数据库系统进行的，一旦用户验证通过，客户端程序就使用该终端操作用户名建立了数据库会话连接；②在应用程序中设计一个登录模块，由应用程序来进行终端操作人员的用户认证，一旦用户验证通过，应用程序就使用内置在程序内部的一个数据库用户建立数据库会话连接。

对于第一种方式，应用程序比较简单，无须做用户验证。但其缺点是数据库中需要创建几百甚至几千个用户。这为数据库的安全带来了很大的风险，毕竟数据库的用户名大家都是知道的。如果有哪个用户把口令设置得过于简单，医院的核心业务数据库很容易就会被入侵。

目前，在医疗行业里，常用的用户管理模式是第二种。但是这种方式也有一个弱点，就是真正用户建立数据库会话的用户名和口令被内置在了应用程序中。这会带来两个问题，一是如果数据库用户的口令被修改，就要更新所有客户端程序的设置，否则客户端应用程序将无法连接上数据库。二是一旦客户端程序被人实施反向工程并找出了藏于其中的数据库用户名及口令，后台的核心数据库系统就没有任何安全可言了。

针对上述问题，最好的解决方案是采用三层或多层架构。将中间件系统与数据库单独保护起来，所有的客户端只能看到 Web 服务器或中间件服务器，而无法直接与数据库交互。然后在核心机房内部署一套堡垒机系统，数据库用户名和口令以及后台操作系统主机的用户名及口令都内置在堡垒机中，维护人员以及应用开发人员必须通过堡垒机无缝地访问后台主机和数据库系统，这些人的所有操作都被堡垒机录屏记录下来。这样就可以最大程度避免数据库能够被任何人访问的安全隐患。有人会说，在数据库后台部署一套旁路的网络审计系统也可以防止有人违规访问数据库系统。但是仅仅依靠这种网络旁听抓包的方式是无法控制风险的，因为这仅仅是一种事后的审计措施。况且在很多情况下，是可以绕过这个网络旁听审计系统的。例如：直接利用操作系统账号登录操作系统。Windows 远程登录，利用 SSH 登录 Unix/Linux 系统，然后再通过服务器操作系统平台直接访问运行在该主机上的数据库系统。由于整个网络通信都不是基于数据库网络通信格式，而是 RDP/SSH 等加密的通信模式，数据库网络旁听产品无法有效地对这些操作进行审计。再退一步，网络旁听仅仅能定位到数据库客户端的 IP 地址和客户端主机名称，而这些都是可以被更改的。另外，由于医院信息环境中的客户端都是公用的，无法把责任定位到自然人。因此，如果要较好地解决医院数据库系统的安全问题，还需要堡垒机、桌面管理软件、准入系统等工具一起从事前预防、事中控制、事后审计等方面进行综合治理。

八、备份和容灾

关于容灾和备份系统，很多人都有一个认识误区，认为做好容灾系统后就可以放心。其实容灾和备份就像人的两条腿一样，缺少一个都不好。因为这两个方案的侧重点是不同的。容灾系统的主要目的是确保生产系统在出现灾难后，容灾系统能够在很短的时间内承载业务，并且没有数据丢失或数据丢失情况在可容忍范围内，提高系统支持的连续性。备份系统的主要目的是确保历史数据不丢失，如果需要任何一个历史时间点的数据，都能够从备份系统中恢复出来。简单地说，容灾是保证系统可用，备份是保证数据不丢。目前市场上没有任何一款产品能同时兼顾备份和容灾，有一些改良后的备份系统，能够快速做数据恢复，但不是真正意义上的容灾系统。Oracle 数据库系统免费提供了简单的备份和容灾解决方案，多年的应用证明这些解决方案是安全可靠的，建议在医疗行业的备份容灾建设中考虑使用。最低限度，备份系统是一定要考虑建设的。

（一）Oracle 数据库备份设计

Oracle 数据库备份主要分两种：按照备份的数据格式可以分为逻辑备份和物理备份。物理备份又可以分为冷备份和热备份。现在先简要地介绍一下这几种备份技术。

逻辑备份就是 Oracle 的数据导出（EXPDP/IMPDP 或 EXP/IMP），它是把存放在数据库中的用户数据卸载到一个文本文件或特殊格式的文件中，逻辑上把数据库中的数据备份出来，只含有数据和字段信息，没有包含数据库存储的物理信息。物理备份就是通过某种机制，把数据库的数据文件块或者数据文件直接备份出来，它包含数据库的所有信息。

物理备份有两种方式。一种是冷备份，即将数据库系统关闭，使数据库处于静止状态，然后将数据文件备份到备份介质中。备份完毕后，再启动数据库和业务系统。在早期的信息系统中，由于业务应用程序不需要 24 h 不停运行，可以有较多的时间窗口用来做数据库冷备份。但是现在的医院信息系统都要求 7×24 h 不间断提供服务，不可能再使用冷备份方式来备份数据库了。另一种是热备份，即 Oracle 数据库在线备份。它是在 Oracle 数据库运行时进行备份的机制，备份是数据库正常对外提供业务支撑服务。由于系统需要使用一部分资源进行在线备份，故在线备份会影响 Oracle 数据库运行性能，因此需要设计好备份方案，使影响在可控的范围之内。

（二）Oracle 数据库容灾设计

Oracle 数据库容灾方案设计需要考虑如下几点问题：

（1）"坏块"。数据库"坏块"问题是建设容灾系统必须要考虑的。Oracle 数据库"坏块"有时会导致数据库崩溃并无法正常重新启动。Oracle 数据库"坏块"基本分为两类：一类是该数据块完全无法被数据库系统所识别，原因是该数据块所在的物理存储出现故障。另一类是数据库能够识别该数据块，但是里面存放的数据的校验和不正确，所以数据库无法确认该数据块里面存放的数据是否正常。前者通常被称为"物理坏块"，后者被称为"逻辑坏块"。"物理坏块"通常是存储本身造成的，一般不会影响容灾端的数据。经验表明，大多数情况是"逻辑坏块"，"逻辑坏块"多数是由于主机内存问题、CPU 问题或者数据库软件 BUG 问题导致的，所以，"逻辑坏块"是被"写"坏的。

（2）Oracle 数据同步延迟。容灾端紧紧跟随生产数据变化可以极大地减少启用容灾端数据库所需的时间。这个时间通常被称为业务中断时间（recovery time objective，RTO）。还要考虑到生产数据库可能存在"误操作"删除数据的情况，如果容灾数据库紧紧跟随生产数据库的数据变化，这个"误操作"会很快传播到容灾端数据库中，就不得不花时间从备份系统中恢复数据。如果把容灾端的数据状态与生产数据库的数据状态设置一个间隔，如 6 h。那么，只要在 6 h 内，用户感知到了"误操作"，就可以立即终止数据同步过程，然后将容灾数据库临时打开，将受影响的数据先导出来，再把这些数据恢复到生产数据库中。等处理完这个"误操作"的善后，再继续同步容灾端的数据库的数据变化，这样就无须动用备份系统做恢复操作。

（3）对生产数据库的影响。不管采用哪种容灾技术，容灾系统的运行都或多或少地对生产系统有性能和稳定性的影响。选取的容灾技术一定要回避对生产系统的重大影响，特别是在主机性能、存储故障、网络故障等外部条件改变时，一定要设计好容灾系统，使之不会加重对生产系统的影响。

Oracle 数据库提供了基于数据库层面的容灾解决方案：Oracle 10g 及以前的版本有 DataGuard，

Oracle 11g 之后的版本增加了 Active DataGuard。它们都是在数据库的基础上面,把生产数据库系统产生的日志文件传到容灾端数据库,然后通过不断在容灾数据库中应用这些日志文件从而达到同步数据的目的。这种容灾方案可以解决数据库的"逻辑坏块"问题,因为传递到容灾端数据库的是日志文件而不是数据库坏块,容灾端数据库把日志文件中的事务重新应用到各个数据块中。

第四节 Oracle 数据库系统建设

规划、设计工作完成之后,就进入了 Oracle 数据库建设阶段。Oracle 数据库系统建设过程通常包含硬件平台建设、数据库软件部署、数据库系统测试、数据库系统割接、数据库灾备平台建设和数据库安全建设 6 部分。

一、硬件平台建设

Oracle 数据库的建设所必需的硬件设备(服务器、存储)和机房运行环境(网络、供电)需要在数据库建设前完成,Oracle 运行环境准备的过程就是 Oracle 数据库平台建设。

安装 Oracle 数据库软件对硬件平台有一定的要求,特别是安装集群模式下的数据库软件(如 Oracle RAC)对服务器硬件最低性能、存储磁盘空间、磁盘接口类型、网卡数量、交换机通信协议都有明确的要求。在计划安装部署 Oracle 数据库软件之前,需要通过阅读相应版本的 Oracle 在线文档里的安装硬件要求及访问 Oracle 官方支持网站来确认目前的硬件环境是否满足安装 Oracle 软件的需求。图 4-6 是从官方支持网站截取的在 IBM AIX 小型机服务器上安装 Oracle 软件的平台需求。

图 4-6 安装 Oracle 软件的平台需求

除了必须满足的最低安装条件以外,在生产系统上安装部署 Oracle 数据库软件,硬件平台的性能指标是否能够承载系统应用业务压力、是否能够表现出足够的性能才是最为关键的。本书在规划和设计章节已经介绍了如何去考虑 Oracle 数据库的架构设计,现在需要将规划和设计具体落实。通常情况下,数据库硬件平台的建设包括以下过程:①数据库服务器、数据库存储设备安装和加电运行。②存储设备划分数据存放空间。③存储交换机线缆连接及 Zone 配置。④将存储分配给相应的数据库服务器。⑤以太网络线缆连接数据库服务器。

在完成了硬件平台的建设之后,接下来就是建设软件平台。与 Oracle 数据库的建设相关的软件平台的建设主要包括:数据库服务器操作系统安装、配置 IP 地址、存储多路径软件安装等。

安装 Oracle 数据库对操作系统平台有相应的兼容性列表,在确定安装哪个操作系统版本及操作系统补丁前,需要去访问 Oracle 官方支持网站 https://support.oracle.com/检查已搭建好的服务器硬件适合安装哪个版本的操作系统,安装相应版本的 Oracle 软件需要先安装哪些操作系统组件包,并且查看还需要安装哪些操作系统补丁。

安装好操作系统之后,需要按需求配置主机名、网卡的 IP 地址、网关还有 DNS 服务器地址等。对于 Oracle RAC 的安装部署来说,网络配置尤为重要,安装 Oracle RAC 至少需要 2 块网卡,而且最好还需要配置双网卡聚合。这样在实际的安装过程中，有时需要每台服务器配置4块网卡，作为RAC的私有网卡建议配置光纤以太网卡，因为从数据库运行的性能角度考虑，RAC数据库对私有网卡的吞吐量和速率有着较严苛的要求。从Oracle 9i到Oracle 11g R2的两节点RAC安装时需要的IP数量参见表4-1。

表4-1 安装Oracle RAC IP地址需求

数据库版本	Oracle 9i RAC 双节点	Oracle 10g R2 RAC 双节点	Oracle 11g R2 RAC 双节点
公共网络IP数量	物理IP：2个 集群IP（集群软件提供）：2个	物理IP：2个 Oracle vip：2个	物理IP：2个 Oracle vip：2个 Oracle scan ip：3个（至少1个）
私有网络IP数量	物理IP：2个	物理IP：2个	物理IP：2个

在Oracle 9i和Oracle 10g RAC时需要4个业务网段的IP地址，到了Oracle 11g R2时需要7个（至少5）业务网段的IP地址，这些IP地址的作用不尽相同。除了物理IP段外，VIP和SCAN IP是Oracle集群软件特殊需要的IP地址。

在Oracle 10g R2中，引入了VIP（Virtual IP）的特性，VIP是浮动IP，可以在节点间漂移，当一个节点出现问题时会自动转到另一个节点上。假设有一个2个节点的RAC，正常运行时每个节点上都有一个VIP：VIP1和VIP2。当节点2发生故障，比如节点宕机。RAC会做如下操作：

（1）CRS在检测到RAC2节点异常后，会触发Clusterware重构，最后把RAC2节点剔除集群，由节点1组成新的集群。

（2）RAC的Failover机制会把节点2的VIP转移到节点1上，这时节点1的PUBLIC网卡上就有3个IP地址：VIP1，VIP2，PUBLIC IP1。

（3）用户对VIP2的连接请求会被IP层路由转到节点1。

（4）在节点1上有VIP2的地址，所有数据包会顺利通过路由层、网络层、传输层。

（5）默认的监听配置文件对VIP1和PUBLIC IP1的两个IP地址设置了IP = first。飘移过来的VIP2在这种情况下是没有注册到监听程序中，应用层会报错，因为没有对应的监听程序接收这个连接请求，这个错误立即被捕获。

（6）客户端能够立即接收到这个错误，然后客户端会重新发起向VIP1的连接请求，至此完成了数据库会话在RAC节点故障后的重连过程，故障切换时间通常在30秒以内。

在Oracle 11g R2中，引入了SCAN（single client access name）的特性，该特性的好处在于，在数据库与客户端之间，添加了一层虚拟的服务层，就是所谓的SCAN IP以及SCAN IP LISTENER，在客户端仅需要配置SCAN IP的TNS信息，通过SCAN IP LISTENER，连接后台集群数据库。这样，不论集群数据库是否有添加或者删除节点的操作，均不会对CLIENT产生影响。当有客户端应用程序使用SCAN IP访问数据库时，SCAN LISTENER会将连接转发到LOCAL LISTENER上（图4-7）。

默认配置Scan Listener由于有3个IP业务网段的IP地址，并且都要解析到一个相同的SCAN HOST名称上，由于服务器的hosts文件只能一个主机名对应一个IP地址，如要满足要求就只能在DNS服务器配置SCAN主机名解析。

在实际平台建设的过程中，由于很多医院信息化系统中并没有DNS服务器，为了部署Oracle 11g RAC也只能配置1个SCAN IP和1个SCAN LISTENER，这样虽然也能完成部署安装，但在实际使用过程中并不能发挥SCAN LISTENER应有的特性，甚至在节点故障时因为仅有一个SCAN LISTENER，当发生切换时会导致客户端的连接失败等待时间过长。我们的实践经验是，如果不能配置DNS服务器解析3个SCAN IP地址，最好还是沿用Oracle 10g RAC的方法，采用客户端配置VIP来连接访问RAC数据库。

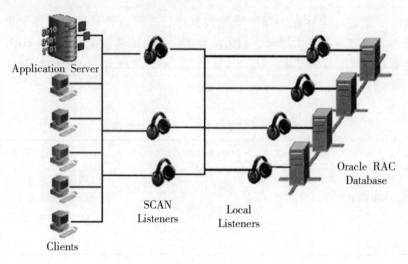

图 4-7 Oracle Scan Listener 架构

在 Oracle RAC 安装过程中还有一个关键的地方，就是共享存储的多路径管理软件的安装。较知名的存储厂家通常都自带多路径管理软件，如 Emc 的 PowerPath、HDS 的 HDLM。如果是其他一些小众品牌的存储，可能不提供多路径管理软件，需要使用操作系统自带的多路径聚合软件，如 AIX 上的 MPIO、Linux 上的 Multipath。在使用和配置多路径管理软件前，同样需要访问 Oracle 官方支持网站 https：//support.Oracle.com/ 确认 Oracle ASM 是否支持该多路径管理软件生成的设备。

ASM 作为单独的 Oracle 实例实施和部署，并且它只需要有参数文件，不需要其他的任何物理文件，就可以启动 ASM 实例，只有它在运行的时候，才能被其他数据访问。

ASM 磁盘组的冗余可以有如下的形式：双向镜像文件（至少需要两个故障组）的普通冗余（默认冗余）和使用三向镜像（至少需要 3 个故障组）提供较高保护程度的高冗余。一旦创建磁盘组，就不可以改变它的冗余级别。3 种不同的冗余方式如下：

外部冗余（external redundancy）：表示 Oracle 不管理磁盘镜像，数据冗余功能由外部存储系统实现，比如通过 RAID 技术；有效磁盘空间是所有磁盘设备空间的总和。

默认冗余（normal redundancy）：表示 Oracle 提供 2 份镜像来保护数据，有效磁盘空间是所有磁盘设备大小之和的 1/2（使用最多）。

高度冗余（high redundancy）：表示 Oracle 提供 3 份镜像来保护数据，以提高性能和数据的安全，最少需要 3 块磁盘（3 个 failure group）；有效磁盘空间是所有磁盘设备大小之和的 1/3，虽然冗余级别高了，但是硬件的代价也最高。

二、数据库软件部署

根据数据库的规划与设计部分选择需要安装的数据库版本和安装介质获取方式。医院信息化数据库软件的安装一般按以下步骤进行：

1. 安装环境检查

安装数据库软件前需要检查安装的环境，确认是否满足安装的要求。特别是安装集群模式下的数据库软件（如 Oracle RAC）、Unix 和 Linux 环境下的软件部署更为重要。通常部署前需要登录数据库软件厂家的官方网站查询安装的操作平台是否通过数据库软件版本相应认证及有哪些注意事项（如补丁及已知的 Bug 等）。

服务器和存储安装需求确认：以 Oracle 10g R2 企业版安装为例，服务器和存储的安装需求通常如表 4-2。

表 4-2　安装 Oracle 10g 主机需求

检查项目	安装需求
处理器	频率 > 1.0 GHz
服务器物理内存	1 024 MB
虚拟内存/swap/页面文件	物理内存大小的 2 倍/操作系统最大值
安装目录空间需求	50 GB
数据文件目录空间需求	根据需求决定
归档日志	> 20 GB

如果是在集群的环境下部署数据库软件，存储上还需要考虑集群所需要的仲裁盘，集群盘的部署方式。如 Oracle 10g R2 RAC，而且共享存储采用 ASM 管理，存储空间可以按表 4-3 进行分配（范例）。

表 4-3　安装 Oracle 10g RAC 存储需求

LUN	作用	大小	节点 1	节点 2	ASM 磁盘组/文件系统
ocr_vote1	OCR 盘 1	1 G	●	●	N/A
ocr_vote2	OCR 盘 2	1 G	●	●	N/A
ocr_vote3	Voting1	1 G	●	●	N/A
ocr_vote4	Voting2	1 G	●	●	N/A
ocr_vote5	Voting3	1 G	●	●	N/A
data_1	ASM 数据盘	300 G	●	●	datadg1
data_2	ASM 数据盘	300 G	●	●	datadg1
data_3	ASM 数据盘	300 G	●	●	datadg1
data_4	ASM 数据盘	300 G	●	●	datadg1
data_5	ASM 数据盘	300 G	●	●	datadg1
data_6	ASM 归档日志盘	300 G	●	●	arcdg1
data_7	ASM 归档日志盘	300 G	●	●	arcdg1

在 Oracle 10g R2 RAC 中 voting disk 和 ocr disk 是以裸磁盘或者裸设备方式存在，Oracle 11g R2 RAC，voting disk 和 ocr 需要存放在 ASM 磁盘组中，只需要配备 3 块磁盘就可以用 ASM 的标准冗余（normal redundancy）对 voting disk 和 ocr 进行保护。

对于不同操作平台下安装 RAC 时的存储多路径软件要求和磁盘格式要求有不同，例如在 Windows 下要求使用无文件系统格式的分区、Linux 下要求使用 RAW 设备、Solaris 上要求使用自带的分区名、AIX、HP-UNIX 要求使用字符设备等。而且在不同的 Oracle 版本下需求也有变化。安装部署时需要根据相应的数据库版本所支持的硬件平台和多路径软件进行评估和选择。

对于 Oracle RAC 的安装部署，要求每个集群节点共享存储，而且在所有节点上识别的设备名称必须完全相同，同时 Oracle 集群安装用户必须对存储设备有读写权限。在存储管理软件划分 LUN 就需要注意映射每个节点的 lun_id 需要保持相同的顺序和对应关系。个别操作系统平台可能无法做到所有节点的存储设备名完全相同，这个时候需要在操作系统中设置存储设备别名的方式来保持所有节点上磁盘名称的相同。在 Linux 内核 2.6 以上的版本原生支持 multipath，安装 Oracle 时可以通过自定义配置 multipath 脚本的方式来绑定多条存储路径。

2. 网络安装需求确认

对于单机数据库的安装，通常没有过多的网络需求。对于集群数据库的安装部署，对于服务器网卡，IP 网段和默认路由都有严格的要求。如 Oracle RAC 要求需要作为数据库节点间数据交互的私有网络。Oracle RAC 9i 要求每个节点必须至少有 2 块物理网卡，配备 2 个不同的 IP 段的地址，一套双节点的 RAC 需要 4 个 IP 地址；Oracle RAC 10g 引入 VIP 概念，要求每个数据库节点还需要配置一个公共网段的 IP 地址，一套双节点的 RAC 需要 6 个 IP 地址；Oracle RAC 11g R2 又在此基础之上引入 SCAN IP 的概念，一套双节点的 RAC 需要 9 个 IP 地址（表 4-4）。

表 4-4 安装 Oracle RAC 的网络需求

类别	Oracle 9i	Oracle 10g R2 RAC	Oracle 11g R2 RAC
公共网络（Public network）	每节点 1 个 IP	每节点 1 个 IP	每节点 1 个 IP
私有网络（Private network）	每节点 1 个 IP	每节点 1 个 IP	每节点 1 个 IP
VIP	N/A	每节点 1 个 IP	每节点 1 个 IP
SCAN IP	N/A	N/A	集群中总共 3 个 IP

对于安装 Oracle RAC 时，尤其需要注意内部网络的需要使用千兆网卡，最好是光纤以太网卡，同时需要连接到交换机上。不建议采用双机直连，因为如果双机直连会出现一台服务器关闭后另一台可用的服务器因内部网口是不连接状态而导致集群服务自动关闭。所有的集群都要求内部网络必须连接到交换机上。

在需要保障高可用的医院信息化系统中普遍对网络设备进行了冗余配置，如双网卡、双交换机。数据库系统软件的安装对于网络设备的冗余通常需要网络设备和操作系统平台的支持，如 AIX 平台的 enterchannel、HP-UNIX 平台和 Solaris 平台的 IPMP、Linux 平台的 bond 等。根据实践的经验，通常情况下将冗余网络设备配置为主备模式比双活模式支持和运行得更稳定。在 Oracle RAC 11.2.0.2 已经引入 HAIP 的概念，可以由 Oracle 对冗余的网卡进行管理。为避免网卡自适应模式时出现的因网络性能不稳定造成的工作模式切换，建议将集群数据库使用的网卡工作模式设置为千兆全双工模式。

3. 安全系统安装需求确认

对于安装数据库软件在安全系统方面的需求可根据医院内部的信息化安全等级要求进行配置。例如：数据库用户口令密码长度、复杂度、有效期，数据库是否需要打开审计，监听端口是否需要在防火墙上做映射，等等。

4. 操作系统安装需求确认

对于在不同的操作系统平台下部署数据库软件有着严格的要求，通常需要确认以下关键点：①数据库软件版本支持的操作系统版本，注意 X86 平台有 32 位和 64 位之分。②数据库厂商建议的操作系统组件包，特别是在 Unix 平台和 Linux 平台上的组件包。③数据库厂商建议的操作系统补丁。④数据库厂商建议的操作系统参数修改，特别是在 Unix 平台和 Linux 平台上的参数修改。⑤安装 Java 环境。⑥集群数据库要求所有节点需要进行系统时间同步。⑦Oracle 集群数据库要求所有节点需要配置节点间互信。

通常情况下，在 Unix 平台和 Linux 平台安装数据库最好使用专门的操作系统用户，但 Windows NT 2003 版本必须要在 Administrator 账户下安装。

5. 安装环境准备

在完成了安装环境的检查之后，就可以开始数据软件安装的准备工作。安装前的准备工作通常包括操作系统、存储和网络三方面。安装单实例数据库版本比集群数据库版本要简单，特别是 Windows 平台安装单实例版本，几乎可以不做任何配置直接运行安装程序进行安装。

对于集群数据库版本，特别是在 Unix 操作系统上安装，安装前的准备和配置工作就相对较复杂。

操作系统准备和预配置。在完成安装环境检查项目的查缺补漏后，在操作系统层面还需要做以下修改：①配置主机名解析。②对于部署集群数据库软件，需要配置主机名解析。③Unix 服务器主机名解析配置文件位置：/etc/hosts。④操作系统组件包和补丁的安装。

在各个操作系统平台，对组件包和补丁都有不同的要求，可以参照数据库的官方安装手册补齐组件包和补丁。组件包在操作系统安装光盘里可以找到，补丁需要去各个操作系统厂家的官网上查询下载。

在 Linux 上使用 ASM 需要安装 asm support 包，可以在 Oracle 的官网上下载到。

6. 添加安装用户

除了在 Windows 平台是使用 Administrator 用户安装数据库软件外，其他 Unix 平台建议要创建专门的数据库用户和用户组，如果是 Oracle 11g RAC 安装还需要创建 grid 用户和用户组。RAC 安装需要在各个节点间建立互信，否则在安装时会出错而无法通过检查。

创建好用户后还需要配置适合安装要求的环境变量，通常是 .profile 或 .bash_profile。

7. 配置节点时间同步

如果是 RAC 安装需要各个节点时间同步，Oracle 10g 及以下版本通常配置操作系统自带的 NTP 功能进行节点间时间同步。Oracle 11g R2 可以使用自带的时间同步功能（CTSS）。

8. 系统参数修改

对于在 Unix 平台上安装数据库软件，都需要修改部分系统内核参数和用户 shell 限制，否则运行数据库过程中会出现无法使用硬件全部资源甚至报错的情况。

9. 存储准备和预配置

对于安装单实例的数据库软件，只需要划分好存放数据库软件、数据文件和归档日志文件的文件系统空间就可以开始安装，建议给安装目录预留 30～50 GB 的空间。

对于安装集群数据库软件需要用到共享存储，可参照上文对存储设备进行初始化和 LUN 划分，并且通常存储交换机的 ZONE 划分，将所有数据库系统使用到 LUN 让各台服务器都能识别到。在服务器上安装多路径软件，保证所有节点都能识别到相同的存储设备名。存储的配置过程相对来说比较复杂，可能需要存储厂家的工程师进行协助。

在 UNIX 系统上安装时，将所有数据库使用到的存储设备权限授予数据库安装用户，同时需要注意不同的存储厂家对提供给数据库访问时的必要配置，如在 AIX 平台使用 ASM 时需要将磁盘的 pvid 去除以及将 reserve_policy 设置为 no_reserve。

10. 网络准备和预配置

对于安装单实例的数据库软件，网络只需要能够与内网通讯即可。而安装集群数据库软件则需要用到至少 2 块网卡，对于 Oracle RAC 集群，其中一块网卡用于对外提供服务（public network），另一块用于集群内部连接。按第一节对 IP 地址进行规划分配，同时连接好网络线缆，集群内部网络必须连接到交换机上。同时为避免默认的自适应网卡工作模式会影响到集群的运行，建议在交换机上将网口的工作模式配置为千兆全双工模式。

11. 软件安装

获取合适版本的安装介质和补丁：通过官方网站获取合适版本的数据安装介质，并且下载最新的数据库补丁以减少上线后遇到的 BUG。

12. 安装数据库集群软件

对于安装集群数据库软件，需要先安装和配置集群软件。如果是使用操作系统和其他第三方的集群软件，需要确认是否受数据库的版本支持。如果使用 Oracle 自带的集群软件，则需要下载单独的 Oracle 集群软件，在 Oracle 10g R2 称为 Clusterware，在 Oracle 11g R2 称为 Grid Infrastructure。安装 Oracle 的集群件所需要的准备工作在前两节中已经提及，在运行安装程序过程中有一个关键的步骤是运行 root.sh，只有成功运行才代表 Oracle 的集群件已经安装上。

13. 安装数据库软件

对于安装单实例的数据库软件，可以直接在本步进行数据库软件的安装。安装集群数据库软件必须完成上一步后才能进行本步安装。安装数据库软件的过程包括指定安装路径和选择安装组件，对于医院信息化数据库来说，数据库组件中监听、分区和 XML 功能是需要选择的。

在完成安装后还需要打上最新的数据库补丁集，为了避免和减少 BUG，打上最新的补丁集甚至已知的推荐补丁和小补丁都是强烈推荐的。

14. 创建数据库

对于 Oracle 数据库，在创建数据库之前还需要运行 netca 配置监听程序，用于提供对外连接，默认的端口为 1521。使用 dbca 创建数据库，重新配置的项包括数据库的名称、字符集、SGA 大小及数据库文件的配置。对于 RAC 数据库，每个节点上都会启动一个实例，实例的名称就是数据库名后面加上 1、2、3 的后缀，每个实例都有自己的 undo 表空间和在线日志组。数据库的 SGA 和 PGA 大小以占用物理内存的 40% 为最佳实践，物理内存中还需要预留足够的空间给客户端或者中间件连接。

值得一提的是数据库的字符集这一选项很关键，因为在数据库建成后几乎很难修改，所以在建库时就必须确认数据库使用什么字符集。常用的中文字符集为 ZHS16GBK、GB2312 和 AL32UTF8，部分从 Oracle 7 升级上来的数据库会使用 US7ASCII 字符集。

三、数据库系统测试

在完成数据库的创建之后，可以开始进行数据库系统的测试工作。这部分与预割接的部分测试内容重叠。时间比较仓促时可以选择与预割接合并进行。

（一）测试数据准备

数据导出：从旧的数据库系统中导出数据。Oracle 数据库可以使用数据库自带的 exp/expdp 工具导出数据，导出时需要注意数据库的字符集。

数据导入：将旧的数据库系统导出的数据传递到新的服务器上，Unix 上如使用 FTP 传递需要注意采用二进程模式。参照旧的数据库系统上的表空间配置在新数据库上创建新表空间。然后使用数据库自带的 imp/impdp 工具导入数据，导入时同样需要注意数据库的字符集。完成数据导入后需要进行失效对象的编译工作。

（二）功能测试

在完成了数据的准备之后可以开始测试工作，功能测试主要是检测数据库系统的可用性，包括数据库的可连接性、数据库的高可用性以及应用功能的可用性。

检测数据库的可连接性通过设置客户端配置指向数据库系统的连接字串，然后测试是否可以登录数据库。测试场景可包括使用客户端工具、应用软件及开放数据库互连（open database connectivity, ODBC）、java 数据库连接（java database connectivity, JDBC）等。

测试数据库的高可用性主要是针对集群数据库而言。检测通常包括：①检测集群中一个节点强行关闭，会话是否能够切换到可用的节点上。②断开集群中一个节点的网络连接，会话是否能够切换到可用的节点上。③故障恢复后集群是否能自动复原。

应用功能的可用性是测试的最关键环节。应用测试需要组织业务人员对所有的应用业务功能做全体测试，检测和发现在新的数据库系统是否所有的功能可用。最好准备确认表对所有的功能进行逐一确认。及时发现应用功能的问题可以避免和减少割接后遇到的问题。

（三）性能测试

数据库系统的性能测试是检验新的数据库系统是否通常承担上线后的压力。通常性能测试需要借助测试工具，目前市面上有许多的类似工具。

数据库的事务处理能力是衡量一个新的数据库系统的性能的关键指标。针对 Oracle 数据库的事务处理能力的压力测试工具有 Swingbench，该工具是免费软件，可以检测数据库每秒能处理的事务量极限,而且还能通过图形化来显示(图4-8)。

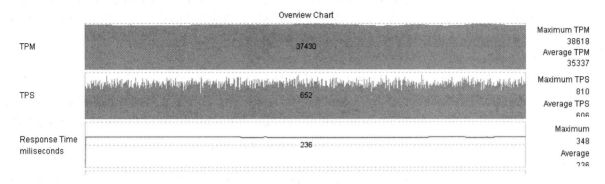

图4-8 数据库事务处理压力测试

(四)压力测试

对数据库的连接数压力的测试是检验数据库系统在上线后是否能够承担目前的连接业务量的关键指标,同时也对连接数的上限做出预测。这项测试可以通过工业级测试软件 LoadRunner 来进行模拟,不过此软件是需要付费的,也可以编写一个小程序模拟反复连接数据库来实现。

业务模拟压力测试是通过数据库操作来检验数据库的响应能力,包括 I/O 响应速度、数据插入速度等。这项测试可以通过创建一张数据库表,然后往里面插入数据来检测插入速度。通过创建表空间来检测 I/O 速度。也可以利用 LoadRunner 来进行模拟真实的业务操作,检验新的数据库系统在应用业务压力下的表现。

(五)安全测试

安全测试主要检验数据库系统是否存在安全漏洞以及进行预防性措施。通常这项需要第三方监理机构来进行,如果条件不成熟也可以使用专业的漏洞扫描工具或者聘请专家检测。

检测数据库和操作系统是否存在严重的安全漏洞,可通过专业的漏洞扫描工具或者聘请专家检测来发现,以提前补上安全漏洞。

对新数据库及操作系统的用户口令进行管理、配置密码长度、有效期和复杂度要求等。关闭和禁用不经常使用的用户账号。检查数据库及操作系统的用户权限是否过大,回收超时使用范围的权限。同时考虑是否需要打开数据库审计,对数据库中的操作行为进行记录。如果医院内已经使用其他的安全设备和软件,如堡垒机、防火墙和准入系统,可以与新搭建好的数据库系统进行安全联动配置,一来是为了提高安全性,二来也是为了避免安全设备影响数据库的正常运行。

四、数据库系统割接

数据库系统在完成所有测试工作并且达到测试的要求之后,便可以开始进入割接(上线)阶段。对于医院信息化系统而言,由于医院业务的连续性要求相对其他行业更高,停机时间通常不能过长。这就要求割接过程必须经过验证和测试,确认停机时间和割接后的效果满足要求后才能进行正式割接。在正式割接过程中,需要创建割接检查表,对割接的每一步过程进行确认。在完成割接后,需要对上线的数据库系统进行监控。

(一)预割接

预割接过程就是制定、模拟和演练割接步骤的过程。数据库系统割接步骤的制定和测试需要通过联合测试进行。如果数据库系统割接的过程需要并行运行,还需要安排系统并行期进行观察。

(二)联合测试

预割接的联合测试的目的是测试割接的步骤,并且检验模拟割接后的数据库系统是否达到业务的功能、性能要求。

在进行模拟割接时,需要确定正式割接的步骤,同时记录每一步所需要的时间,需要保证割接所需的停机时间在医院业务的接收范围之内。数据库系统割接的内容通常包括:①停机通知时间安排和人员安排。②割接前的确认事项,如系统状态检查、空间检查。③系统关闭的步骤。④割接的步骤。⑤割接成功与否如何确认。⑥割接收尾。

在模拟割接过程中需要尝试多种数据迁移方式以尽可能地缩短停机时间,如 Oracle 数据库的有导出导入 exp/imp 工具、DataGuard、Rman 备份恢复等数据迁移方法。需要根据实际的情况和割接前后的平台及数据库版本差异选择合适的数据迁移割接方式。在联合测试过程中发现的功能及性能问题需要进行处理和更正并且记录,以避免正式割接时再次出现相同的问题或者提前准备好应对方法。对于 Oracle 数据库,这个阶段通常需要关注以下问题:

①割接过程中迁移的数据是否完整,是否有遗漏。②语句执行计划是否会变得更差。③旧的客户端是否和新数据库有兼容性问题,是否需要更新。④新系统是否充分考虑旧系统的参数配置和特殊配置。⑤数据迁移是否可以区分静态数据和动态数据,利用非停机时间迁移静态数据可以减少停机时间。⑥数据库外部文件的迁移,如 PACS 数据库的影像文件。

数据库系统割接前通常需要考虑割接的风险列表,并且根据各项风险制定相应对策(表 4-5)。

表 4-5 Oracle 数据库割接风险及应对

风险	描述	应对
割接前后系统环境差异对业务的影响	从 Windows 32 位平台 MSCS 集群的环境割接到 Linux 64 位平台的 Oracle 10g 环境,必须保证割接前后业务的可用性	割接前在新环境中进行充分的应用测试
数据迁移完整性和可回退	必须保障数据迁移的完整性,在出现问题时可以进行回退	在允许的停机时间范围许可内,所有数据将会采用完全停机的方式进行迁移,而且不会对生产环境做出修改
HIS 系统可用性和可恢复性	必须保障 HIS 系统的可用性和可恢复性	割接后将创建 DataGuard 对 HIS 数据库进行保护

(三)并行运行

部分系统割接上线时要与旧系统并行运行一段时间,以便确认新的数据库系统的可靠性,经过一段时间的运行后,旧系统才会下线。通常情况下决定采用并行运行意味着新旧的数据迁移将由应用系统来进行控制和实现。

(四)正式割接

在经过预割接的检验证明数据库系统已经适合进行正式割接后,正式的割接工作就顺理成章了。作为正式的割接,不仅仅是将预割接的过程再次执行,还涉及停机时间选择、风险分析、故障应对及迫不得已情况下的回退。正式割接的方案设计不仅仅是实施小组成员内部的事情,还需要听取业务人员,管理人员及各个相关厂家的意见和建议。只有周密的计划才能把复杂的数据库系统将规划、设计、实施的成果最终付诸实现。

1. 事前准备

正式割接的事前准备非常关键,好的计划是成功的一半。医院信息化数据库系统通常在正式割接前需要考虑以下几点:①割接确认表是否已准备好。②所有相关人员及受影响部门是否已通知到。③割接的准备步骤是否已经确认完成,如空间、状态。④出现意外的回退是否已准备好。

2. 系统割接

正式的数据库系统割接开始,如果之前的准备工作足够细致,正式的割接过程可能会很顺利,但几乎所有的系统割接过程总会或多或少出现无法预料的困难和问题，如完成割接后却发现应用业务存在部分无法使用或者缓慢的情况、硬件设备在割接过程中出现问题等。这时候需要决策者衡量遇到的问题需要多长时间处理或者是否可以选择容忍问题继续上线，选择回退是任何一方都不想看到的结果，也是最后无奈的选择，所以割接是否能成功实际考验的还是之前的准备工作的细致程度。数据迁移的流程通常如图 4-9 所示。

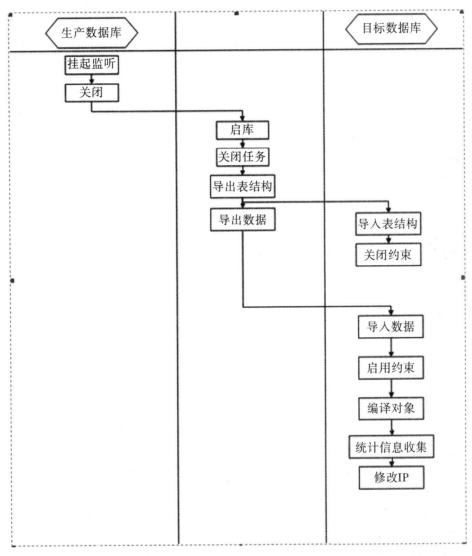

图 4-9 Oracle 数据迁移流程

图 4-9 的范例是针对 Oracle 数据库系统采用 exp/imp 或者 expdp/impdp 工具进行割接的流程图，当使用不同数据库平台和不同的数据迁移工具时割接的过程会有不同。

无论采用何种割接的工具和方式，有一个重要的原则就是：尽量保证旧的数据库系统不做改动。这么做的原因就是在割接中如果判断遇到无法解决的重大问题，需要进行回退时，能够完整地回退到割接前的旧数据库系统关闭前的状态。通常回退包含以下步骤：①恢复旧数据库系统为打开状态。②恢复旧数据库系统的网络通信。③恢复旧数据库系统的对外连接服务。④恢复旧数据库系统的计划任务。⑤发布通知割接暂停，系统完成回退。

3．旧数据库下线

当数据库系统割接工作顺利完成后，需要进行正式上线的验证工作，新的数据库通过验证后，旧的系统即可下线。通常旧数据库系统的下线都会伴随着正式割接的完成而同时完成。旧数据库系统在下线之后需要保留1～2周,在度过新系统的监控期后再进行利旧。

4. 割接后监控

数据库系统在完成割接上线后,需要进行一定时间的系统运行监控。这个阶段主要关注数据库系统的使用情况,包括是否能够满足业务高峰期的性能要求、是否会运行出错等。

5. 问题处理

在数据库系统上线后的监控期可能会出现一些问题,通常情况下只要对症处理即可。通常包括以下方面:

(1)数据库客户端连接不上或者不稳定。对于数据库软件版本升级后的割接,可能会出现部分客户端连接不上或者不稳定的情况。例如,在将Oracle数据库由单实例割接至RAC数据库后,需要配置新的连接字符串:

```
SINGTEST =
  ( DESCRIPTION =
    ( ADDRESS = ( PROTOCOL = TCP )( HOST = 192.168.230.111 )( PORT = 1521 ))
    ( CONNECT_DATA =
      ( SERVER = DEDICATED )
      ( SERVICE_NAME = orcl ) ) )
RACTEST =
( DESCRIPTION =
  ( ADDRESS = ( PROTOCOL = TCP )( HOST = 192.168.230.111 )( PORT = 1521 ))
  ( ADDRESS = ( PROTOCOL = TCP )( HOST = 192.168.230.112 )( PORT = 1521 ))
  ( LOAD_BALANCE = yes )
  ( CONNECT_DATA =
    ( SERVER = DEDICATED )
    ( SERVICE_ NAME = orcl )
    ( FAILOVER_ MODE =
    ( TYPE = SELECT )
    ( METHOD = BASIC )))))
```

同时客户端的版本也要与新的数据库端的版本相兼容,通常数据库软件厂家建议使用与数据库端相同的客户端版本。

(2)部分SQL语句出现执行计划改变。对于Oracle数据库软件版本升级后的割接,由于CBO优化器版本的升级和新特性,部分SQL语句的执行计划会发生改变。这种改变大多数情况是会变得更快,但不排除个别特殊情况会变慢。通常情况下在数据库系统的测试阶段就应该发现和处理这样的问题。如果这种情况在测试阶段没有发现或者被忽视,较为快速的处理方式是将旧数据库系统中相应执行计划保存为Outlines,或者是SQL profile或者SQL tuning set,然后导入到新的数据库系统中。

如果处理时间充裕,可以重新检视SQL语句的写法和语义,改善语句结构帮助优化器理解SQL的语义。但也不排除是由于新版本的BUG或者是统计信息的收集不正确所致,如果发现问题不能很快解决,而且有官方支持的条件,可以向数据库厂家提出服务请求。

五、数据库灾备平台建设

对于Oracle数据库的容灾平台的建设,可以从Oracle DataGuard、Oracle GoldenGate和持续数据保护(continue data protection,CDP)三个方向去考虑建设方案。

(一) Oracle Data Guard

Oracle DataGuard从Oracle 8i的standby发展而来,其提供一种数据同步技术来实现Oracle的高可用性、增强的性能以及自动的故障转移,为主数据库创建和维护多个备用数据库,主数据库的改变能够自动将信息从主数据库传送到备用数据库,并保证在此过程中没有数据的丢失。

图4-10 在主数据库上，Oracle DataGuard 使用日志写进程（LGWR）或归档进程（ARCH）收集事务重做数据，并将其传输到备用数据库中；使用获取存档日志进程（FAL）提供一个客户服务器机制，用于在主数据库和备用数据库之间出现通信中断之后将存档日志发送到备用数据库中，以实现自动填充间隔和重新同步。在备用数据库上，Oracle DataGuard 使用远程文件服务器（RFS）进程从主数据库接收重做记录；使用管理恢复进程（MRP）将重做信息应用到物理备用数据库中；使用逻辑备用进程（LSP）将经过 SQL 转换的重做信息应用到逻辑备用数据库中。如果启用了 DataGuard Broker，Oracle DataGuard 还使用 DataGuard Broker Monitor（DMON）进程将主数据库和备用数据库作为一个统一的配置进行管理和监控。

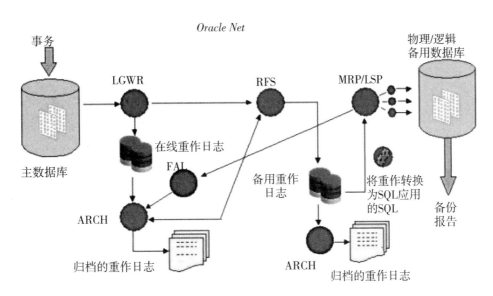

图 4-10 Oracle DataGuard 产品架构

（二）Oracle GoldenGate

Oracle GoldenGate 是基于日志的结构化数据复制技术，它通过解析源数据库在线日志或归档日志获得数据的增量变化，再将这些变化应用到目标数据库，从而实现源数据库与目标数据库同步。GoldenGate 可以在异构的 IT 基础结构（包括几乎所有常用操作系统平台和数据库平台）之间实现大量数据的实时复制，从而可以在应急系统、在线报表、实时数据仓库供应、交易跟踪、数据同步、集中、分发和容灾等多个场景下应用。由于 GoldenGate 是通过分析过滤日志来捕捉变化，因而可以实现跨平台的数据库复制以及非 Oracle 数据库的数据同步。（图4-11、表4-6）

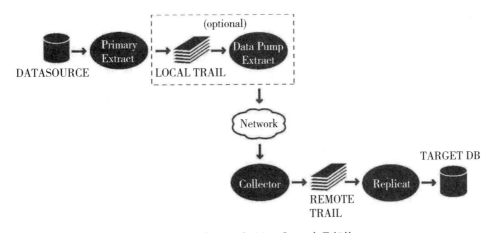

图 4-11 Oracle Golden Gate 产品架构

表 4-6 Oracle Golden Gate 进程

进程及文件	用途
Extract	GoldenGate 软件的抽取进程，又叫 Capture 进程，一般用于抽取数据库日志抓取数据变化或将本地队列中数据传递到目标端
Replicat	GoldenGate 软件的投递进程，又称为 Delivery 进程，用于将队列文件中的数据变化转换为 SQL 应用到目标库
Data Pump	将本地队列中数据传递到目标端的 Extract 进程，区别于读取日志的主 Extract 进程
Trail	GoldenGate 的队列文件，存储增删改等数据变化，以其专有格式存放

（三）CDP

CDP 是一项新兴的技术，也是目前最热门的数据保护技术之一。行业内通常的定义为：持续数据保护是一套方法，它可以捕获或跟踪数据的变化，并将其在生产数据之外独立存放，以确保数据可以恢复到过去的任意时间点。持续数据保护系统可以基于块、文件或应用实现，可以为恢复对象提供足够细的恢复粒度，实现几乎无限多的恢复时间点。由于 Oracle 数据库对读写一致性的特殊性要求，CDP 厂商通常是通过调用 Oracle 9i 后提供的快照技术，能够在数据库正常运行的同时生成某一个时间点的一致性的镜像（注意一定是一致性镜像），Oracle 数据库支持在这个一致性镜像基础上通过 recover database，达到一致性的恢复。

这三种技术都实现了数据库的灾难备份，但各有特点，存在以下几方面的不同：

（1）Oracle DataGuard 是通过 Oracle 数据库归档日志来实现的，并且通过 Oracle Net 来传输日志。

（2）Oracle GoldenGate 是通过对归档日志的捕捉并分析其的变化来实现的，有自己独享的传输方式。

（3）CDP 技术是通过数据库镜像来实现数据同步，数据库镜像的归档以及传送策略是通过 CDP 软件来完成。

（4）切换的时效性。DataGuard 在主备切换时需要改变数据库的状态才能使备用数据库达到可读写状态，Oracle GoldenGate 在情况发生时，可以立即实现服务器的切换。CDP 需要改变整个系统的状态才能使备用系统达到可用。

（5）对异构数据库的支持。DataGuard 通过物理和逻辑的方式在备用机上还原数据库的日志，因此不支持异构数据库，也不支持异构的操作系统；GoldenGate 通过分析主数据库的日志来完成 tail 文件，因此支持异构数据库，也支持异构的操作系统。CDP 是通过操作系统层面完成数据同步的，因此不支持异构数据库，更不支持异构的操作系统。

备份平台建设：Oracle 数据库有 3 种标准的备份方法，它们分别是导出/导入（EXP/IMP）（EXPDP/IMPDP）、热备份和冷备份。导出备份是一种逻辑备份，冷备份和热备份是物理备份；导出备份和冷备份是不连续备份，热备份是连续性备份。

（1）导出/导入（Export/Import）。利用 Export 可将数据从数据库中提取出来，利用 Import 则可将提取出来的数据送回到 Oracle 数据库中去。Oracle 支持 3 种方式类型的逻辑备份：①表方式（T 方式），将指定表的数据导出。②用户方式（U 方式），将指定用户的所有对象及数据导出。③全库方式（Full 方式），将数据库中的所有对象导出。

数据导入（Import）的过程是数据导出（Export）的逆过程，分别将数据文件导入数据库和将数据库数据导出到数据文件。

从 Oracle 10g R2 开始，Oracle 提供加强版的数据泵（EXPDP/IMPDP），在功能和性能上对传统的（EXP/IMP）工具进行了加强，在 Oracle 11g R2 以后的版本将逐步取代（EXP/IMP）。数据泵（EXPDP/IMPDP）是一个服务器端工具，需要指定一个专用的目录作导出/导入使用，由于默认使用了直接路径访问表，而且还可以设置并行度，因此使数据的备份速度有显著的提升。

（2）冷备份。冷备份发生在数据库已经正常关闭的情况下，当正常关闭时会提供给我们一个完整的数据库。冷备份是将关键性文件拷贝到另外的位置的一种说法。对于备份 Oracle 信息而言，冷备份是最快和最安全的方法。

（3）热备份。热备份是在数据库运行的情况下，连续备份数据库的方法，热备份是一种可基于时间点恢复的连续性备份手段，可以恢复到任意的时间点。对 Oracle 数据库来说，热备份通常使用 Rman 工具来进行，热备份要求数据库在归档模式下操作，并需要大量的文件系统空间。备份的对象包括数据文件、控制文件和归档日志文件，备份可用采用备份集或者备份 copy 两种方式。可用设置增量积累备份。

目前市面上大多数的第三方备份软件，如 Symantec NetBackup、EMC Legato NetWorker 都是调用了 Oracle Rman 来对 Oracle 数据库进行备份的。第三方备份软件将备份出来的文件指向其管理的磁带库或者磁盘存储，进行备份介质管理。

六、数据库安全建设

数据库是任何商业和公共安全中最具有战略性的资产，通常都保存着重要的商业伙伴和客户信息。互联网的急速发展使得医院信息系统数据库信息的价值及可访问性得到了提升，但同时也导致医院信息系统数据库安全面临着严峻的挑战，主要表现在以下三方面：

（1）管理层面。主要表现为人员的职责、流程有待完善，医院内部员工的日常操作有待规范，第三方维护人员的操作监控失效，等等，致使安全事件发生时，无法追溯并定位真实的操作者。

（2）技术层面。现有的数据库内部操作不明，无法通过外部的任何安全工具（如防火墙、IDS、IPS 等）来阻止医院内部用户的恶意操作、滥用资源和泄露医院机密信息等行为。

（3）审计层面。Oracle 数据库自带的审计功能，存在诸多的不足：数据库审计功能的开启会影响数据库本身的性能、数据库日志文件本身存在被篡改的风险，审计结果展示性差、不直观，对维护人员技术水平要求高。

伴随着医院 Oracle 数据库信息价值以及可访问性提升，使得数据库面对来自内部和外部的安全风险大大增加，如违规越权操作、恶意入侵导致机密信息被窃取而泄漏，但事后却无法有效追溯和审计。

一个安全、高效和可靠的 Oracle 数据库安全建设解决方案应该包含以下要素：

（1）捕捉数据访问。不论在什么时间、以什么方式，只要数据被修改或查看了就需要自动对其进行追踪。

（2）捕捉数据库配置变化。当"数据库表结构、控制数据访问的权限和数据库配置模式"等发生变化时，需要进行自动追踪。

（3）自动告警和防御。当探测到值得注意的情况时，需要自动启动事先设置的告警策略，以便数据库安全管理员及时采取有效应对措施，能够识别严重影响业务运行的高风险行为且采取有效的手段阻止。

（4）监控策略的灵活配置和管理。提供一种直截了当的方法来配置所有目标服务器的监控形式、具体说明关注的活动以及风险来临时采取的动作。

（5）监控记录的管理。将从多个层面追踪到的信息自动整合到一个便于管理的、长期通用的数据存储中，且这些数据需要独立于被监控数据库本身。

第五节 Oracle 数据库系统运维

Oracle 数据库的建设是属于一次性的工作，要想使数据库运行得稳定、高效、安全，关键是运维。本节重点介绍 Oracle 数据库系统运维工作。

一、运维介绍

通常在医院的信息系统正式上线运行以后，随着医院业务的发展，信息系统所使用 Oracle 数据库的数据量和连接数逐年增加，医院信息部门需要投入专人甚至团队来对 Oracle 数据库进行维护，维护的内容包括数据库空间检查、数据库告警日志检查、数据库性能、数据安全等。

通常来说，医疗信息系统的 Oracle 数据库日常维护有以下特点：

（1）缺乏日常预防性检查或预防性检查不够完善。日常预防性检查是指维护人员定期对数据库的运行状态（如用户连接数、表空间使用率等）进行资料收集，并将最新的状态与之前的状态对比，分析出数据库容量、性能需求增长的趋势，及时对数据库进行扩容和更改，保障数据库稳定连续运行。

医院的信息部门很少有配备专职的 DBA 来进行数据库维护，一般的都是由信息部门的工程师兼职完成，工程师除了负责数据库维护工作外还有硬件检查、机房检查、UPS 检查、客户端故障排查、打印机故障排查、医院信息系统使用问题等各种各样的日常工作需要完成。因此，Oracle 数据库的日常预防性检查特别是每日的检查往往容易被忽略和遗漏。

（2）维护人员水平参差不齐。Oracle 数据库是一个易于上手难于精通的数据库，对维护质量提出高要求也就是对维护工程师也提出高要求。目前国内医院的现状是维护人员的水平有高有低，最后就体现在数据库时不时会因为维护工作质量问题出些小毛病。

（3）数据库重大故障排查一般需要靠外援。数据库是运行在基于底层硬件和操作系统之上的应用，如果底层硬件或者操作系统出现异常或者故障，都会影响到数据库的正常运行，再加上数据库本身引起的问题，在运维过程中常常会遇到数据库出现故障。

由于 Oracle 数据库本身的复杂性，故障排查需要有大量实践经验的工程师才能快速准确判断问题所在，而医院信息部门的工程师往往缺乏故障的实战经验，在发生故障的时候，需要聘请非本医院的其他专业 DBA 来协助处理，从而通常导致故障处理的时间变长。

（4）数据保护措施不足，无法满足医院信息系统要求。无论在哪个行业中，只要有数据库在运行、有业务数据存在，数据安全保护永远是一个非常热门的话题。特别是随着医疗行业的信息化发展，医疗行业对数据库的连续性要求越来越高，在大多数三甲医院中，数据库故障的 RTO 定义往往都在 5 min 以内甚至更短。

即使有医院购买专业的备份和容灾系统并成功实施上线，也缺乏定期的灾难恢复演练，因为灾备系统可能数年也不一定会派上用处，久而久之数据库备份和容灾系统的正常运维往往也是最容易被忽视的地方。

二、日常运维要点

在医院 DBA 管理 Oracle 数据库时，日常维护是数据库管理最重要的一个环节，加强日常维护工作不仅能有效降低数据库故障率、减少数据库故障处理成本，还可大幅度减少停机时间和提升医院经济效益。

通常来说，Oracle 数据库日常运维从以下四个方面来着手。

（一）Oracle 数据库可用空间运维

无论是哪个版本的 Oracle 数据库，数据库可用空间维护都包含三个部分：①数据库软件所在文件系统的剩余空间。②数据库文件所在文件系统或磁盘组的剩余空间。③数据库表空间的剩余空间。

Oracle 数据库软件一般都存放在本地磁盘的文件系统上，通常管理员分配给数据库软件所在文件系统的空间不会特别大，因为数据库软件一般来说不会有太大的数据增量。数据库软件目录的数据增量主要来源于数据库的后台告警日志文件（alert 文件）和 TRC 文件。在极少数情况下（如 Oracle 的 BUG）会在短时间内产生大量的 TRC 文件（几个 GB 甚至几十个 GB）导致数据库软件存放的文件系统爆满的情况。

数据库文件主要包括数据文件、日志文件、控制文件等，这些文件在数据库建立的时候就需要选择操作系统适当的位置来存放，一般存放的位置是文件系统或者 ASM 磁盘组（推荐）。

数据库表空间是用来存放数据表的数据空间，如果这部分空间不足，数据库会马上挂起，无法响应大部分的业务操作，特别是数据库特殊的表空间，如 SYSTEM 表空间若空间不足则可能引起数据库宕机等更严重的故障。在空间不足的时候，DBA 需要及时添加数据文件或扩容数据文件来保障数据库的正常运行。

针对医院 Oracle 数据库可用空间的运维，可以参考以下准则：

（1）每天定时检查数据库表空间的剩余空间情况，并和前一天剩余空间对比，得出数据库表空间的日增长量，长期的数据可用获得数据库数据增量的详细信息。

（2）定期评估在线生产系统的数据增长情况，定期清理历史数据，如果软件开发商支持可以考虑将历史数据归档到历史库中。

（3）UNDO 表空间和 TEMP 表空间会因为某些会话交易特别大而占用过多空间，如果这两个表空间占用过多的空间，考虑将这两个表空间重建来减少数据库容量。

（4）遇到数据库需要跨平台迁移时，采用 EXP/IMP 工具能释放表空间中的碎片，有效减少数据库表空间碎片浪费的空间。

（5）在数据库表空间不足以使用 1 个月的时候，为数据库增加固定大小的数据文件，所有数据文件保持统一大小和名称以方便维护。

（6）定期（建议至少每季度）检查数据库文件存放的文件系统和数据库软件存放的文件系统剩余空间，空间不足时对文件系统进行扩容。

（7）数据库的日志文件、错误告警文件在处理完故障后及时归档到其他服务器（如专有的存放日志服务器）上，为生产服务器预留足够的空间。

（二）Oracle 数据库内存参数运维管理

Oracle 内存参数的配置合理与否与数据库的性能好坏有密切关系，配置合理的 Oracle 内存参数，让绝大部分数据库操作都在内存中进行，其运行效率是磁盘的几十倍，数据库的响应速度也会快很多。

Oracle 内存参数在数据库设计与规划的时候就需要确定，在 Oracle 8i 和 Oracle 9i 的数据库中，Oracle 的内存参数往往需要手动配置，其默认配置的值非常小，会造成数据库的性能瓶颈。在 Oracle 10g 以后，引入了 SGA_TARGET 和 PGA_TARGET 参数，DBA 只需要对 Oracle 数据库使用的内存参数指定一个较大的数值，具体的分配和调整工作就由 Oracle 自己来完成。通常在数据库运维中，我们不建议采用 SGA_TARGET 参数，因为这样做虽然简化 DBA 的管理工作，但是在某个特定条件下会引发数据库的性能问题，增加数据库不稳定运行的因素。

Oracle 的内存参数也不是一劳永逸、设置后就永远无须改变的，DBA 的维护工作就是根据数据日常的性能表现，在需要的情况下对内存参数进行调整，以减少数据库性能下降的风险。

DBA 通常关心反映内存参数的性能的指标有：

1. 数据高速缓冲区大小和命中率

在 Oracle 数据库中，采用 DB_CACHE_SIZE 参数来控制数据库高速缓冲区大小，通过设置合理的数据库高速缓冲区，可以保持将大部分使用的数据块存放在缓冲区中，利用内存几十倍于硬盘的响应速度，来提高整个 Oracle 的响应速度降低应用的延迟时间。

医院 HIS 是典型的 OLTP 系统，一般来说数据高速缓冲区的命中率都应该在 90% 以上（可以通过如自动工作负载库（automatic workload repository，AWR）报告等工具来查看，DBA 通过定期观察数据高速缓冲区的命中率来判断是否需要做内存参数的调整，在命中率有明显下降的情况下调大数据高速缓冲区可以使数据响应速度恢复正常。

从 Oracle 10g 开始，Oracle 的 AWR 报告中，对数据库高速缓冲区的大小有专门的建议值，如图 4-12。

P	Size for Est (M)	Size Factor	Buffers for Estimate	Est Phys Read Factor	Estimated Physical Reads
D	928	0.10	111,186	2.48	17,382,566
D	1,856	0.20	222,372	2.31	16,185,019
D	2,784	0.30	333,558	2.18	15,273,704
D	3,712	0.40	444,744	2.09	14,637,070
D	4,640	0.50	555,930	1.81	12,659,685
D	5,568	0.60	667,116	1.67	11,683,223
D	6,496	0.70	778,302	1.47	10,290,697
D	7,424	0.80	889,488	1.21	8,493,586
D	8,352	0.90	1,000,674	1.05	7,355,422
D	9,280	0.99	1,111,860	1.00	7,005,863
D	9,328	1.00	1,117,611	1.00	7,005,825
D	10,208	1.09	1,223,046	1.00	7,004,707
D	11,136	1.19	1,334,232	1.00	7,004,682
D	12,064	1.29	1,445,418	1.00	7,004,682
D	12,992	1.39	1,556,604	1.00	7,004,682
D	13,920	1.49	1,667,790	1.00	7,004,682
D	14,848	1.59	1,778,976	1.00	7,004,682
D	15,776	1.69	1,890,162	1.00	7,004,682
D	16,704	1.79	2,001,348	1.00	7,004,682
D	17,632	1.89	2,112,534	1.00	7,002,234
D	18,560	1.99	2,223,720	0.97	6,776,326

图 4-12　Oracle AWR 数据库高速缓冲区建议

从图 4-12 中可以看到，当前数据库高速缓冲区大小设置为 9 328 MB，该图表由 Oracle 根据数据库高速缓冲区当前使用情况，推算出数据库高速缓冲区减小或者增大时，数据库物理读变化情况。如当数据库高速缓冲区减少为 8 352 MB 时，数据库物理读没有明显的增加；当数据库高速缓冲区增加到 17 632 MB 时，数据库物理读也没有明显减少。这从侧面说明当前数据库高速缓冲区设置较为合理，足够未来一段时间业务的使用。

在最新的数据库版本中，调整数据高速缓冲区可以不用重启数据库（在线调整），但是建议调整此类内存参数还是遵循将参数写入参数文件，然后重启数据库生效的方式来调整，以免引发其他的故障。

2. 数据库共享池大小和命中率

Oracle 数据库共享池主要由库缓冲区（共享 SQL 区和 PL/SQL 区）和数据字典缓冲区组成，它的作用是存放频繁反复使用编译好的 SQL 语句，用于减少数据库反复编译相同 SQL 语句造成的系统 CPU 资源消耗。

正常情况下，如果数据库应用程序采用变量的 SQL 语句来编写，Oracle 会认为是相同的 SQL 语句，存放 SQL 语句的数据库共享池的消耗是非常小的，例如分配 32 GB 的数据高速缓冲区的数据库，只需要分配 1～2 GB 的共享池便足够使用。

在医疗行业信息化中，尚未形成统一的标准和业务流程，每个医院会不断有额外的业务需求，这样也就导致应用程序会不断地更新（更新频率以周来计算）。如果开发厂商有严格合理的 SQL 开发规范，那么应用程序更新一般不会引起性能问题，如果是相反的情况，就会出现数据库共享池的命中率在应用程序更新后由于大量使用常量的 SQL 语句导致共享池的命中率急剧下降，引发数据库 latch 类型的锁导致出现严重的性能问题。因此，在每次应用程序更新后，也要重点检查数据库共享池的命中率是否出现异常。

数据库共享池的命中率下降后，将数据库共享池盲目调大有可能还是无法解决问题，建议找出共享程度不高的 SQL 语句（使用常量的 SQL 语句），促使开发商进行修改才是解决问题的根源所在。因此，建议每套数据库系统都有对应的测试系统，在进行完整的功能和压力测试后应用系统才到生产系统来更新。

3. 数据库排序区大小和命中率

数据库排序区是为有排序请求的 SQL 语句提供内存空间，数据库使用专用的内存区域进行数据排序，这部分空间就称为排序区。数据库用户数据的排序一个是内存排序区，另外一个是磁盘临时段（也就是常说的 TEMP 表空间）。数据库优先使用内存排序区进行排序。

在下面的情况下，数据库会使用排序区的空间来做排序操作：①order by or group by（disc sort 占主要部分）。②索引的创建和重创建。③distinct 操作。④union & intersect & minus sort-merge joins。⑤Analyze 操作。

在 Oracle 9i 以后的数据库中，建议数据库排序区由数据库自动管理，数据库会根据需要的大小自动分配，无须人工手动干预。

（三）Oracle 相关配置运维管理

在 Oracle 数据库日常运维中，除了可用空间和内存参数需要定期观察和调整，还建议有以下部分需要 DBA 在日常维护中注意检查和及时调整。

1. 在线日志文件的大小和组数

在线日志文件的大小和组数会直接影响数据库的运行的效率和响应速度，因此也是 DBA 日常维护中需要注意检查的内容。

DBA 可以通过定期获取数据库 AWR 报告中等待事件的内容，根据等待事件的平均等待时间和等待次数来判断在线日志文件的配置是否合理，是否会影响数据库的正常运行。

AWR 报告中常见与日志相关的等待事件和处理方法：

（1）Log file sync。Log file sync 是用户会话行为导致的等待事件，当数据库的任意一个会话发出 commit 命令时，Oracle 的后台 LGWR 进程会将这个事务产生的日志信息从日志缓冲区里面写到磁盘上，以确保用户提交的信息被安全地记录到磁盘中。从会话发出的 commit 指令开始，到 LGWR 将这个事务产生的 redo 成功写入到磁盘之后，就是等待事件 log file sync 的等待时间。

当 AWR 报告中出现 log file sync 等待事件在前五位，同时等待时间超过 10 ms 时候，DBA 应该从两个方面对数据库进行调整：一方面检查数据库是否有用户或会话在频繁发出 commit 命令，另一方面可以考虑将在线日志文件迁移到 I/O 性能更好的存储空间上来减少 log file sync 等待事件的等待时间。

（2）Log file switch（checkpoint incomplete）。log file switch 是 Oracle 的在线日志发生切换时，Oracle 为了保证要切换到的在线日志上的记录的信息（如一些脏数据块产生的 redo log）被写到磁盘上而执行 checkpoint 的等待时间。

当 AWR 报告中出现 log file switch（checkpoint incomplete）等待事件在前五位，可能是日志文件太小或者日志组太少，DBA 应该考虑增加日志文件的大小或者增加日志组的数量。通常医疗行业 HIS 数据库的日志组在业务高峰期切换时间在 10~15 min 的属于正常范围。

（3）Log file parallel write。Log file parallel write 是 Oracle 后台进程 LGWR 负责将日志缓冲区中的数据写到在线日志文件中，以重用日志缓冲区的数据的等待时间。如果每个在线日志组里面有 2 个以上的成员，那么 LGWR 进程会并行地将日志信息写入这些文件中。

当 AWR 报告中出现 Log file parallel write 等待事件在前五位，其主要的原因可能是磁盘 I/O 性能不够或者多个在线日志文件同时写操作导致 I/O 争用。DBA 应该考虑将每组日志的不同成员放在不同的磁盘上或将日志文件迁移到 I/O 性能更好的磁盘上。

2. Oracle 临时表空间维护

Oracle 临时表空间用于处理内存排序区太小无法满足的排序操作，这些排序操作在临时表空间的临时段上进行，在对临时表空间的维护上，最常见的就是 DBA 常常遇到临时表空间使用率 100% 的问题。

从 Oracle 9i 开始，临时表空间默认属性都是 temporary 类型，这种类型的临时表空间在用户需要做排序操作的时候建立足够的临时段来满足排序需求，在用户排序操作完成后，Oracle 的后台进程不会马上清理多余临时段而是保留给下一次排序操作使用，这样做的目的是减少回收和分配临时段造成的数据库额外开销。因此，临时表空间使用率 100% 并不像数据表空间 100% 一样意味着用户操作无法进行、数据库会挂起。

造成临时表空间 100% 使用率的原因通常是某次大量的排序需求（如重建索引）造成数据库创建的临时段占满整个临时表空间，在排序请求完成后，临时段并未被 Oracle 后台进程回收。

DBA 在对临时表空间进行维护的时候，即使临时表空间使用率高达 100%，但是数据库后台日志并没有类似"ORA-01652: unable to extend temp segment by 128 in tablespace"的报错，就可以不用为临时表空间增加额外的空间。

3. Oracle 数据库分区表维护

在 Oracle 数据库运行过程中，随着数据量的增加，对数据库的操作（特别是全表扫描的操作）速度会变慢。为了提高数据库运行效率，DBA 应该考虑将数据量达到一定程度的表进行分区管理。数据表在进行分区后，从逻辑上来看仍然是一张完整的表，只是在数据库中将表中的数据在物理上存放到多个数据段中，这样查询数据时，不至于每次都扫描整张表，以提高应用程序的响应速度。

为 Oracle 数据库设计合理的分区表能为数据库日常维护带来很多好处：①提高查询响应时间。对单个分区的查询可以使 Oracle 仅搜索独立的分区，相对于全表扫描会数倍提升查询速度。②提升可用性。表的分区端出现故障，其他分区的数据仍然可用。③维护方便。如果表的某个分区出现故障，需要修复数据，只修复该分区即可。④均衡 I/O。可以把不同的分区映射到磁盘以平衡 I/O，改善整个系统性能。

在医疗行业的信息化建设初期，数据量非常小，绝大部分开发商在对数据库表结构进行设计的时候都没有考虑使用分区表，随着 HIS 数据库从以前的几个 GB 到几十个 GB，再到现在的几百个 GB 甚至到 TB，数据库的查询性能会直线下降。

Oracle 数据库提供多种方法来将普通表改造成分区表：①使用 Oracle 在线重定义表的功能来转化。②使用 Oracle 交换分区的功能来转换。③采用 EXP/IMP 工具来转换。④直接使用原表的数据插入到新建分区表中，并修改表名来转换。

DBA 在设计分区表的时候，需要注意的是如何选择合理的分区方式，在 Oracle 数据库中，有以下几种分区的方式：

（1）范围分区。范围分区是将数据基于指定的范围映射到每一个分区，这个范围是在创建分区时指定的分区条件决定的。范围分区方式是最为常用的，并且分区条件经常采用日期。

（2）列表分区。该分区的特点是某列的值只有几个，基于这样的特点我们可以采用列表分区。

（3）散列分区。这类分区是在列值上使用散列算法，以确定将行放入哪个分区中。当列的值没有合适的条件时，建议使用散列分区。散列分区是通过指定分区编号来均匀分布数据的一种分区类型，通过在 I/O 设备上进行散列分区，使得这些分区大小一致。

（4）组合范围列表分区。这种分区是基于范围分区和列表分区，表首先按某列进行范围分区，然后再按某列进行列表分区，分区之中的分区被称为子分区。

（5）复合范围散列分区。这种分区是基于范围分区和散列分区，表首先按某列进行范围分区，然后再按某列进行散列分区。

通常来说，在 HIS 系统的业务明细表中，都有和时间相关的列，建议记录时间的列作为分区的条件来建立范围分区的分区表，分区范围的大小根据医院数据量的大小可以为一个季度或者一整年。

4. Oracle 数据库执行计划维护

在 Oracle 数据库中，采用优化器来决定 SQL 语句按照何种规则来生成执行计划，目前 Oracle 数据库优化器有两大类：

（1）基于规则的优化器。数据库根据表和索引等定义信息，按照预先定义好的规则（不同数据库版本规则可能不同）来产生执行计划。

（2）基于代价的优化器。数据库根据搜集的表和索引的数据的统计信息（Oracle 10g 版本开始由自动计划任务每天定期收集）综合来决定选取一个数据库认为最优的执行计划（实际上不一定最优）。

通常情况下，基于规则的优化器下，数据库的执行计划比较稳定，但是不一定是选择最优的执行计划；同时 Oracle 从 10g 版本数据库开始将不再支持基于规则的优化器，现在数据库中最常用的也就是基于代价的优化器。

在数据库日常维护和使用基于代价的优化器时，有几点需要注意：

（1）如何收集合理的统计信息。搜集数据库统计信息是一个很消耗资源和时间的动作，尤其当表数据量很大的时候，因为搜集信息是对整个表数据重新进行完全统计，所以这是必须慎重考虑的问题。从 Oracle 10g 开始，数据库默认会使用计划任务在每天晚上调度自动收集变化超 10% 的表的统计信息，用于生成更合理的执行计划。

另外，在数据库做过数据重大变化之后，比如大批量的数据迁移、更改表结构，建议手动按用户对数据库重新收集统计信息（使用 dbms_stats 包），为生成合理的执行计划提供正确的统计信息。

（2）统计信息重新收集后仍然无法得到合理的执行计划。数据库的统计数据本身也存在着不精确部分，而且即使及时收集最新的统计信息，数据库的优化器的选择也不一定是最优的方案。在这种情况下，可以考虑在 SQL 语句中指定 Hints 来改变数据库选择的执行计划。

Hints 是 Oracle 提供的一种机制，用来告诉优化器按照我们的告诉它的方式生成执行计划。例如：①使用的优化器的类型。②基于代价的优化器的优化目标，是 all_rows 还是 first_rows。③表的访问路径，是全表扫描，还是索引扫描。④表之间的连接类型。⑤表之间的连接顺序。⑥语句的并行程度。

（3）如何稳定执行计划以带来稳定的数据库性能。由于 Oracle 存在着执行计划选择失误的可能。比如总有人发现应用程序在测试数据库中运行很快，但在生产数据库上就运行很慢，甚至生产数据库的硬件条件比测试数据库还好。

为此，Oracle 提供了一个稳定执行计划的功能，也就是把运行良好的执行计划所产生的 Outlines 锁定在数据库中，使得执行计划不会随着其他因素的变化而变化。Outlines 创建可分为 Oracle 自动和手动，通过参数 create_stored_outlines 来控制，create_stored_outlines 的值可以是 true/flase/category_name，可在实例级和会话级别修改。

（四）Oracle 数据库日常故障排查思路

使用一套完整的问题溯源的方法可以帮助医院的信息部门维护人员快速定位故障范围，以及时联系或者派遣相应的技术人员来解决故障。

1. **从故障用户得到更详细的信息**

故障用户往往是应用系统的使用者，而在医院里面这些人往往都是医生和护士，他们的特点是对计算机系统不熟悉，只关心自己终端的应用程序遇到的问题。针对这样的人群报障，需要做下一步的诊断：①客户端应用程序是否能正常运行；②在客户端常 ping 服务器是否通畅；③在客户端使用 tnsping 数据库服务名是否通畅；④应用程序输入的用户、密码是否正确。

2. **诊断客户端到服务器的连接**

经过判断，如果发现是所有客户端都无法正常使用，那么该故障就不是单个客户端造成的，需要进一步溯源：①检查服务器到客户端网络是否正常；②检查服务器到网关网络是否正常；③检查客户端到网关网络是否正常；④检查网络是否有环路。

上面工作需要有网络经验的工程师来进行，以排除或者确认故障是否由网络问题引起的。

3. **诊断服务器端硬件运行是否运行正常**

排除完终端和网络故障后，接下来就需要检查服务器端的硬件是否有异常：①检查服务器和存储状态灯是否正常；②登录服务器和存储查看有无硬件报错；③查看服务器到存储访问是否正常；④出现硬件故障立即启用现场备件来修复。

4. 检查操作系统和数据库运行是否正常

操作系统和数据库是检查的最后一环，往往终端客户的报障80%在前面3个环节就已经排查完毕，毕竟数据库系统的安全性和高可用性是较高级别的：①操作故障检查流程；②检查操作系统是否能登陆；③检查操作系统是否有软件报错；④检查操作系统各个硬件是否能正常识别；⑤数据库文件存放的文件系统或者磁盘组是否可正常访问；⑥服务器上数据库实例是否正常；⑦服务器上数据库监听是否正常；⑧数据库告警日志是否有报错。

只有建立合理的报障处理流程，才能在日常运维的故障处理中得心应手，快速定位故障点解决问题。

三、数据库集群日常维护

在大多数医院核心数据库的架构设计中，DBA都会选择集群的架构来保持核心数据库的高可用性。但是集群系统在提供高可用性的同时，相对于单机系统来说维护难度更大。

常见的Oracle数据库集群，一般分为两大类：

一类是操作系统或者第三方提供的集群软件加上Oracle数据库组成的集群系统，这样的集群系统大部分都是采用主备模式，服务器故障后，数据库能在几分钟内自动切换到另外正常运行的服务器上，保持业务的连续性。

还有一类是Oracle提供的集群软件，从Oracle 10g版本开始，Oracle将数据库集群软件作为单独的介质发布，命名为ClusterWare，在Oracle 11g又改名为Grid；Oracle提供的集群软件最大的优势就是支持集群内所有的节点并行工作，即使集群内单个节点故障，其他节点也能在秒级接管业务，前端客户端很少能感知到集群的节点故障。

（一）操作系统和第三方提供的集群软件日常维护

在常见的操作系统中，厂商一般都随操作系统提供集群软件，如AIX HACMP、HPUNIX ServiceGuard、Solaris Cluster、Windows MSCS和Linux Cluster Suite。而在医疗行业的数据库中，目前使用最多最广泛的就是Windows的微软群集服务（MSCS）。

MSCS集群全称Microsoft Cluster Service，是微软公司提供仅能用于Windows操作系统的一款集群软件，该集群软件集成在Windows 2003企业版或以上的版本中。

1. MSCS故障排除的基本步骤

MSCS故的障转移功能是通过群集中连接的多个节点实现的，每个节点都具有自动独立的故障状态。Oracle软件需要安装在集群的每台服务器的本地硬盘上（非共享），但是Oracle数据库资源在任一时刻都只会在一个节点上处于联机状态。当Oracle数据库资源所在服务器出现故障时，该资源会自动在另外一个正常运行的节点上启动，实现故障后的切换。

按照下面的顺序进行故障排查：

（1）硬件。查看硬件相关日志，如存储日志、服务器日志等。

（2）操作系统。查看Windows系统和应用程序事件日志。

（3）网络。检查集群私有网络和公共网络的状态，保证连通性，测试私有网络和公共网络在大流量传输时不会掉包或者不通。

（4）集群状态。通过集群管理器查看集群状态以及检查群集日志是否有报错。

（5）数据库日志。通过以上检查均没有发现问题后，重点检查数据库日志，分析数据库启动过程中是否有报错。

2. MSCS集群服务定期检查

在MSCS集群系统中，IP资源、存储资源、数据库和应用资源等都作为MSCS的服务来进行管理。如果这些资源运行的节点出现故障，正常工作的节点将接管故障节点的资源（此过程称为"故障转移"）。同时，群集服务将在新节点上注册资源的网络地址，以便将客户端流量路由至当前拥有该资源的可用系统。当故障资源恢复联机状态时，MSCS可配置为适当地重新分配资源和客户端请求

(此过程称为"故障恢复")。

在 MSCS 集群中,共享磁盘资源上存放的 Oracle 的数据只有一份,集群故障转移的过程中也必须保证目标节点必须能够访问到共享磁盘中 Oracle 的数据。

在日常维护中,DBA 通常可以通过集群管理器来检查集群内资源的工作情况,在正常情况下,集群内资源都应为联机(online)的状态以保证是正常工作。

3. MSCS 集群故障转移测试

通常在集群系统上线之前,我们就要对集群系统进行故障转移测试,集群系统上线后,在日常维护中,建议定期对集群系统进行故障转移测试,以确保集群系统正常工作,发挥其高可用性,故障转移测试方法见表 4-7。

表 4-7 故障转移测试方法

序号	测试方法	预期结果
1	启动"群集管理器",右击一个资源,然后单击初始故障	资源将在相同的节点上返回联机状态
2	在相同的资源上,再执行 3 次上述初始故障测试	在第四次故障时,资源将对群集中的另一个节点执行故障转移
3	在"计算机管理"→"服务"中,停止群集服务	所有资源转移到另一个节点上,并返回联机状态
4	集群管理器,单击暂停节点,然后单击继续节点	所有资源转移到另一个节点上,并返回联机状态
5	强行关闭服务器电源(慎重)	所有资源转移到另一个节点上,并返回联机状态
6	拔掉节点的公用网络电缆	大约经过 30 s,所有资源转移到另一个节点上,并返回联机状态
7	拔掉专用心跳网络的网络电缆	心跳流量将针对公用网络执行故障转移,同时不会执行其他故障转移

由于集群的故障转移测试会对生产系统造成一定的影响,建议在测试之前做好数据库备份工作,测试的时间段尽量选择在晚上业务量较小的时候进行。

4. MSCS 私有网络运维

MSCS 集群系统的私有网络主要用途是侦测集群系统中每个节点是否存活,也就是通常所说的心跳侦测,因此节点之间通过私有网络并不需要交换额外的数据,私有网络的网络流量是非常小的。

(二)Oracle 集群系统运维

从 Oracle 10g 版本开始,Oracle 就提供自己的集群软件来建立数据库集群。Oracle 集群从构架来说就支持集群内所有节点都是活动的并且可以对客户端同时提供服务,在发生故障时,故障节点的连接客户端能快速切换到非故障节点上。

1. Oracle 集群故障分析

通常来说,由于 Oracle 集群切换的高效,Oracle 为集群的管理提供一系列命令来进行维护,建议在对集群日常检查时可以参考下面的步骤来执行。

(1)检查目的:检查集群守护进程状态。

检查命令:crsctl check crs

正常运行输出结果:

CSS appears healthy

CRS appears healthy

EVM appears health

（2）检查目的：检查集群信息状态。

检查命令：ocrcheck

正常运行输出结果：

Oracle 集群注册表的状态如下：

版本：2

总空间（kb）：229736

已用空间（kb）：3744

可用空间（kb）：225992

ID：1849497807

设备/文件名：/dev/rdsk/c1t14d0s0

设备/文件完整性检查成功

设备/文件名：/dev/rdsk/c1t15d0s0

设备/文件完整性检查成功

集群注册表完整性检查成功

（3）检查目的：检查集群后台进程状态。

检查命令：srvctl status nodeapps-n ＜节点主机名＞

正常运行输出结果：

VIP 正在运行的节点：db2

GSD 正在运行的节点：db2

监听程序正在节点上运行：db2

ONS 守护程序正在节点上运行：db2

（4）检查目的：检查集群资源状态。

检查命令：crs_stat-t

正常运行输出结果：

ora.kms.db	application	ONLINE	ONLINE	db1
ora....s1.inst	application	ONLINE	ONLINE	db1
ora....s2.inst	application	ONLINE	ONLINE	db2
ora....SM1.asm	application	ONLINE	ONLINE	db1
ora....B1.lsnr	application	ONLINE	ONLINE	db1
ora....db1.gsd	application	ONLINE	ONLINE	db1
ora....db1.ons	application	ONLINE	ONLINE	db1
ora....db1.vip	application	ONLINE	ONLINE	db1
ora....SM2.asm	application	ONLINE	ONLINE	db2
ora....B2.lsnr	application	ONLINE	ONLINE	db2
ora....db2.gsd	application	ONLINE	ONLINE	db2
ora....db2.ons	application	ONLINE	ONLINE	db2
ora....db2.vip	application	ONLINE	ONLINE	db2

确保集群内资源都是联机（ONLINE）状态。

2. Oracle 集群私有网络维护

Oracle 集群的私有网络相对于其他操作系统自带的集群，除提供心跳侦测功能以外，还有一个非常重要的功能，那就是 Cache Fusion（内存融合），该功能需要通过高速的私有网络，在 Oracle 数据库实例间进行内存数据块的传递，该功能是 RAC 最核心的工作机制，实现所有实例的 SGA 虚拟合并成一个大的 SGA 区。每当不同的实例请求相同的数据块时，这个数据块就通过私有网络在实例间进行传递。

因此，Oracle 集群的私有网络的稳定性就显得非常重要，在出现任何私有网络故障的情况下，如网线故障、网卡故障等都会造成该节点集群进程无法启动或者启动后宕机。

对 Oracle 集群私有网络稳定性在运维中有着更高的要求，建议：

（1）采用光纤网络来架设 Oracle 集群构架的私有网络，保证私有网络的稳定性和速度。

（2）采用冗余配置来架设 Oracle 集群构架的私有网络，保证私有网络的高可用性，包括网卡的冗余和私有网络交换机的冗余，确保在单链路故障的情况下私有网络正常运行。

（3）采用独立的私有网络交换机用于私有网络的连接。

（4）如果发生节点无故重启或者集群无法启动的情况，优先检查该节点的私有网络是否运行正常。

3．Oracle 集群初始化文件维护注意事项

Oracle 集群环境中，通常建议将初始化参数文件放在共享存储（从 Oracle 10g 开始为 ASM）上，让集群中所有的节点都能访问和读取该参数文件，便于初始化参数统一管理和维护，需要注意的是：

（1）Oracle CRS 信息中会记录 SPFILE 的位置，并且使用 srvctl 命令去启动数据库的时候，读取的就是 Oracle CRS 信息中记录的 SPFILE 的位置；而使用 SQLPLUS 启动数据库的时候，默认从 $Oracle_HOME/dbs 下面查找 SPFILE；这样就造成某些时候使用 srvctl 和 SQLPLUS 启动数据库后的结果并不相同。

（2）使用 alter system 动态修改数据库初始化参数时候，如果是只想针对某个实例来修改，请在语句的最后加上"sid ="参数。

（3）在 RAC 环境中，$Oracle_HOME/dbs 目录中的 init<SID>.ora 文件其实是只有一个 spfile 参数，该参数指向共享存储上的共享 spfile，使得使每个实例在启动时都使用同一个 spfile，便于日常维护。

4．Oracle RAC 归档日志文件维护注意事项

在 Oracle RAC 环境中，每个实例都有自己独立写自己独有的在线日志文件，每个实例都只生成自己的归档日志文件，那么：

（1）如果配置将每个实例的归档日志文件放在本地文件系统上，使用备份软件备份归档日志的时候，必须在每个节点上都配置 agent 端，才能确保所有归档日志文件都会被备份。

（2）如果配置将每个实例的归档日志文件放在共享存储上，一般来说是建议放在 ASM 磁盘组上，建议该磁盘组和数据文件所在的磁盘组分开存放，避免互相影响。

5．Oracle RAC 数据库连接维护

在 Oracle RAC 数据库中，有多种模式可以连接上数据库，如：

（1）客户端 tnsnames.ora 配置类似单机的配置，只连接到指定的实例。

（2）客户端 tnsnames.ora 配置 load_balance 参数，让数据库将所有连接按照负载均衡分配到集群中所有节点上。

（3）服务器端配置 Service，客户端指定连接单个节点上，该节点故障后仍然可以切换到其他节点。

四、灾备系统维护

医院建立灾备系统的主要目的，就是在灾难发生的情况下，仍然能保障数据不丢失或者少丢失，仍然能保障业务性能访问到需要的数据，保持业务的连续性。

（一）如何考察灾备系统的有效性

无论是医疗行业还是其他行业，考核灾备系统的有效性，通常都是采用 RPO（recovery point objective）和 RTO（recovery time objective）这两个指标。

RTO 是指灾难发生后，从数据库故障导致医院业务停顿之时起，到数据库通过灾备系统恢复正常，可以支持应用系统运作之时，此两点之间的时间段称为 RTO。

RPO 是指灾难发生后，通过灾备系统将数据库恢复正常，是否有丢失数据，丢失数据库的量有多少。

在建设灾备系统的时候，RPO 和 RTO 这两个指标就已经被确认，可通过这两个要点来选择合适的灾备系统建设方式。

（二）只有定期进行恢复演练才能保障灾备系统有效性

通常灾备系统上线之前，会对灾备系统的有效性进行一次检测，以确认灾备系统能在各种类型的灾难发生的情况下，起到保护数据安全的作用。

数据库灾备系统恢复演练可以参考下面步骤来执行完整的灾备系统恢复演练：

（1）明确本次灾难恢复演练范围和参与人员。

（2）组建演练规划小组，确认小组成员职责。

（3）设计演练场景，如生产数据库完全宕机无法启动或者只是单个表被误删除等。

（4）设计演练步骤，仔细核对演练的步骤符合安全性要求，不能因为演练影响业务的正常运行。

（5）召开演练前的指导会议，与小组成员沟通确认演练流程。

（6）按照计划执行演练，如果演练中出现异常，按照异常处理步骤来提前结束演练。

（7）演练完成后，召开会议进行演练后的总结，同时为下次演练做好准备工作。

（三）建设应急系统的考虑和维护

在数据库日常维护中，除了必备的灾备系统能在灾难发生的时候及时顶替故障系统上线和恢复数据，还要考虑到更多灾难发生的情况所导致的灾备系统无法发生应有的功能。例如：

（1）灾备系统本身也发生故障，无法正常使用。

（2）整体网络发生故障，客户端无法连接到灾备系统。在这种情况下，建议医院平时除了对灾备系统进行建设和维护以外，还要建立灾难恢复的最后的救命稻草——应急系统。

（3）应急系统的数据不一定是最新的，但基础表（如药品价格、诊疗项目）的数据都应该完整。

（4）应急系统的硬件不需要庞大的服务器，一般来说 PC 机或者小型的 PC 服务器即可，在紧急情况下可以直接搬到相应的科室，实现单机或小网络范围的业务操作。

（5）应急系统建议放在第三方，即不在生产机房也不在容灾机房，一般可以考虑直接放在重要业务科室，需要时直接启用。

（6）应急系统发挥完成自己的使命后，如何将应急系统的数据和生产数据同步也是事前必须考虑的问题。

综上所述，应急系统作为灾备系统的一部分，也是非常重要的，在灾备系统的日常维护中，也不能忽略应急系统的重要性。

（四）备份系统的维护要点

简单来说，备份系统就是定期将某个时间点的数据库全部复制到不同于生产系统的另外一台服务器上，同时，通过定期复制数据库独有的日志文件，实现生产系统的故障恢复。

备份系统仍然可以作为一套完善的数据保护机制，在容灾系统和生产系统同时故障的情况下，虽然恢复时间较久，但是仍然可以保护数据的完整性。

某些容灾系统无法恢复的错误，如人为误删除表和数据，就要靠备份系统来找回以前的数据，这也是备份系统在目前环境中的最大作用——实现逻辑错误的保护。

基于备份系统在现有医疗行业环境中的特点，备份系统的日常维护是特别重要的。①建议数据库全备份每个月执行 1 次。②建议数据库增量备份每天执行 1~2 次。③建议每天备份 2~4 次数据库日志。④建议数据库备份在空间许可的情况下，至少保留 3 个月之内的备份。⑤在硬件条件满足的情况下，建议定期（每周）将备份恢复到独立的服务器上，这不但能提高故障恢复的响应速度，还可以检验备份的有效性。⑥备份数据库不建议存放在磁带库，建议采用磁盘阵列或者虚拟带库来存储，能提高备份恢复速度和减少操作复杂程度。

（五）容灾系统的维护要点

容灾系统主要是为业务连续性的保护而建立的，因此，相对于备份系统而言容灾系统有自己独特

的特点:

（1）容灾系统的数据要求和生产数据的差距尽可能地少，也就是我们常说的延迟，延迟为零的就是同步容灾，同步容灾系统和生产系统的数据一模一样，但是对生产系统影响也最大。

（2）容灾系统本身的硬件和生产系统的差距要尽可能地少，因为容灾系统是需要顶替业务上线运行的，硬件条件与生产系统差距过大的话无法支撑起所有业务的正常运行，从而失去容灾的意义。

（3）容灾系统通常都在异地机房，称之为异地容灾，是为了防范站点级故障，但是异地容灾考虑范围不能仅仅局限于数据库，包括相关的网络配置也要考虑。

五、数据库补丁维护和建议

在 Oracle 数据库日常维护中，很重要的一点就是数据库补丁的维护管理。Oracle 的补丁分为三大类：

1. 补丁集（patch set）

补丁集是 Oracle 不定期（一般是 1～2 年）将从上个原始版（如 Oracle 10.2.0.1）发布以来后发布的所有补丁经过兼容性测试后整合在一起的新的补丁集，补丁集是采用累积的形式发布的，因此，每次只需要安装最新的补丁集即可。

2. CPU 补丁（critical patch updates）或 PSU 补丁（patch set updates）

该补丁每季度发布 1 次，是基于补丁集（patch set）的累积的补丁包，安装前必须安装对应的补丁集（patch set），同样 CPU 补丁也是只需要安装最新的版本即可。现在发布的补丁集统一为 PSU 补丁。

3. 单个的补丁

单个的 patch 只用于修复一个 BUG，一般在确认出现 BUG 的情况下，可实施单独的补丁来修复 BUG。

Oracle 发布补丁的方式都是通过 Metalink 和 OTN 来发布，有定期发布的也有不定期发布的。因此，需要有一套补丁维护的准则来作为日常补丁维护的指导方向：

（1）数据库的运维以稳定为主，如果数据库运行稳定，后台无影响业务正常运行的报错，不要轻易给数据库打任何补丁。

（2）数据库在进行规划设计的时候，采用最稳定的补丁集（Oracle 第三个补丁集以上，如 Oracle 11.2.0.3）+PSU 补丁。

（3）如果数据库运行时候确认遇到 BUG，需要安装补丁时，建议安装单个补丁用于修复单一的 BUG，以免造成大范围的影响。

（4）数据库在更换硬件需要做迁移的时候，是实施补丁集的最佳时机，这时有充足的测试时间，并且原环境一般都会完整保留来做回退。

六、维护工具介绍

一款良好的运维工具对于 DBA 来说能在日常维护时起到事半功倍的效果。基于 Oracle 数据库运用的广泛性，包括 Oracle 公司和众多第三方都提供大量可以用于 Oracle 数据库日常运维的工具。这里将挑选最常用的 Oracle 维护工具和使用来分享。

（一）Oracle 数据库自带脚本

Oracle 软件在安装的时候，就提供一系列自带的维护脚本，这些脚本通常存放在 $ Oracle_HOME/rdbms/admin 目录下，在这些脚本中最常用也最实用的就是 AWR 相关脚本。

$ Oracle_HOME/rdbms/admin 目录提供 awrrpt.sql 这个脚本，通过执行这个脚本能生成一段时间内反映数据库性能表现的 AWR 报告，大部分数据库层面的性能问题，都可以在 AWR 报告中体现出来。

下面我们以一份 AWR 报告为例，分享 AWR 报告中需要注意的要点。

AWR 报告的总览（图 4-13）：

DB Name	DB Id	Instance	Inst num	Release	RAC	Host
ORACLE10	2428793580	oracle10	1	10.2.0.1.0	NO	HIS-02

	Snap Id	Snap Time	Sessions	Cursors/Session
Begin Snap:	41579	05-6月-14 09:00:49	226	1.2
End Snap:	41581	05-6月-14 11:00:20	283	1.7
Elapsed:		119.52 (mins)		
DB Time:		110.79 (mins)		

图 4-13　Oracle AWR 总览

在 AWR 报告的总览中，我们可以看到数据库的基本信息，包括数据库名称、数据库版本、主机名称、是否是 RAC 数据库等。其中值得注意的两个值是 "Elapsed" 和 "DB Time"，"Elapsed" 表示 AWR 收集数据库性能的时间范围有多大。

在 "Report Summary" 中，我们能看到数据库更多的配置和运行状态信息，这些内容要用于结合后面具体的情况来分析。

"Instance Efficiency Percentages"，反映的是数据库实例中各种缓冲区的命中率，正常来说大部分命中率应该是 90% 以上。

"Top 5 Timed Events" 是整个 AWR 报告需要重点注意的章节，这个章节反映的是数据库等待事件，通常也就是数据库瓶颈所在（图 4-14）。

Top 5 Timed Events

Event	Waits	Time(s)	Avg Wait(ms)	% Total Call Time	Wait Class
CPU time		2,781		41.8	
db file sequential read	775,627	2,201	3	33.1	User I/O
db file scattered read	866,678	1,603	2	24.1	User I/O
SQL*Net more data to client	383,828	84	0	1.3	Network
read by other session	41,552	73	2	1.1	User I/O

图 4-14　Top 5 Timed Events（前五位等待事件）

"Avg Wait（ms）" 是每个等待事件的平均等待时间，如果这个值超过 10 ms 或者更大，数据库就会有明显的缓慢情况出现，常见的等待事件有：①db file sequential read DB，即文件顺序读取，通常 SQL 的执行计划通过索引去检索数据的时候，反映的是这个等待事件。②db file scattered read DB，即文件分散读取，通常 SQL 的执行计划通过全表扫描获取数据的时候，反映的是这个等待事件。通过分析等待事件的类型和分析等待时间、次数，常常能定位到 AWR 报告中反映的数据库瓶颈所在，并针对具体的瓶颈来执行优化。

在 "Main Report" 中，最值得注意的是 "SQL Statistics" 部分，这个部分按照一定的规则将数据库 SQL 执行的情况反映出来，如 "SQL Ordered by Elapsed Time" 是按照相同 SQL 执行的总时间来进行排序，这里面就能找到数据库里面最消耗资源的 SQL 语句。

除了 AWR 报告以外，Oracle 自带的还提供如 ADDM、ASH 报告，这些都可以辅助 AWR 报告一起来对数据库性能做评估和分析。

（二）数据库日志监控工具

DBA 日常维护最重要的一个环节，就是对数据库告警日志的监控。

Oracle 数据库的告警日志反映 Oracle 在运行过程中是否稳定，出现 Oracle 数据库崩溃的情况一般都不会毫无预警式地突然崩溃，而是从少量报错到频繁报错最后崩溃。因此，Oracle 数据库的告警日志是非常有必要实时进行监控的。

我们认为一款好的数据库日志监控工具，至少要具备以下 5 个功能：①能主动监控数据库告警日志文件，在数据库系统出现错误信息后发送告警，告警内容至少要包括数据库名称、应用名称、错误代码、错误文本信息、告警时间、错误级别等。②能主动监控文件系统空间使用情况，在空间占用超过阈值时发送告警。③能支持主流操作系统平台。④告警的方式能支持短信、邮件、微信等途径。⑤DBA能自定义告警阈值、监控时间间隔等参数，能通过过滤条件把非重要错误过滤。

（三）Oracle SQL Developer 工具

Oracle SQL Developer 是 Oracle 公司提供的一款免费非开源的用以开发数据库应用程序的图形化工具，使用 SQL Developer 可以浏览数据库对象、运行 SQL 语句和脚本、编辑和调试 PL/SQL 语句。

Oracle SQL Developer 是 Oracle 公司原生的数据库管理工具，在 Oracle 网站上就可以免费下载并使用，而 PL/SQL Developer 是第三方开发的数据库管理工具，需要额外付费购买才能使用。

Oracle SQL Developer 由 Oracle 公司开发并推出后续版本，现在已经可以在 Windows、Linux、MAC OS 等多个平台使用，并且已经有 32 位和 64 位版本，而 PL/SQL Developer 版本更新缓慢，目前尚未有 64 位的版本，在 64 位数据库客户端上无法正常使用。

Oracle SQL Developer 采用 Java 开发，连接数据库可以采用 JDBC 的连接方式，也就是说不用安装 Oracle 客户端也可以配置并进行数据库连接，减少客户端配置的复杂程度。

Oracle SQL Developer 自带迁移工具，在复杂度不高的数据库迁移中可以直接采用该图形化工具来完成迁移，使用非常方便。

第六节 Oracle 数据库系统性能优化

一、Oracle 数据库优化概述

Oracle 数据库优化是 Oracle 数据库管理中最有价值的一个环节，而 Oracle 数据库的优化工作因为数据库应用类型和特点的不同也不尽相同。医疗行业应用系统（HIS、PACS 等）有自己独特的行业特点：

（1）连接用户多，并发用户少。通常在大型三甲医院中，客户端至少都有上千台，而很多医院的应用程序模块都是独立分开的，一台客户端都会发起数个连接到同一个数据库，这样数据库的连接都是几千个。每个客户端在保持实时连接数据库的同时，所做的操作反而是断断续续的，如医生需要花 10 min 诊断病人，再花 3 min 填写病人的病历，反馈在数据库只有几秒钟的操作，因此，整个数据库的并发用户往往都是几十个，远远低于数据库的连接数。

（2）对数据库响应要求高。医疗行业的信息系统用户对数据库响应速度非常敏感，如医生填写完病历后，点击提交按钮，就期望打印机立刻开始打印操作，而这其中反映到数据库可能是几十个 SQL 语句的串行操作，如果让医生等待超过 10 s，医生就会觉得很漫长。

（3）数据库具有混合负载功能。医疗行业的数据库，特别是 HIS 数据库即具有 OLTP 数据库的特点，又具有决策支持（DSS）数据库的特点。这两种类型的数据库优化方式有很大的区别，要同时优化两种类型的操作，会增加优化的复杂程度。

（4）应用系统没有开发规范，数据库系统后期优化难度大。医疗行业的应用流程，在每个医院都是不同的，使得软件开发商拿同一套软件到不同的医院都要进行二次开发，也导致开发商没有统一的开发规范，使得医院信息系统在刚上线的时候运行良好，但是随着数据量的增加性能可能会直线下降。因此，要从数据库优化的基本思路来考虑数据库优化的方法。

（5）响应时间与吞吐量的折中。OLTP 应用程序通常把吞吐量定义为性能指标；DSS 通常把响应时间定义为性能指标。响应时间 = 服务时间 + 等待时间。

系统吞吐量：指在给定的时间内所完成的工作量。实现的方式有以相同的资源来完成更多的工作（减少服务时间）或通过减少整个响应时间来更快地完成工作。

（6）系统资源的考虑。数据库平台的资源如 CPU、内存、I/O 吞吐、网络带宽等资源，都是影响数据库响应速度的关键因素。性能好坏取决于以下因素：①数据库可用资源的数量。②需要该资源的连接的数目。③数据库连接等待资源所消耗的时间。④数据库连接保持资源的时间长短。

（7）数据库优化的执行者。在优化过程中，涉及下面角色：①数据库用户（医生、护士）：数据库的使用者，通过对信息系统的日常使用，提供数据库性能的评估，反馈数据库性能瓶颈所在（通常是某个模块或者某个操作）。②数据库管理员：医院信息科负责数据库维护工作的管理员，通过日常维护的工作监控数据库性能表现，识别和发现数据库整体瓶颈所在，提供优化思路或者方案，如增加服务内存资源、采用新的存储格式以提升 I/O 性能。③应用开发商：在医院信息科的管理下，负责对应用程序的流程和模块进行优化，修改程序代码。

（8）设置合理的性能目标。无论用户是进行系统设计，还是进行系统维护，当需要进行优化时，都应当设定特定性能的目标。优化工作通常是由一系列的"折中"所组成。一旦用户识别出瓶颈问题所在，那么就可能需要牺牲其他系统资源来获得预期的效果。例如，I/O 存在问题，就可能需要购买更多的内存和硬盘来提升性能。

二、Oracle 数据库优化原理

（1）何时优化效率最高。在 Oracle 数据库优化的过程中，为了达到最佳的效果，优化工作应当从信息系统的设计阶段就开始进行，而不是在系统实施后进行。在这个阶段就规范标准，所需要的成本是最小的，效率也是最高的。从 4-15 图可看出，进行优化的最有效阶段是设计阶段，用户能以最低的代价获得最大的效益。

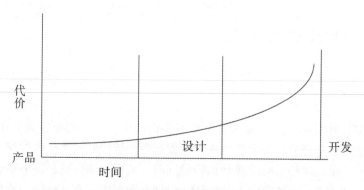

图 4-15　应用程序生命周期内不同阶段的优化代价

当使用者（医生、护士）开始抱怨系统的响应时间时，通常优化都是在这种情况下才被提出和实施。当响应时间变得比较慢时才计划进行优化，属于被动工作，压力大、成本高、客户感知不好，所以优化工作应该有预期安排，主动进行。

（2）设定明确的优化目标。在没有建立明确的优化目标前，最好不要开始进行优化。"使其尽用户所能运转起来"听起来是一个目标，但很难确定实际情况是否已达到了目标。一个更有用的目标如下：我们需要 10 名收费员在同时操作的情况下，每个操作员收费的操作能在 1 min 内完成。

（3）创建最少可重复测试。用户应当创建一系列的最少可重复测试，如果用户确定某条 SQL 语句影响性能。那么就在 SQL*PLUS 中（用 SQL Trace）运行原始版本和修订版本的语句，以便可通过察看统计结果来发现性能的差别。

（4）记录和自动测试。通过分析执行每个脚本及所得的结果记录，此外，用户还应当把测试自动化，有下列优点：可以根据优化程序的能力，更快地对测试的效能进行计算。由于每次测试所使用的设备相同，可保证测试体系方法的一致性，减少人为操作对测试的影响。

（5）避免常见错误。无经验的人经常犯下面的错误：受预先设想的见解影响较大，随机进行各种方案的测试，无目的、无依据地修改环境。

三、Oracle 数据库优化步骤

下面是对基于 Oracle 数据库的优化的推荐方法，它分为 10 个步骤。按照投资回报减少的顺序给出优化过程步骤，对性能影响越大就越靠前（图 4-16）。

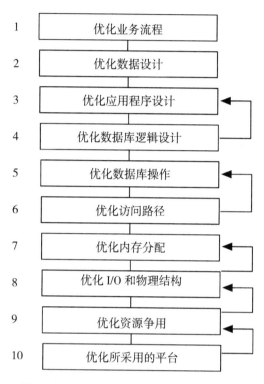

图 4-16 Oracle 数据库的优化的推荐方法

步骤 1：优化业务流程。

为获得最佳的系统性能，用户有时需要调整业务流程。不合理的业务流程需求可能导致需要数据库几十个表的联合查询才能反馈到需要的数据，可以和客户讨论业务流程，在满足客户需求的情况下，实现数据库的性能优化。

步骤 2：优化数据设计。

数据库设计阶段通常要经历规范化阶段，此时需要对数据进行分析，以降低数据冗余，除了主键外，任何数据元素都应当在数据库中只能出现一次。有时又需要打破这种规范形式，用户还需要保证数据库通过汇总值经常性地进行记录。

数据设计阶段的另一个考虑是避免数据争用。也就是说，把对数据的访问进行定位，以避免任何请求特定数据范围的进程可以局限到特定的实例。为了避免数据争用，考虑将数据分区，使用局部或全局索引。

步骤 3：优化应用程序设计。

对于某些带智能处理的设计而言，在战略上使用缓存数据技术。在某门诊挂号应用程序中，系统在每天开始的时候可以将挂号的号表一次性生成，并将其缓存在数据库中，通过这种方式，就可以避免一天之中总是重复地获取相同的信息。

步骤 4：优化数据库的逻辑结构。

在设计完应用系统应用程序之后，就需要对数据库的逻辑结构进行规划，这一步主要是对索引的设计进行调整，以保证数据被正确索引。在逻辑结构设计阶段，则应当创建辅助索引来支持应用程序。

步骤5：优化数据库操作。

优化 Oracle 服务器之前，应当确保用户应用程序充分利用了 SQL 语言的特性，以及 Oracle 为增强应用程序处理能力的相关特性。根据用户应用程序的要求，可以运用下述特性技术：数组处理、Oracle 优化程序、行级锁管理器、PL/SQL。无论用户在编写新的 SQL 语句，或是对应用程序中存在的疑问语句进行优化，对数据库操作的优化本质上都是关心 CPU、磁盘 I/O 等资源情况。下面是所实施的步骤：

（1）查找最消耗资源的语句。利用诸如 TKPROF、SQL TRACE、SQL Analyze、AWR、ADDM、Oracle trace 和 Enterprise Manager Tuning Pack 等工具。可以查出存在问题的语句和存储过程。此外，用户还可以通过 V﹩SORT_USAGE 视图来查看与临时段关联的会话和 SQL 语句。在优化工作中，最有可能提高性能的语句包括：①整体消耗资源最多的语句；②每行消耗资源最多的语句；③执行频率高的语句。

在 V﹩SQLAREA 视图中，用户可以发现仍然驻留在缓存的语句，这些语句进行了大量的磁盘 I/O 和缓存获取操作。

（2）对这些语句进行优化。需要记住的是，应用程序的设计情况是性能好坏的基础。对于低效的应用程序设计方案，不能通过 SQL 语句的优化来弥补它的不足。如果用户遭遇到 SQL 语句的优化问题，那么也许就需要修改应用程序设计方案。减少特定语句所消耗的资源的方法：使语句使用更少的资源，降低使用语句的频率。

由于语句执行大量的事务处理，或者其工作效率低下，或者两者兼而有之，就可能消耗大量的资源。用户可以不改程序，而是更改索引结构，或只需改变 SQL 语句自身（不改环境逻辑）就可以完成任务。

步骤6：优化访问路径。

为了确保数据库访问的效率，需要考虑使用簇、哈希簇、B-TREE 索引、位图索引、以及优化程序提示。此外，还应当考虑对表进行分析，以及利用直方图表来分析。从而帮助优化程序确定最佳查询方案。

有效访问可能意味着增加索引，或增加特定应用程序的索引，随后再将其撤销。还可能意味着建立数据库之后，对设计结果进行再次分析。如果用户发现实际响应时间比必须响应时间要长，则需要寻找其他的方法来提高设计性能。

步骤7：优化内存分配。

在 Oracle 数据库中，虽然最新的版本已经具有自动内存分配的功能，但是我们还是建议 DBA 手动对内存进行分配，以达到最优的效果。DBA 可以设置下面内存结构：数据缓冲区缓存、共享池缓存、日志缓冲区、序列缓冲区。内存资源的适当分配可以提高缓存的性能，降低 SQL 语句的解析，同时可以减少分页（paging）和交换（swapping）。

步骤8：优化 I/O 和物理结构。

磁盘 I/O 操作会降低软件应用程序的性能。优化 I/O 涉及：调度数据，以使 I/O 分配时避免磁盘争用问题。最佳访问方式是将数据存储在数据块中，将自由列表设定为合适的大小，以及恰当的 PCTFREE 和 PCTUSED 为用户创建足够大的盘区，以避免表的动态扩展，它的负面影响到高容量 OLTP 应用程序的性能。在 Oracle 10g 以后的版本，推荐使用 Oracle ASM 特点来存放数据库文件。

步骤9：优化资源争用。

对于多个 Oracle 并发请求，会产生对 Oracle 资源的争用。应避免下面的争用发生：块争用、共享池争用、锁争用、Pingping（并行环境）、锁存器（latch）争用。

步骤10：优化所采用的平台。

涉及以下方面：操作系统缓冲区的大小、逻辑卷管理器、内存使用及进程的大小。

四、Oracle 数据库优化实战

【案例一】

客户反映数据库运行缓慢,有大量客户端反映应用程序无法正常运行。从客户反馈的情况来看,症状非常不明显,初步怀疑是性能问题。于是获取数据库 Statspack 报告(图 4 – 17):

```
              Snap Id    Snap Time        Sessions Curs/Sess Comment
Begin Snap:    983  28-Sep-09 09:38:01     511      41.0
End Snap:      986  28-Sep-09 11:08:01     587      47.7
Elapsed:                 90.00 (mins)

Top 5 Timed Events
                                                               % Total
Event                                     Waits    Time (s)   Ela Time
enqueue                                   50,939    18,977     47.45
CPU time                                            15,584     38.97
db file sequential read                1,326,494     2,759      6.90
global cache cr request                2,280,446     1,024      2.56
```

图 4 – 17 Oracle Statspack 报告

在采样间隔 90.00 min 里,累计 enqueue 等待长达 18 977 s,即 5.27 h。这个等待十分显著,是造成本次性能问题的主要原因。

从 enqueue 章节继续查找相关信息(图 4 – 18):

```
Enqueue activity for DB: DYHIS  Instance: dyhis1  Snaps: 983 -986
-> Enqueue stats gathered prior to 9i should not be compared with 9i data
-> ordered by Wait Time desc, Waits desc

                                              Avg Wt      Wait
Eq   Requests  Succ Gets  Failed Gets  Waits  Time (ms)  Time (s)
TX    52,137    52,125        0         146   458,752.82  66,978
US     4,177     4,177        0       4,174      .32          1
TT     3,491     3,491        0         906      .43          0
CF     9,086     9,086        0         331      .53          0
PS       624       624        0         197      .59          0
JQ       167       149       18         145      .71          0
FB       225       225        0          95      .34          0
TA        35        35        0          35      .51          0
HW       287       287        0          40      .33          0
SQ     3,290     3,290        0           8      .88          0
PI        10        10        0           4      .75          0
```

图 4 – 18 Oracle enqueue 报告

从 statspack 的 enqueue activity for DB 部分,可以看到 enqueue 的类型主要是 TX 类型的。

后台 enqueue 等待事件明显(图 4 – 19):

```
SQL> select event,p1,p2,p3 from v$session_wait
  2     where wait_time=0 and event='enqueue';

EVENT                                P1           P2        P3

enqueue                          1415053318      131091    295776
enqueue                          1415053318      131091    295776
enqueue                          1415053318      131091    295776
enqueue                          1415053318      131091    295776
enqueue                          1415053318     2293803     42187
```

图 4 – 19 Oracle enqueue 事件

查询 enqueue 事件的详细信息(图 4 – 20):

```
SQL>   SELECT DECODE(request, 0, 'Holder: ', 'Waiter: ') || sid sess,
  2          id1,
  3          id2,
  4          lmode,
  5          request,
  6          type
  7    FROM V$LOCK
  8   WHERE (id1, id2, type) IN
  9        (SELECT id1, id2, type FROM V$LOCK WHERE request > 0)
 10   ORDER BY id1, request;

SESS              ID1       ID2      LMODE    REQUEST
TYPE
------------  --------  --------  --------  --------
Holder: 833    131091    295776        6         0
TX
Waiter: 429    131091    295776        0         6
TX
Waiter: 545    131091    295776        0         6
TX
Waiter: 548    131091    295776        0         6
TX
```

图 4-20　Oracle enqueue 事件详细信息

会话 833 持有 exclusive 独占锁（LMODE 6），而其他会话 429、545、548 和 647 一直在请求同一对象上的独占锁。

查看持有锁的对象信息（图 4-21）：

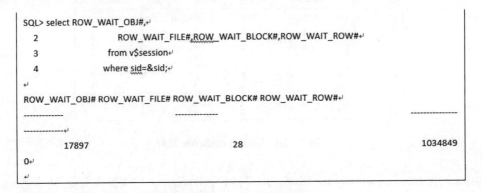

图 4-21　Oracle 锁信息

查看引起 enqueue 的会话与语句（图 4-22、图 4-23）

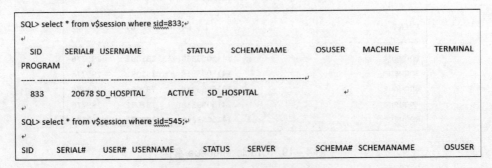

图 4-22　Oracle 锁会话信息

```
SQL> SELECT s.sid, q.users_executing, q.sql_text
  2    FROM v$session s, v$sql q
  3    WHERE s.sid IN (&sid1, &sid2,&sid3,&sid4)
  4      AND q.address = s.sql_address
  5    ORDER BY s.sid;

       SID USERS_EXECUTING SQL_TEXT
---------- --------------- ----------------------------------------------------
       429               3 delete   from   BM_YYSFTJ where ID0000<(select max(ID0000)-20
from BM_YYSFTJ)
       545               3 delete   from   BM_YYSFTJ where ID0000<(select max(ID0000)-20
from BM_YYSFTJ)
       647               3 delete   from   BM_YYSFTJ where ID0000<(select max(ID0000)-20
from BM_YYSFTJ)
       833               1 DELETE BM_YYSFTJ
```

图 4-23　Oracle 锁会话执行的 SQL 信息

结论及建议：检查之后发现是由于会话 SID = 833 执行 DELETE 相关表操作之后，一直未提交或回滚，导致 BM_YYSFTJ 对象一直给行级独占锁占用，后续对相同行的操作只能等待，导致大面积应用无法正常使用。将该会话中止后，数据库可以正常使用，应用恢复正常。

【案例二】

新系统上线后，客户反映在早上 9～10 点的业务高峰期时系统运行较慢。优化工具主要采用 Oracle 工具 AWR，AWR 能自动收集系统性能信息报告，每隔 1 h 自动执行 1 次，默认保留 7 天的性能快照数据。我们收集了 3 天早上 9～10 点的报告，查看这段时间内系统的瓶颈（图 4-24 至图 4-26）：

Event	Waits	Time(s)	Avg Wait(ms)	% Total Call Time	Wait Class
log file sync	1,404,387	3,087	2	33.5	Commit
CPU time		2,943		31.9	
db file sequential read	447,539	1,209	3	13.1	User I/O
read by other session	962,387	1,195	1	13.0	User I/O
db file scattered read	353,011	904	3	9.8	User I/O

图 4-24　24 日 Top 5 Events

Event	Waits	Time(s)	Avg Wait(ms)	% Total Call Time	Wait Class
CPU time		3,049		40.4	
log file sync	1,327,656	2,907	2	38.5	Commit
db file sequential read	200,186	1,110	6	14.7	User I/O
read by other session	374,115	959	3	12.7	User I/O
log file parallel write	1,148,772	803	1	10.6	System I/O

图 4-25　25 日 Top 5 Events

Event	Waits	Time(s)	Avg Wait(ms)	% Total Call Time	Wait Class
read by other session	4,380,418	10,344	2	31.1	User I/O
db file sequential read	1,125,297	6,403	6	19.2	User I/O
log file sync	1,295,262	4,739	4	14.2	Commit
CPU time		4,388		13.2	
db file scattered read	860,334	4,367	5	13.1	User I/O

图 4-26　26 日 Top 5 Events

我们看到这 3 天的系统瓶颈主要集中在 log file sync 这个等待事件，等待的操作为 commit。

log file sync 等待事件造成的原因：从 Oracle 数据库运行的机制来看，log file sync 等待的时间是 Oracle 等日志写进程 LGWR 将 redo 条目从 redo buffer 中写到 redolog 中，而 commit 操作是主要造成这个写操作的原因。

log file sync 等待事件优化建议 Oracle 在线文档 Note：34592.1 给出 3 条建议减少 log file sync 等待时间。

（1）优化 LGWR 进程写效率，比如将 redolog 放在 Raid1 的磁盘上。目前客户存储采用的是 Raid0+1 磁盘冗余方式，而且 Oracle 数据库采用 asm 存储管理，在磁盘 I/O 性能方面是没有问题的，优化余地很小。

（2）写入操作的时候采用 NOLOGGING/UNRECOVERABLE，这样不用写日志。由于客户应用的写入操作是大量的插入操作的内容，而不是平时批量处理的数据，采用用 NOLOGGING/UNRECOVERABLE 将会在出现故障的时候，导致数据库无法恢复，这样显然也是不可取的。

（3）如果 commit 非常频繁，建议采用批量数据写入后 commit 一次。这条正好符合客户应用操作系统现状，沟通了解到目前插入一条数据就 commit 一次，高峰时期一天写入数据在 600 万条左右，那么说系统要 commit 至少 600 万次，这么频繁的 commit 必然会造成系统的瓶颈。

通过修改程序 commit 判定，采用定时或者定条目批量 commit，系统在业务高峰期性能有明显改善。

【案例三】

问题简介：在测试期间客户发现 SQL 执行效率低下，检查具体的 SQL 语句发现参与 JOIN 的表超过 5 个，CBO 选择的执行计划不好的原因是 CBO "漏掉"了很多中 JOIN 的组合方案。

问题分析：由于在实际生产系统上，CBO 决定出一个执行计划的过程需要在毫秒级的时间内完成。我们知道 JOIN 的组合实际上是一种排列。如果参与 JOIN 的表的个数为 M，那么所有可能的组合方式的个数就是 M！。如果在实际的 SQL 中，FROM 子句后面有 5 个表。CBO 需要考虑的 JOIN 方式的个数就是 5！=120，也就是说，CBO 需要在毫秒级的时间内从 120 种 JOIN 方式的执行计划中选出估算代价最低的那个执行计划。如果 FROM 子句后面是 6 个表，就需要估算 720 个执行计划。如果是 9 个表，就需要估算 362 880。经验表明，如果 CBO 要进行这样规模的估算，按照目前的计算机硬件的能力，是无法在毫秒级时间内完成的。所以 CBO 选择执行计划时，只是随机选择有限个数的 JOIN 组合方式进行估算，不会考虑所有的表的 JOIN 组合方式，这样就可能漏掉一些性能很好的执行计划。

案例总结与建议：对于这些 JOIN 的表的个数超过了 5 个的 SQL，建议按照每个 SQL 不超过 5 个表的原则重写。

（陈光明）

第五章 SQL Server 数据库

SQL 是英文 Structured Query Language 的缩写，意思是结构化查询语言。SQL 语言的主要功能就是同各种数据库建立联系，进行沟通。按照 ANSI（美国国家标准协会）的规定，SQL 被作为关系型数据库管理系统的标准语言。SQL Server 是由 Microsoft 开发和推广的关系数据库管理系统（DBMS）。

第一节 SQL Server 数据库系统规划与设计

SQL Server 系统版本很多，本章主要介绍 SQL Server 2012。SQL Server 2012 是 Microsoft 公司于 2012 年向全球发布的关系数据库管理系统，是一个全面的、集成的、端到端的数据解决方案。

一、SQL Server 数据库发展历程

SQL Server 最初是由 Microsoft 和 Sybase 公司共同开发，并于 1989 年推出第一个版本，即 Ashton-Tate/Microsoft SQL Server 1.0，运行于 OS/2 平台上。1993 年，SQL Server 4.2 诞生，该版本属于桌面数据库系统，功能较少，与 Windows 操作系统进行了集成，并提供了易于使用的操作界面。1995 年，Microsoft 公司重写了 SQL Server 数据库系统，发布了 SQL Server 6.0，即 SQL Server 95，该版本首次内嵌了复制功能，同时增加了集中管理方式。1998 年，Microsoft 公司发布了 SQL Server 7.0，该版本做了巨大的改动，从而确定了 SQL Server 在数据库管理工具中的主导地位。2000 年，SQL Server 2000 正式面世，该版本在数据库性能、数据可靠性、易用性方面做了重大改进，提供了丰富的使用和开发工具，提供了对 XML 的支持，使 SQL Server 在互联网领域得到广泛应用。2005 年，Microsoft 公司发布了 SQL Server 2005，该版本不仅可以有效地执行大规模的联机事务处理，而且可以完成数据仓库、电子商务应用等许多具有挑战性的工作。2008 年，Microsoft 公司推出了 SQL Server 2008，该产品在多个方面进行了改进和优化，为用户提供了更加高效智能的平台，并与 Office 2007 等进行集成，将诸多功能紧密结合，使其功能更强大、使用更方便、界面更友好。2012 年，Microsoft 公司推出了 SQL Server 2012，增加了一些新特性，如借助 AlwaysOn 群集和可用性组实现的高可用性及灾难恢复解决方案，借助 xVelocity 存储方式使查询速度飞速提升，借助 Analysis Services 中的 Power View 和表格建模实现的快速数据浏览和可缩放业务，以及 Data Quality Services 带来的全新数据管理能力等。2014 年，Microsoft 公司发布 SQL Server 2014，增加了对物理 I/O 资源的控制，还提供了许多新特性。

二、SQL Server 的体系结构

SQL Server 是一个提供了联机事务处理、数据仓库、电子商务应用的数据库和数据分析平台。

（一）数据库文件和事务日志

数据库文件：用于保存数据、索引和数据库内的其他数据结构，由一个或者多个文件组组成，每个文件组包含一个或多个物理数据文件。

事务日志：保存已提交事务的数据，以保证数据库内数据的一致性，确保所有提交的事务在数据库中持久保存并可恢复，如事务回滚或时间点恢复。事务日志使用预写式日志，在有更改时，数据先写入日志，需要更改的页也将加载到内存中，数据的更改将写入这些页，也称为脏页，到检查点时，

这些脏页被写入磁盘后，脏页则变成干净页。

（二）数据库和数据库对象

1. 数据库

（1）系统数据库。系统数据库用于存放系统级信息，并管理和控制整个数据库服务系统。

master：记录所有 SQL Server 系统级信息，包括登录账号信息、服务器配置信息、数据库文件信息以及 SQL Server 初始化信息等，包含有关数据库的元数据如数据库配置和文件位置、登录以及有关实例的配置信息。

model：是模板数据库，当创建用户数据库时，系统自动把该数据库的所有信息复制到用户新建的数据库中。model 数据库是在 SQL Server 创建新数据库时的模板，包含数据库中需要添加的特殊对象或数据库设置，在创建新数据库时，model 数据库被复制为新数据库。如果在 model 数据库中添加用户自己的对象，这些对象也将在创建新数据库时，被复制到新数据库中。

msdb：是与 SQL Server Agent 服务有关的数据库，记录有关作业、警报、操作、调度等信息，也包含 SQL Server 代理、日志传送、集成服务以及关系数据库引擎的备份和还原系统等使用的信息。

resource：是一个只读数据库，包含了 SQL Server 系统中的所有信息。系统中的所有系统级信息在物理上存储在该数据库中，但是在逻辑上则出现在其他数据库中。resource 数据库包含 SQL Server 运行所需的所有只读的关键系统表、元数据以及存储过程，也包含其他数据库逻辑引用的所有物理表和存储过程，但不包含有关用户实例或数据库的任何信息。每个 SQL Server 实例只有一个 resource 数据库。

tempdb：是临时数据库，供用户存储查询过程中使用的中间数据或结果。用于存储用户创建的临时对象数据库引擎需要的临时对象和行版本信息。当 SQL Server 启动时，该数据库将重新创建为其原始大小。

（2）用户自定义数据库。用户自定义数据库是用户根据自身需求建立的数据库。

（3）示例数据库。示例数据库是向用户提供学习 SQL Server 的实例。Microsoft 提供了 2 个示例数据库：①Adventure Works 2012，是一个 OLTP 示例数据库，存储了某公司的业务数据。②Adventure Works DW 2012，是一个 OLAP 示例数据库，用于在线事务分析。

2. 数据库对象

主要的数据库对象包括数据库关系图、表、视图、同义词、存储过程、触发器、函数、类型、规则、默认值等。

（三）体系结构

体系结构是描述系统组成要素和要素之间关系的方式。SQL Server 系统的体系结构是对 SQL Server 的主要组成部分和这些组成部分之间关系的描述。

SQL Server 系统由 4 个主要部分组成，这 4 个主要部分被称为 4 个服务，分别是数据库引擎、分析服务、报表服务和集成服务，这些服务之间相互存在和相互应用，它们的关系示意图如图 5-1 所示。

1. 数据库引擎

数据库引擎（SQL Server Database Engine，SSDE）是 SQL Server 系统的核心服务，负责完成业务数据的存储、处理、查询和安全管理。创建数据库、创建表、执行各种数据查询、访问数据库等操作，都是由数据库引擎完成的。在大多数情况下，使用数据库系统实际上就是使用数据库引擎。例如，在某个使用 SQL Server 系统作为后台数据库的航空公司机票销售信息系统中，数据库引擎服务负责完成机票销售数据的添加、更新、删除、查询及安全控制等操作。

数据库引擎本身也是一个系统，它包括许多功能组件，如 Service Broker、复制、全文搜索、通知服务等。Service Broker 提供了异步通信机制，可以用于存储、传递消息。复制是指在不同的数据库之间对数据和数据库对象进行复制和分发，保证数据库之间同步和数据一致性的技术。复制经常用于

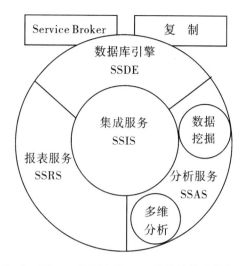

图 5-1 Microsoft SQL Server 系统的体系结构示意

物理位置不同的服务器之间的数据分发，它可以通过局域网、广域网、拨号连接、无线连接和 Internet 分发到不同位置的远程或移动用户。全文搜索提供了基于关键字的企业级的搜索功能。通知服务提供了基于通知的开发和部署平台。

2. 分析服务

分析服务（SQL Server Analysis Services，SSAS）提供了 OLAP 和数据挖掘功能，可以支持用户建立多维数据库 Cube。相对 OLAP 来说，OLTP 是由数据库引擎负责完成的。使用 SSAS 服务，可以设计、创建和管理包含来自其他数据源数据的多维结构，通过对多维数据进行多个角度的分析，可以支持管理人员对业务数据的更全面的理解。另外，通过使用 SSAS 服务，用户可以完成数据挖掘模型的构造和应用，实现知识发现、表示和管理。例如，在航空公司的机票销售信息系统中，可以使用 SQL Server 系统提供的 SSAS 服务完成对客户的数据挖掘分析，可以发现更多有价值的信息和知识，从而为减少客户流失、提高客户管理水平提供有效的支持。

3. 报表服务

报表服务（SQL Server Reporting Services，SSRS）为用户提供了支持 WEB 的企业级的报表功能。通过使用 SQL Server 系统提供的 SSRS 服务，用户可以方便地定义和发布满足自己需求的报表。无论是报表的布局格式，还是报表的数据源，用户都可以轻松地实现。这种服务极大地便利了企业的管理工作，满足了管理人员高效、规范的管理需求。例如，在航空公司的机票销售信息系统中，使用 SQL Server 系统提供的 SSRS 服务可以方便地生成 Word、PDF、Excel 等格式的报表。

4. 集成服务

集成服务（SQL Server Integration Services，SSIS）是一个数据集成平台，可以完成有关数据的提取、转换、加载等。例如，对于分析服务来说，数据库引擎是一个重要的数据源，可能将数据源中的数据经过适当的处理，并加载到分析服务中以便进行各种分析处理。SSIS 服务还可以高效地处理各种各样的数据源，除了 SQL Server 数据之外，还可以处理 Oracle、Excel、XML 文档、文本文件等数据源中的数据。

三、SQL Server 的版本

SQL Server 版本很多，本章着重介绍 SQL Server 2000 及以后的版本。

（一）SQL Server 2000

SQL Server 2000 版本继承了 SQL Server 7.0 版本的优点，又比它增加了许多更先进的功能，如具有使用方便、可伸缩性好、与相关软件集成程度高等优点，可跨越从运行 Windows 98 的膝上型电脑，到运行 Windows 2000 的大型多处理器的服务器等多种平台上使用。

(二) SQL Server 2005

SQL Server 2005 是一个全面的数据库平台，使用集成的 BI 工具提供了企业级的数据管理。SQL Server 2005 数据库引擎为关系型数据和结构化数据提供了更安全可靠的存储，使用户可以构建和管理用于业务的高可用和高性能的数据应用。

SQL Server 2005 数据库引擎是该企业数据管理解决方案的核心。SQL Server 2005 还结合了分析、报表、集成和通知功能。这使企业可以构建和部署经济有效的 BI 解决方案，帮助团队通过记分卡、Dashboard、Web services 和移动设备将数据应用推向业务的各个领域。

SQL Server 2005 支持集成 Microsoft Visual Studio、Microsoft Office System 以及新的开发工具包，包括 Business Intelligence Development Studio，为开发人员、数据库管理员、信息工作者或决策者提供了创新的解决方案，以从数据中获得更多的信息。

(三) SQL Server 2008

SQL Server 2008 是一个重大的产品版本，它推出了许多新的特性和关键的改进，满足了数据爆炸和下一代数据驱动应用程序的需求，支持关键任务企业数据平台、动态开发、关系数据和商业智能等应用。SQL Server 2008 提供了如下新功能：①可信任的。使企业可以以很高的安全性、可靠性和可扩展性来运行他们最关键任务的应用程序。②高效的。使企业可以降低开发和管理他们的数据基础设施的时间和成本。③智能的。提供了一个全面的平台，可以在用户需要的时候给用户发送报表和信息。

(四) SQL Server 2012

1. RTM 发布

2012 年 3 月 7 日，Microsoft 公司正式发布最新的 SQL Server 2012 RTM（Release-to-Manufacturing）版本，面向公众的版本于 4 月 1 日发布，推出"大数据"及"数据库云"的集成功能。Microsoft 公司对 SQL Server 2012 的定位是帮助企业处理每年大量的数据（Z 级别）增长。来自 Microsoft 公司商业平台事业部的副总裁 Ted Kummert 称，SQL Server 2012 更加具备可伸缩性、更加可靠以及前所未有的高性能。而 Power View 为用户对数据的转换和勘探提供强大的交互操作能力，并协助做出正确的决策。

2. SQL Server 2012 的版本

SQL Server 2012 共有 3 种不同类型的版本：主要版本、专业版本和延伸版本，所有版本均可安装在 32 位或 64 位操作系统中。

（1）主要版本。

Enterprise 版本（64 位和 32 位，企业版）：高级版本，高度可伸缩和高度可用的企业级数据库。提供了最全面的功能，包含所有其他版本所包含的组件，提供一个高度综合的数据中心解决方案，可为关键任务提供较高服务级别，性能表现优异，虚拟化不受限制，还具有端到端的商业智能。

Business Intelligence 版本（64 位和 32 位，商业智能版）：属于工作组或分支机构操作的数据库。能够更全面、更有效地支持组织构建和部署安全、可扩展且易于管理的 BI 解决方案。能为访问数据的终端用户提供浏览器的数据浏览与可见性等功能强大的数据集成功能，并支持以全新的方式对数据进行划分、组合。

Standard 版本（64 位和 32 位，标准版）：属于部门级应用程序的数据库服务器。提供了基本数据管理和商业智能数据库，使部门和小型组织能够顺利运行其应用程序，并支持将常用开发工具用于内部部署，有助于以最少的 IT 资源获得最高效的数据库管理。

（2）专业版本。

Web 版本（网络版）：供托管公司提供低成本、高伸缩的托管服务，只收取低廉的每月许可费。适应于面向 Internet 的工作负荷，增强了对 Web 主机服务提供者的支持，可以部署基于 Web 的内容，如网页、应用、网站以及服务。

（3）扩展版本。

Developer 版本（64 位和 32 位，开发人员版）：包含企业版的所有功能，但有许可限制，只能用作开发和测试系统，可方便地升级到企业版许可。

Express 版本：（64 位和 32 位，精简版）：用于学习和构建桌面及小型服务器数据驱动应用程序，适用于无连接的客户端或独立应用程序。

（五）SQL Server 2014

SQL Server 2014 的新特性主要包括，集成内存 OLTP 技术、关键业务和性能的提升、安全和数据分析、以及混合云搭建等。SQL Server 2014 中最主要的特性是内存在线事务处理（OLTP）引擎，即"Hekaton"。它将内存 OLTP 整合到 SQL Server 的核心数据库管理组件中，不需要特殊的硬件或软件，就能够无缝整合现有的事务过程。如果用户将表声明为内存优化表，内存 OLTP 引擎就将在内存中管理表和保存数据。当需要其他表数据时，就可以使用查询访问数据。Microsoft 公司还将 SQL Server 2014 定位为混合云平台，使数据库更容易整合 Windows Azure。SQL Server 2014 还允许将 Azure 虚拟机作为一个 Always On 可用性组副本，提供了支持高可用性数据库的故障恢复服务。

四、SQL Server 数据库建设规划与设计

在启动 SQL Server 2012 安装过程之前，需要进行规划，以保证成功部署 SQL Server 2012，尤其是确认硬件、软件和网络配置是否最适于部署 SQL Server 2012，这需要透彻地理解 SQL Server 2012 的各个版本以及每个版本所施加的硬件和特性限制。

规划的任务主要包括如下几项内容：①当前工作负载的最低要求，估计工作负载的增长情况、最小联机时间和响应时间服务要求等。②最低硬件和软件需求，包括硬件配置、操作系统及补丁版本，合适的存储系统大小和 I/O 需求，也包括系统安装位置、数据库储存位置和 tempdb 大小。③合适的 SQL Server 版本。④SQL Server 排序规则。⑤服务账户的选择：采用什么类型的账户、有什么账户、密码如何、权限如何，身份验证模式是采用 Windows 模式还是 SQL Server（混合模式）。⑥数据库维护和备份计划，灾难恢复策略。⑦安装前的系统配置检查和安全注意事项，主要是硬件、存储、防火墙、操作系统和软件环境、排序规则和服务账号等。

（一）硬件要求

定义硬件需求的一个重要步骤是确保满足成功安装 SQL Server 2012 所需的最低硬件、软件和操作系统需求。该步骤对于在安装过程期间通过硬件验证检查至关重要，并且可以确保满足性能和相应时间需求。硬件的规划也要考虑数据备份和系统容灾等安全性的要求。

1. 服务器

为确保系统稳定运行，并获得基本的性能，Microsoft 提供了 SQL Server 2012 安装的最低硬件要求。但要满足用户需要的性能，则硬件配置要根据实际情况进行适当提升。表 5-1 列出了最低的硬件要求。

表 5-1 安装 SQL Server 2012 的最低服务器需求

组件	硬件要求
处理器速度	最小值： ×86 处理器：1.0 GHz ×64 处理器：1.4 GHz 建议：2.0 GHz 或更快
处理器类型	×64 处理器：AMD Opteron、AMD Athlon 64、支持 Intel EM64T 的 Intel Xeon、支持 EM64T 的 Intel Pentium Ⅳ ×86 处理器：Pentium Ⅲ兼容处理器或更快

续表 5-1

组件	硬件要求
内存	最小值： Express 版本：512 MB 所有其他版本：1 GB 建议： Express 版本：1 GB 所有其他版本：至少 4 GB 并且应该随着数据库大小的增加而增加，以便确保最佳的性能；在 Data Quality Services 中安装数据质量服务器组件所需的最小内存是 2 GB 的 RAM
驱动器	从磁盘进行安装时需要相应的 DVD 驱动器
显示器	SQL Server 2012 要求有 Super-VGA（800×600）或更高分辨率的显示器

2. 存储

安装 SQL Server 2012 需要磁盘空间，实际硬盘空间需求取决于系统配置和需要安装的功能，各项功能占用磁盘空间如表 5-2 所示。

表 5-2 安装 SQL Server 2012 的磁盘空间要求

功能	磁盘空间要求/MB
数据库引擎和数据文件、复制、全文搜索以及 Data Quality Services	811
Analysis Services 和数据文件	345
Reporting Services 和报表管理器	304
Integration Services	591
Master Data Services	243
客户端组件（除 SQL Server 联机丛书组件和 Integration Services 工具之外）	1 823
用于查看和管理帮助内容的 SQL Server 联机丛书组件，下载的 BOL 内容需要 200 MB 的磁盘空间	375

在安装 SQL Server 2012 的过程中，Windows Installer 会在系统驱动器中创建临时文件。Microsoft 公司要求，在运行安装程序以安装或升级 SQL Server 之前，需要检查系统驱动器中是否有至少 6.0 GB 的可用磁盘空间用来存储这些文件。即使在将 SQL Server 组件安装到非默认驱动器中时，此项要求也适用。这些空间不包括将来应用系统运行产生的数据占用的空间。

SQL Server 2012 支持的存储类型包括：本地磁盘、共享存储和 SMB 文件共享。SMB 存储可由 Windows 文件服务器或第三方 SMB 存储设备承载。如果使用 Windows 文件服务器，该 Windows 文件服务器版本应为 2008 或更高。SMB 存储不支持独立安装或群集安装的 Analysis Services 数据文件。

SQL Server 故障转移群集安装只支持使用本地磁盘安装 tempdb 文件。要确保为 tempdb 数据和日志文件指定的路径在所有群集节点上均有效。在故障转移期间，如果 tempdb 目录对故障转移目标节点不可用，则 SQL Server 资源将无法联机。

3. 防火墙

在部署过程中，数据库管理员需要与网络管理员协同工作，以确保将网络防火墙配置为允许从 SQL Server 实例进出的流量。如果没有正确配置网络防火墙，SQL Server 实例的连接以及相关的服务就会被阻塞。表 5-3 列出了常见 SQL Server 2012 服务的默认端口。

表5-3 常见 SQL Server 2012 服务的默认端口

服务	说明	端口
SQL Server Database Services	默认实例	TCP 1433
	专用管理连接	TCP 1434
SQL Server Analysis Service	默认实例	TCP 2383
SQL Server Integration Service	默认	TCP 135
SQL Server Reporting Service	非 SSL（http：//）	TCP 80
	SSL（http：//）	TCP 443
SQL Server Service Broker	默认	TCP 4022
SQL Server Browser Service	默认	UDP 1434
		TCP 2382

（二）操作系统和软件环境要求

1．操作系统要求

SQL Server 2012 软件的 32 位适用于表 5-4 操作系统的 32 位和 64 位，SQL Server 2012 软件的 64 位只适用于表 5-4 的操作系统的 64 位。

表5-4 SQL Server 2012 对操作系统的支持

操作系统	企业版	商业智能版	标准版	专业版（Web）	开发人员版	Express 版
Windows Server 2012 R2（64 位，包括 Datacenter、Standard、Essentials 和 Foundation 版本）[1]	是	是	是	是	是	是
Windows Server 2012（64 位，包括 Datacenter、Standard、Essentials 和 Foundation 版本）[2]	是	是	是	是	是	是
Windows Server 2008 R2 SP1（64 位，包括 Datacenter、Enterprise、Standard 和 Web 版本）[3]	是	是	是	是	是	是
Windows Server 2008 SP2（32 位和 64 位，包括 Datacenter、Enterprise、Standard 和 Web 版本）[4]	是	是	是	是	是	是
Windows 8（32 位和 64 位，标准版、Professional 和 Enterprise 版本）	否	否	是	否	是	是
Windows 7 SP1（32 位和 64 位，Ultimate、Professional 和 Enterprise 版本）[5]	否	否	是	否	是	是
Windows Vista SP2（32 位和 64 位，Ultimate、Enterprise 和 Business 版本）[6]	否	否	是	否	是	是

注：[1]建议把 Windows Server 2012 R2 安装的 SQL Server 更新到最新的 SQL Server 2012 Service Pack。

[2]SQL Server 2012 的 32 位专业版（Web）版本不支持 Windows Server 2012 Datacenter 操作系统。

[3]SQL Server 2012 的 32 位和 64 位标准版和 Express 版还支持 Windows Server 2008 R2 SP1（64 位，Foundation 版本）。

[4]SQL Server 2012 的 32 位和 64 位标准版和 Express 版还支持 Windows Server 2008 SP2（64 位，Foundation 版本）。

[5]SQL Server 2012 的 32 位和 64 位开发人员版和 Express 版还支持 Windows 7 SP1（32 位和 64 位，Home Premium 和 Home Basic 版本）。

[6] SQL Server 2012 的 32 位和 64 位开发人员版和 Express 版还支持 Windows Vista SP2（32 位和 64 位，Home Premium 和 Home Basic 版本）。

SQL Server 2012 还具有如下功能:

(1) WOW64 支持。SQL Server 2012 64 位版本支持扩展系统,也称作 Windows 64 位上的 Windows 32 位(WOW64)。WOW64 是 Windows 64 位版本中的一个功能,使用该功能可以以 32 位模式在本机执行 32 位应用程序。尽管基础操作系统是 64 位,但应用程序以 32 位模式工作。

在支持的 64 位操作系统上,SQL Server 32 位版本可以安装到 64 位服务器的 WOW64 32 位子系统中。仅对于 SQL Server 的独立实例才支持 WOW64。SQL Server 故障转移群集安装不支持 WOW64。

(2) 在域控制器上安装 SQL Server。出于安全方面的考虑,Microsoft 公司建议不要将 SQL Server 2012 安装在域控制器上。SQL Server 安装程序不会阻止在作为域控制器的计算机上进行安装,但存在以下限制:①在域控制器上,无法在本地服务账户下运行 SQL Server 服务。②将 SQL Server 安装到计算机上之后,无法将此计算机从域成员更改为域控制器,必须先卸载 SQL Server,然后才能将主机计算机更改为域控制器。③将 SQL Server 安装到计算机上之后,无法将此计算机从域控制器更改为域成员。必须先卸载 SQL Server,然后才能将主机计算机更改为域成员。④在群集节点用作域控制器的情况下,不支持 SQL Server 故障转移群集实例。⑤SQL Server 安装程序不能在只读域控制器上创建安全组或设置 SQL Server 服务账户。在这种情况下,安装将失败。

(3) Server Core 支持。SQL Server 2012 在 Windows Server 2008 R2、Windows Server 2012 和 Windows Server 2012 R2 的 Server Core 上安装。在以下 Windows Server 版本的 Server Core 模式上支持安装 SQL Server 2012:①Windows Server 2012 R2 Datacenter 64 位;②Windows Server 2012 R2 Standard 64 位;③Windows Server 2012 Datacenter 64 位;④Windows Server 2012 Standard 64 位;⑤Windows Server 2008 R2 SP1 Datacenter 64 位;⑥Windows Server 2008 R2 SP1 Enterprise 64 位;⑦Windows Server 2008 R2 SP1 Standard 64 位;⑧Windows Server 2008 R2 SP1 Web 64 位。

Windows Server 2008 R2 Standard 64 位版本中支持的 SQL Server 版本在 Windows Small Business Server 64 位版本中也受支持。

2. 软件环境

对于 SQL Server 2012 的 32 位和 64 位版本,需要如下软件环境:

(1) 建议在使用 NTFS 文件格式的计算机上运行 SQL Server 2012。支持但建议不要在具有 FAT32 文件系统的计算机上安装 SQL Server 2012,因为它没有 NTFS 文件系统安全。

(2) SQL Server 安装程序将阻止在只读驱动器、映射的驱动器或压缩驱动器上进行安装。

(3) 为了确保 Visual Studio 组件可以正确安装,SQL Server 要求安装更新。SQL Server 安装程序会检查此更新是否存在,然后要求先下载并安装此更新,接下来才能继续 SQL Server 安装。要求的更新如下:

1).NET Framework:如果要安装数据库引擎、Reporting Services、Master Data Services、Data Quality Services,复制或 Data Quality Services 时,则必须先安装.NET 3.5 SP1。

Windows Vista SP2 或 Windows Server 2008 SP2 操作系统,必须先安装.NET 3.5 SP1。

Windows 7 SP1 或 Windows Server 2008 R2 SP1 或 Windows Server 2012 或 Windows 8 操作系统,一般已有.NET 3.5 SP1,不需另外更新,但要先启用。

2).NET 4.0 是 SQL Server 2012 所必需的,SQL Server 在功能安装步骤中将下载并安装.NET 4.0。

如果要安装 SQL Server Express 版本,要确保 Internet 连接在计算机上可用。SQL Server 安装程序将下载并安装.NET Framework 4,因为 SQL Server Express 介质不包含该软件。

在 Windows Server 2008 R2 SP1 或 Windows Server 2012 的 Server Core 上必须先安装.NET 4.0,然后才能安装 SQL Server Express。

(4) Windows Power Shell。在安装 SQL Server 2012 时,不会自动安装并启用 Windows Power Shell 2.0。但对于数据库引擎组件和 SQL Server Management Studio,必须安装 Windows Power Shell 2.0。

(5) 不支持通过 Terminal Services Client 启动 SQL Server 安装程序。

（6）SQL Server 安装程序还将安装以下软件组件：SQL Server Native Client 及其他与 SQL Server 相关的支持文件。

SQL Server 2012 支持与较早版本的并行安装，即同时可安装多个版本的 SQL Server。

（三）排序规则要求

SQL Server 排序规则指定了一组用于存储、排序和比较字符的规则，要根据组织和用户对数据的区域、排序、大小写和发音敏感度的要求，确定使用哪种规则。有两种方法设置：

（1）使用 SQL Server 排序规则，排序规则很多，这些规则将影响 char、varchar 和 text 数据类型的存储数据的代码页、比较和排序的方法。

（2）使用 Windows 排序规则，排序规则可区分大小写，也可不区分。

（四）账户选择

服务账户有下列几种类型：Windows 账户或域账户、本地系统账户、本地服务账户、网络服务账户和本地服务器账户。Windows 账户或域账户指活动目录或 Windows 账户，对于需要网络访问的 SQL Server 服务来说是首选的账户类型。

第二节　SQL Server 数据库系统的安装与配置

一、SQL Server 数据库系统的安装及版本升级

（一）SQL Server 数据库安装

这里主要介绍 SQL Server 2012 单机版数据库引擎示例的安装过程。当系统打开"SQL Server 安装中心"，则说明可以开始正常安装 SQL Server 2012。用户可以通过"计划""安装""维护""工具""资源""高级""选项"等步骤进行系统安装、信息查看以及系统设置，如图 5-2 所示。

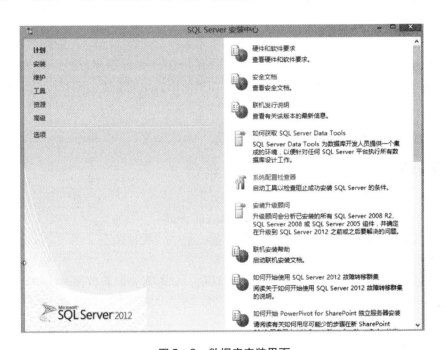

图 5-2　数据库安装界面

选择全新 SQL Server 独立安装或向现有安装添加功能"，通过向导一步步在"非集群环境"中安装 SQL Server 2012。具体步骤包括：

(1) 安装程序支持规则。点击"下一步"按钮。
(2) 设置角色。选择"SQL Server 功能安装（S）",点击"下一步"按钮。
(3) 功能选择。勾选所有功能，选择共享功能目录，建议使用默认目录。点击"下一步"按钮。
(4) 安装规则。点击"下一步"按钮。
(5) 实例配置。勾选"默认实例"，命名实例 ID（I），选择实例根目录，建议这两项都采用默认值。点击"下一步"按钮。
(6) 磁盘空间要求。可查看选择的 SQL Server 功能所需的磁盘空间摘要，如果磁盘空间不足，可回退并重新选择磁盘，如果磁盘空间符合要求，可点击"下一步"按钮。
(7) 服务器配置。可以设置启动相关服务的账户和启动类型，并输入密码，建议采用默认设置。点击"下一步"按钮。
(8) 数据库引擎配置。可设置身份验证模式，建议选择"混合模式（SQL Server 身份验证和 Windows 身份验证）（M）"模式，并设置 sa 账户的密码。点击"下一步"按钮。
(9) Analysis Services 配置。建议选择"多维数据挖掘模式（M）"。点击"下一步"按钮。
(10) Reporting Services 配置。采用默认设置。点击"下一步"按钮。
(11) 分布式重播控制器。点击"下一步"按钮。
(12) 分布式重播客户端。点击"下一步"按钮。
(13) 错误报告。点击"下一步"按钮。
(14) 安装配置规则。点击"下一步"按钮。
(15) 准备安装。安装界面显示将要安装的 SQL Server 2012 的功能，点击"安装"按钮。系统将显示安装进度，安装完成后将显示安装完成界面。检查安装结果之后，点击"关闭"按钮以关闭 SQL Server 2012 安装向导，即完成了安装 SQL Server 2012 数据库服务实例所需的步骤。

（二）SQL Server 版本的升级

提前选择正确的 SQL Server 版本就可以在未来业务扩张时适应相应的需求。许多组织选择部署包含相应特征的 SQL Server 版本，这些特性可满足其环境的最低需求。在需要其他特性时，则需要升级到不同的版本。

一开始就部署满足最低功能需求的 SQL Server 版本是性价比最高的许可成本管理方式。可以升级大多数的 SQL Server 版本，但将精简版升级到较高层的 SQL Server 版本除外。如可将 Express、Web 和工作组版升级到标准版、企业版或数据中心版。如果使用的是标准版，则只可以升级到企业版或数据中心版。

二、SQL Server 数据库系统的创建

创建数据库有两种方法：用图形界面和用 SQL 命令。

（一）图形界面方法

步骤一：在开始菜单，找到 SQL Server Management Studio。
步骤二：连接数据库服务器，双击展开该服务器，选中"数据库"。
步骤三：然后右键选择"新建数据库"。
步骤四：输入数据库名，其他选项一般采用默认值。如果需要设置数据库的初始大小、启动数据库的自动增长，可点击自动增长中的"…"进行设置。点击"确定"完成数据库的创建。

（二）SQL 命令创建数据库

首先完成图形界面方法中的步骤一和步骤二，再点击工具栏"新建查询"按钮，打开代码编写面板，创建数据库以及对数据库的操作都可以通过编写代码来完成。

创建一个数据库一般需要创建一个数据文件和一个日志文件，创建数据库命令格式为：create database 数据库名。数据文件的后缀为 .mdf，日志文件的后缀为 .ldf。创建数据库源代码为：

```
create database test
on
primary( name = test,
    filename = 'E:\\test\\test.mdf',
size = 4mb,
maxsize = 10mb,
filegrowth = 2mb
    )
log on
( name = testlog,
filename = 'E:\test\testlog.ldf',
size = 1mb,
maxsize = 5mb,
filegrowth = 1mb
)
```

三、SQL Server 数据库的配置

数据库安装好后,需要对数据库进行配置,如协议、地址等。

（一）配置 SQL Server

在开始菜单的程序组 SQL Server,选择配置工具中的 SQL Server 配置管理器。展开"SQL Server 配置管理器（本地）"和"SQL Server 网络配置",选择"MS SQL SERVER"的协议,在界面右侧单击鼠标右键 TCP/IP,选择"已启用"。如果"Named Pipes"未启用也设为启用,如图 5 – 3 所示。

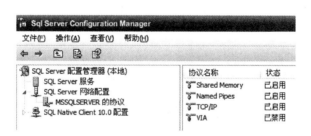

图 5 – 3　配置数据库界面（1）

双击图 5 – 3 中"TCP/IP",弹出如图 5 – 4 所示的界面,选择"IP 地址"标签,把"IPAll"中的"TCP 端口"设成 1433,并将所有"已启用"选项设置为"是"。

重启数据库,重启完毕后,使用命令行命令测试 1433 端口是否打开,方法如下：

步骤一：点击开始菜单。

步骤二：运行"cmd"命令。

步骤三：出现命令提示符,输入"telnet 127.0.0.1 1433",并回车。注意"telnet"与"127"间有空格,"1"与"1433"间有空格。若提示"不能打开到主机的连接,在端口 1433：连接失败",则说明 1433 端口没有打开,需要重新进行以上配置。若连接成功,则可以输入相应命令进行相应操作。

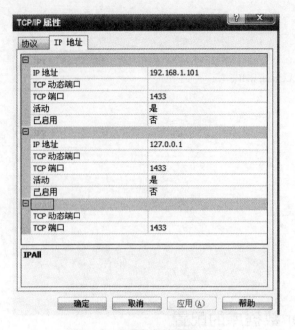

图5-4 配置数据库界面（2）

（二）配置环境变量CLASSPATH

下载 Microsoft JDBC Driver for SQL Server 即 JDBC 的驱动文件 sqljdbc_4.1.5605.100_chs.exe，这是一个压缩文件，运行后将所有文件解压到 C：\\ Microsoft JDBC Drivers 4.1 目录下。

配置步骤为，在桌面上单击鼠标右键"我的电脑"，依次选择"属性"、"高级"、"环境变量"，在"系统变量"中双击"CLASSPATH"变量，追加"C：\\ Microsoft JDBC Drivers 4.1 \\ sqljdbc_4.1 \\ chs \\ sqljdbc4.jar"，如果不存在"CLASSPATH"变量，则应当新建"CLASSPATH"变量，并且将其值设为"C：\\ Microsoft JDBC Drivers 4.1 \\ sqljdbc_4.1 \\ chs \\ sqljdbc4.jar"。点击"确定"退出配置环境变量步骤。

四、SQL Server 数据库系统的测试与连接

安装完成 SQL Server 数据库后，测试是否能够连接数据库，包括工作状态测试和联通性测试，能够测试 SQL Server 是否可以在网络中提供服务，是否可以在客户端找到服务端口。可以利用 Windows 的"管理工具"中的"数据源"（ODBC）进行测试。启动"数据源"（ODBC），出现如图 5-5 所示的界面。

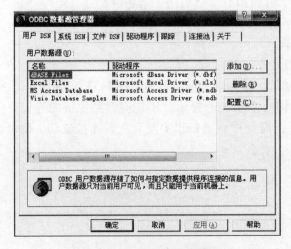

图5-5 ODBC 数据源管理器

点击"添加"按钮，系统将显示如图 5-6 所示的界面。

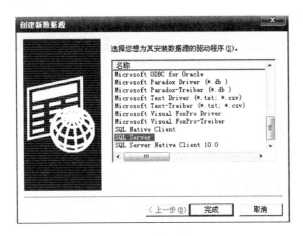

图 5-6 创建新数据源

在图 5-7 界面的下拉式菜单中找到"SQL Server"，选择它，点击"完成"按钮，系统将显示如图 5-7 所示的界面。

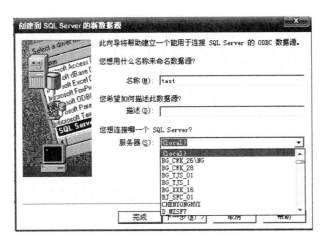

图 5-7 创建到 SQL Server 的新数据源界面（1）

在图 5-7 的界面，为新数据源设置名称，输入到图 5-7 的"名称"中，并在"服务器"栏中输入服务器名或服务器地址。如果要连接的数据库在本机，则直接选择"local"即可。点击"下一步"按钮，系统将显示如图 5-8 所示的界面。

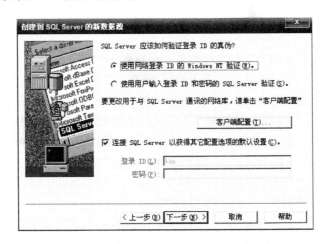

图 5-8 创建到 SQL Server 的新数据源界面（2）

145

在图5-8界面，选择第二个选项，测试数据库登录名和密码是否可以使用，并输入用户名和密码，点击"下一步"按钮，系统将显示如图5-9所示的界面。

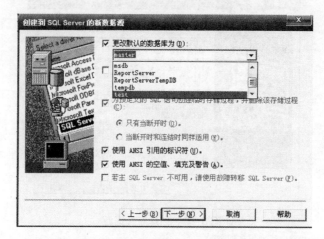

图5-9 创建到SQL Server的新数据源界面（3）

在图5-9界面，默认测试的数据库为master，也可以选择其他数据库进行测试，如选择刚建立的数据库test。点击"下一步"按钮，系统将显示新的界面。在新的界面，点击"完成"按钮，系统将安装"ODBC Microsoft SQL Server"，并显示"测试数据源"界面。点击"测试数据源"，系统将进行测试数据库的连接，如果测试成功，将显示"测试成功"界面，表明数据库连接测试通过，否则，需要重新配置以上选项。

五、SQL Server数据库表的设计与创建

（一）表的概念

1. 表的基础知识

表是包含SQL Server数据库中的所有形式数据的数据库对象。每个表代表一类对其用户有意义的对象。表定义是一个列集合。数据在表中的组织方式与在电子表格中相似，都是按行和列的格式组织的。每一行代表一个唯一的记录，每一列代表记录中的一个字段。

2. 数据完整性

指定表域的第一步是确定列数据类型。域是列中允许的值的集合。域不仅包括强制数据类型的概念，还包括列中允许的值。列可以接受空值，也可以拒绝空值。在数据库中，NULL是一个特殊值，表示未知值的概念。表列中除了具有数据类型和大小属性之外，还有其他属性。其他属性是保证数据库中数据完整性和表的引用完整性，包括约束、规则、默认值和DML触发器等。

3. 表的分类

SQL Server的表可分为以下4类。

（1）用户基本表。是存放用户数据的标准表，是数据库中最基本、最主要的对象。

（2）已分区表。是将数据水平划分为多个单元的表，这些单元可以分布在数据库中的多个文件组中。在维护整个集合的完整性时，使用分区可以快速而有效地访问或管理数据子集，从而使大型表或索引更易于管理。在分区方案下，将数据从OLTP加载到OLAP系统中这样的操作只需几秒钟。对数据子集执行的维护操作也将更有效，因为它们的目标只是所需的数据，而不是整个表。已分区表支持所有与设计和查询标准表关联的属性和功能，包括约束、默认值、标识和时间戳值、触发器和索引。分区表主要用于表中包含或可能包含以不同方式使用的许多数据、对表的查询或更新没有按照预期的方式执行，或者维护开销超出了预定义的维护期。

（3）临时表。有两种类型，本地临时表和全局临时表。在与首次创建或引用表时相同的SQL Server实例连接期间，本地临时表只对创建者是可见的。当用户与SQL Server实例断开连接后，将删

除本地临时表。全局临时表在创建后对任何用户和任何连接都是可见的，当引用该表的所有用户都与 SQL Server 实例断开连接后，将删除全局临时表。

（4）系统表。是存储 SQL Server 服务器配置及表定义的数据。可通过专用的管理员连接，查询或更新系统表，也可以通过目录视图查看系统表中的信息。

（二）表的设计

1. 设计表

在设计数据库时，必须先确定数据库所需的表、每个表中数据的类型，以及可以访问每个表的用户。在创建表及其对象之前，最好先规划并确定表的下列特征：①表要包含的数据的类型。②表中的列数，每一列中数据的类型和长度（如果必要）。③哪些列允许空值。④是否要使用，以及何处使用约束、默认设置和规则。⑤所需索引的类型，哪里需要索引，哪些列是主键，哪些列是外键。

2. 表的列数据类型

设计表时首先要为每个列指定数据类型。数据类型定义了各列允许使用的数据值。为列指定数据类型的方法有 3 种：①使用 SQL Server 系统数据类型；②创建基于系统数据类型的别名数据类型；③从在 .NET Framework 公共语言运行时中创建的类型中创建用户定义类型。

3. 自动编号列和全局唯一标识符列

对于每个表，均可创建一个包含系统生成的序号值的标识符列，该序号值以唯一方式标识表中的每一行。每个表中也可创建一个全局唯一标识符列。

4. 计算列

计算列由可以使用同一表中的其他列的表达式计算得来。该表达式可以是非计算列的列名、常量、函数、变量，也可以是用一个或多个运算符连接的这些元素的任意组合。表达式不能为子查询。

5. 强制数据完整性

在计划和创建表时要求确定列的有效值，并确定强制列中数据完整性的方式。SQL Server 提供了以下机制来强制列中数据的完整性：PRIMARY KEY 约束、FOREIGN KEY 约束、UNIQUE 约束、CHECK 约束、DFFAULT 定义、允许空值。

（三）表的创建

表的创建有两种方法。

1. 使用 SQL Server 数据库管理系统创建数据库表

（1）以"Student"数据库为例，在"Student"数据库中创建表。在左侧"对象资源管理器"窗口中，打开"Student"数据库文件夹，在"表"项上单击鼠标右键，在弹出的子菜单中选择"新建表"命令。

（2）弹出"新建表"工作区，如图 5 – 10 所示。

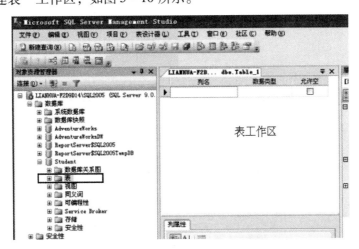

图 5 – 10　创建表

点击"列名",可以输入列的名称。点击"数据类型",可以在下拉列表中选择一个数据类型。如果此列允许为空,请选择"允许空"项。假设要建立如表5-5所示结构的表Student。

表5-5　Student表结构示例

列名	数据类型	完整性约束
xuehao	int	主键
xingming	nchar（10）	不允许为空
xingbie	bit	允许为空
nianling	int	允许为空

（3）设置"Student"表的主键,方法如下:在"xuehao"列名上面单击鼠标右键,在弹出的子菜单中选择"设置主键"命令,即可设置"Student"表的主键。设置主键是为了保证每条记录的唯一性。如果要求表中的一个字段或者多个字段的组合具有不重复的值,并且不允许设置为NULL,则应将这个字段或者多个字段的组合设置为表的主键。

（4）设置列的属性。表的列有许多属性,主要包括:

1）默认值或绑定。默认值就是一个常量,如果字段设置了默认值或者绑定了一个值,则在插入记录时,如果没有指定该字段的值,则默认值或者绑定的值将会成为该字段的内容。

2）允许空。指定是否可以为空（NULL）,打勾说明允许为空,默认是不允许为空。

NULL值不等于数值0,也不等于字符空白或长度为零的字符串。所谓字段是否允许NULL值,是指该字段中的数据是否可以是未知的。如果字段允许为NULL,则代表该字段中的数据可以是未知的,如果字段不允许为NULL,则代表该字段中的数据不可以是未知的,那么在插入或输入记录时不给此字段输入数据,保存时就会出现错误信息,而且拒绝接收数据。

3）RowGuid。可以让SQL Server产生一个全局唯一的字段值,字段的类型必须是uniqueidentifier。有此属性的字段会自动产生字段值,不需要用户输入,用户也不能输入。

4）标识规范。表示对应字段是表中的一个标识列,即新增的字段值为等差数列,其类型必须是tinyint、smallint、int、decimal（p, 0）或者numeric（p, 0）（p为精度,0表示小数位数为0位）,使其具有自动编号功能。有此属性的字段会自动产生字段值,不需要用户输入,用户也不能输入。

设置的方法是:先设置该字段不允许为NULL,然后在"标识规范"栏中按图5-11所示方法操作。

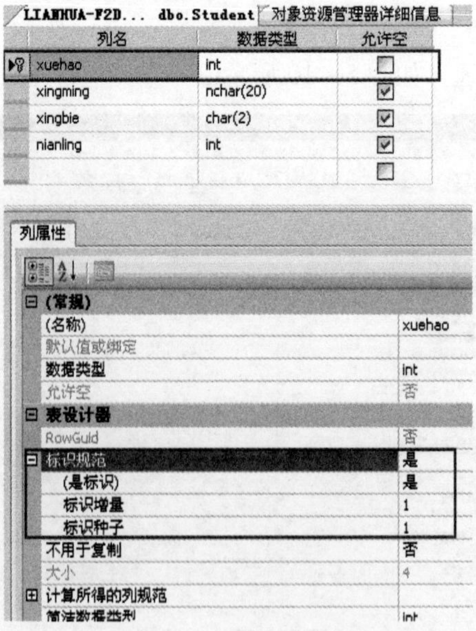

图5-11　设置标识规范

（是标识）：选择"是"。

标识增量：等差数列的公差。一般输入1，在输入记录时，此列不允许手工输入。

标识种子：等差数列的开始数字。一般输入1，表示从1开始递增，也可以输入其他数字，比如10000，表示从10000开始递增，那么第一条记录就是10000，第二条记录就是10001……。

（5）选择"文件"菜单，点击"保存"命令，将打开"选择名称"对话框，在"输入表名称"文本框中输入"Student"，然后点击"确定"按钮，则完成了表"Student"的创建。

2. 使用 CREATE TABLE 语句创建数据库表

点击工具栏的"新建查询"命令，在文本编辑窗口中输入代码。

以下演示如何创建名为"Person"的表。该表包含5个列，列名分别是："Id_P" "LastName" "FirstName" "Address" 以及 "City"。Id_P 列的数据类型是 int，包含整数。其余4列的数据类型是 varchar，最大长度为255个字符。

```
CREATE TABLE Persons
(
Id_P int,
LastName varchar(255),
FirstName varchar(255),
Address varchar(255),
City varchar(255)
)
```

空的"Persons"表如下，可用 INSERT INTO 语句向空表写入数据。

Id_P	LastName	FirstName	Address	City

第三节　SQL Server 数据库系统的账号与安全配置

一、SQL Server 数据库系统的用户账号配置

在 SQL Server 的任何部署中，一个重要的考虑事项是用户和应用程序用于连接 SQL Server 数据库的身份验证类型。SQL Server 的两种身份验证类型是 Windows 和 SQL Server。Windows 身份验证总是启用的，而且不能禁用。SQL Server 身份验证必须在安装过程中选择 Mixed Mode，才能显式地启用，或在安装后，修改 SQL Server 属性，启用 SQL 和 Windows 身份验证模式。

（一）Windows 身份验证

在 Windows 单机操作系统或者 Active Directory 域控制器验证了用户的网络登录凭证，SQL Server 才会允许或拒绝用户的访问，而无须单独的登录名和密码。这种身份验证类型常称为 Windows 集成模式，是一种可信任的身份验证，因为 SQL Server 相信 Windows 提供的凭证。

在 Windows 身份验证中，Windows 操作系统或者 Active Directory 域控制器会创建、存储和管理所有的登录。Windows 会集中管理并实施强大而复杂的密码策略、锁定和过期。

给 Windows 身份验证模式配置一个实例时，会禁用 SQL 身份验证。仍会创建默认的 sa 账户，但它是禁用的。

（二）SQL 身份验证

SQL Server 身份验证允许用户指定登录名和密码来连接 SQL Server 数据库。登录名和密码在 SQL

Server 中创建、存储和管理。

给 SQL 身份验证模式配置一个实例时，会同时启用 SQL 身份验证和 Windows 身份验证，同时支持 SQL 和 Windows 登录。

SQL 身份验证模式允许使用默认的 SA 账户。给 SA 账户赋予一个强密码是很重要的。

二、SQL Server 数据库系统的角色和权限配置

假如用户可以访问数据库，那么可以授予该用户访问单个数据库对象的权限。可以直接授予该用户权限，或者授予一个用户自定义角色，然后将用户指派到该角色。用户可以被指派给多个角色，所以从一个用户到一个对象存在多个安全路径。

（一）用户自定义数据库角色

用户自定义数据库角色有时称为用户自定义角色，可以由服务器 sysadmin、数据库 db_owner 或数据库安全管理角色中的任何用户创建。这些角色类似于 Windows 用户组中的角色。权限和其他角色成员关系可以被指派到一个用户自定义数据库角色，然后用户可以被指派到该角色。

（二）对象权限

对象权限包括：

（1）Select：选择数据的权限。Select 权限可以应用到特定的列。

（2）Insert：插入数据的权限。

（3）Update：修改已有数据的权限。使用 WHERE 子句的 Update 权限也需要 select 权限。可以在特定列上设置 Update 权限。

（4）Delete：删除已有数据的权限。

（5）DRI（Reference）：用 DRI 创建外键的权限。

（6）Execute：执行存储过程或用户定义函数的权限。

对象权限是用 SQL DCL 命令 GRANT、REVOKE 和 DENY 指派的。SQL Server 中的权限像操作系统中的权限一样工作。SQL Server 聚集一个给定用户拥有的所有权限，不管这些权限是直接指派给该用户还是通过角色指派的。然后 SQL Server 给出用户已授权限的 MAXIMUM。DENY 是一个例外。DENY 以最高优先级发挥作用。无论在哪儿使用了一个 DENY，那么就像在 Windows 中一样，会阻塞该用户。例如，如果一个用户被直接指派了一个表的 SELECT 权限，但该用户所属的角色对 SELECT 有 DENY 权限，那么该用户不能对那个表执行 SELECT 操作。不管是在 Management Studio 还是代码中管理安全，都必须理解这三个命令。

授予对象权限会跟服务器和数据库角色交互。下面是角色和授权的整体层次结构，（1）可以覆盖（2），（2）可以覆盖（3）。

（1）sysadmin 服务器角色。拥有一个数据库的 Windows 登录将映射到 dbo，而因为它映射到 dbo，所以会忽略数据库上的所有安全措施。

（2）Deny 对象权限、db_denydatareader 数据库角色或 db_denydatawriter 数据库角色。

（3）授予对象权限或对象所有权，或 db_datareader 数据库角色，或 db_datawriter 数据库角色。

三、SQL Server 数据库系统的安全策略

依靠设计策略、存储过程和一定的技术方法，安全的数据库系统是能够防止非法用户对数据库系统的访问及对数据库系统内数据的篡改和窃取，并能够避免系统物理损坏所带来的损失。

数据库系统的安全策略是由物理控制、使用方案、操作系统安全及数据库管理构成的一个整体安全策略，其中物理控制是指数据库系统的使用环境及硬件应保证安全，如机房上锁及防火、防盗，存储介质安全等。使用方案是指数据库系统在使用过程中应采取的安全手段，如确保用户账号密码安全的措施及确定密码更新周期。操作系统安全是指所选用的操作系统必须稳定、效率高、安全漏洞少。

数据库管理是指数据库系统自身提供的安全机制。

数据库系统的安全控制层次可分为三层,即物理层、OS 层和 DBMS 层。物理层负责存储数据的物理存储介质的安全,当前大型数据库系统都提供数据库镜像、日志及备份机制来保证物理层的安全。OS 层负责物理存储介质、进程及文件系统管理等底层安全控制。DBMS 层则通过存取控制矩阵、权限表、视图及存储过程等机制提供安全控制。

四、SQL Server 数据库系统的迁移与割接

数据库迁移主要迁移两类数据库,系统数据库和用户数据库。这里只介绍四种系统数据库的迁移。

1. 迁移 master 数据库

master 数据库记录 SQL Server 系统的所有系统级信息,包括实例范围的元数据(如登录账户)、端点、链接服务器和系统配置设置。master 数据库还记录所有其他数据库是否存在以及这些数据库文件的位置、SQL Server 的初始化信息等。因此,如果 master 数据库不可用,则 SQL Server 无法启动。在 SQL Server 2005 以后的版本,系统对象不再存储在 master 数据库中,而是存储在 Resource 数据库中。

2. 迁移 model 数据库

model 数据库用作在 SQL Server 实例上创建的所有数据库的模板。因为每次启动 SQL Server 时都会创建 tempdb,所以 model 数据库必须始终存在于 SQL Server 系统中。

3. 迁移 msdb 数据库

msdb 数据库由 SQL Server 代理用来计划警报和作业。

4. 迁移 tempdb

由于每次启动 MSSQLSERVER 服务时都会重新创建 tempdb,因此不需要从物理意义上移动数据和日志文件。将在重新启动服务时创建这些文件。重新启动服务后,tempdb 才继续在当前位置发挥作用。

用户数据库是用户创建的数据库,用来存放用户的数据信息。在新建一个数据库的时候,分别指定其数据文件(.mdf 文件)以及事务日志文件(.ldf 文件)存放的位置。所以数据库迁移,也是把这两个文件,重新安置一个新地方。对于用户数据库迁移方法有两种:①企业管理器中进行;②用 SQL 系统存储过程 sp_detach_db/sp_attach_db 来实现。

第四节 SQL Server 数据库系统运维

一、SQL Server 数据库运维介绍

为了使 SQL Server 数据库的性能保持在最佳的状态,数据库管理员应该对每一个数据库进行定期的常规维护。这些常规任务包括检查数据库完整性、执行索引维护、更新数据库统计信息和执行数据库备份等。

二、SQL Server 数据库日常运维

一个维护计划可以在设定的时间段里运行全套的 SQL Server 维护任务,以确保数据库引擎里的关系数据库能够优化运行、执行日常备份和检查异常数据。作为 SQL Server 数据库引擎的一个特性,可以自动创建数据库维护计划并为这些日常维护设置计划书。一个全面的维护计划包括检查数据库完整性、更新数据库统计信息、重新组织数据库索引、进行数据库备份、清洗数据库历史操作数据、收缩数据库、清除维护计划残留文件、执行 SQL Server 作业和清除维护任务等主要任务。

(一)检查数据库完整性任务

检查数据库完整性任务可以检查选定的关系数据库中用户和系统表的性能和结构完整性,同时也

可以选择检查所有索引页的完整性，检查对象可以是所有的系统和用户数据库，也可以是单个指定数据库。通过维护计划向导或使用 T-SQL 语句能够手动创建该任务。

下面的语法提供了在 Works 数据库中创建检查数据库完整性任务所需要的所有信息。

```
USE[Works]
GO
DBCC CHECKDB WITH NO_INFOMSGS
GO
```

（二）收缩数据库任务

收缩数据库任务可以把数据库的物理空间和日志文件所占的空间减少到特定值。类似于 SQL Server Management Studio（SSMS）中使用的自动收缩任务。收缩对象可以是所有数据库、所有系统数据库、所有用户数据库或单个任务中指定的数据库。该任务会根据用户输入的百分比值消除多余的空间。此外，还可以设定各种表示大小（MB）的阈值，包括当数据库大小达到某特定值时的收缩量以及收缩后必须保留的可用空间大小等。可用空间可以保留在数据库里，也可以释放到操作系统中。

以下的语法可以用来收缩 Works 数据库，并把所释放的空间返回操作系统，且允许在收缩后保留 15% 的可用空间。

```
USE[Works]
GO
DBCC SHRINKDATABASE(N'Works',15,TRUNCATEONLY)
GO
```

（三）重新组织索引任务

重新组织索引任务可以整理索引碎片，并压缩与所有表和视图相关联的或者与特定表和视图关联的聚集和非聚集索引，以此来改善索引扫描性能。受此任务影响的数据库可以是所有的数据库、所有系统数据库、所有用户数据库或单个目标数据库。任务可以设置用来选择压缩图像或文本等大型对象（LOB）数据库的额外选项。

（四）更新统计信息任务

更新统计信息任务是通过对用户表创建的每个索引统计信息分布进行重新抽样，以确保在一个或多个 SQL Server 数据库内表和索引中的数据都是最新的。

（1）数据库。首先选择受此任务影响的数据库。这个选项范围包括所有数据库、所有系统数据库、所有用户数据库或指定数据库。

（2）对象。选择完整数据库后，就该在对象框中选择限定显示表、显示视图还是两者同时显示。

（3）选择。选择受此任务影响的表或索引。如果在对象框中选择了同时显示表和视图选项的话，此选项不可用。

（4）更新。"更新"框提供了 3 个选项。如果需要更新列和索引的统计信息那就选择全部现有统计信息，如果只需要更新列统计信息则选择仅限列统计信息，如果只更新索引统计信息，则选择仅限索引统计信息。

（5）扫描类型。此选项使用户可以对收集已更新统计信息进行完全扫描或通过在抽样选项键入特定值进行扫描。抽样选项的值可以是要抽样的表或索引视图的百分比，也可以是指定的行数。

（五）清除历史记录任务

清除历史记录任务，用几个简单的步骤就可以完全清除数据库表中旧的历史信息。任务支持删除多种类型的数据。下面介绍与任务相关的几个选项：

（1）即将删除的历史数据。使用维护计划向导来清除备份和还原历史记录、SQL Server 代理作业历史记录和维护计划历史记录。

（2）移除历史数据。如果历史数据的保留时间超过设定值，则可通过维护计划向导删除历史数据。因此，设置时用于需要设定删除的数据所保留的最早日期。

（六）执行 SQL Server 代理作业任务

执行 SQL Server 代理作业任务，可以维护已有的 SQL Server 代理作业和 SSIS 程序包。通过在"定义执行 SQL Server 代理作业任务"界面的可用 SQL Server 代理作业选项卡选择完成这项任务。

（七）备份数据库任务

备份数据库任务是自动和按计划执行完全备份、差异备份和事务日志备份的最佳途径。

当在备份计划中创建以上备份任务时，会有一个包含多个选项的扩张选项集。通过设置这些扩张选项，可以选择备份一个数据库或单个的组件、设置备份过期时间、是否验证备份完整性，设置还可以选择是否使用硬盘或磁带备份。

（1）指定备份数据库。指定受此任务影响的数据库，下拉菜单提供以下选项：所有数据库、所有系统数据库、所有用户数据库。

（2）备份组件。提供备份整个数据库、指定文件、文件组选项。

（3）备份集过期时间。只需要输入特定的天数或者输入某个具体日期，即可指定备份集过期并可被其他备份集覆盖的时间。

（4）备份到。此选项可用于指定将数据库备份到一个文件或磁带，只有系统中存在磁带设备时才可以将数据库备份到磁带，否则可选择备份到网络共享的文件中。

（5）跨单个或多个文件备份数据库。单击添加可打开选择备份目标对话框，选择添加或去除一个或多个磁盘或磁带路径。还可以查看文件内容，如果备份文件已存在，可选择追加把备份添加到已存在的备份文件当中。

（6）为每个数据库创建备份文件。可以跳过上述的跨单个或多个文件备份数据库选项，选择让 SQL Server 自动为每个已选择的数据库创建备份文件。还可以为每个已选择数据库创建一个子目录。如果选择自动创建子目录选项，此子目录将会沿袭上级目录的权限。应当限制相关的 NTFS 权限，以保护根目录，防止未经授权访问。

（7）验证备份完整性。当备份操作执行完毕，可使用 SQL 语句检查备份是否成功，以及所有卷是否都可读。

数据库管理员会经常使用维护计划来备份数据库以及事务日志。

（八）清除维护任务

清除维护任务用以删除维护计划执行完毕后驻留在数据库中与维护计划相关的文件，包括备份计划文件和文本报告。

（1）删除以下类型文件。可以选择删除数据库备份文件或以前运行维护计划的文本报告。

（2）文件路径。通过文件名对话框可以选择删除指定的文件。

（3）搜索文件夹并根据扩展名删除文件。此选项可同时删除某特定文件夹中具有相同指定扩展名的多个文件，也可选择删除指定文件夹中的所有一级子文件夹。

（4）文件保留时间。指定删除保留时间超过指定时间长度的文件，指定时间长度单位可以是小时、天、周、月和年。

三、SQL Server 数据库灾备系统维护

数据安全是数据库的生命。管理员可以在软件层面配置各种安全策略，防止数据的意外丢失。数据安全的风险包括：

（1）使用者错误。如一个有管理员权限的使用者不小心把整张表都删掉了，或安全策略有漏洞，数据被人恶意修改。

（2）硬件故障。如硬盘损坏，数据文件无法再被访问，或服务器故障，甚至无法启动。

（3）自然灾害。如火灾、地震等，使得服务器甚至整个机房在物理上彻底损毁。

意外发生后，如果数据库管理员无法将系统恢复，后果将非常严重。若 SQL Server 系统部署有高可用性和灾难恢复方案，根据该方案的能力，也许可以抵御上述灾难。备份数据库并确保在灾难出现后能够将其及时恢复到预期的状态，是数据库管理员不可推卸的责任。系统不可用、性能缓慢这些问题，可能是由其他不可控制的因素导致。但是如果当意外发生，数据库管理员却不能恢复数据，可能没有合理的理由。所以备份与恢复可以说是数据库管理员的第一要职，虽然技术含量可能没有其他问题那么高，但是却往往会更为基础和重要。

数据库管理员在实际工作中，经常遇到的挑战主要有：

(1) 选择何种备份策略。SQL Server 提供了许多种备份方法，如完整备份、部分备份、文件备份、差异备份、日志备份等，需要根据自己企业的具体需求和资源限制，设计出最合适的备份策略。

(2) 如何减少备份恢复时间。在生产环境里，数据库不可用意味着企业业务无法正常运作。每多拖一分钟，就会多一分损失。面对心急如焚的高层领导，数据库管理员不仅要能够将数据库恢复，而且还要能在尽量短的时间内将数据库上线。

(3) 如何将数据库恢复到想要的时间点。当数据库发生了意外的修改，如误操作或数据攻击，管理员需要将数据库恢复到最近正常的时间点。

(4) 如何迁移数据库系统到一台新机器。当灾难发生，很可能原有的服务器将无法继续使用。管理员需要准备一台新的服务器，将整个系统恢复起来。对于 SQL Server，管理员需要知道执行哪些操作才能使得原先系统的所有内容，包括用户账号、密码、任务脚本都能移到新系统上。

要解决以上这些挑战，管理员要先了解 SQL Server 能够提供哪些数据库备份和恢复功能，能将这些功能最恰当地应用。

SQL Server 的开发部门一直在致力完善 SQL Server 的备份恢复功能，希望帮助数据库管理员用最小的代价保证数据安全。所以基本上每个版本在这方面都有功能扩充。

SQL Server 数据库分数据文件和日志文件。为了使得数据库能够恢复到某个一致点，备份不仅需要备份数据库数据文件，还要备份日志文件，因此，备份可分为数据备份和日志备份。

数据备份的范围可以是完整的数据库、部分数据库、一组文件或文件组，因此，备份可分为完整数据库备份、文件备份和部分备份。

(1) 完整数据库备份。数据库备份就是拷贝下数据库里的所有信息，通过一个单个完整备份，就能将数据库恢复到某个时间点的状态。但是由于数据库备份是一个在线的操作。一个大的完整数据库备份可能需要一个小时甚至更长的时间。数据库在这段时间里还会发生变化。所以完整数据库备份还要对部分事务日志进行备份，以便能将数据库恢复到事务一致的状态。

完整数据库备份易于使用。它包含数据库中的所有数据。对于可以快速备份的小数据库而言，最佳方法就是使用完整数据库备份，但是，随着数据库的不断增大，完整备份需花费更多时间才能完成，并且需要更多的存储空间，无法时时操作，也就是说，完整备份不能满足用户需求。

(2) 文件备份。文件备份指备份一个或多个文件或文件组中的所有数据。在完整恢复模式下，一整套完整文件备份与跨所有文件备份的日志备份合起来等同于完整数据库备份。使用文件备份能够只还原损坏的文件，而不用还原数据库的其余部分，从而可加快恢复速度。例如，如果数据库由位于不同磁盘上的若干个文件组成，在其中一个磁盘发生故障时，只须还原这个故障磁盘上的文件的备份，其他磁盘上的文件无须还原，能够缩短还原时间。

(3) 部分备份。部分备份与完整数据库备份类似，但是部分备份默认只包含数据库可读写部分，数据库的只读文件将不会被备份。因为只读部分是不会发生变动的，总是去备份它有点浪费。所以部分备份在希望不备份只读文件组时非常有用。

部分备份是数据库备份和文件备份之间的中间方案。如果一个数据库里没有只读文件，部分备份和数据库备份的作用则相同。

数据库文件的大小通常非常巨大。在目前流行数据集中的趋势下，库容上 TB 的数据库现在已屡见不鲜。对于这样的一个数据库，进行数据库备份，哪怕是文件备份都将付出巨大的代价，无法做到每天正常完成。只备份从上次备份以后的差异，则非常现实。

从是否拷贝所有的数据来分，数据备份又可以分完整备份和差异备份。

差异备份基于差异，备份要求数据库之前成功完成了一次完整备份。差异备份仅捕获自该次完整备份后发生更改的数据。这个完整备份被称为差异备份的"基准"。差异备份仅包括建立差异基准后更改的数据。差异备份比差异基准更小且更快，便于执行频繁备份，从而降低了数据丢失的风险。

对于完整数据库备份、文件备份和部分备份这3种数据备份形式，SQL Server都能够进行完整备份和差异备份。所以SQL Server共6种数据备份模式：完整数据库备份、完整文件备份、完整部分备份、差异数据库备份、差异文件备份和差异部分备份。

数据备份主要针对数据文件的备份。对于日志文件，相应地有事务日志备份。每个日志备份都包括创建备份时处于活动状态的部分事务日志，以及之前日志备份中未备份的所有日志记录。不间断的日志备份序列包含数据库的完整的即连续不断的日志链。在完整恢复模式下或在大容量日志恢复模式下的某个时期，连续不断的日志链让用户可将数据库还原到任意时间点。

仅复制备份（Copy-Only）是独立于常规SQL Server备份序列的SQL Server备份。通常，进行备份会更改数据库并影响其后备份的还原序列。但是，有时在不影响数据库全部备份和还原过程的情况下，为特殊目的而进行备份还是有用的。为实现此目的，SQL Server引入了2种仅复制备份：

（1）仅复制完整备份。仅复制完整备份也备份整个数据库的内容。它和正常的完整备份的区别是，完成后差异备份的基准不会变，不影响差异备份序列。

（2）仅复制日志备份。仅复制日志备份只备份当前日志文件里现有的内容，不清空日志文件里备份下的日志。在下一次进行正常日志备份时，这些内容还会被再次备份，从而不影响常规日志备份的序列。这种备份主要用在数据库上已有一个备份计划任务在运行，但需紧急运行日志备份，但又不影响原有备份序列。

因此，SQL Server共提供了11种主要备份方法，见表5-6。

表5-6 SQL Server提供的11种主要备份方法

分级	数据备份			日志备份	
数据库级	完整数据库备份	仅复制完整数据库备份	差异数据库备份		
文件级	完整文件备份	仅复制完整文件备份	差异文件备份	（一般）日志备份	仅复制日志备份
部分	完整部分备份	仅复制完整部分备份	差异部分备份		

备份方法很多，有几个不常用的方法。首先，仅复制备份方法是为了防止将要进行的备份会破坏现有的备份策略。如对一个已经建立了严格备份规则的数据库，需要把日志备份到另一个文件夹中，普通的日志备份会破坏现有备份文件系统所维护的日志链，而仅复制备份则不会。使用这种方法的机会不多，在制定备份策略时，一般不考虑。另外，在数据库维护时很少维护一个只读的文件或文件集。这种方法维护成本较高，只在非常巨大的数据库维护时才能体现其优势。因此，使用部分备份方法的机会也很少。因此，剔除以上几种备份方法，得到最常用的备份方法，见表5-7，也即在制定备份策略时，需要重点考虑的方法。

表5-7 最常用的备份方法

分级	数据备份		日志备份
数据库级	完整数据库备份	差异数据库备份	（一般）日志备份
文件级	完整文件备份	差异文件备份	

部分用户倾向采用直接拷贝数据库文件，用文件附加（Attach）的方式备份和恢复数据库。这种方式我们不推荐，因为：

（1）SQL Server 在运行的时候，对文件施加了排他锁，通过一般的文件拷贝的方法不能直接拷贝文件。除非通过备份软件，否则只能停止 SQL Server 服务，或者关闭数据库，才能进行文件拷贝。

（2）SQL Server 在理论上，只保证通过运行 sp_detach_db 语句得到的数据库文件，才能被成功地附加。如果用户是通过暂停 SQL Server 服务或其他方法得到的文件，可能导致附加不成功。

（3）有些用户只拷贝数据文件，不拷贝日志文件的做法，容易导致数据库不能正常恢复，丢失数据。

如果用 SQL Server 提供的接口做备份恢复，建议使用 Backup 和 Restore 命令。如果借助第三方软件，要确认其对 SQL Server 版本的支持。

拷贝文件的方法在部分场合也可以采用，如果数据库不大，时间允许，可先进行数据库备份，再进行文件级备份，包括日志文件，可以提高备份的成功率。

四、SQL Server 数据库补丁维护和建议

SQL Server 的补丁版本检查操作不如 Windows 直观，但数据库管理员必须了解 SQL Server 版本的补丁号，这里将阐述三种方法查询补丁号的方法。

方法一：用数据库查询语言查询。

打开开始程序菜单 Microsoft SQL Server 2012 的 SQL Server Management Studio，

定位到某个数据库，在该数据库单击鼠标右键，选择新建查询，输入如下语句可进行查询：

SELECT　@@VERSION as 版本详细情况
SELECT　SERVERPROPERTY('edition') as 软件版本
SELECT　SERVERPROPERTY('ProductVersion') as 产品版本编号
SELECT　SERVERPROPERTY('ProductLevel') as 当前补丁版本

以上语句的查询结果如图 5 - 12 所示。

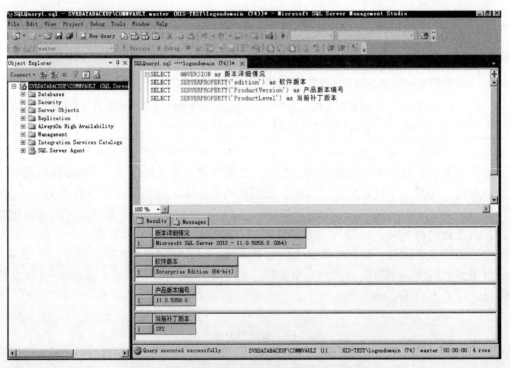

图 5 - 12　采用 SQL 语句查询数据库补丁版本

方法二：通过 SQL Server 配置管理器查询。

打开开始程序菜单 Microsoft SQL Server 2012 的配置工具中的 SQL Server 配置管理器，点击左侧 SQL Server 服务，然后，双击右侧出现的 SQL Server（MS SQL Server），在弹出的 SQL Server 属性框中，点击高级选项卡，可查看 SQL Server 版本信息，如图 5 - 13 所示。

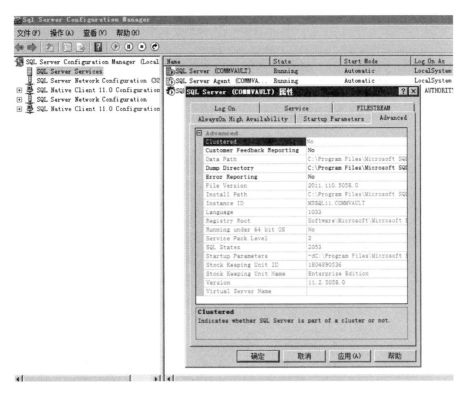

图5-13 通过配置管理器查询数据库补丁版本

方法三：通过 SSMS 查询补丁的版本号。

打开开始程序菜单 Microsoft SQL Server 2012 的 SQL Server Management Studio，点击左侧的数据库服务器，点击"帮助"菜单，点击"关于"菜单，将显示版本信息，如图5-14所示。

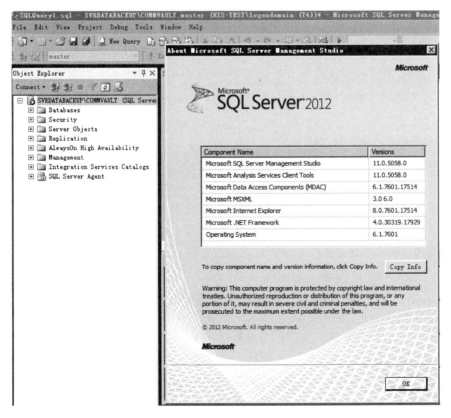

图5-14 通过 SSMS 查询补丁的版本号

把查询到的补丁版本信息与表 5-8 进行对比,可判断是否需要安装补丁。

表 5-8 SQL Server 补丁列表

序号	补丁	版本号
1	SQL Server 2012 Service Pack 1	11.00.3000.00
2	SQL Server 2012 RTM	11.00.2100.60
3	SQL Server 2008 R2 Service Pack 2	10.50.4000.0
4	SQL Server 2008 R2 Service Pack1	10.50.2500.0
5	SQL Server 2008 R2 RTM	10.52.1600.1
6	SQL Server 2008 Service Pack3	10.00.5500.00
7	SQL Server 2008 Service Pack2	10.00.4000.00
8	SQL Server 2008 Service Pack1	10.00.2531.00
9	SQL Server 2008 RTM	10.00.1600.22
10	SQL Server 2005 Service Pack4	9.00.5000.00
11	SQL Server 2005 Service Pack3	9.00.4035
12	SQL Server 2005 Service Pack2	9.00.3042
13	SQL Server 2005 Service Pack1	9.00.2047
14	SQL Server 2005 RTM	9.00.1399

五、SQL Server 管理工具介绍

SQL Server 数据库提供了一系列的管理工具,实现数据管理、性能优化、通知服务等管理功能。

(一)SQL Server Management Studio(SSMS)

SSMS 是一个集成环境,用于访问、配置、管理和开发 SQL Server 的所有组件。SSMS 将早期版本的 SQL Server 中所包含的企业管理器、查询分析器和 Analysis Manager 功能整合到单一的环境中。SSMS 组合了大量图形工具和丰富的脚本编辑器,使各种技术水平的开发人员和管理员都能访问 SQL Server。

(二)SQL Server Data Tools

为数据库开发人员提供了一个集成的环境,让他们可以在 Visual Studio 内为 SQL Server 平台执行所有数据库设计工作。数据库开发人员可以在 Visual Studio 中使用 SQL Server 对象资源管理器轻松创建或编辑数据库对象和数据,或执行查询。为数据库开发提供了熟悉的 Visual Studio 工具,特别是代码导航、IntelliSense、C#和 VB 的语言支持、TSQL 编辑器中特定于平台的验证、调试和声明性编辑,以及用于数据库项目和联机数据库实例的可视化表设计器。

(三)SQL Server 集成服务(SSIS)

在 SQL Server 7.0 中,有一个最强大的特性是数据转换服务(data transformation service,DTS)。在 SQL Server 2012 中,这一特性是 SSIS,它的作用是,将数据从一个位置复制到另一个位置,整合不同系统的信息,同时重新格式化数据。

SSIS 是从 SQL Server 2005 版本开始新增的一个服务。SSIS 在整个 SQL Server 的 BI 平台中的定位是 Extract Transform and Load(ETL)解决方案,它的前身是 SQL Server 2000 的 DTS,但较之 DTS,有了很大的改变和增强,它是完全基于 .NET 编写的,并且提供了完整的服务、运行引擎、异常处理、跟踪日志、扩展机制等。

（四）批量数据拷贝工具（Bulk Copy Program，BCP）

BCP 是 SQL Server 和 Sybase 数据库提供的非常实用的数据导入/导出工具。BCP 是一种命令行工具，可用来将表格数据发送给文件系统，进而发送到远程服务器。BCP 还可以被脚本化，但它的速度比复制过程慢，建立的时候需要做许多工作，并且 DBA 或开发人员必须确保所有对象都在目标服务器上，如所有的表、视图、存储过程和函数必须在目标服务器上。BCP 不提供更改跟踪功能，即 BCP 不知道哪些数据发生了更改，而后把更改发送到目标服务器。解决方案需要更改跟踪，即确定在源服务器上插入/更新/删除操作的一种方法。这些可能涉及 Change Data Capture 或 Change Tracking 功能。

（五）SQL Server Profiler

SQL Server Profiler 是 SQL 跟踪的图形用户界面，用于监视数据库引擎或 Analysis Services 的实例。可以捕获有关每个事件的数据并将其保存到文件或表中供以后分析。例如，可以对生产环境进行监视，了解哪些存储过程由于执行速度太慢而影响了性能。

（六）SQLCMD

使用 sqlcmd 实用工具，可以在命令提示符下、在 SQLCMD 模式下的"查询编辑器"中、在 Windows 脚本文件中或者在 SQL Server 代理作业的操作系统（Cmd.exe）作业步骤中输入 Transact-SQL 语句、系统过程和脚本文件。该工具使用 ODBC 执行 Transact-SQL 批处理命令。sqlcmd 对大小写敏感。

SQLCMD 有一个很重要的命令"：r"。当：r 发现正在运行 SQL 脚本，它会告诉 SQLCMD 把这个文件所引用的文件一并放入调用脚本中。这将告诉用户，停止目前的单个查询，并重新调整查询，把需要关联的查询放到适当的位置。另外，使用：r 命令在一个批处理中执行多个脚本，使得用户可以定义一个单独的变量集，用于包含所有脚本，但不包含 GO 终结符。Microsoft 公司从 SQL Server 2005 版本以后引入 SQLCMD，用来替代 OSQL 工具。

（七）PowerShell

PowerShell 主要针对 Windows 平台的新脚本编写环境。Windows Server 2008、Windows Server 2008 R2 和 Windows Server 2012 操作系统中包含了 PowerShell。Windows Server 2008 及以后版本包含了 PowerShell，但 Windows 2003、Windows XP（SP2 或更高版本）和 Windows Vists 必须额外安装 PowerShell，在上述版本的早期操作系统版本中不能运行 PowerShell。

PowerShell 具有较好的安全基础，在默认情况下，它仅允许用户运行数字化签名脚本，并强制用户为从脚本环境运行的每个命令指定目录，防止命令行劫持，从而消除了这些局限性。PowerShell 也支持 .NET Framework 2.0 和更高版本，因此，.NET 框架中的内置功能在此脚本环境中也可用。

像所有语言一样，PowerShell 包括命令、变量、函数、流控制方法以及工作所需的其他功能。因为它是一门解释型语言，脚本不必编译成可执行的格式来运行。

第五节　SQL Server 的使用

一、表与视图

（一）表

许多数据库对象，如索引、视图等，都是依附于表对象存在的。从某种意义上，管理数据库实际上就是管理数据库中的表。表结构的设计质量直接影响到数据库中数据的使用效率。表是关系模型中表示实体的方式，是用来组织和存储数据、使之具有行列结构的数据库对象。一般而言，表具有下列一些基本特点：代表实体、由行和列组成、行和列的顺序是不重要的等等。在 SQL Server 系统的数据库中，对指定的架构来说，表名必须是唯一的，这是由系统强制性实现的。但是，如果为表指定了不同的架构，那么可以创建多个具有相同名称的表。

（二）视图

在 SQL Server 数据库中，SQL Server 视图是非常重要的概念，是由一个查询所定义的虚拟表，与物理表不同，视图中的数据没有物理表现形式，除非为其创建了一个索引。如果查询一个没有索引的视图，SQL Server 实际访问的是基础表。

如果要创建一个视图，为其指定一个名称和查询即可。SQL Server 只保存视图的元数据、用户描述以及它所包含的列、安全、依赖等。当查询视图时，无论是获取数据还是更新数据，SQL Server 都用视图的定义来访问基础表。

视图在数据库的操作中扮演着重要的角色，如可以利用视图访问经过筛选和处理的数据，而不是直接访问基础表，这在一定程度上也保护了基础表。

二、触发器和存储过程

（一）触发器

触发器（trigger）是 SQL server 提供给程序员和数据分析员来保证数据完整性的一种方法，它是与表的事件相关的特殊的存储过程，它的执行不是由程序调用，也不是手工启动，而是由事件来触发，如当对一个表进行操作（insert、delete、update）时就会触发。触发器经常用于加强数据的完整性和业务规则审核等。

触发器可以查询其他表，也可以包含复杂的 SQL 语句，主要用于强制服从复杂的业务规则或要求。如可以根据客户当前的账户状态，控制是否允许插入新订单。

触发器也可用于强制引用完整性，以便在多个表中添加、更新或删除行时，保留在这些表之间所定义的关系。但强制引用完整性的最好方法是在相关表中定义主键和外键约束。如果使用数据库关系图，则可以在表之间创建关系以自动创建外键约束。

触发器与存储过程的唯一区别是，触发器不能进行 EXECUTE 语句调用，而是在用户执行 Transact-SQL 语句时自动触发执行。

触发器有作用如下：①可在写入数据表前，强制检验或转换数据。②触发器发生错误时，异动的结果会被撤销。③部分数据库管理系统可以针对数据定义语言（DDL）使用触发器，称为 DDL 触发器。④可依照特定的情况，替换原来的指令（使用 INSTEAD OF）。

SQL Server 包括以下三种常规类型的触发器：

1. DML 触发器

当数据库中表中的数据发生变化时，包括 insert、update、delete 中的任意操作，如果对该表编写了对应的 DML 触发器，那么该触发器自动执行。DML 触发器的主要作用在于强制执行业务规则、扩展 SQL Server 约束和默认值等。约束只能约束同一个表中的数据，在触发器中则可以执行任意 SQL 命令。

2. DDL 触发器

DDL 触发器是从 SQL Server 2005 版本开始新增的触发器，主要用于审核与规范对数据库中表、触发器、视图等结构上的操作，如在修改表、修改列、新增表、新增列等。它在数据库结构发生变化时执行，主要用于记录数据库的修改过程，以及限制程序员对数据库的修改，如不允许删除某些指定表等。

3. 登录触发器

登录触发器将为响应 LOGIN 事件而激发存储过程。与 SQL Server 实例建立用户会话时将引发此事件。登录触发器将在登录的身份验证阶段完成之后且用户会话实际建立之前激发。因此，来自触发器内部且通常将到达用户的所有消息,如错误消息和来自 PRINT 语句的消息,都会被传送到 SQL Server 错误日志。如果身份验证失败,将不激发登录触发器。

(二)存储过程

存储过程（stored procedure）是在大型数据库系统中,一组为了完成特定功能的 SQL 语句集,存储在数据库中经过第一次编译后再次调用时不需要再次编译,用户通过指定存储过程的名字并给出参数（如果该存储过程带有参数）来执行它。存储过程是数据库中的一个重要对象,任何一个设计良好的数据库应用程序都应该用到存储过程。

存储过程功能包括：

(1) 变量说明。

(2) ANSI（美国国家标准化组织）兼容的 SQL 命令（如 Select,Update…）。

(3) 一般流程控制命令（if…else…,while…）。

(4) 内部函数。

存储功能种类包括：

(1) 系统存储过程。以 sp_开头,用来进行系统的各项设定、取得信息和相关管理的工作。

(2) 本地存储过程。用户创建的存储过程是由用户创建并完成某一特定功能的存储过程,事实上一般所说的存储过程就是指本地存储过程。

(3) 临时存储过程。临时存储过程有两种：

1) 本地临时存储过程,名称以"#"作为第一个字符,该存储过程将成为一个存放在 tempdb 数据库中的本地临时存储过程,且只有创建它的用户才能执行它。

2) 全局临时存储过程,名称以"##"号开始,该存储过程将成为一个存储在 tempdb 数据库中的全局临时存储过程,全局临时存储过程一旦创建,以后连接到服务器的任意用户都可以执行它,而且不需要特定的权限。

(4) 远程存储过程。在 SQL Server 中,远程存储过程（remote stored procedures）是位于远程服务器上的存储过程,通常可以使用分布式查询和 EXECUTE 命令执行一个远程存储过程。

(5) 扩展存储过程。扩展存储过程（extended stored procedures）是用户可以使用外部程序语言编写的存储过程,而且扩展存储过程的名称通常以 xp_开头。

三、主键、外键和索引

(一)主键

实体（表）最重要的概念就是主键,一个或一组可用于唯一标识数据行的属性。

根据定义,主键必须是唯一的,并且必须有一个值,不能为空值。最简单的主键由单列标识。如数据库可能包含一个雇员表（实体）,其主键可能是雇员的社会安全号或系统生成的雇员标识符。

对于一些实体来说,可能有多个可能的主键以供选择,如雇员编号、驾驶执照号码、身份证号码。在这种情况下,所有潜在的主键都成为候选键。未选中作为主键的候选键成为备用键。记录所有候选键非常重要,因为以后在 SQL DLL 层,他们需要唯一约束。在概念图阶段,主键可能容易理解,如雇员编号、汽车 VIN 码、国家或地区名称。

(二)外键

如果两个实体（表）彼此相关,那么通常一个实体为主要实体,另一个实体是次要实体。可通过从主要实体复制主键到次要实体中,来连接两个实体。次要实体复制出的属性称为外键。这种关系有时非正式地称为父-子关系。

外键的实施称为应用完整性,这种完整性确保次要表中的值包含在主要表中。通过向数据库实施引用完整性,可以帮助生成精确的、有效的结果集。

（三）索引

在应用系统中，尤其在联机事务处理系统中，对数据查询及处理速度已成为衡量应用系统成败的标准。而采用索引来加快数据处理速度也成为广大数据库用户所接受的优化方法。

在良好的数据库设计基础上，能有效地使用索引是 SQL Server 取得高性能的基础，SQL Server 采用基于代价的优化模型，对每一个提交的有关表的查询，决定是否使用索引或用哪一个索引。因为查询执行的大部分性能瓶颈是磁盘 I/O，使用索引提高性能的一个主要目标是避免全表扫描，因为全表扫描需要从磁盘上读表的每一个数据页，如果有索引指向数据值，则查询只需读几次磁盘即能完成。所以如果建立了合理的索引，优化器则可利用索引加速数据的查询过程。但索引的使用会降低增加、删除、修改操作的性能。因此，需要在适当的地方增加适当的索引，并在不合理的地方删除索引，将有助于优化 SQL Server 应用性能。

1. 聚簇索引（clustered indexes）的使用

聚簇索引是一种对磁盘上的实际数据重新组织，按指定的一个或多个列的值排序的索引。聚簇索引的索引页面指针指向数据页面，使用聚簇索引查找数据几乎总是比使用非聚簇索引快。每张表只能建一个聚簇索引，并且建聚簇索引需要至少相当该表 120% 的附加空间，存放该表的副本和索引中间页。建立聚簇索引的思想如下：

（1）大多数表都应该有聚簇索引或使用分区来降低对表尾页的竞争，在一个高事务的环境中，对最后一页的封锁严重影响系统的吞吐量。

（2）在聚簇索引下，数据在物理上按顺序排在数据页上，重复值也排在一起，因而在那些包含范围检查（between、<、<=、>、>=）或使用 group by 或 order by 的查询时，一旦找到具有范围中第一个键值的行，具有后续索引值的行确保物理上毗连在一起而不必进一步搜索，避免了大范围扫描，能大大提高查询速度。

（3）在一个频繁发生插入操作的表上建立聚簇索引时，不要建在具有单调上升值的列（如 IDENTITY）上，否则会经常引起封锁冲突。

（4）在聚簇索引中不要包含经常修改的列，因为码值修改后，数据行必须移动到新的位置。

（5）选择聚簇索引应基于 WHERE 子句和连接操作的类型。

聚簇索引的候选列包括：

（1）主键列，该列在 WHERE 子句中使用并且插入是随机的。

（2）按范围存取的列，如 pri_order > 100 and pri_order < 200。

（3）在 group by 或 order by 中使用的列。

（4）不经常修改的列。

（5）在连接操作中使用的列。

2. 非聚簇索引（nonclustered indexes）的使用

SQL Server 缺省情况下建立的索引是非聚簇索引，由于非聚簇索引不重新组织表中的数据，而是对每一行存储索引列值并用一个指针指向数据所在的页面。一个表如果没有聚簇索引时，可有 250 个非聚簇索引。每个非聚簇索引提供访问数据的不同排序顺序。在建立非聚簇索引时，要权衡索引对查询速度的加快和降低修改速度之间的利弊，并考虑如下因素：①索引需要使用多少空间。②合适的列是否稳定。③索引键是怎么选择的，扫描效果是否更佳。④是否有许多重复值。

对更新频繁的表来说，表上的非聚簇索引比聚簇索引和根本没有索引需要更多的额外开销。对移到新页的每一行而言，指向该数据的每个非聚簇索引的页级行也必须更新，有时可能还需要索引页的分理。从一个页面删除数据的进程也会有类似的开销，另外，删除进程还必须把数据移到页面上部，以确保数据的连续性。所以，建立非聚簇索引要非常慎重。非聚簇索引常被用在以下情况：①某列常用于集合函数（如 Sum）。②某列常用于 join、order by、group by。③查寻出的数据不超过表中数据量的 20%。

3. 覆盖索引（covering indexes）的使用

覆盖索引是指那些索引项中包含查询所需要的全部信息的非聚簇索引，这种索引之所以比较快也正是因为索引页中包含了查询所必需的数据，不需要去访问数据页。如果非聚簇索引中包含结果数据，那么它的查询速度将快于聚簇索引。

由于覆盖索引的索引项比较多，要占用比较大的空间，且 update 操作会引起索引值改动。如果潜在的覆盖查询并不常用或不太关键，则覆盖索引的增加反而会降低性能。

4. 索引的选择技术

索引的有无、建立方式的不同将会导致不同的查询效果，需要根据用户对数据的查询条件，选择索引策略，这些条件通常体现于 where 从句和 join 表达式中。通常可按如下策略建立索引：

（1）主键时常作为 where 子句的条件，应在表的主键列上建立聚簇索引，尤其当经常用它作为连接的时候。

（2）有大量重复值且经常有范围查询和排序、分组发生的列，或非常频繁地被访问的列，可考虑建立聚簇索引。

（3）经常同时存取多列，且每列都含有重复值可考虑建立复合索引来覆盖一个或一组查询，并把查询引用最频繁的列作为前导列，如果可能，则尽量使关键查询形成覆盖查询。

（4）如果知道索引键的所有值都是唯一的，可把索引定义成唯一索引。

（5）在一个经常做插入操作的表上建索引时，使用 fillfactor（填充因子）来减少页分裂，同时提高并发度降低死锁的发生。如果在只读表上建索引，则能把 fillfactor 置为 100。

（6）在选择索引键时，设法选择那些采用小数据类型的列作为键以使每个索引页能够容纳尽可能多的索引键和指针，通过这种方式，可使一个查询必须遍历的索引页面降到最小。应尽可能地使用整数为键值，这能够提供比所有数据类型都快的访问速度。

5. 索引的维护

因某些不合适的索引将影响 SQL Server 的性能，随着应用系统的运行，数据不断地发生变化，当数据变化达到某一个程度时将会影响索引的使用。因此，索引需要维护，包括：

（1）重建索引。随着数据行的插入、删除和数据页的分裂，有些索引页可能只包含几页数据。而且，应用在执行大块 I/O 时，重建非聚簇索引能降低分片，维护大块 I/O 的效率。重建索引就是重新组织 B－树空间。通常，在下列情形下需要重建索引：①数据和使用模式大幅度变化。②排序的顺序发生改动。③要进行大量插入操作或已完成。④使用大块 I/O 的查询的磁盘读次数比预料的多。⑤由于大量数据修改，使得数据页和索引页没有充分使用而导致空间的使用超出估算。⑥DBCC 检查出索引有问题。

当重建聚簇索引时，这张表的所有非聚簇索引将被重建。

（2）索引统计信息的更新。当在一个包含数据的表上创建索引的时候，SQL Server 会创建分布数据页来存放有关索引的两种统计信息：分布表和密度表。优化器利用这个页来判断该索引对某个特定查询是否有用。但这个统计信息并不动态地重新计算。这意味着，当表的数据改动之后，统计信息有可能是过时的，从而影响优化器追求最优工作目标。因此，在下面情形下应该运行索引统计信息的更新命令：①数据行的插入和删除修改了数据的分布。②对用 truncate table 删除数据的表上增加数据行。③修改索引列的值。

索引是用于在较大的数据集合中查找信息的有序指针。索引只有与问题的需要匹配时才有用。这种情况下，索引成为问题和正确答案之间的快捷方式。关键是要设计出问题和正确答案之间数量最少的快捷方式。

合理的索引策略能识别出占工作负荷 90% 的查询，合理使用聚集索引和覆盖索引，处理查询无须昂贵的书签查找操作。优良的物理架构、编写优良的基于集的查询以及优秀的索引可降低事务持续时间，隐式地改善并发性并建立数据库的可扩展性。然而，索引不能克服迭代代码的性能问题。对于编写拙劣的会返回多余列的 SQL 代码，很难对其进行索引，并且可能无法利用覆盖索引。另外，复杂或非规范化的物理架构也很难正确索引。

四、作业

SQL Server 的作业是一系列由 SQL Server 代理按顺序执行的指定操作。作业可以执行一系列活动，包括运行 Transact-SQL 脚本、命令行应用程序、Microsoft ActiveX 脚本、Integration Services 包、Analysis Services 命令和查询或复制任务。作业可以运行重复任务或那些可计划的任务，它们可以通过生成警报来自动通知用户作业状态，从而极大地简化 SQL Server 管理。作业可以手工执行，也可以调度执行，或由系统的警报触发执行。

作业是为了完成指定任务而执行的一系列操作。作业管理包括创建作业、定义作业步骤、确定每一个作业步骤的动作流程逻辑、调度作业、创建将要通知的操作员，以及检查和配置作业的历史。在 SQL Server 系统中，既可以使用 SSMS 创建作业和操作员，也可以使用系统存储过程创建作业。创建作业、删除作业、查看作业历史记录等所有操作都可以通过 SSMS 管理工具 GUI 界面操作，有时候确实挺方便的。

创建作业的步骤一般如下所示：

（1）执行 sp_add_job 来创建作业。
（2）执行 sp_add_jobstep 来创建一个或多个作业步骤。
（3）执行 sp_add_schedule 来创建计划。
（4）执行 sp_attach_schedule 将计划附加到作业。
（5）执行 sp_add_jobserver 来设置作业的服务器。

本地作业由本地 SQL Server 代理进行缓存。因此，任何修改都会隐式强制 SQL Server 代理重新缓存该作业。由于直到调用 sp_add_jobserver 时，SQL Server 代理才缓存作业，因此最后调用 sp_add_jobserver 将更为有效。

用脚本新建一个作业用来每天执行 exec sp_cycle_errorlog，实现错误日志循环，用脚本新建一个作业确实工作量很大，而且容易出错，GUI 图形界面创建作业要方便得多，但是如果迁移数据库时，用脚本来新建作业是相当方便的。比 GUI 图形界面新建一个作业更方便快捷。

与作业有关的系统表、视图大致有下面9个，如表5-9所示。

表5-9 与作业有关的系统表和视图

SQL 语句	语句说明
SELECT * FROM msdb.dbo.sysjobs	存储将由 SQL Server 代理执行的各个预定作业的信息
SELECT * FROM msdb.dbo.sysjobschedules	包含将由 SQL Server 代理执行的作业的计划信息
SELECT * FROM msdb.dbo.sysjobactivity	记录当前 SQL Server 代理作业活动和状态
SELECT * FROM msdb.dbo.sysjobservers	存储特定作业与一个或多个目标服务器的关联或关系
SELECT * FROM msdb.dbo.sysjobsteps	包含 SQL Server 代理要执行的作业中的各个步骤的信息
SELECT * FROM msdb.dbo.sysjobstepslogs	包含所有 SQL Server 代理作业步骤的作业步骤日志
SELECT * FROM msdb.dbo.sysjobs_view	—
SELECT * FROM msdb.dbo.sysjobhistory	包含有关 SQL Server 代理执行预定作业的信息
SELECT * FROM msdb.dbo.syscategories	包含由 SSMS 用来组织作业、警报和操作员的类别

启动、停止、禁用与删除作业有两种方法，包括通过 SSMS 工具和通过 SQL 命令。作业的迁移可使用 Transact-SQL 编写作业脚本来实现，步骤如下：

（1）在对象资源管理器中，连接到 Microsoft SQL Server 数据库引擎实例，展开该实例。
（2）展开"SQL Server 代理"和"作业"，右键单击要编写脚本的作业。

(3) 从快捷菜单中,选择"编写作业脚本为",选择"CREATE 到"或"DROP 到",单击下列内容之一:

1) 新查询编辑器窗口。将打开一个新的查询编辑器窗口,并为其编写 Transact-SQL 脚本。
2) 文件。将 Transact-SQL 脚本保存到文件。
3) 剪贴板。将 Transact-SQL 脚本保存到剪贴板。

五、SQL server 中对 SQL 语句的特殊约定或定义

(一) SQL 语句分类

SQL 语句的分类如下:

1. 数据定义语言

SQL 的数据定义语言用来定义关系数据库的模式、内模式、外模式,以实现对基本表、视图、以及索引文件的定义、修改和删除等操作。

2. 数据操纵语言

(1) 数据查询。对数据库中的数据查询、统计、分组、排序、检索等操作。
(2) 数据更新。数据的插入、删除、修改等数据维护操作。

3. 数据控制语言

对数据的操作权限的控制,表 5 – 10 列出了 SQL 语句的分类。通过授权、收权保证数据库的安全。全体数据表构成了数据库的全局逻辑模式,视图和部分基本表构成了数据库的外模式,数据库的存储文件和索引文件构成了关系数据库的内模式。

表 5 – 10 SQL 语句分类表

操作对象	创建语句	删除语句	修改语句
基本表	Create table	Drop table	Alter table
索引	Create index	Drop index	
试图	Create view	Drop view	
数据库	Create database	Drop database	Alter database

语句格式约定括号为:"< >"中为实际语义,"[ ]"中为任选项,"{ }"或"|"中为必选项,"[,…n]"为前面的项可重复多次,数据项分隔符",",语句结束符";"。

(二) 数据定义语句

定义表:

CREATE TABLE [<库名>] <表名> (<列名><数据类型> [<列级完整性约束条件>] [,<列名><数据类型> [<列级完整性约束条件>]] [,…n] [,<表级完整性约束条件>] [,…n]);

(三) 列级完整性约束条件

(1) NOT NULL 和 NULL:NOT NULL 约束不允许字段值为空,NULL 约束允许字段值为空。
(2) UNIQUE:唯一性约束,不允许该关系的该列中出现重复的属性值。
(3) DEFAULT:默认值约束,将列中使用频率最高的属性值定义为 default 中的默认值,减少数据输入的工作量。DEFAULT 约束格式:

DEFAULT <约束名> <默认值> FOR <列名>

(4) CHECK:检查约束,通过约束表达式设置列值中满足条件的属性。

CHECK 约束格式:

CONSTRAINT <约束名> CHECK(<约束表达式>)

（四）表级完整性约束条件

（1）UNIQUE：唯一性约束，约束列组的值不能有重复。

（2）PRIMARY KEY：实体完整性约束，用于定义主码，保证主码的唯一性和非空性。Primary key 约束可以直接写在主码后，也可按语法写出来。

PRIMARY KEY 约束语法：

CONSTRAINT <约束名> PRIMARY KEY[CLUSTERED](<列组>)CLUSTERED 为建立<列组>聚簇

（3）FOREIGN KEY：外码和参照表约束。

CONSTRAINT <约束名> FOREIGN KEY(<外码>)

REFERENCES <被参照表名>(<与外码对应的主码名>)

修改基本表：

ALTER TABLE <表名>

[ADD (<新列名> <数据类型>[完整性约束][,…n])；

[DROP <完整性约束名>]；

[MODIFY(<列名> <数据类型>[,…n])]；

MODIFY 子句用来修改列的原定义。

DROP 子句删除指定的完整性条件。

删除基本表：

DROP TABLE <表名>；

（五）索引

1. 建立索引

CREATE[UNIQUE][CLUSTER]INDEX <索引名>；

ON <表名>(<列名>[<次序>][<列名>[<次序>]…])；

次序：ASC 升序 DESC 降序。

UNIQUE：索引的每一个索引值只对应唯一的数据记录。

CLUSTER：建立聚簇索引。

2. 删除索引

DROP INDEX[索引名]；

（六）视图

1. 建立视图

CREATE VIEW <视图名>[<列组名>]

  AS <子查询>

  [WITH CHECK OPTION]

WITH CHECK OPTION：限制子查询的条件。

2. 删除视图

DROP VIEW <视图名>；

（七）数据查询语句

SELECT 语句的语法格式为：

SELECT〈目标列组〉

  FROM〈数据源〉

  [WHERE〈元组选择条件〉]

  [GROUP BY〈分组列〉[HAVING〈组选择条件〉]]

  [ORDER BY〈排序列1〉〈排序要求1〉[,…n]]；

GROUP BY：按分组列的值对结果集分组 HAVING 是表达组选择条件。

ORDER BY：对结果集进行排序。

组合查询操作符包括下列 3 种。

UNION：并查询。

MINUS：差查询。

INTERSECT：交查询。

(八) 其他 SQL 操作符

＊：＊说明取全部字段或表中的全部字段。使用：＊或 < 表名 > . ＊

ALL：全部操作符，保留重复值。使用：ALL < 字段 > 或 All < 字段组 >

DISTINCT：去掉重复值。使用：DISTINCT < 字段 > DISTINCT < 字段组 >

内连接：排除两个表中没有匹配的元组情况；用 " = " 连接两个元组。

左连接：结果集中保留表达式左表的非匹配记录；用 " ＊= " 连接两个元组。

右连接：结果集中保留表达式右表的非匹配记录；用 " =＊"连接两个元组。

EXISTS：子查询的结果集如果不为空，则产生逻辑真值"真"，否则产生"假"。

数据更新语句：UPDATE 表名称 SET 列名称 = 新值 WHERE 列名称 = 某值

数据插入语句：INSERT INTO 表名称 VALUES（值 1，值 2，……）

使用常量插入单个元组：

使用常量插入单个元组的 INSERT 语句的格式为：

  INSERT

    INTO〈表名〉[（〈属性列1〉[,〈属性列2〉…])

    VALUES (〈常量1〉[,〈常量2〉]…)；

在表中插入子查询结果集：

  INSERT

    INTO〈表名〉[（〈属性列1〉[,〈属性列2〉…）]

    < 子查询 >

数据修改语句：

  SQL 修改数据操作语句的一般格式为：

  UPDATE〈表名〉

    SET〈列名〉=〈表达式〉[,〈列名〉=〈表达式〉][,…n]

    [WHERE〈条件〉]；

数据删除语句：

  数据删除语句的一般格式为：

  DELETE

    FROM〈表名〉

    [WHERE〈条件〉]；

嵌入式 SQL：

不用游标的查询语句的一般格式为：

  EXEC SQL SELECT [ALL | DISTINCT]〈目标列表达式〉[,…n]

    INTO〈主变量〉[〈指示变量〉][,…n]

    FROM〈表名或视图名〉[,…n]

    [WHERE〈条件表达式〉]；

游标通过 DECLARE 语句定义，其语句格式为：

 EXEC SQL DECLARE〈游标名〉CURSOR

    FOR〈子查询〉

    [FOR UPDATE OF〈字段名1〉[,…n]]；

游标通过 OPEN 命令打开，打开游标语句的格式为：

  EXEC SQL OPEN〈游标名〉；

游标通过 FETCH 命令向前（或称向下）推进一条记录。推进游标的语句格式为：
   EXEC SQL FETCH〈游标名〉INTO〈主变量组〉；
数据控制语句：
系统授权的授权语句格式为：
   GRANT〈系统特权组〉To〈用户组〉| PUBLIC
      [WITH GRANT OPTION];
   PUBLIC：数据库所有用户；
      WITH GRANT OPTION：获得权限的用户可以把权限再授予他人。
对象特权的授权格式为：
   GRANT ALL PRIVILEGES |〈对象特权组〉ON〈对象名〉
      TO〈用户组〉| PUBLIC
      [WITH GRANT OPTION];
   ALL PRIVILEGES：所有的对象特权。
收权语句：
   REVOKE 语句的一般格式为：
   REVOKE〈权限组〉| ALL PRIVILEGES [ON〈对象名〉]
      FROM〈用户名组〉| PUBLIC；
拒绝访问语句的一般格式为：
   DENY ALL [PRIVILEGES] |〈权限组〉[ON〈对象名〉] TO〈用户组〉| PUBLIC；

第六节 SQL Server 数据库系统的性能优化

一、SQL Server 的体系结构

SQL Server 的体系结构包括查询体系、数据库事务、查询的生命周期，对 SQL Server 的体系结构有一定的基本了解是对 SQL Server 进行智能故障排除的基础。

（一）数据库事务

事务（transaction）指的是数据库中的一组操作，通常包含多个对数据库的读写命令。事务最重要的特性是：要么事务中的所有操作都完成，要么一个操作都不执行。这种属性称为原子性，是早期数据库理论中对数据库事务规定的 4 个属性之一。事务要求的 4 个属性称为 ACID 属性。

1. ACID 属性

数据库理论对事务要求的 4 个属性为原子性（atomicity）、一致性（consistency）、隔离性（isolation）和持久性（durability）。

（1）原子性。原子性指事务中所有的操作都必须成功，否则部分成功的所有更改都必须回滚（rollback）。有关原子事务的一个经典示例是在自动柜员机上的取款操作。用户取款时，自动柜员机必须完成提取现金和银行账号扣款两个操作。这两个操作如果有任何一个失败，都会给取款人或银行带来问题。

（2）一致性。一致性要求确保事务不能违反数据库定义的完整性规则（integrity rule），即事务必须保持数据库的一致性状态。如数据库定义的完整性规则可能为要求仓储量不能为负值，或者一个备用对象不能在父对象不存在的情况下存在，或者性别字段必须为男性或女性。为了确保一致性，事务不能违反数据库中对数据定义的任何约束或规则。

（3）隔离性。隔离性指各个同时运行的事务所做的修改之间相互没有影响。每一个事务都必须是自包含的（self-contained），其所做的任何修改都不能为其他事务读取。SQL Server 可以允许用户对

隔离的程度进行控制,从而在业务需求和性能需求之间得到平衡。

(4) 持久性。一旦提交了一个事务,这个事务所做的修改能够持久存在,即事务的结果必须持久,即使发生了系统故障。在 SQL Server 中,重放事务所做的修改所需要的信息在事务被提交之前就已写入事务日志中。

2. SQL Server 事务

根据创建方式的不同,SQL Server 支持的事务分为两种类型:隐式(implicit)事务和显式(explicit)事务。

SQL Server 自动使用隐式事务来保证单个命令的 ACID 属性。如对于一个修改了 10 行的更新语句,SQL Server 会将此语句以隐式事务的方式执行,保证了该语句的 ACID 属性,即要么这 10 行全部都更新成功,要么一行都没有更新。

显式事务从 T-SQL 命令 begintransaction 开始,到 commit transaction 或 rollback transaction 命令结束。

提交一个事务意味着在这个事务中所做的修改操作都持久化了,而回滚一个事务意味着这个事务中所有的修改操作都撤销了。可以利用显式事务来组合一些修改操作,使得这些操作整体满足 ACID 属性,并且可以在业务逻辑需要的时候撤销任何一个事务所做的修改。

(二) 一个查询的生命周期

SQL Server 体系结构中上层组件的工作原理,为了深入理解使用了一个数据库查询的完整生命周期的例子来描述各个组件。

首先只关注 READ 操作,先研究一个基本的 SELECT 查询,然后再研究执行 UPDATE 操作的查询会有什么额外的步骤。最后,介绍 SQL Server 在优化性能的同时,实现恢复机制(recovery)的方法和步骤。

图 5-16 展示了用于演示数据库查询生命周期的例子的 SQL Server 上层组件。

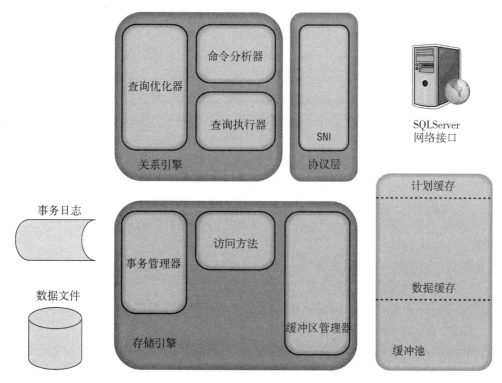

图 5-16 查询的生命周期

1. 关系引擎和存储引擎

SQL Server 由两个主要引擎组成:关系引擎和存储引擎。

关系引擎有时候被称为查询处理器，因为关系引擎的主要功能是进行查询的优化和执行。关系引擎包含三个主要部分，即命令分析器、查询优化器和查询执行器。命令分析器用于检查查询命令的语法和生成查询树，查询优化器大概是任何数据库系统中最重要的一部分，查询执行器负责查询命令的执行。

存储引擎负责管理与数据有关的所有 I/O 操作，包括访问方法的代码和缓冲区管理器，访问方法负责处理行、索引、页、分配和行版本的 I/O 请求，缓冲区管理器负责缓冲池的管理，缓冲池是 SQL Server 内存的主要消耗者。存储引擎还包含了一个事务管理器，负责数据的锁定以实现 ACID 属性中的隔离性，并负责管理事务日志。

2. 缓冲池

缓冲池是 SQL Server 中最消耗内存的组件。缓冲池中包含了 SQL Server 中所有类型的缓存，包括计划缓存和数据缓存。

3. 一个基本的 Select 查询

使用的查询例子本身的细节不重要，它只是一个简单的 SELECT 语句而已，没有连接操作（join），所以只是一个基本的读请求。从客户端开始，这个查询接触的第一个组件是 SQL Server 网络接口（SQL Server Network Interface，SNI）。

（1）SQL Server 网络接口。SNI 是一个协议层，负责建立客户端和服务器之间的网络连接。SNI 由一组 API 构成，这些 API 被数据库引擎和 SQL Server 本地客户端（SQL Server Native Client，SNAC）使用。SNI 取代了 SQL Server 2000 中的网络库和 Windows 中附带的 Microsoft 公司数据访问组件（Microsoft Data Access Components，MDAC）。

SNI 不是直接配置的，只需要在客户端和服务器中配置网络协议就可以了。SQL Server 支持以下协议。

共享内存（shared memory）：因为共享内存简单高速，所以这是在客户端和 SQL Server 在同一台机器上时的默认连接方式。共享内存只能在本地使用，没有任何可配置的属性。连接本地机器的时候，共享内存总是首先尝试的连接协议。

TCP/IP：TCP/IP 是访问 SQL Server 时最常用的协议。客户端可以通过指定 IP 地址和端口号连接到 SQL Server。如果指定一个实例进行连接，客户端会自动采用 TCP/IP 协议进行连接。网络内部的名称解析系统自动将实例名中的主机名部分解析为 IP 地址，然后客户端连接默认实例的默认 TCP 端口 1433。也可以通过 SQL Browser 服务在服务器 UDP 端口 1434 中找到命名实例的正确端口。

命名管道（named pipe）：TCP/IP 协议和命名管道在使用它们的体系结构中是类似的。命名管道是为局域网（LAN）设计的，因而在像广域网（WAN）这样的速度慢一些的网络中效率不高。

要使用命名管道，首先要在 SQL Server 配置管理器中启用命名管道（如果打算远程连接的话），然后再创建一个 SQL Server 别名，该 SQL Server 别名通过命名管道协议连接至服务器。

命名管道使用 TCP 端口 445，所以首先要确保在两台计算机的防火墙中都打开了这个端口，在 Windows 的防火墙中也要打开。

VIA：虚拟接口适配器（virtual interface adapter，VIA）是一种可以让两个系统进行高性能通信的协议。VIA 要求通信的两端使用特殊的硬件和专用连接。

和命名管道一样，要使用 VIA 协议首先要在 SQL Server 配置管理器中将其启用，然后创建 SQL Server 别名，这个 SQL Server 别名通过 VIA 协议连接至服务器。

不管采用什么网络协议进行连接，一旦建立连接，SNI 都会建立一个到服务器上的表式数据流端点（tabular data stream endpoints，TDS 端点，下一节详述）的安全连接，然后利用这个连接发送请求和接收数据。一个数据库查询的生命周期走到这一步，已经完成了 SELECT 语句的发送，并且正在等待接收结果集。

（2）TDS 端点。表式数据流（TDS）是 Microsoft 具有自主知识产权的协议，最初由 Sybase 设计，用来和数据库服务器交互使用。服务器和客户端之间利用网络协议，如 TCP/IP，建立连接之后，客户端会和服务器上相应的 TDS 端点建立连接，TDS 端点是客户端和服务器之间的通信端点。

每一个网络协议都配备有一个 TDS 端点和一个保留的专用管理员连接（dedicated administrator connection，DAC）。连接一旦建立，客户端和服务器之间就通过 TDS 消息进行通信。

示例查询中，SELECT 语句以 TDS 消息的形式通过 TCP/IP 连接（TCP/IP 是默认使用的协议）传送到 SQL Server。

（3）协议层。当 SQL Server 的协议层收到 TDS 数据包之后，需要反转客户端上的 SNI 的工作，将 TDS 数据包解包，得到实际的请求。协议层还负责将 SQL Server 的查询结果和状态信息打包并以 TDS 消息的形式发送给客户端。

示例查询的 SELECT 语句在 TDS 数据包中被标记为"SQL 命令"类型的消息，所以 SQL Server 协议层将解包出来的查询命令传递给下一个组件：查询分析器。至此，查询命令的生命周期进入了执行阶段。

图 5-17 展示了现在这条查询到达的位置。客户端的 SNI 将查询语句包装为 TDS 数据包，发送给 SQL Server 的协议层，协议层将 TDS 数据包解包，并将 TDS 消息识别为 SQL 命令，然后协议层中的 SNI 将该命令代码发送到命令分析器。

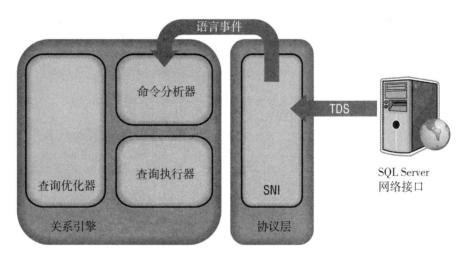

图 5-17　查询数据流

（4）命令分析器。命令分析器（command parser）负责处理 T-SQL 语言事件。首先，命令分析器会检查命令的语法结构，如果有任何语法错误，命令分析器将错误返回给协议层，然后协议层将错误返回给客户端。如果命令的语法结构正确，命令分析器会根据查询命令生成一个查询计划（query plan）或寻找一个已存在的计划。查询计划详细描述了 SQL Server 如何执行一段 T-SQL 代码，因此也常被称为执行计划（execution plan）。

为了检查已经存在的查询计划，命令分析器首先对查询命令的 T-SQL 代码进行散列（hash）运算得到一个散列值，然后在计划缓存里面查找有没有匹配的查询计划。计划缓存是缓冲池的一部分，用来缓存查询计划。如果在计划缓存中找到了匹配的查询计划，命令分析器则直接从缓存中读取相应的查询计划，并将其传给查询执行器执行。

（5）计划缓存。生成执行计划是一项非常耗时和耗费资源的过程，因此，对已经生成的执行计划进行重用可以显著提高 SQL Server 查询命令的效率。

计划缓存是 SQL Server 缓冲池的一部分，用来存储执行计划以备后续使用。

如果命令分析器没有在计划缓存中找到相应的匹配，则会生成一个基于 T-SQL 的查询树。查询树是一种数据库内部的数据结构，树中的每一个节点表示一个查询所需要执行的操作。查询树随后被传递到查询优化器进行处理。

由于查询示例并不存在已有的查询计划，因此在本例中，命令分析器会对这个查询示例生成一个查询树,并将其传递给查询优化器。

图 5-18 展示了计划缓存。图 5-18 中的命令分析器会在计划缓存中检查已存在的查询计划,由于查询计划并不存在,所以命令分析器生成了查询树,并将其传递给查询优化器。

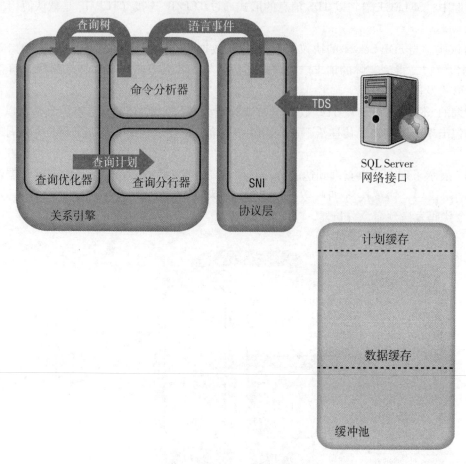

图 5-18 查询缓存管理

(6) 查询优化器。查询优化器(optimizer)是 SQL Server 团队最值得嘉奖的成果,也是产品中最复杂、最具有技术含量的一个组件。幸好,SQL Server 小组仅仅对低层算法和源代码严加保护(甚至 Microsoft 内部人员也不能轻易访问这些资源),人们还是可以通过研究和观察来探索查询优化器的工作原理。

查询优化器是一种"基于开销"(cost-based)的优化器,这种优化器评估多种可能的执行查询的方式,并从中挑选出优化器认为执行开销最低的方案作为优化结果。查询优化器将这个最优化的结果生成查询计划,作为它的输出。

根据上述描述,凭直觉很容易将查询优化器误解为找出最佳的查询计划。实际上,查询优化器是在合理的时间内找出较好的查询计划,而不是最佳计划。通常,人们将查询优化器的目标定位为找到最有效的方案。

如果查询优化器每次都试图找到一个最优的计划,那么它查找这个最优计划的时间可能比只执行未优化的较慢的计划还要长,一些内置的启发式算法保证了查询优化器绝不会花比简单执行未优化的慢计划还要长的时间去查找一个好的计划。

查询优化器不仅是一个基于开销的优化器,还是一个执行多步骤优化的优化器,其中优化的每一步都会增加寻找好的计划的有效决策。一旦找到了好的计划,它就会在那一步停止进行优化。

优化的第一步称为预优化(pre-optimization),如果查询语句很简单,最有效的执行计划显而易见,查询优化器将直接在这一步结束优化,得到优化结果,从而避免了更多的资源消耗。没有连接操作的基本查询就属于简单查询,查询优化器生成这种查询的计划是零开销的,因为什么也没有消耗,这种计划也称为普通计划(trivial plan)。

查询优化器的下一步骤开始了真正的优化,包含3个搜索阶段。

阶段0:查询优化器在这一阶段查看查询命令中的嵌套循环连接,并不检查并行操作,并行操作指的是在多个处理器上同时进行的操作。

如果在这一阶段中得到的计划的开销小于0.2,查询优化器则停止优化。在这一阶段得到的计划称为事务处理(transaction processing,TP)计划。

阶段1:查询优化器在这一阶段执行一个优化规则集合的子集,从一些已经有了优化执行计划的模式中进行匹配。如果在这一阶段中找到的计划的开销小于1.0,查询优化器则停止优化。这一阶段得到的计划称为快速计划(quick plan)。

阶段2:这一阶段查询优化器可以使用所有的优化规则,使尽全力进行最后的优化。在这一阶段查询优化器还会检查查询命令的并行性和带索引的视图(企业版的功能)。这一阶段的优化结果是计划的开销和优化消耗的时间的折中。这一阶段生成的计划的优化级别为"完全优化"。

(7)查询执行器。查询执行器的功能正如其名,就是执行查询。详细地说,查询执行器执行查询计划中的每一个步骤,根据计划中的步骤和存储引擎进行交互,检索或修改数据。

由于SELECT查询需要检索数据,因此该请求通过OLE DB接口传递到存储引擎,之后传递到存储引擎的访问方法(access methods)。

图5-19展示了查询优化器输出的查询计划被传递到查询执行器的过程。图5-19中还加入了存储引擎,查询执行器通过存储引擎提供的OLE DB接口到达访问方法,后面将详细介绍访问方法。

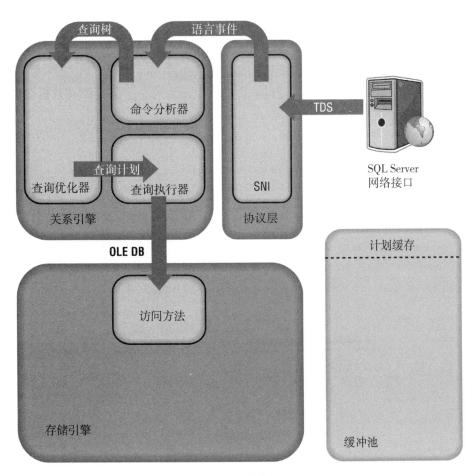

图5-19 查询优化原理

(8)访问方法。访问方法是一组代码的集合,这些代码定义了数据和索引的存储结构,并提供了检索数据和修改数据的接口。访问方法包含了所有检索数据的代码,但是它自己并不执行实际的操作,而是将访问数据的具体请求提交给缓冲区管理器。

假设示例 SELECT 语句只需要读取少量的几行数据,而且这几行都在同一页中,那么访问方法代码会从缓冲区管理器中检索这一页,然后生成一个 OLE DB 行集合,并将该行集合传给关系引擎进行处理。

(9)缓冲区管理器。缓冲区管理器正如其名,负责缓冲池的管理。SQL Server 主要内存利用都在缓冲池中。

当要求从一页中读取数据行时,缓冲区管理器会在缓冲池中的数据缓存中检查这一页是否已经被缓存到内存中。如果这个页面已经被缓存,缓冲区管理器就直接将这一页作为结果返回给访问方法。

如果缓存中还没有这一页,则缓冲区管理器会先从磁盘上的数据库中获取这一页,并将其放入数据缓存中,然后再把结果返回给访问方法。

在这里需要理解一个关键概念:即数据操作永远是在内存中进行的。每一次新的数据读取请求发生的时候,缓冲区管理器都会首先将数据从磁盘复制到内存即数据缓存中,然后再返回结果集。

这就是为什么 SQL Server 需要在内存中维持最低数目的空闲页,如果缓存中没有空闲空间,那么就不能读取新的数据。

访问方法代码发现这个示例中的 SELECT 查询只需要一个单独的页面,所以直接要求缓冲区管理器获得这一页面。然后缓冲区管理器在数据缓存中查找这一页面,如果找不到,则从磁盘中装载这一页面(装载到数据缓存中)。

(10)数据缓存。数据缓存(data cache)通常是缓冲池中最大的一块,因此,数据缓存也是 SQL Server 中消耗内存最大的一部分。从磁盘中读取的所有数据页都要首先缓存在缓冲池中,然后才能被使用。

数据缓存中的每一个数据页都对应 sys. dm_os_buffer_descriptors 动态管理视图(dynamic management view, DMV)中的一行。可以通过下面的代码查看每一个数据库在数据缓存中占用的空间大小:

```
SELECT count( * ) *8/1024 AS 'Cached Size (MB)',
    CASE database_id
        WHEN 32767 THEN 'ResourceDb'
        ELSE db_name(database_id)
        END AS 'Database'
FROM sys. dm_os_buffer_descriptors
GROUP BY db_name(database_id),database_id
ORDER BY 'Cached Size (MB)' DESC
```

以上代码输出类似表 5-11 的结果,这些结果因数据库不同而不同。

表 5-11 数据库的缓存大小

数据名称	缓存大小/MB
People	3 287
tempdb	34
ResourceDb	12
msdb	4

在这个例子中,People 数据库占用了数据缓存中的 3 287 MB 的数据页空间。

页面在缓存中生存的时间长短由最近最少使用策略(least recently used, LRU)决定。

数据缓存中每一个页面的头信息中存储了最近两次被访问的详细信息，缓冲区管理器定期扫描所有的页面，检测每一个页面的这两个值。缓冲区管理器为每一个页面维护一个计数器，如果这一页面有一定的时间没有被访问，这个计数器的值就减 1。每当 SQL Server 需要释放一些缓存的时候，首先将计数器值最小的页面刷新。

将数据页"老化"（age out）并维护一定数量的空闲缓冲页以供后续使用的这一过程可以由任意工作线程在完成自身的 I/O 调度之后完成，也可以由惰性写入器进程完成。

可以在性能监视器（performance monitor）中查看 MSSQL $ <instance> $：Buffer Manager \ Page Life Expectancy 计数器，通过这个计数器可以得知 SQL Server 预期可以将一个页面保存多长时间。SQL Server 使用页面期望生存期（page life expectancy，PLE）来表示页面在缓存中的预期"寿命"，单位为秒。

在内存紧张的时候，缓冲区管理器将页面移出缓存的频率也大大增加。Microsoft 公司建议最小合理的 PLE 是 300 秒，不过在有很大物理内存的机器上，PLE 很容易达到数千秒。

至此，SQL Server 已经将示例 SELECT 查询所需要的表示结果集的数据库页面读到缓冲池的数据缓存中了，同时在 sys. dm_os_buffer_descriptors 动态管理视图中添加了这个数据页的条目。缓冲区管理器得到了结果集之后，将结果集打包发送回访问方法，然后 SQL Server 准备将打包后的结果集返回给客户端。

（11）基本的 SELECT 语句生命周期总结。图 5 - 20 展示了基本 SELECT 查询的完整生命周期。

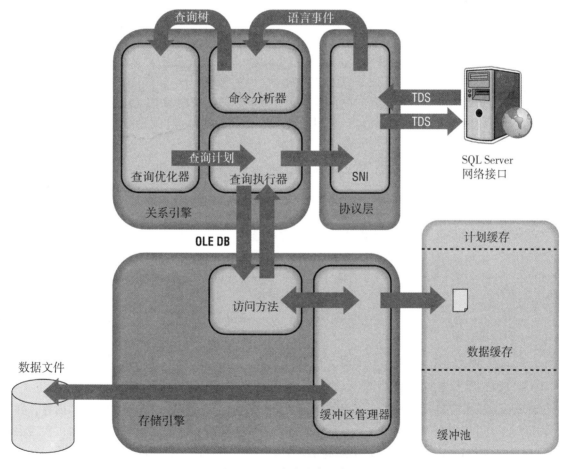

图 5 - 20　查询生命周期

1）客户端的 SQL Server 网络接口（SNI）通过一种网络协议，例如 TCP/IP，与 SQL Server 服务器端的 SNI 建立了一个连接，然后通过 TCP/IP 连接和 TDS 端点创建一个连接，并通过这个连接向

SQL Server 以 TDS 消息的形式发送 SELECT 语句。

2）SQL Server 的 SNI 将 TDS 消息解包，读取 SELECT 语句，然后将这个 SQL 命令发送给命令分析器。

3）命令分析器在缓冲池的计划缓存中检查是否已经存在了一条可用的查询计划。如果找不到，命令分析器则从 SELECT 语句生成一个查询树，然后将查询树传递给查询优化器，让其生成查询计划。

4）由于这条查询命令非常简单，查询优化器仅仅在预优化阶段就生成了"零开销"的查询计划（或称为"普通"查询计划）。查询优化器将创建出来的查询计划发送给查询执行器执行。

5）查询执行器在执行查询计划的时候，首先确定完成这个查询计划需要读取什么数据，然后通过 OLE DB 接口向存储引擎中的访问方法发送访问数据请求。

6）为了完成查询执行器的请求，访问方法需要从数据库中读取一个数据页面，并要求缓冲区管理器提供这个数据页面。

7）缓冲区管理器在数据缓存中检查这个数据页面是否已经存在。由于这个页面并没有在数据缓存中，所以缓冲区管理器首先从磁盘上获取这个数据页面，然后将其存入缓存，并传回给访问方法。

8）访问方法将结果集传递给关系引擎，由关系引擎将结果集发送给客户端。

二、内存管理

内存是影响 SQL Server 系统性能的一个重要因素。所有数据库软件的主要设计目标之一是尽量减少磁盘 I/O，因为磁盘的读取和写入操作会占用大量资源。SQL Server 在内存中生成缓冲池，以保存从数据库读取的页。SQL Server 中的大量代码专门用于尽量减少磁盘与缓冲池之间的物理读写次数。SQL Server 设法在以下两个目标之间达到平衡：①防止缓冲池变得过大，从而导致整个系统内存不足。②尽量增加缓冲池的大小，以便尽量减少数据库文件的物理 I/O。

为了确定 SQL Server 系统最适宜的内存需求，可以从总的物理内存中减去 Windows Server 需要的内存以及其他一些内存需求后综合确定，理想的情况是给 SQL Server 分配尽可能多的内存，而不产生页面调度。

（一）根据物理内存合理规划 SQL Server 可用内存

以下是 SQL Server 内存选项（Memory）设置方法：

（1）从 Microsoft SQL Server 程序集中启动 SQL Enterprise Manager。

（2）从 Server Manager 窗口中选择"Server"菜单选项。

（3）在"Server"菜单中选择"Configurations"选项。

（4）在"Server Configuration"对话框中选择"Configuration"标签，Configuration 窗口显示配置选项列表。

（5）选中"Memory"项目，在"Minimum server memory（in MB）"和"Maximum server memory（in MB）"栏填入新值。

（6）停止并重新启动 SQL Server 服务，使设置生效。

（二）合理扩充虚拟内存、增大 SQL Server 可用内存

当 SQL Server 系统确实需要扩大可用内存时，应在磁盘空间充足的情况下扩充虚拟内存，并相应增大 SQL Server 可用内存。具体做法是，系统管理员首先扩充服务器的虚拟内存，然后再参考上表增大 SQL Server 可用内存，关键是要根据系统的负载情况综合决定是否扩充内存、优化配置。

（三）合理扩充虚拟内存、增大 SQL Server 可用内存

当 SQL Server 系统确实需要扩大可用内存时，应在磁盘空间充足的情况下扩充虚拟内存，并相应增大 SQL Server 可用内存。具体做法是，系统管理员首先扩充服务器的虚拟内存，然后再参考上表增大 SQL Server 可用内存，关键是要根据系统的负载情况综合决定是否扩充内存、优化配置。

三、CPU 管理

对于 CPU 管理主要是关注 CPU 的性能，重点管理 CPU 的几个指标，包括：

（1）CXPACKET 等待。等待多个线程同步，会出现此等待。

如果发现大量 CXPACKET 等待，可能由于并行造成，在 OLTP 系统，可以考虑降低并行度。

（2）SOS_SCHEDULER_YIELD。放弃 CPU，并等待继续执行。

如果发现大量 SOS_SCHEDULER_YIELD 等待，可能说明你的 CPU 存在瓶颈。

（3）每秒查询编译或重编译次数。

sql statistics：sql compilations/sec　　每秒的查询编译次数

sql statistics：sql recompilations/sec　　每秒的查询重编译次数

如果发现以上两个性能计数器的值非常高，可以 CPU 性能问题有编译造成。可以采用存储过程封装 T-SQL 语句，参数化查询，紧急时可以开启数据强制参数化。

如果发现 CPU 一直比较高，经常达到 90% 以上，此时需考虑可能是某些存储过程中逻辑有问题，数据库需要不停地运算，从而导致 CPU 较高。

CPU 优化是一个长期的过程，需要定义将当前的性能计数器和基线对比，尽早地发现问题，CPU 出现性能问题。指标出现问题，不一定代表 CPU 出现了瓶颈，也可能预示了其他硬件出现故障，或者索引被意外删除、网站受到攻击等等，关键是结合实际情况进行分析。

四、索引分析与优化

在 SQL Server 系统中，有两种基本的索引类型：聚集索引和非聚集索引外，还有唯一性索引、包含性列索引、索引视图、全文索引、XML 索引等。在这些索引类型中，聚集索引和非聚集索引是数据库引擎中索引的基本类型，是理解唯一性索引、包含性列索引、索引视图的基础。索引是数据物理顺序，在实际环境中，业务数据不可能全部是顺序递增，随着表数据的增加，索引需要根据业务数据的变化，不停地调整物理顺序，这些操作会导致很多存储的数据出现适当的跨页，产生碎片，域扫描部分或全部表的查询，这样的表碎片会导致读取额外的页，影响到扫描的效率。因此，需要对索引进行分析与优化。索引重建/重组是索引优化的关键方法和途径。

由于存在碎片的问题，随着时间的推移，碎片会越来越多，索引不但没能提升效率，反而会影响数据表的正常使用。要解决索引碎片问题，必须定期对碎片进行整理，也即是索引重建/重组。

索引重建是将索引删除并重新创建。这将根据指定的或现有的填充因子设置压缩页来删除碎片、回收磁盘空间，然后对连续页中的索引行重新排序。

索引重组也可称为碎片重组，对单独索引的操作将使用单独的线程。

重建/重组索引操作最好是根据实际业务使用的情况，定时进行重建/重组。具体可通过 SQL Server 工具维护计划向导完成重建/重组索引的任务，通过向导完成的重建/重组索引任务有一定缺陷，如向导完成的是将所有表对象，即使索引不存在碎片，所有索引都进行重建/重组，这样在重建/重组任务执行时将耗费服务器大量的资源，同时增加服务器执行重建/重组索引工作时间。建议采用脚本进行重建索引任务，具体脚本实现步骤如下：

（1）检索表对象各个索引碎片情况。

（2）判断索引碎片是否达到一定程度，如果索引碎片比例较低（小于 10%），不执行后续操作。

（3）优先判断聚集索引碎片情况，如碎片达到一定程度，执行重组（大于 10%，小于 30%）或重建（大于 30%），碎片比例较高时采用重建，较低时采用重组。

（4）继续判断非聚集索引碎片情况，碎片达到一定程度，执行重组（大于 10%，小于 30%）或重建（大于 30%），碎片比例较高时采用重建，较低时采用重组。

（5）在每一个索引重组/重建完后判断该操作的耗时，如果耗时较长，意味着数据量较大或者服务器性能较差，不适宜再执行重组/重建操作，中断执行。

在索引中，SQL Server 为了优化索引数据存储和性能，提供了填充因子的配置选项。填充因子值是指索引在每个叶级页上要填充数据的空间百分比，也即是说索引上保留空间多少百分比，主要用于后续扩张索引。理论上讲，填充因子越大，保留空间越小，写入数据速度越慢，检索数据越快；反之，填充因子越小，写入数据速度越快，检索数据越慢。

五、锁与阻塞的管理

SQL Server 这样的数据库管理系统依赖于文件输入/输出操作的及时进行。有故障或配置不当的硬件、硬件设置、硬件驱动程序、压缩、程序错误以及 I/O 路径内的其他情况都可能导致阻塞或延迟 I/O 问题，对 SQL Server 性能也将产生消极影响，通常导致阻塞、锁存器争用和超时、过长的响应时间以及资源的过度利用。

性能计数器 Average Disk Sec/Transfer 以及 Average Disk Queue Length 或 Current Disk Queue Length 反映了特定的 I/O 路径信息，如 SQL Server 计算机上的 Average Disk Sec/Transfer 通常低于 15 ms，如果该值上升，则可能表明 I/O 子系统无法满足 I/O 要求。

在两个或多个任务中，如果每个任务锁定了其他任务试图锁定的资源，此时会造成这些任务永久阻塞，从而出现死锁。SQL Server 数据库引擎死锁监视器定期检查陷入死锁的任务。如果监视器检测到循环依赖关系，将选择其中一个任务作为牺牲品，然后终止其事务并提示错误。这样，其他任务就可以完成其事务。对于事务以错误终止的应用程序，它还可以重试该事务，但通常要等到与它一起陷入死锁的其他事务完成后执行。

死锁经常与正常阻塞混淆。事务请求被其他事务锁定的资源的锁时，发出请求的事务一直等到该锁被释放。默认情况下，除非设置了 LOCK_TIMEOUT，否则 SQL Server 事务不会超时。因为发出请求的事务未执行任何操作来阻塞拥有锁的事务，所以该事务是被阻塞，而不是陷入了死锁。最后，拥有锁的事务将完成并释放锁，然后发出请求底事务将获取锁，并继续执行。

当表进行了分区并且 alter table 的 LOCK_ESCALATION 设置设为 AUTO 时也会发生死锁。当 LOCK_ESCALATION 设为 AUTO 时，通过允许数据库引擎在 HoBT 级别而不是 TABLE 级别锁定表分区会增加并发情况。但是，当单独的事务在某个表中持有分区锁并希望在其他事务分区上的某处持有锁时，会导致发生死锁。通过将 LOCK_ESCALATION 设为 TABLE 可以避免这种类型的死锁，但该设置会因强制某个分区的大量更新以等待某个表锁，而减少并发情况。

六、并发、线程、连接数的配置和优化

当服务器的内存够多时，配制线程数量 = 最大连接数 + 5，这样能发挥最大的效率；否则使用配制线程数量 < 最大连接数启用 SQL Server 的线程池来解决，如果还是数量 = 最大连接数 + 5，严重地损害服务器的性能，需要进行并发、线程、连接数的优化。

七、TempDB 的管理

TempDB 是一个系统数据库，可供连接到 SQL Server 实例的所有用户使用。每次启动 SQL Server 时都会重新创建 TempDB，从而在系统启动时总是保持一个干净的数据库副本。在断开连接时会自动删除临时表和存储过程，并且在系统关闭后没有活动连接。因此 TempDB 中不会有什么内容从一个 SQL Server 会话保存到另一个会话。

在 SQL Server 中，TempDB 性能以下列方式进行提高：

（1）可能缓存临时表和表变量。缓存允许删除和创建临时对象的操作非常快速地执行，并减少页分配的争用问题。

（2）分配页闩锁协议得到改善。从而减少使用的 UP（更新）闩锁数。

（3）减少了 TempDB 的日志开销。从而降低了 TempDB 日志文件上的磁盘 I/O 带宽占用。

（4）在 TempDB 中分配混合页的算法得到改善。

八、优化工具的使用

优化工具包括性能监视器及 DMO、Profiler、SQL Trace、DBCC 命令、PSSDIAG、Extended Events、SQLDiag、数据库性能优化顾问、Windows 事件日志及 SQL Server Errorlog 等。

（一）性能监视器

Windows 性能监视器是一个 Microsoft 管理控制台（MMC）管理单元，提供用于分析系统性能的工具。仅从一个单独的控制台，即可实时监视应用程序和硬件性能，自定义要在日志中收集的数据，定义警报和自动操作的阈值，生成报告以及以各种方式查看过去的性能数据。

Windows 性能监视器组合了以前独立工具的功能，包括性能日志和警报（PLA）、服务器性能审查程序（SPA）和系统监视器。它提供了自定义数据收集器集和事件跟踪会话的图表界面。

Windows 性能监视器使用数据收集器集执行数据收集和日志记录。

（二）DMO

DMO 是 Microsoft 公司提供的一种流数据处理 COM 组件。与 DirectShow filter 相比，DMO 有很多相似之处。对 filter 原理的熟悉，将会大大帮助我们对 DMO 的学习。另外，DMO 也因其结构简单、易于创建和使用而倍受 Microsoft 公司推崇。DMO 的使用方式有两种：应用程序直接使用 DMO 和在 DirectShow filter 中的应用。在 DirectShow 应用程序中，DMO 是对用户透明的，所有使用 DMO 的工作均由 DMO wrapper filter 来完成。

而对于 DMO 的直接使用，以下几点需要特别注意：

（1）在处理数据之前，必须为每条输入输出 stream 设置 media type（Optional stream 除外）。

（2）从 DMO 从获取的 media type 未必包含 format 块，但是在给 DMO 设置 media type 时，务必带上这部分信息（MIDI 除外）。

（3）应用程序必须自己负责分配数据缓存。缓存的大小可以通过调用 DMO 的 IMediaObject::GetInputSizeInfo 或 IMediaObject::GetOutputSizeInfo 得到。DMO 使用的数据缓存也是一个 COM 对象，支持 ImediaBuffer 接口，与 DirectShow filter 的 Media Sample 类似。

（4）一般的 DMO 依次调用 IMediaObject::ProcessInput 和 IMediaObject::ProcessOutput 处理数据，In-Place 的 DMO 调用 IMediaObjectInPlace::Process 处理数据。两套方法不能混用。

（5）在调用 ProcessOutput 时，如果返回的标记是 DMO_OUTPUT_DATA_BUFFERF_INCOMPLETE，说明数据还没有完全取出，需要再次调用 ProcessOutput。

（6）所有输入数据都已输入完成，应该调用 DMO 的 IMediaObject::Discontinuity 方法。

（7）如果想中断数据处理流程，调用 DMO 的 IMediaObject::Flush。

（8）区别两种不同的可丢弃 stream，标记分别为 DMO_OUTPUT_STREAMF_OPTIONAL 和 DMO_OUTPUT_STREAMF_DISCARDABLE，后者要设置 media type。

（三）Profiler

SQL Profiler 是一个图形界面和一组系统存储过程，其作用如下：

（1）图形化监视 SQL Server 查询。
（2）在后台收集查询信息。
（3）分析性能。
（4）诊断像死锁之类的问题。
（5）调试 T-SQL 语句。
（6）模拟重放 SQL Server 活动。

也可以使用 SQL Profiler 捕捉在 SQL Server 实例上执行的活动。这样的活动被称为 Profiler 跟踪。

（四）SQL_Trace

SQL_TRACE 是用于进行 SQL 跟踪的手段，是强有力的辅助诊断工具，主要用来检查数据库的异常情况，通过跟踪数据库的活动，找到有问题的语句。打开 SQL_TRACE 就可以逐步捕获任何一个会话的数据库活动，或者捕获整个数据库的活动，并将数据库活动记录成跟踪文件。每次使用完之后需要关闭跟踪，否则会降低系统的性能。

（五）DBCC 命令

Transact-SQL 编程语言提供 DBCC 语句作为 SQL Server 的数据库控制台命令，这些语句对数据库的物理和逻辑一致性进行检查。许多 DBCC 语句能够对检测到的问题进行修复。

数据库控制台命令语句被分为以下 5 个类别。

（1）语句分类：执行。

（2）维护语句：对数据库、索引或文件组进行维护的任务。

（3）杂项语句：诸如启用行级锁定或从内存中删除动态链接库等杂项任务。

（4）状态语句：状态检查。

（5）验证语句：对数据库、表、索引、目录、文件组、系统表或数据库页的分配进行的验证操作。

（六）PSSDiag

PSSDiag 供 Microsoft 公司产品支持服务用来收集诊断数据。PSSDiag 由两个主要组件组成：配置应用程序 DiagConfig.exe 和收集服务程序 PSSDiag.exe。DiagConfig.exe 是一个托管代码应用程序，它用于创建配置文件或注册表项。PSSDiag.exe 是一个本机代码服务应用程序，它将读取 DiagConfig.exe 创建的内容来确定要收集的诊断信息并确定从哪些计算机中收集信息。PSSDiag.exe 可收集所要求的信息并将其记录到指定的输出文件夹中，在该进程中可以将信息进行压缩（可选操作）。此输出结果随后可以上传给 Microsoft 公司或者由客户用于监控他们的服务器运行状况并排除服务器故障。

PSSDiag 是一种通用诊断收集实用工具，用于收集各种日志和数据文件的 Microsoft 公司的产品支持服务。PSSDiag 本身可以收集性能监视器日志、SQL 事件探查器跟踪、SQL Server 阻塞脚本输出、Windows 事件日志，并 SQLDiag 输出。通过启用或禁用任何一种日志类型，通过更改采样间隔的阻止脚本和性能监视器日志，以及修改的特定事件和捕获的 SQL 事件探查器和性能监视器计数器，可以自定义的数据集合。自定义的实用程序或自定义的事务处理 SQL 脚本的支持情况，需要以本机方式支持诊断类型以外的数据，还可以运行 PSSDiag。

（七）Extended Events

SQL Server Extended Events（XEvent）是 SQL Server 事件处理系统，用来取代 SQL Server 原先的 SQL Trace 的跟踪机制。事件处理系统对一个复杂服务器系统的排错，调试是极为关键的。和 SQL Server 原来的事件处理系统相比较，XEvent 具有下列的优势：

（1）消耗更少的系统资源，更适用于在产品服务器上的排错和调试。并且每收集一个系统事件所消耗的资源都是可预测的。

（2）不仅能收集事件数据，还能收集在这事件触发点的系统动态运行信息，例如内存、T-SQL Stack 等等。

（3）可配置性，能够根据系统负载的需求配置所需收集的事件信息。

（八）SQLDiag

SQLdiag 实用工具是一般用途的诊断信息收集实用工具，可作为控制台应用程序或服务运行。可以使用 SQLdiag 从 SQL Server 和其他类型的服务器中收集日志和数据文件，同时还可将其用于一直监视服务器或对服务器的特定问题进行故障排除。

SQLdiag 可以收集下列类型的诊断信息：Windows 性能日志、Windows 事件日志、SQL Server Profiler 跟踪、SQL Server 阻塞信息、SQL Server 配置信息。

（九）数据库引擎优化顾问

数据库引擎优化顾问（database engine tuning advisor，DTA）根据查询优化器中的规则来评估查询，进而提出性能改进建议。DTA 提供 GUI，可以轻松查看当前的优化会话结果和以前的优化会话结果。

DTA 与 SQL 跟踪输出协调工作。首先它捕获一个跟踪，跟踪中包含需要 DTA 分析的问题。然后 DTA 结合数据库来读取和评估这个跟踪输出。DTA 可以提供以下建议：添加索引、删除索引、分割表、存储分配表。

（十）Windows 事件日志

在 Windows 系统中，事件是在系统或程序中发生的、要求通知用户的任何重要事情，或者是添加到日志中的项。事件日志服务在事件查看器中记录应用程序、安全和系统事件。通过使用事件查看器中的事件日志，可以获取有关硬件、软件和系统组件的信息，并可以监视本地或者远程计算机上的安全事件。事件日志可以帮助您确定和诊断当前系统问题的根源，还可以帮助预测潜在的系统问题。

Windows 事件日志中会包含常见软件如 Internet Explorer、Microsoft Office 等和系统的事件记录。软件的崩溃、系统的蓝屏等等不正常事件，都会被 Windows 的 Event log 服务记录到系统日志中，以供使用者后续查找故障原因。

（十一）SQL Server 错误日志（SQL Server ErrorLog）

在日常 SQL Server 的维护中，查看 SQL Server 错误日志可以用来确认服务的运行情况：例如服务的启停、备份和还原操作、登录认证情况等等，需要经常查看。

使用 SSMS 或文本编辑器都可以查看 SQL Server 错误日志。默认情况下，错误日志位于 Program Files/Microsoft SQL Server/MSSQL. n/MSSQL/LOG/ERRORLOG 和 ERRORLOG. n 文件中。默认保留有 7 个 SQL Server 错误日志文件，分别是：ErrorLog、ErrorLog. 1～ErrorLog. 6，当前的错误日志（文件 ErrorLog）没有扩展名。每当启动 SQL Server 实例时，将创建新的错误日志 ErrorLog，并将之前的 ErrorLog 更名为 ErrorLog. 1，之前的 ErrorLog. 1 更名为 ErrorLog. 2，依次类推，原先的 ErroLog. 6 被删除。

生产服务器上的 ErrorLog 文件有时候会碰到文件很大的情况，尤其将登录认证情况记录到错误日志的情况之下，此时使用 SSMS 或者文本编辑器查看错误日志的时候速度会是个问题，对于这种情况，可以在不重新启动服务器的情况下，通过存储过程 sp_cycle_errorlog 来生成新的日志文件，并循环错误日志扩展编号，就如同重新启动服务时候一样。除了 Execute sp_cycle_errorlog 之外，也可以使用 DBCC ERRORLOG 来实现同样的功能。在实际操作中，也可以通过建立一个 Job 定时去执行该存储过程，这样将日志文件大小控制在合理的范围之内。

第七节　SQL Server 数据仓库系统

Microsoft 公司非常重视商业智能（BI）市场，自 SQL Server 2005 版本以来，就提供了强大的 BI 功能。SQL Server 提供了 3 种服务：SSIS、SSRS 和 SSAS。BI 开发者可以通过 SSIS 实现数据的提取、转换和加载，通过 SSAS 实现多维数据集和解决方案的建模，通过 SSRS 创建报表，并通过 Business Intelligence Development Studio 进行部署。

SQL Server 2012 还为 BI 提供了新的功能：①使用 Power 和 PowerPivot 快速发现数据。②能够使用 SharePoint 和 BI 语义模型的托管的自助式 BI。③使用 Data Quality Services 和 Master Data Management 可得到可信而一致的数据。

一、SQL Server 数据仓库

数据挖掘（data mining）是指对数据进行提取、转换、加载，并结合统计方法，提炼出有用的信息或者知识并展现给用户，提供用户决策支持。在数据挖掘时，常常需要定义需要分析的主题即特定

的问题，分析的度量值，选择一种或者多种挖掘算法，找到数据下面隐藏的规律，这些规律往往被用来预测、支持决策。

（一）数据挖掘模型

要进行数据挖掘，则要生成挖掘模型，此过程包括从定义模型要解决的基本问题到将模型部署到工作环境的所有事情。此过程可以使用下列六个基本步骤进行定义：定义问题、准备数据、浏览数据、生成模型、浏览和验证模型、部署和更新模型。图 5-21 说明了过程中每个步骤之间的关系。

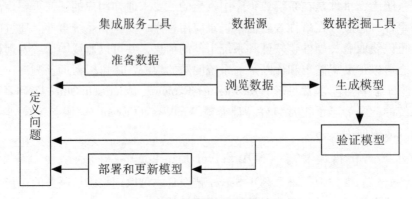

图 5-21 数据挖掘的基本步骤

创建数据挖掘模型是一个动态、交互的过程。通过浏览数据，如果发现模型的不足或数据存在问题，则需要重新定义问题。生成模型后，则需对模型进行验证，有时，针对验证模型时发现问题，可能需重新定义模型。

（二）数据仓库有关概念

数据仓库可以包含企业部分或所有数据，按统一方式进行访问。通常情况下，企业拥有的数据可能产生在不同时间、存储在不同数据库或文件中、由不同数据库管理系统管理，这些数据库管理系统可能是关系型的，也有可能是非关系型的。因此要求数据仓库支持多种不同类型的存储结构。许多数据存储类型是基于被称为多维数据集的多维数据库。在定义多维数据集时，需要选择一个事实表和确认该表中感兴趣的数值列，然后选择可以为数据提供描述性信息的维度表。

SQL Server 数据仓库包括如下概念：

1. 多维数据集

多维数据集是一个数据集合，从数据仓库的子集构造，组织和汇总成一个由一组维度和度量值定义的多维结构。

2. 数据挖掘模型

数据挖掘可以定义包含分组和预测规则的模型，以便应用于关系数据库或多维 OLAP 数据集中的数据。这些预测模型便可用于自动执行复杂的数据分析，以找出帮助识别新机会并选择有获胜把握的机会的趋势。

3. 事实表

每个数据仓库都包含一个或者多个事实数据表，如门诊收入或住院收入等可作为事实表。事实表就是用户要关注的内容。事实数据表的主要特点是包含数值数据，即事实，并且这些数值信息可以汇总，以作为历史数据进行分析。事实数据表通常包含大量的行。

包含在事实数据表中的"度量值"有两种：一种是可以累计的度量值，另一种是非累计的度量值。最有用的度量值是可累计的度量值，其累计起来的数值是非常有意义的。用户可以通过累计度量值获得汇总信息，例如，可以汇总具体时间段内某医生、某科室的门诊人次。

非累计的度量值也可以用于事实数据表，单汇总结果一般是没有意义的，例如，不同患者的体温的汇总结果是没有意义的，但是求平均值是有意义的。

4. 维度

维度是事实数据表中用来描述数据的分类的有组织层次结构或称级别，这些分类和级别描述了一些相似的成员集合，用户将基于这些成员集合进行分析。一般来说，一个事实数据表都要和一个或多个维度表相关联，用户在利用事实数据表创建多维数据集时，可以使用一个或多个维度表。

5. 维度属性

维度属性指，事实数据表中事实记录的特性，有些特性提供描述性信息，有些特性指定如何汇总事实数据表数据，以便为分析者提供有用的信息。维度属性被绑定到维度表中的一个或多个列，并包含其成员，如科室名称、职称名称和诊断名称等。

6. 维度表

维度表包含汇总数据的特性的层次结构，例如，包含员工信息的维度表通常包含将员工分为医生、护士、医技人员、行政人员等若干类的层次结构，这些员工中的每一类进一步多次细分，如医生则可按职称进行细分，直到各员工达到最低级别。在维度表中，每个表都包含独立于其他维度表的事实特性，如患者维度表包含有关患者的数据。维度表中的列字段可以将信息分为不同层次的结构级。维度表就是用户观察该事务的角度，是从哪个角度去观察这个内容的。

7. 成员

成员是维度属性，包括度量值维度的值。层次结构中的成员可以是叶成员、父成员、数据成员或全部成员。

8. 度量值

度量值是一组值，也称为事实数据，是来自事实数据表的值，这些值基于多维数据集的事实数据表中的一列，通常是数值，但也可以是字符串值。

9. 元数据

元数据描述 OLTP 数据库中的表、数据仓库和数据集市中的多维数据集这类对象，还记录了哪些应用程序引用不同的记录块。

10. 级别

级别是维度层次结构的一个元素，描述了数据的层次结构，从数据的汇总程度最大的最高级别直到最详细的最低级别。

11. 粒度

数据汇总的层次或深度。

12. 聚合/聚集

聚合是预先计算好的数据汇总。

13. 切块

由多个维的多个成员限定的分区数据，称为一个切块。

14. 切片

由一个维的一个成员限定的分区数据，称为一个切片。

15. 数据钻取

最终用户从常规多维数据集、虚拟多维数据集或链接多维数据集中选择单个单元，并从该单元的源数据中检索结果集以获得更详细的信息，这个操作过程就是数据钻取。

二、SQL Server 集成服务

SQL Server 集成服务（SSIS）是建立在 SQL Server 之上的首要数据转换框架，主要用于移动和清理数据，也有其他任务，如从简单的导入/导出操作到在异构数据源间复杂的高性能的提取、转换、加载任务。SSIS 包含了大量工具和向导，帮助创建数据迁移解决方案中需要管理的工作流和数据流活动，包括控制流和数据流逻辑设计器、用来建立和执行独立的包的工具，以及支持这个执行和自动化高性能数据转换所必需的服务。SSIS 的主要用途如下：

（1）通过导出实现数据存档。

（2）通过导入加载新数据。

（3）通过将数据从一个数据源传送到另一个数据源实现数据迁移。

（4）数据清理或脏数据转换。

（5）清除旧文件或索引数据库等 DBA 任务。

只需借助 SSIS，就能够完成重建索引、更新统计数据、备份数据库、导入导出数据等。

SSIS 引入了两个模型：包部署模型和项目部署模型。项目部署模型是 SQL Service 2012 引入的新模型，项目就是一组包。包部署模型包含 4 个重要组件：

（1）Integration Service 服务。在包执行时进行监控并管理包存储，主要工作是缓存数据提供程序、监控执行哪些包，以及哪些包存储在包存储区中。该服务仅用于包部署模型。

（2）Integration Service 运行时引擎和运行时组件。运行时引擎在两种部署模型中都可以工作，它负责保存包的布局和设计、运行包以及支持所有其他的包功能，组成这个引擎的可执行文件包括包、容器和任务。SSIS 中的 3 个默认约束为成功、完成和失败。

（3）Integration Service 对象模型。用于访问 SSIS 工具、命令行应用程序以及自定义应用程序的托管应用编程接口。

（4）Integration Service 数据流引擎和数据流组件。在 SSIS 包的控制流中，数据流任务创建数据流引擎实例。该引擎负责将内存中的数据从源移到目标，还执行请求的转换，根据指定的要求强化数据。组成数据流引擎的 3 个主要组件是源、目标和转换。源提供到各种数据源的连接并从中提取数据。目标用于各种目的的插入、更新和删除信息。转换用于在将数据加载到目标中前使用一些功能来修改源数据。

SSIS 作为数据转换服务，开发人员和数据库管理员可以在 SQL Server 和其他数据库平台或数据源间直接提取、转换和加载数据。SSIS 可以分为两个组成部分，即数据转换通道（data transformation pipeline，DTP）和数据转换运行时（data transformation runtime，DTR）。这种划分的目的是为了清晰划分数据流和控制流。DTP 完成数据流的工作，DTR 负责控制流。在以前的 DTS 版本中，数据流的功能远远强于控制流。但是，在 SSIS 中，控制流和数据流有着同样强大的功能和重要性。DTP 替代了以前版本中的 DTS Data Pump，其功能是处理源和目标对象之间的数据流。DTR 主要是控制 SSIS 包中所使用的控制流的作业执行环境。

（一）创建包

本文只介绍 2 种创建包的方法，即 SSIS 导入/导出向导和 SSIS 设计器。

1. 使用 SSIS 导入/导出向导

SSIS 导入/导出向导提供了一系列对话框，帮助用户完成选择数据源、目标和传输对象的过程。该向导允许用户有选择地保存和执行 SSIS 包。

可以使用两种方式启动 SSIS 导入/导出向导。一种方式是在 SSMS 工具中，通过选择 SQL Server 实例引擎、数据库，从单击鼠标右键弹出的菜单中选择"任务"和"导入数据"或"导出数据"，可以启动 SSIS 导入/导出向导。另外一种方式，是在命令行中输入 dtswizard 命令，启动 SSIS 导入/导出向导。

2. 使用 SSIS 设计器

虽然 SSIS 导入/导出向导可以方便地传输数据和创建包，但是对于 ETL 操作来说，这种传输方式比较简单，很难满足复杂的应用场景。因为 ETL 作业不仅是简单地从一个目标传输到另外一个目标，而且是需要组合来自多个数据源的数据，对这些数据进行处理，将这些数据映射到新的列中，并且提供各种不同的数据清洗和验证作业。SSIS 设计器可以较好地完成这种复杂的 ETL 作业。作为图形化的工具，SSIS 设计器可以用于构建、执行和调试 SSIS 包。

（二）部署包

部署包有两个基本步骤，即生成集成服务项目以创建包部署实用工具，并且将在生成集成服务项目时所创建的部署文件夹复制到目标计算机，然后运行包安装向导来安装这些包。SSIS 支持通过使用包配置来对包进行部署。

在本地计算机或开发服务器中开发 Integration Services 包和解决方案后，通常确保在 SSDT 中成功运行包后，需要将它们部署到生产服务器并进行测试。

（三）管理包

管理包包括 SSIS 的管理和包的管理，具体的功能包括：①启动和停止本地和远程包；②监控本地和远程包；③从不同源导入和导出；④管理包存储；⑤自定义存储文件夹；⑥在服务停止时停止运行包；⑦查看 Windows 事件日志；⑧连接到多个 SSIS 服务器实例。

SSIS 用于在 Management Studio 中管理包，使 SQL Server 数据处理工具（SSDT）中的 SSIS 设计器缓存设计器中使用的对象，从而增强设计器的性能。

（四）事件日志

SSIS 在日志中记录包在执行期间引发的事件。要执行日志记录，SSIS 包和任务必须启用日志记录功能，日志记录可以在包、容器和任务级别进行，并且可以为包、容器和任务指定不同的日志。要记录引发的事件，必须为包选择日志提供程序并添加日志。这些日志可以只在包级别创建，并且任务或容器必须使用为包创建的日志。SSIS 日志提供程序可将日志项写入文本文件、SQL Server Profiler、SQL Server、Windows Event Log（事件日志）或 XML 文件中。也可以采用其他工具管理包，如 SQL Server Data Tools、包执行命令行实用程序 DTExec、包执行实用程序 DTExecUI、包执行工具、SQL Server 代理作业、T-SQL（用于项目部署模型包）等。

三、SQL Server 报表服务

SQL Server 报表服务（SSRS）是 Microsoft 公司的数据库报表设计工具，集成在 Microsoft 公司的商业智能开发工具 SQL Server Business Intelligence Development Studio 中。SSRS 提供了各种数据模版，根据数据模版可以构建各种样式的报表，包括表、矩阵、图表等，使开发人员能够高效地开发数据报表。

SSRS 支持的数据源包括：①OLTP 数据源，是基于 SQL 语句的数据源，利用关系型数据库为报表提供数据。②OLAP 数据源，基于数据仓库的数据源，利用多维数据集为报表提供数据。

（一）SSRS 数据库

SSRS 包括两个数据库：Report Server 和 Report Server TempDB，这两个数据库可以在安装时创建，也可以使用配置管理器来进行创建。SSRS 数据库存储所有的报表、数据源信息、登录名、订阅等信息。Report Server TempDB 存储临时信息。备份时，可备份 SSRS 和生成创建 Report Server TempDB 的脚本，在恢复 SSRS 后，根据脚本生成 Report Server TempDB 的数据库。

（二）报表管理器 URL

与 SSRS 一同发布的还有报表管理器，通过该管理器，用户可以上传、配置和运行报表。

（三）电子邮件设置

SSRS 可为报表设置基于电子邮件的订阅，通过电子邮件把生成的报表通过电子邮件发送。但要求 SSRS 必须能够访问电子邮件账户，该服务器账户必须有永不过期的密码，且该账户必须拥有发送 SSRS 所支持的多种文件类型作为附件的权限。

（四）报表生成器

创建报表有两个方法：SQL Server Data Tools 和报表生成器，生成一个扩展名为 report definition language（RDL）的文件，这两种方法可以互相打开各自生成的 RDL 文件。报表生成器可创建新报表，查看已有的报表。报表有 3 种类型：①传统的基于文本的报表或矩阵；②包含一个或多个图表的图表；③可按地理位置展示数据的地图。可用向导来创建这 3 种报表，也可创建空白报表后，使用空

白模板手动添加报表元素。

（五）报表管理器

报表管理器是用于管理和执行报表，Web 界面，可以将报表组织到报表项目中，并将这些报表部署到 RDL 服务器，也可以从磁盘启动器上传报表。

四、SQL Server 分析服务

SQL Server 分析服务（SSAS）为商业智能应用程序提供联机分析处理和数据挖掘功能。SSAS 允许开发者设计、创建和管理包含从其他数据源如关系数据库聚合的数据的多维结构，以实现对 OLAP 的支持。对于数据挖掘应用程序，SSAS 允许设计者设计、创建和可视化处理那些通过使用各种行业标准数据挖掘算法，并根据其他数据源构造出来的数据挖掘模型。

SSAS 所需的核心 Windows 服务包括 SSAS、SQL Server 代理以及 SQL Server Browser，SQL Server Browser 用于支持客户端连接到 SSAS 命名实例时使用的 SSAS 重定向器。

（一）SSAS 的存储模式

SSAS 的存储模式有如下几种：

（1）MOLAP。即多维 OLAP 存储模式，分区的聚合和其源数据的副本以多维结构存储在分析服务器上。根据分区聚合的百分比进行设计，MOLAP 存储模式为达到最快查询响应时间提供了潜在可能性。MOLAP 更加适合于频繁使用的多维数据集中的分区和对快速查询响应的需要。MOLAP 模型是一种完整的星型架构数据模型，其中内置了数据，根据这些数据构建多位数据集。MOLAP 提供数据挖掘访问权限和最大的可伸缩性。在此模型中，可更加灵活地刷新数据，从而为开发者提供了递增负载这样的选项。

（2）ROLAP。即关系 OLAP 存储模式，分区的聚合存储在关系数据库的表中。在数据源的索引视图中只存储聚合，不存源数据副本。缺点是性能慢，优点是用户可实时或近乎实时查询数据，存储需求低。

（3）混合 OLAP（HOLAP）。是 MOLAP 和 ROLAP 的结合，存储聚合，但不存储源数据副本。

（4）表格模型。在安装 SSAS 的实例并从开发端启动项目时，必须使用的模型类型。表格模型容易学习，开发成本低。构建多维数据集也较简单，允许用户从 Excel 或 Visual Studio 中构建多维数据集。表格模型提供的工具也包括如 Power View 等客户端工具。

无论选择何种模型，都会在后台使用 SSAS 引擎产生多维数据集。大多数用户都是根据数据刷新程度确定选择哪种模型。对于表格模型，在刷新多维数据集时会擦除并加载整个多维数据集活动区。对于 MOLAP 模型，可以通过完全或增量数据刷新来刷新个别的分区。

（二）管理 SSAS 服务器

管理 SSAS 有两个工具，包括用于开发的 SSDT 和用于管理的 SSMS。

（三）部署 SSAS 数据库

部署 SSAS 数据库有以下 4 种方式：

（1）直接在 SSDT 中部署变更，即联机模式。

（2）在 Management Studio 中生成更改和部署脚本，即脱机模式。

（3）使用"部署向导"进行增量部署。

（4）使用"同步数据库向导"处理更改。

部署 SSAS 数据库的部署向导方式，是唯一可以将数据库项目定义应用于生产环境并可以保留很多生产数据库配置如安全性和分区的部署方法。

（四）处理 SSAS 对象

处理 SSAS 对象，目的是为了添加数据，反映开发的更改、数据源对信息的更改，确保 SSAS 解

决方案中有最新的数据。

（1）处理 MOLAP 模型，包括度量组、分区、维度、多维数据集、挖掘模型、挖掘结构以及数据库等对象，步骤包括：①处理维度；②处理多维数据集，包括度量组和分区；③处理分区；④重新处理；⑤执行处理。执行处理的方法有四种：①SSMS；②Business Intelligence Development Studio；③运行 XML for Analysis（XMLA）脚本；④使用分析管理对象（analysis management objects，AMO），通过编程工具启动处理作业。

（2）处理表格模型，操作与 MOLAP 相同。

（陈永辉　熊志强　路林）

第六章 Caché 数据库

第一节 Caché 数据库系统规划与设计

Caché 数据库是美国 InterSystems 公司的产品,是新一代高性能的面向对象的数据库,称之为后关系型数据库(post relational database management system)。传统的关系型数据库把数据表示为简单的二维模型,即用行与列的记录来进行数据处理,存在很多的局限性。随着计算机技术的迅猛发展,简单的二维模型的关系型数据库已经很难应付复杂的应用。于是,越来越多的数据库专家开始转向对后关系型数据库的研究。

一、Caché 简介

在开始开发一个信息系统时,开发者必须决定数据建模的方法,可以选择传统的建模方式(如关系表),也可以选择较新的面向对象的建模方式,Caché 可以支持这两种方式。

(一)面向对象的数据库

自 20 世纪 80 年代以来,面向对象(object oriented,OO)技术已成为软件行业的主流,是计算机界关心的重点之一。面向对象技术提供了一种更加灵活、简单的数据处理方法,这种方法从根本上改变了应用程序的构建方法。在数据库领域,虽然像 Oracle、DB2、SQL Server、Infomix 等关系型数据库目前占据了绝大部分的市场,但关系型数据库仍采用较为死板的、简单的二维表来表示数据。另一方面,数据库在商业事务处理领域获得了巨大的成功,随之带来了其他各种新领域对数据库技术应用需求的巨大增长,这些领域所需的数据管理功能相对于传统情形具有很多新的特点:

(1)需要存储和处理复杂的对象。数据对象内部结构复杂,相互联系具有多种语义,难以用关系结构描述和表达。

(2)数据类型多样。数据项取值可以是抽象数据类型、无结构或半结构数据类型、超常数据类型、时态和版本数据类型以及各种用户自定义数据类型等。

(3)需要常驻内存的数据管理以及对大量数据对象的存取和计算。

(4)需要常规程序设计语言与数据库语言的高度无缝集成。

(5)支持长事务和嵌套事务的处理。

面对新的应用需求,传统的关系型数据库的弱项和缺陷日益凸显:

(1)传统数据库只能处理简单的基本数据类型,不能根据应用需求扩展数据类型集合。对于复杂数据类型只能靠用户自行编写应用程序来构造、描述和处理。

(2)传统数据库主要关注数据独立性和存取效率,语义表达能力较差。实体结构存储在数据库当中,而实体行为由应用程序另外实现。这种结构与行为分离导致数据库中结构只能通过相应的应用程序进行解释执行,限制了用户对数据的有效使用。

(3)关系型数据库在逻辑上将复杂对象分解为多个基本关系表进行处理,逻辑结构与外部世界差别很大,建立在逻辑结构上的查询较为复杂。

(4)语言面向集合,应用程序语言面向记录,两者编程模式不同,类型系统也不同,需要在相互之间通过应用程序转换，为了解决这个问题，需要大量应用程序的复杂使用，从而增加了系统的开销。

为了解决以上的问题，面向对象技术和数据库技术自然而然开始交流和结合，从而使数据库系统的分析、设计最大限度地与人们对客观世界的认识相一致。面向对象数据库系统是为了满足新的数据库应用需要而产生的新一代数据库系统。

相较于关系型数据库，面向对象的数据库具有以下优点：

（1）易维护。采用面向对象思想设计的结构，可读性高。由于面向对象的继承性，即使改变了需求，那么也只是在局部模块中进行维护，所以维护起来是非常方便和较低成本的。

（2）质量高。在设计时，可重用现有的、在以前的项目中已被测试过的类，可以使系统满足业务需求并具有较高的质量。

（3）效率高。在软件开发时，根据设计的需要对现实世界的事物进行抽象，产生类。使用这样的方法解决问题，接近于日常生活和自然的思考方式，势必提高软件开发的效率和质量。

（4）易扩展。由于继承、封装、多态的特性，自然可以设计出高内聚、低耦合的系统结构，使得系统更灵活、更容易扩展，而且成本较低。

（二）后关系型数据库 Caché

20 世纪 80 年代计算机应用以用户为中心的阶段，随着硬件价格的下降和个人计算机的普及，用户的信息需求显著上升。这时，带有易于理解的二维数据模型的关系型数据库大受欢迎。90 年代，计算机应用开始步入以网络为中心的阶段，尤其是随着 Internet 的发展，数据库面临着信息爆炸的挑战，而数据对象也不仅仅限于文本数据等简单的数据类型，还需要描述和保存各种各样的媒体和真实事件。此外，随着热门网站访问人数的激增，对数据库本身的存储机制、空间使用的效率及安全性等方面都提出了更高的要求。而这些都不是传统关系数据库中简单的二维表结构所能满足的。在这种需求下，后关系型数据库应运而生。所谓后关系型数据库，实质上是在关系数据库的基础上融合了面向对象技术和 Internet 网络应用开发背景。它结合了传统数据库如网状、层次及关系数据库的一些特点，以及 Java、Delphi、ActiveX 等新的编程工具环境，适应于新的以 Internet Web 为基础的应用，开创了关系数据库的新时代，即所谓的后关系型数据库时代。

选用"Caché"这个名字有两方面的原因：其一，突出快速缓存技术，这一技术决定了 Caché 数据库的高性能；其二，使用目前最好的数据库技术的开发人员将得到"Cachet"（质量与可靠性的保证）。在法语里，"Caché"是隐藏的意思，也表明了 InterSystems 公司采用隐藏在合作伙伴之后的销售模式。

在数据库的划分上，按照数据库技术的发展，可以大致将数据库分成三代：第一代数据库技术，即网状数据库或层次数据库，基本已经淘汰了；第二代数据库技术，即关系型数据库；第三代数据库技术，即面向对象的数据库或称之为后关系型数据库，Caché 数据库是一种面向对象的多维数据库，它作为第三代数据库，具有以下特征：

（1）速度快。Caché 数据库在同等条件下查询相同的数据的速度比 Oracle 等关系型数据库快。Caché 数据库是基于如 Oracle、DB2、SQL Server、Infomix 等关系型数据库的基础之上并且改进之后产生的。它在性能上可以和内存数据库相当。Caché 独特的动态的位图索引技术可以实现数据库在更新的同时做查询和分析，而不影响其使用性能。

（2）使用简单。Caché 数据库支持标准的 SQL 语句，因此即使不太熟悉 M 语言的用户依然可以轻易地对数据库中的数据进行操作。

（3）接口调用简单。Caché 数据库支持 ODBC 标准接口，因此在与其他系统进行数据交换时非常容易。同时 Caché 还可以将数据输出成文本文件格式以供其他系统访问调用。

（4）Caché 适合对性能要求高的应用。Caché 的企业缓存协议（enterprise cache protocol，ECP）技术可以方便地实现三层结构、分布式数据库，而且和编程无关，这是目前其他技术无法比拟的。

（5）对象型编辑。Caché 数据库是真正的对象型数据库，用户可以直接定义自己想要的对象，然后在其他开发工具中方便地调用该对象的方法和属性即可完成开发工作。支持远程映射和镜像。Caché 数据库支持远程的映射和镜像，比如在不同城市之间，或在同一城市的不同区域之间，Caché 可以进行镜像，使不同区域的 Caché 数据库同步联系起来，虽然在不同区域，但大家使用起来就像共用一个数据库。

（6）灵活性。基于 Caché 数据库的应用软件不仅可以在多种操作系统平台上（如 Windows、Unix 和 Linux）下运行，也可以随意部署运行在两层或三层的客户机/服务器，或者浏览器/服务器环境中，而且应用服务器和数据库服务器的数量在运行中可以随意增加扩充而不影响运行。

（7）支持 Web 开发。Caché 数据库提供自带的 Web 开发工具，使用维护非常方便，符合当今软件业发展的趋势。

（8）安全性高。Caché 数据库可以以非常低的成本为用户提供高可靠性的应用。

此外，Caché 支持多种对象建模技术，包括多重继承、封装、多态、引用、采集、关系和二进制大对象（binary large object，BLOB）。Caché 拥有一个非常易用的图形界面开发环境来建立和开发 Caché 对象，还可以接受从对象建模工具（如 Rational Rose）或以 DDL（数据库定义语言）文件形式的导入。更重要的是，Caché 的三种数据访问方式可直接与 Caché 中的数据进行交互。这样就没有额外层次的处理，提高了数据库的性能。Caché 独一无二地提供了事务处理型的位图索引，通过提升数据仓库中实时数据的查询效率来大幅度提高复杂查询的能力。它可以利用多维数据机构执行位图索引，提高其查询速度，同时显著降低占有的存储空间。Caché 运行的高性能和快速开发的高效率，可以为计算机用户带来巨大的收益。Caché 能在各种操作系统支持下轻松完成数据库系统管理，包括在线实时重新分配和部署数据库服务器及应用服务器。后关系型数据库能够将多维处理和面向对象技术结合到关系数据库上，能够将经过处理的多维数据模型的速度和可调整性相结合。由于它独有的可兼容性，对于开发高性能的交换处理应用程序来说，后关系型数据库非常理想。虽然就目前来说，Caché 数据库对大多数国内 IT 人员来说还比较陌生，然而在国外的许多领域，尤其是医疗领域中，Caché 数据库占有很大比例，并且已经获得了巨大的成功，成为医疗界公认的首选数据库。

（三）Caché 数据库优势

在世界医疗卫生领域，Caché 后关系型数据库常常成为首选数据库。其优势在于：

（1）直观的数据建模方式，面向对象的方式对于开发者来讲非常简单和直观，可以大大提高应用程序的开发效率。

（2）具有面向对象、SQL 以及多维数组三种访问数据的方式，给开发人员很大的灵活性。

（3）多维数组的稀疏矩阵存储方式，具有很高的性能。

（4）高可用性的容错配置，通过 Caché 提供的 ECP（企业缓存协议）机制，Shadow（映像）服务器，Mirror（镜像）或故障切换集群得以实现。

（5）与 Java、.Net、COM、EJB、C++类快速转化，与 J2EE 的兼容意味着更加快捷的程序开发。

（6）便捷的 Web 服务，Caché 只需简单的鼠标操作就可以发布为 Web 服务。

此外，在 Caché 中有更快的 SQL 查询，SQL 查询语句的书写也更为直接，并且其自带的优化 ODBC 和 JDBC 驱动器提高了与传统应用的交互性能。Caché 中通过有效的多维数据模型和先进的存储技术，来替代传统的二维表。访问它们的数据时，不需要做复杂的 JOIN 操作或在不同的表中跳来跳去。数据访问和更新可以用最少的 I/O 完成，从而提高数据访问和处理速度。在一个有成千上万用户的系统中，减少进程对资源的竞争可以大大提高效率，一个最大的竞争就是多个进程都想访问共同的数据。Caché 的进程在更新数据时不会将整个数据页锁死，因为交易通常都频繁请求少量的数据，数据库锁在 Caché 中采用逻辑锁，数据库锁死情况得到了降低，通过原子量加减操作（这一操作不会锁死数据库），数据库的访问冲突进一步降低，在一个含数千用户的系统中，减少竞争流程之间的冲突对实现高吞吐量至关重要，而其中一个最大的冲突在于不同的事物同时需要访问同一个数据。在更新过程中，Caché 的进程不会锁定整个数据页。其原因在于交易事物只需要对少量数据进行频繁访问或修改，因此 Caché 的数据库锁只需在逻辑层面上锁定即可，数据库的冲突可以通过原子级的增减操作进一步降低。正是由于上述特点，Caché 数据库非常符合在医疗卫生领域的应用要求，被医疗界公认为首选数据库。

（四）Caché 数据库的版本

目前为止，InterSystems 公司发布的 Caché 的所有版本有：Caché 4.1、Caché 5.0、Caché 5.1、Caché 5.2、Caché 2007.1、Caché 2008.1、Caché 2008.2、Caché 2009.1、Caché 2010.1、Caché 2010.2、Caché 2011.1、Caché 2012.1、Caché 2012.2、Caché 2013.1、Caché 2014.1、Caché 2015.1、Caché 2015.2。

各版本的区别详见在线文档。

二、Caché 数据库的数据存储模式

Caché 以多维数组存储数据，它是 Caché 数据库的核心技术之一，通过 Caché 数据库内置的对象脚本语言（Caché ObjectScript），可以直接访问多维数组数据结构。

（一）Caché 的应用系统架构

Caché 的应用系统架构如图 6-1 所示。Caché 的特点是高效率及可扩展性、应用程序的快速开发能力和低成本，可以用对象、SQL 和直接访问多维数据结构的方式实现对数据的直接存取。Caché 使用的是一种高效的多维数组形式存储数据，所以即使是较低的硬件配置，也能发挥出很高的性能。当然，配置越高效率更高。

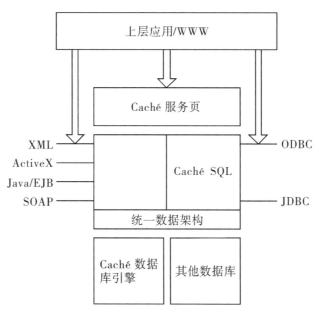

图 6-1 Caché 的应用系统架构

Caché 为开发复杂的、基于网页的应用程序提供了丰富的集成环境。使用 CSP（Caché Server Pages：Caché 服务器页）技术可以进行快速开发，动态产生网页，上千个用户甚至在比较差的硬件条件下也可以同时访问数据库上的数据。

上层应用可以使用通用的技术（如 XML，ActiveX，Java/EJB，SOAP 等）快速访问 Caché 对象，除此之外还可以使用 ODBC 和 JDBC 进行 SQL 访问。底层的数据库引擎为用户提供了一套完整的服务，包括数据存储、并发管理、事务处理和过程管理。

（二）多维数据引擎

Caché 使用的多维数据引擎是 Caché 的核心技术之一，它把数据存储在多维、稀疏数组中，这些数据叫作"Globals"，多维数据引擎可以在丰富的数据结构支持下，高效而简洁地存储数据。统一的

数据字典可以定义类和表，并且提供了到多维数据结构的映射，这种映射是自动产生的。这样，对象和 SQL 两种方法都可以使用。Caché 的数据库引擎采用的稀疏数组，通常只需要关系型数据库不到一半的存储空间。Caché 的多维数组引擎使得对象数据从磁盘到内存的过程能够很快完成，而且读写磁盘相互关联的数据非常快。多维数据模型的高效访问使 Caché 非常适合经常更新少量数据的交易处理应用，因为 Caché 将数据组织成 N 维的数组，对于交易所需要的数据，可以很容易地搜索、加锁和更新。应用和数据库引擎不需要花费时间去访问多个表，也不需要为搜索数据而锁住相关的所有数据页。这样，单个交易运行非常快，更多的交易可以同时很快地运行。统一的数据字典可以定义类和表，并且可以自动映射到多维数据结构。因此，Caché 同时支持对象、SQL 和直接访问多维数据结构的方式存取数据。

Caché 具有单一数据结构的特性，无论何时，只要定义了数据库对象类，Caché 都能自动产生这一数据的关系描述。同样的，如果一个关系型数据库的 DDL 定义被导入到数据字典时，Caché 可以自动产生这一数据的关系描述和对象描述，可以既用 SQL 访问，又用对象访问它了。Caché 自动保持这些描述的协同性，所以只要编辑维护一种数据定义即可。编程人员可以通过对象或关系表来编辑和浏览数据字典。

（三）多维存储

1. 多维存储概述

在处理真实世界中的数据元素时，关系数据库以表为主，将数据中的关系以二维的表格来描述。Caché 的多维数据存储方式是以树的形式存储的，完全符合自然界的数据结构处理。这种结构可以存储非常丰富的数据，通过内置的 Caché 脚本语言可以直接访问多维数组结构，获得更高的性能和更好的存储利用率。

图 6-2 描述的是在处理真实世界中的数据元素时，关系型数据库与对象型数据库的区别。

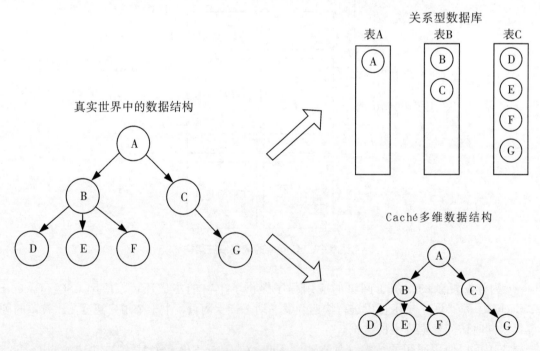

图 6-2　关系型数据库与对象数据库的区别

Caché 中的数据都是以"Global"的形式存储的，那么到底什么才是"Global"呢？

一个 Global 就是一个命名的多维数组。它存储在 Caché 的物理数据文件中，命名空间是 Global 和物理空间的关系纽带，一个命名空间可以包括一个或多个物理空间。

"^"符号用来区分 Global 和一般的变量。Global 可以用少于 63 个字符的名称,以"%"开头的是系统 Global,Global 名称可以使用"."和 Unicode。

Global 中的数据存储在一个或多个节点(Node)中,每个节点可以存储 32 kB 的文本内容,在一个节点中,可以存储比如一个字符串或数字、由特殊的分隔符隔开的多个字段组成的一个字符串、$List 中的多个字符串字段、空字符、二进制串,或大的数据集的一部分。

Global 中的每个节点,都指向一个 Global 的下标。Global 的节点是可以有序排列的。

Global 是存贮在物理文件中的,物理文件的存贮单位是数据块(Block,一般是 8 kB),Caché 使用一个类似于倒树的结构来控制这些数据块。Global 的下标和数据在一个块中是按顺序存储在一起的。

无论最终呈现出来的界面是类还是二维表,其本质都是以 Global 的形式存储的,所有的数据都是保存在 Global 中,Caché 的内部机制会自动处理它们的映射,多维数组提供了一个简单易用的、永久性保存多维数据的环境。在 Caché 中,数据和代码都保存在名为 CACHE.DAT 的文件中,每个这样的文件保存着无数个"Global"。在一个文件中,每个 Global 的名字都必须是唯一的,但是不同的文件中可以含有相同名字的 Global,这些数据文件可以被看作是数据库。

2. 命名空间

命名空间(namespace)也称名字空间,是 Caché 中资源的逻辑表示方式。它是一个虚拟的、逻辑的工作环境,系统管理员可以在一个命名空间里定义不同的小组或者个人所需的各项数据资源。如果需要使用某些已存在于不同系统或不同目录中的数据,系统管理员只需要设置命名空间的一个引用,就可以在程序中引用任何一部分的 Caché 数据,而不需要指明数据的名称和位置。如果我们要把一个数据库从一个磁盘移动到另一个磁盘或者从一个计算机移动到另一个计算机,只要更新一下命名空间就可以了,应用程序本身不需要更新。

应用程序通过命名空间访问数据库里的数据和程序,因此,命名空间和数据库之间要建立映射。命名空间和数据库之间的映射不一定是一对一的,一个数据库可以被多个命名空间访问;相反,一个命名空间可以访问多个数据库里的数据。建立命名空间的主要工作就是建立与数据库的映射,这样做可以将程序逻辑与物理存在的数据独立开来,便于开发人员专注于系统功能的设计,不需要为未来实施时不同的系统架构而增加额外的工序,系统架构也因为这样变得更灵活。

安装好 Caché 之后,默认的命名空间有以下几个,如图 6-3。

Namespace	Globals	Routines	Temp Storage					
%SYS	CACHESYS	CACHESYS	CACHETEMP	-	Global Mappings	Routine Mappings	Package Mappings	-
DOCBOOK	DOCBOOK	DOCBOOK	CACHETEMP	Edit	Global Mappings	Routine Mappings	Package Mappings	Delete
ENSDEMO	ENSDEMO	ENSDEMO	CACHETEMP	Edit	Global Mappings	Routine Mappings	Package Mappings	Delete
ENSEMBLE	ENSEMBLE	ENSEMBLE	CACHETEMP	Edit	Global Mappings	Routine Mappings	Package Mappings	Delete
ENSLIB	ENSLIB	ENSLIB	CACHETEMP	Edit	Global Mappings	Routine Mappings	Package Mappings	Delete
SAMPLES	SAMPLES	SAMPLES	CACHETEMP	Edit	Global Mappings	Routine Mappings	Package Mappings	Delete
USER	USER	USER	CACHETEMP	Edit	Global Mappings	Routine Mappings	Package Mappings	Delete

图 6-3　Caché 默认的命名空间

3. 多维数组的结构

Global 存储在磁盘的数据块中,每个块的大小(通常是 8 kB)在数据库建立的时候就确定了。其存储结构类似于 B-tree,从而可以提供高效的数据访问;同时,Caché 还维护一个缓冲池(内存中经常被引用块的缓存),从而降低了读取磁盘的成本。

Global 按顺序存储在数据块中,并且是将下标和值存储在一起,其通常的形式如:

存储的 Global 形式表示为:

^名称(下标1,下标2,下标3,……) = 值

举个例子，假设有如下内容的 Global：

^Data(1999) = 100
^Data(1999,1) = "January"
^Data(1999,2) = "February"
^Data(2000) = 300
^Data(2000,1) = "January"
^Data(2000,2) = "February"

那么，数据将以一种类似于以下的结构存储在一个数据块中：

Data(1999):100 | 1:January | 2:February | 2000:300 | 1:January | 2:February | …

再比如，一个患者相关的信息有 name（姓名），gender（性别），age（年龄），那么它的数据结构可能如下：

^Patient(name,gender,age) = quantity

举个实例，比如：

^Patient("病人1","男",20) = 1
^Patient("病人2","女",22) = 2
^Patient("病人3","男",23) = 3

这种数据结构一目了然，只要访问一下这个数据节点 2 很快即可确定是否有一个叫病人 2，女，22 岁的患者。

^Patient 的存储结构可以表示为图 6-4 所示：

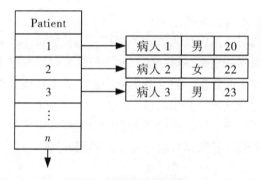

图 6-4　多维数组结构

^Global 的变量维度是无限的，其长度仅受限于数据库的存储空间，在 Caché 环境下，可以把 Global 理解为一种数据类型，下标和值可以是数字、字符或者中文，在一个块中是按顺序存储在一起的。多维数组是一种类似于树的存储形式，它的每一个节点直接与磁盘和内存中的数据块对应，我们知道，基于这种存储形式可以使访问速度大大提升。

假设有 4 个变量如下：

^XY(1121,"A",1) = "first"
^XY(1121,"A",2) = "second"
^XY(1121,"A",1,"B",3) = "third"
^XY(1121,"A",1,"B",4) = "fourth"

那么，以上变量存储的树状图如图 6-5 所示。

这里要注意的是，多维数组在存储的时候，不是按照建立的顺序排序，而是自动根据下标排序的。

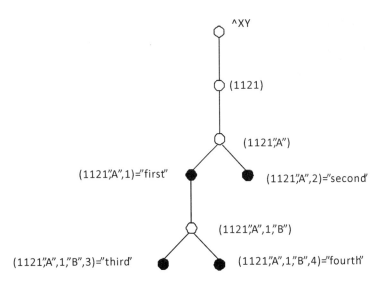

图6-5 多维数组的树存储结构

（四）索引和事务位图索引

Caché 提供独一无二的事务位图索引，可以从根本上提高复杂查询的性能，实现库存数据的快速查询。Caché 提供的索引包括传统的索引和事务位图索引，此外，Caché 还支持多列索引。

1. 索引

数据库索引是对数据库表中一列或多列的值进行排序的一种结构，使用索引可快速访问数据库表中的特定信息。数据库性能在很大程度上取决于搜索数据库时频繁用到的属性索引，对于每个可能的列值或属性，多数的数据库会使用到索引，为含有该数值的行/对象保持 ID 清单。

例如，有一个持久化类 MyApp. Person，这个类有两个属性和一个 Name 属性上的索引：

Class MyApp. Person Extends ％Persistent
{
Index NameIdx On Name；
Property Name As ％String；
Property Age As ％Integer；
}

如果已经创建和保存了 Person 类的几个实例，那么产生的数据和索引 globals 的存储结构类似于：

// 数据 global
^MyApp. PersonD = 3 // counter node
^MyApp. PersonD(1) = ＄LB("",34,"Jones")
^MyApp. PersonD(2) = ＄LB("",22,"Smith")
^MyApp. PersonD(3) = ＄LB("",45,"Jones")
// 索引 global
^MyApp. PersonI("NameIdx","JONES",1) = ""
^MyApp. PersonI("NameIdx","JONES",3) = ""
^MyApp. PersonI("NameIdx","SMITH",2) = ""

2. 位图索引

位图索引是另一种类型的索引，位图索引包含一个用于每个可能的列/属性可能值的单独位图，每个已存储的行/对象分别对应一位。一位意味着行/对象在这列/属性上有该值。位图索引的优势是可以在索引上进行布尔操作（如 AND、OR）来处理复杂的查询，从而有效而精确地确定哪个实例（行）符合查询条件，而无须搜索整个数据库，位图索引通常可以将搜索大量数据的查询响应时间加快 100 倍或更多。

例如，有一个持久化类 MyApp.Person，这个类有两个属性和一个 Age 属性上的位图索引：
Class MyApp.Person Extends %Persistent
{
Index AgeIdx On Age [Type = bitmap];
Property Name As %String;
Property Age As %Integer;
}

如果已经创建和保存了 Person 类的几个实例，那么产生的数据和索引 global 的存储结构类似于：
// 数据 global
^MyApp.PersonD = 3 // counter node
^MyApp.PersonD(1) = $LB("",34,"Jones")
^MyApp.PersonD(2) = $LB("",34,"Smith")
^MyApp.PersonD(3) = $LB("",45,"Jones")
// 索引 global
^MyApp.PersonI("AgeIdx",34,1) = 110...
^MyApp.PersonI("AgeIdx",45,1) = 001...
// 扩展的索引 global
^MyApp.PersonI("$Person",1) = 111...
^MyApp.PersonI("$Person",2) = 111...

传统上，位图会遇到两个问题：①占据了太多的存储空间；②关系数据库中的更新速度极为缓慢。因此，关系数据库在事务处理中一般不使用位图索引。

相较于传统的位图索引，Caché 可以利用它的多维数据结构来消除这两个问题。与传统的索引相比，Caché 位图的更新速度更快，并且可以利用复杂的压缩技术来大大减少存储空间。Caché 还支持复杂的"bit-silicing"技术，其结果是往往可以利用超快的位图，以几分之一秒的时间来搜索在线事务处理数据库的数百万条记录。

（五）Web 存取

Caché 对于 Web 前端开发提供了广泛的选择性，所有主流的前端开发技术都可以连接到 Caché 上来对数据进行存取等操作，不同的前端技术连接 Caché 的方式各不相同。目前有以下几种主要的方式：

1. CSP 技术

CSP（Caché 服务页）是一种服务器端的脚本技术，是 Caché 提供的前端实现方式，它工作在服务器端，使用它进行开发可以达到与 Caché 服务器端最紧密的配合，并提供了许多其他服务器端脚本技术没有的特征。使用 CSP 也可以让开发人员建立和部署高性能的、高可伸缩性的 Web 应用。

2. J2EE 和 EJB（Enterprise JavaBean）技术

通常，我们需要使用 EJB 把关系数据库转换为面向对象的数据库，并且进行 O/R 映射将数据库中的表记录映射为内存中的 Entity 对象，利用 Caché 的类可以映射成 BMP 型的 EJB，使 EJB 在持久化时不必进行 O/R 映射，这样 Caché 可以为 J2EE 客户端提供服务。

其他服务器端脚本如 JSP、ASP、PHP 等可以通过关系型的方式访问 Caché 数据库，用法和其他关系型数据库相同。

通过以上的 Web 开发技术可以对 Caché 数据库进行数据的存取等操作，从而生成和提供动态的内容。

（六）对象存取

对象编程和对象数据库是实际工作中为了模拟复杂的大脑活动而产生的一项技术。现今的应用程序强调两大特征，即程序应该不仅能够处理复杂的行为而且能够隐藏其复杂性。在面向对象技术中，数据的复杂性被封装在对象中，数据访问通过一个简单统一的接口；与此不同，关系技术虽然也提供一个简单统一的接口，但是，由于关系技术不能处理现实数据的复杂性，所以用户或者程序员不得不经常要处理这种复杂性。

因为对象能够对复杂数据进行简单建模，所以对象编程是编写复杂应用程序的最佳选择，并且对象访问也是插入和更新数据库的最佳选择（如事务处理）。

可以把对象看成是一个包，包括对象的属性和方法。对象的方法实现发送消息和与其他方法的交互。为降低存储，同一类的对象通常共享相同的代码。同样的，在 Caché 中，方法的调用导致函数的调用而不是传递消息，但是这些执行技术对于程序员来说是透明的，所以以对象传递消息的方式来思考也是对的。

对象技术改善了数据的审视角度，不再把属性限制在简单的、以计算机为中心的数据类型中。对象也可以含有其他对象，或者引用其他对象，这样就使得构建实用而有意义的数据模型变得非常容易。

那么，为什么要选择对象作为数据模型呢？主要是基于以下考虑。

在开发新的数据库应用程序时，大多数开发人员选择使用对象技术，因为这样就可以更快地开发复杂的应用程序，而且以后修改也相对容易。对象技术有以下一些优势：

（1）对象支持丰富的数据结构，这样可以更自然地描述现实世界中的数据。

（2）编程更简单，更容易跟踪用户所做的操作。

（3）定制的类可以很容易地替代标准的类，这样就使得应用程序的定制更加简单。

（4）"黑匣子"封装方法意味着编程人员能够在不影响应用程序的其他部分的情况下改善对象的内部工作机制。

（5）对象提供了一种连接不同技术和不同应用程序的简单方法，对象技术能和 Java 以及基于 GUI 的用户接口无缝衔接。

（6）对象能够使得用户接口和应用程序的其他部分有良好的绝缘。这样，当必要采用新的用户接口技术（可能是一些目前无法预计的技术）时，开发人员可以重用代码。

（七）SQL 存取

SQL 查询语言已经成为访问数据库的通用标准，同样，SQL 也是 Caché 的一种查询语言。Caché 数据库支持对象扩展的 SQL 查询语言。然而，我们认为 SQL 只适合查询和编制报表，对于事务处理并不合适。Caché 的 SQL 对象扩展技术消除了麻烦的表连接，使得 SQL 易于使用。SQL 数据访问的工作方式是在简单的、标准化的格式（由行和列组成的两维表）中浏览数据。尽管这种简单的数据模型支持了这种强大的查询语言，但却要付出昂贵的代价。由于现实世界中的数据关系复杂，因此现实中的数据并不能自然地表示成为简单的行和列，所以现实数据往往被分解成多个表。这样即使是进行一个简单的任务，也要对这些表进行连接操作。这样就导致了两个问题：①由于需要连接多个表（常常是复杂的外部连接），查询语句复杂、难写；②当关系型数据库需要处理复杂的数据时，处理任务是一项非常巨大的工程。

SQL 已经成为数据库相互操作和报告编制工具的标准，但是，我们需要知道，虽然 SQL 是从关系型数据库发展而来的，但是它并不是只限于关系型数据库。Caché 数据库同样支持 SQL 作为查询和更新语言，这种支持扩展了 Caché 在面向对象方面的能力。由于 Caché 中的数据存储在多维数组中，所以在 Caché 上使用 SQL 的应用程序比在传统的关系型数据库上使用 SQL 更加有效。

Caché 的独特性在于无论何时定义数据库对象类，Caché 可以自动提供完全的 SQL 数据访问。这样，不需要额外的工作，基于 SQL 的工具可以立即与 Caché 数据库完成协同工作，而且还能获得 Caché 多维数据结构所产生的高性能的优势。反过来也是正确的，当导入了一个关系型数据库的 DDL 定义时，Caché 可以自动产生数据的对象定义，这样就既可以用对象来访问，也可以用 SQL 来访问了。

此外，Caché 的 SQL 网关功能使得 Caché 应用程序可以从关系型数据库中存取数据，这个功能在从不同的来源整合数据时就十分有用。

下面，我们利用 Caché 自带的数据库中的例子进行说明，例如在命名空间"SAMPLES"中包含如图 6-6 左侧所示的 Schemas（即数据库对象的集合），以下我们选择该命名空间下 Schema 中的"Cinema"，点击打开"Film"表，可以看到其中包含"Title"字段：

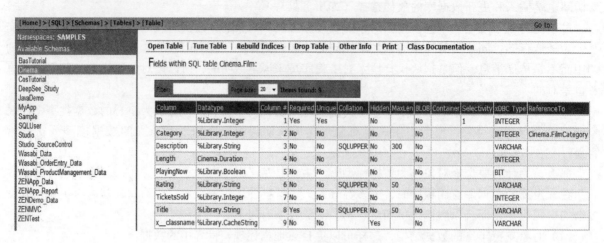

图 6-6　Cinema 数据表中的字段

依次点击计算机右下角系统托盘的 图标→System Management Portal，进入数据库管理页面，在页面上的"DATA MANAGEMENT"下选择"SQL"选项，进入 SQL 管理页面（图 6-7），左侧是系统默认的命名空间，包括"%SYS"、"DOCBOOK"、"ENSDEMO"、"ENSEMBLE"、"ENSLIB"、"SAMPLES"以及"USER"。

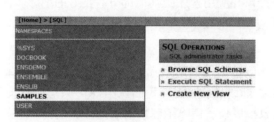

图 6-7　SQL 模块界面

在上图中左侧的命名空间中选择"SAMPLES"，选择"SQL OPERATIONS"下的"Execute SQL Statement"选项后，在录入窗口文本框中输入"SELECT Title FROM Cinema.Film"并点击"Execute Query"按钮，即可得到"SAMPLES"命名空间下的"Cinema"数据表中"Title"字段中所有的值。

（八）容灾和高可用性

如今，越来越多的业务系统都依赖于计算机应用，对于数据库的维护就显得尤为重要。Caché 提供了一些机制来保证系统的高可用性，这些机制包括系统一旦发生故障，可以快速恢复的策略，而且还能保证数据的完整性。系统中断时有发生，系统停机的成本可能从数千到数百万美元不等，具体需要取决于中断的类型和时长以及受影响的系统类型。对此，大多数组织的目标是将停机时间降至最短，以实现系统的最大可用性，其中包括计划内（如定期维护）和计划外（如软件或硬件故障）两种情况。Caché 旨在更好地从中断恢复正常，同时提供多种故障切换和其他选择，以减少或消除中断对用户的影响。

Caché 提供的日志系统和其他完整性功能确保了大多数类型硬件故障的数据库完整性，包括断电，能够迅速恢复，并且尽可能降低对用户的影响。此外，Caché 还提供高级的高可用性配置选择，以便进一步降低或消除对用户的影响，包括：

（1）故障转移策略。数据服务器利用故障转移集群硬件来共享对同一磁盘的存取，但每次只有一个服务器主动运行 Caché。如果主服务器失效，则 Caché 自动启动另一个服务器来接管处理职责，然后用户可以重新登录到新的服务器。

可以将 ECP 数据服务器配置为故障转移集群。如果数据服务器崩溃，则由备份数据服务器继续运行。

（2）镜像。镜像是一种高可用性配置，可以实时地复制磁盘上的数据到备用磁盘。系统启动时，镜像自动地将两个独立的 Caché 系统中的一个指定为主系统；另一个自动成为备用系统。镜像后的数据库通过 TCP 实现从主系统到失效备援成员间的同步。在经由专用 TCP 通道接收到镜像后的数据时，备用系统返回确认消息。

（3）分布式 ECP。在使用数据库镜像时，ECP 应用程序服务器对镜像成员有内部认知，包括当前的主系统。因此应用程序服务器无须依赖镜像 VIP，而是直接与选定的主系统相连。

如果镜像的主系统失效，则 ECP 应用程序服务器会将其视为服务器重启的条件。服务器只需重建与新的主系统的连接，并且继续处理进行中的工作。由于用户遍布在多个计算机之间，因此应用程序服务器的故障只会影响较少的人群。如果数据服务器"崩溃"且需要重新启动，或者出现临时的网络故障，则应用服务器可以继续进行数据处理，除了不易察觉的暂停之外，不会出现其他明显的影响，将数据服务器配置在失效备援的群集里，能够大大提高可用性。

三、日志系统

Caché 的 Journaling 日志系统将用户对数据库的任何操作都记录下来，在一个启动的数据库系统中，都会有一个专门的进程负责 Journaling。Caché 数据库中负责 Journaling 的进程名字是 JRNDMN。Journaling 的功能主要有：

（1）当系统发生故障丢失数据后，恢复备份数据（Backup Recovered）。首先恢复备份的数据库数据，然后利用数据库备份完成后的日志文件，将数据恢复到事故发生时的状态点。

（2）事务回滚（Transaction Rolled Back）。当发生事务回滚操作（Rollback）时，对日志文件记录的从事务开始点到回滚点的数据库操作进行反向操作，将数据恢复到事务开始点时的状态。

（3）数据库映像（Shadow）。主数据库服务器的数据库日志文件被传送到映像服务器的一个目录中，映像数据库按照这些日志文件记录的操作完成和主数据库服务器相同的操作。

日志系统提供对数据库及数据的保护，是保证数据库数据安全的基础，它分为物理操作日志（Write Image Journal，WIJ）和数据库指令日志（Journal，简称 JRN）两类。

WIJ 是在数据被写入磁盘前的中间记录文件，主要是保护数据库；JRN 记录数据库读写操作，将数据库的读写操作写入 Journal 文件，用于数据恢复和检查，为数据库中的数据提供保护。可以用它作为备份恢复的一部分。一般情况下，WIJ 的磁盘操作量大于 JRN。

（一）物理操作日志

当用户在通过缓冲区读写数据时，将改动写到数据库之前首先要写到 WIJ，当数据库崩溃重启时，WIJ 会自动写入数据库中。当 Caché 启动时，WIJ 自动开始工作，一旦系统存在非正常关闭的情况，系统就会自动检查 WIJ 文件并运行恢复的过程，从而保证数据库的完整性。因此配置数据库时，要保证有足够的磁盘空间允许此文件扩展。默认情况下，文件名为 CACHE.WIJ，存放在安装目录的 mgr 文件夹下，是一个大小可变的文件。

在数据写入数据库之前，先将改变写入 WIJ，写完之后 WIJ 文件会被擦除。如果 Caché 启动时不能生成 CHCHE.WIJ，则系统不能启动。

（二）数据库指令日志

数据库的每次改变都会写入 Journal 文件，从而可以帮助我们恢复数据库。每个 Caché 都有一个 Journal 文件，每个 Caché 实例维护自己的 Journal。

Journal 文件的名称格式为 yyyymmdd.nnn，Journal 文件存放在安装目录下的 mgr\\journal 文件夹下，也可以配置到其他物理分区，以提高系统性能和安全性。配置 Caché 时最好使用指令日志，有利于保护数据。可以通过［Home］＞［Configuration］＞［Journal Settings］设置日志文件的存放位置、文件大小等属性。

我们可以在终端里执行相关命令来操作 Journal，在终端中执行"zn"%SYS""命令切换到"%SYS"命名空间下，然后执行"do ^JOURNAL"命令，我们可以看到与 Journal 相关的选项（图6－8）。

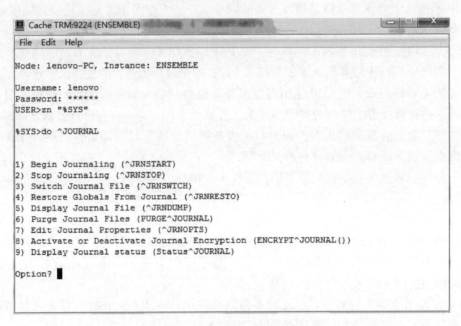

图6－8　在终端中执行 Journal 命令

同样在"%SYS"命名空间下，执行命令"do ^JRNDUMP"可以查看 Journal 文件的内容。在正式系统中，强烈建议开启 Journal，如果是在开发阶段需要大量更新数据库时，可以停止 Journal。

（三）崩溃缓冲

WIJ 和 JRN 可以在系统崩溃时提供缓冲。

WIJ 包含未被写入磁盘的数据，读写记录中成功写入数据库的位置以及最早的未完成的 Transaction 事务。系统崩溃后重启时，Caché 会自 WIJ 记录点，自动重放 Journal，当未发现 Commit（提交命令），则自 WIJ 记录点复原未完成事务。经过这几步操作，数据库在逻辑上可以始终处于完整状态。

第二节　Caché 数据库建设

一、Caché 数据库的应用架构

应用 Caché 数据库可以构建二层至多层系统架构，用户可以根据各自的需要进行选择。

二层应用架构是指数据构件和逻辑运算等构件全部部署到主机服务器上，客户端仅通过 IIS 服务器对系统全面访问。这种架构可以简化操作流程，适用于200个以下的并发客户环境使用，如图6－9所示。

并发用户数目比较高，访问数据和运算量较大的大型综合系统应用机构，采用 Caché 多层架构部

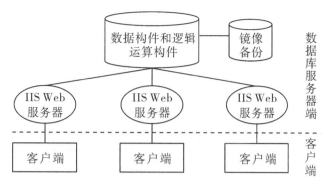

图 6-9 二层应用架构

署。并且多层结构易于将来的扩展，如果系统预计未来有较大扩展的可能性也建议适合采用多层架构部署。通过中间逻辑运算层的分布式部署，可以有效降低主机服务器的运算负载，将大量运算逻辑处理在二级应用服务器上进行处理，这样就可以有效缓解医院系统高峰时段超负荷运行的需求。

Caché 服务器本身既可以作为一个数据库，也可以作为一个应用服务器。无须第三方的应用服务器产品，Caché 数据库自身可以实现真正意义上的三层结构（图 6-10），实现真正的分布式服务。

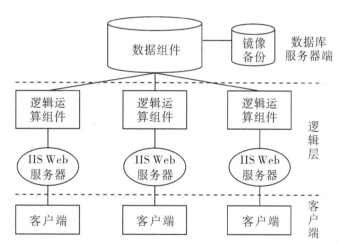

图 6-10 三层应用架构

在 Caché 环境下用户并非直接访问主数据库，而是先访问二级服务器上的 Caché 数据，通过二级服务器上的数据交换处理分散主服务器上数据操作，所有计算处理功能都由二级服务器上的 Caché 完成，只有用户真正调用主数据库中的数据时或者二级服务器上的 Caché 不能完成用户访问需求时，才会向主服务器上的 Caché 数据库提出访问申请。

相反，其他类型的数据库却无法实现这种功能，尽管 Oracle 和 SQL Server 等数据库也声明支持三层结构和分布式的访问结构，但是客观上的性能限制了这些数据库无法实现真正意义上的分布式功能。Oracle 等数据库仅是在数据库内部实现了虚拟的分布式三层结构，而全部的工作最终还是由一台主服务器上的数据库进行处理，所以当大量数据访问主服务器数据库时（如用户访问高峰时段），整个系统性能将大大降低，处理速度也变得非常慢。

而 Caché 数据库却可以通过二级服务器数据库有效分散处理工作，当高峰期来临时，同一时间有上百个数据访问将被分散成为几十个一组，分别由二级服务器数据库进行处理，就像非高峰期时一样，系统性能不会明显下降，用户甚至无法察觉到。

Caché 服务器本身就是一个基于面向对象技术的应用服务器，并且 Caché 拥有和任何一种主流技术的接口，可支持 .Net 和 J2EE 的技术构建三层应用。另外，Caché 可以作为应用服务器，使用本身自带的 CSP 动态页面技术构建 B/S 结构的三层应用，也可以和符合 J2EE 规范的应用服务器一起构建三层或者多层的应用。同样,对于.Net构架也是适用的。

二、缓存的配置

当用户要读取数据时,首先到缓冲区中取数据,如果没有找到所需要的数据,那么缓存才会去数据库中读取数据,并把这些数据存入缓冲区。这样,在大多数情况下,用户读取的数据都会在缓存区中获得,因而访问速度大大加快,同时也减少了磁盘的I/O负担。

(一)缓存的概念

从本质上来说,数据缓存是一段内存空间,用来存储数据和程序等待运行程序时调用,数据都是从缓存读或写(图6-11),从缓存调用的速度远远高于从磁盘的调用。缓存分为数据(Global)缓存和程序(Routine)缓存。

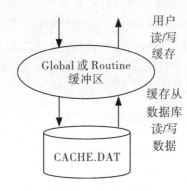

图6-11 Caché的缓存

我们可以在终端中执行"zn "%SYS""切换到%SYS命名空间下,然后执行"do ^GLOSTAT"分析系统效率,或者可以从数据库管理页面下的[Home] > [System Dashboard]进入数据库监控页面,如显示系统效率(Caché efficiency)的值小于40,则需要增加数据缓存以提高系统效率。程序缓存包含程序执行码,每个程序缓存是32 kB,所有用户可以分享同一个程序缓存。在终端中执行完上述的"do ^GLOSTAT"命令之后,显示"Routine buffer loads & saves"的值小于20为可接受,0为理想值。

(二)数据缓存及程序缓存的配置方法

如果要对数据缓存和程序缓存进行配置,可以进入数据库管理页面下的"[Home] > [Configuration] > [Memory and Startup]"分别对数据缓存和程序缓存进行配置。

三、安装

Caché数据库可以安装在Unix、Linux和Windows环境中。这里介绍Windows、Unix环境中的安装。

(一)Windows平台下的安装

在Windows平台下,Caché的安装需求相较于目前较流行的Oracle、DB2和SQL Server等数据库来说不算高。硬盘存储空间550 MB以上(不包括用户数据),内存64 MB以上即可满足基本的需求。

在Windows下安装Caché数据库,需要首先安装IIS,然后执行安装程序。这里需要注意,在Windows 7平台下安装Caché 2010前需要先在"控制面板/区域和语言/管理/更改系统区域设置"中更改区域设置,设为"英语(美国)",安装完成后再改回当前设置(XP和2003系统不需要此操作)。

步骤1:Windows7下IIS的安装,在控制面板中的"程序和功能/打开或关闭Windows功能"里添加即可,在此不详述。

步骤 2：安装完 IIS 之后，我们就可以安装 Caché 了。

在 Windows 平台下，双击运行安装文件，弹出 Caché 安装程序界面以及使用协议，选择"我接受该许可证协议中的条款"，然后进入"下一步"（图 6 – 12）。

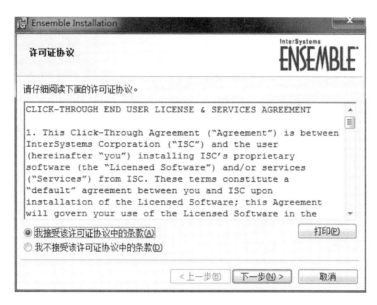

图 6 – 12 Windows 平台下的安装

步骤 3：如果本机操作系统是第一次安装 Caché，将会提示输入 ENSEMBLE 实例名称，默认值为 "ENSEMBLE"。输入名称后，进入"下一步"。

步骤 4：选择安装路径，默认为 "C：\\ InterSystems \\ Ensemble \\ "，也可以自定义选择安装目录。确认安装目录后进入"下一步"。

步骤 5：Caché 安装程序中共有以下几种安装类型：Development、Server、Client、Web Server 等。用户可以根据自己的需要选择不同的类型。这里以选择"Development"类型为例说明。

步骤 6：类型选择后，进入初始安全设置。有三种级别：最小限制、正常、锁定。这里可以选择 "Normal" 并进入"下一步"。

步骤 7：这里可供选择的账户类型有"默认的系统账户"和"自定义账户"两种，这里我们可以选择默认的系统账户类型，根据自己的需要，用户也可以设置自己的用户名和密码。

步骤 8：输入 Caché 账户密码。

步骤 9：上述设置完成以后，即可进行安装，点击"安装"按钮继续安装。

步骤 10：安装过程顺利完成后，点击"完成"按钮。

安装完成后，在计算机中新增了一个文件夹目录："C：\\ InterSystems \\ Ensemble"，对于不同的安装配置，目录结构略有不同，但主要的目录如 \\ bin、\\ CSP 和 \\ mgr 不会改变。Caché 的系统文件和数据库文件等都在这个目录中（图 6 – 13）。

默认情况下，Caché 会自动启动。启动之后，在 Windows 桌面右下角的系统托盘中增加了一个图标 ，点击该图标，通过弹出的菜单（图 6 – 14）可以管理 Caché 数据库。

如图 6 – 14 所示，菜单中包含如下菜单项。

Getting Started：入门文档，可以给用户提供快速帮助。

Start Ensemble [ENSEMBLE]：启动 Caché，这里显示为灰色，说明 Caché 服务已启动。

Stop Ensemble：停止 Caché，可以关闭或者重启 Caché。

Studio：工作室，Caché 的集成开发环境。

Terminal：终端，是一个类似于 DOS 的终端界面，开发人员在开发和调试程序时可以通过终端访

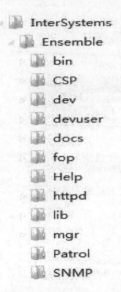

图6-13 安装完成后的Caché目录结构

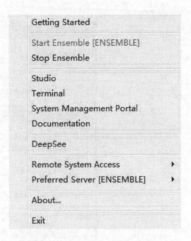

图6-14 Caché系统菜单

问Caché。

System Management Portal：B/S系统管理门户，点击该菜单项弹出系统管理页面，可以通过页面中的各项进行系统管理，数据库的数据管理以及对数据库进行相关操作。

Documentation：联机文档，启动Caché之后，点击该菜单项可以阅读全部文档信息。

DeepSee：配置DeepSee，DeepSee是基于Caché的嵌入式实时系统，通过该菜单项可以对DeepSee进行配置。

Remote System Access：远程系统访问，在本地控制远端的Caché服务器（任意平台）。包含子菜单，子菜单项中同样包含 Ensemble Telnet，Studio，Terminal，System Management Portal，Documentation和DeepSee项。

Preferred Server [ENSEMBLE]：当前使用的Caché服务器子菜单，用户可以在该菜单项中配置远程服务器。

About：查看版本信息。

Exit：退出Caché。

在拿到了许可证文件cache. key后，把这个文件拷贝到Ensemble \\ mgr下。然后重新启动Caché就可以了。用记事本或者写字板打开cache. key文件，将看到一个用户名称，检查这个用户名是否是注册的用户名。可以在Terminal里面用命令行来查看是否已注册上，切换到%SYS命名空间下，执行命令如：

%SYS > do $ System. License. CKEY( )

将展示许可证相关的信息。

（二）Unix平台下的安装

在Unix下安装Caché的CSP，需要370 MB到450 MB的磁盘空间。另外，Caché安装目录下的文件还需要50 MB的磁盘空间，默认情况下，Caché的环境变量CACHESYS的相关信息在/usr/local/etc/cachesys路径下。

安装时，首先以root身份登录到系统，指定安装路径，然后执行自动安装的脚本文件cinstall，其功能包括：①自动安装Caché数据库系统；②启动Caché的安装过程；③安装globals和routines；④重启Caché，按照cache. cpf配置文件中的默认配置项配置Caché数据库系统。

步骤1：为Caché指定一个安装路径（图6-15）。

```
Enter instance name <CACHE>: cache
Enter destination directory name for this installation.
Directory: /home/cachesys

-------------------------------------------------
NOTE: Users should not attempt to access Cache while
    the installation is in progress.
```

图 6-15　Unix 平台下安装 Caché

步骤 2：执行 Caché 的安装脚本文件 cinstall，如：

＃/pathname/cinstall

如果安装文件是 RPM 包，则使用的命令如：

＃rpm-ivh cache-server-xxxx. x. x. xxx. x-x. platform. rpm

如果是 RPM 格式的更新文件，则执行命令如：

＃rpm-U cache-server-xxxx. x. x. xxx. x-x. platform. rpm

步骤 3：安装脚本自动识别操作系统的类型并且可以自动检测到电脑上是否已经安装了 Caché，如果已经安装了 Caché，安装程序提示用户是否需要升级，如果没有安装过 Caché，安装程序会提示让用户指定安装路径。

步骤 4：选择安装类型。

Select installation type.

Development-Install Cache server and all language bindings

Server only-Install Cache server

Custom-Choose components to install

Setup type <1>？

默认的是 Development 类型，选择该类型则安装 Caché 服务器端、所有的客户端组件以及开发工具。

如果是选择的是 Server only 类型，则仅安装 Caché 的服务端。

如果用户需要有自定义安装客户端组件，则选择选项 3。

步骤 5：安装选择 8-bit 或 Unicode 编码，默认是 8-bit 编码。

步骤 6：初始化安全设置，选择项包括：Minimal、Normal、Locked Down，默认的是 Minimal。

步骤 7：安装程序执行到这一步的时候，提示用户可以指定哪个组（只能是一组）有启动和停止 Caché 的权限。

步骤 8：如果安装脚本在 mgr 路径下没有检测到 cache. key 文件，则提示需要 license 文件。如果用户指定了有效的 license 文件，则 license 文件会被自动激活，并且自动拷贝到 mgr 路径下。

步骤 9：指定端口。

通信端口号：设置为 1972。

Web 服务端口号：设置为 57772。

如果用户需要为 Caché 设置不同的端口号，则需要在安装过程中选择自定义选项。如果要在安装成功之后修改通信端口号，则可以进入［Home］｜［Configuration］｜［Memory and Startup］管理页面进行修改；如果要修改 Web 服务端口号，则进入［Home］｜［Configuration］｜［Startup Settings］管理页面修改。

完成上述安装过程之后，用户即可以输入网址登录到 Caché 的管理页面。

四、卸载

Caché 的卸载步骤比较简单，要卸载 Caché，首先要停止 Caché 的服务，然后在 Caché 的系统托盘上点击右键，选择 Exit 项。然后使用 Windows 提供的添加删除工具来卸载 Caché，目前其他的删除工具暂不支持，如果使用其他的删除工具可能会带来一些未知的问题。

第三节　Caché 数据库运维

日常数据库运维主要包括数据库管理、数据库备份和数据迁移。医院信息部门应有专业的数据库管理员完成日常数据库运维。

一、管理工具

系统管理门户（system management portal）是 Caché 提供的 B/S 系统管理工具，点击该菜单项进入管理页面，如图 6-16 所示。

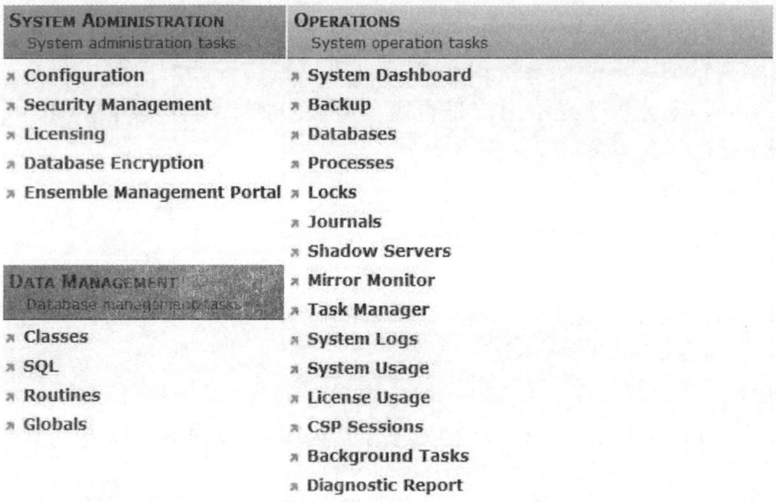

图 6-16　系统管理门户

可以通过该工具进行数据库系统管理、数据库的数据管理以及对数据库进行相关操作。我们可以看到对数据库的管理总共分为三种类型：系统管理、数据管理和操作。

（一）系统管理

系统管理中的各主要项功能说明如下：

配置数据库：对数据库的管理配置工作主要在该项中进行设置，主要包括数据库的内存配置管理、命名空间配置管理、本地数据库的创建及配置管理、远程数据库的创建及配置管理、数据库的备份管理、日志管理、ECP 设置、镜像设置、集群设置等。

安全管理：主要是创建或删除用户以及用户名和密码设置、创建角色及角色权限设置、服务的开启和关闭、安全域管理等。

许可证管理：主要是对数据库的许可证进行管理。

数据库加密：主要是对数据库加密及密钥管理。

（二）数据管理

类：可以查看数据库中所有的类或对类所进行的相关的操作。

SQL：可以使用 SQL 方式对数据库进行操作。

Routines：可以查看数据库中所有的 Routines 或对 Routines 所进行的相关操作。

Global：可以直接查看数据库中的所有的多维数组或对其进行相关的操作。

(三) 操作

数据库各项操作可以监视数据库系统运行状态、备份操作、活动进程监视、锁、日志、镜像、系统使用量等进行监视或操作。

二、Caché 的备份与恢复

随着信息化的普及和发展，数据库作为信息系统的核心担当着重要的角色，一旦发生意外停机或数据丢失，损失将十分惨重，因此数据库的备份尤为重要。因此数据库备份是数据库管理员日常必需的工作。

(一) Caché 数据库备份

为了应对各种复杂的意外情况的发生，Caché 提供了多种备份机制，从而降低甚至消除对于用户的影响。

1. 备份的分类

在 Caché 中，主要提供了 3 种备份方法。

(1) 完全备份（full backup）。用于备份数据库的全部内容。

(2) 补充备份（incremental backup）。用于备份自上次备份后改变了的数据，不论上次为何种备份。

(3) 累加备份（cumulative backup）。用于备份自上次全部备份后改变的数据。

Caché 的备份功能可以在数据库运行的过程中同时进行。

2. 备份的操作方法

备份之前，必须确保在没有用户登录 Caché 的情况下才能进行，可以通过数据库管理页面和终端两种方式来执行 Caché 的备份操作：

(1) 数据库管理页面。进入数据库管理页面，在最右边的"OPERATIONS"下，点击"Backup"进入数据库备份页面，在该页面下，可以看到前述的完全备份、补充备份和累加备份这三种类型的备份方式。可以选择需要的备份方式对数据库进行备份。

(2) 终端执行命令。启动"Terminal"终端界面，用户可以在终端首先执行 zn "%SYS" 命令切换到%SYS 命名空间下，然后执行"do ^DBSIZE"命令预估备份空间，将会显示与数据库管理页面中的选项相同的选项，如下：

%SYS > do ^DBSIZE

Incremental Backup Size Estimator

What kind of backup:

1. Full backup of all in – use blocks
2. Incremental since last backup
3. Cumulative incremental since last full backup
4. Exit the backup program

输入"do ^BACKUP"命令执行备份操作：

%SYS > do ^BACKUP

1) Backup
2) Restore ALL
3) Restore Selected or Renamed Directories
4) Edit/Display List of Directories for Backups
5) Abort Backup

(二) 备份的恢复

备份分为完全备份、补充备份和累加备份 3 种类型，对应的，备份的恢复操作也分为恢复完全备份、补充备份和累加备份三种：①恢复数据库最后一次的完全备份；②恢复最后一次完全备份或者最后一次累加备份后的所有的补充备份；③恢复最后一次完全备份后的最后一次累加备份。

可以在终端中输入"do ^BACKUP"进行数据库的恢复操作，在显示的选项中，用户可根据不同需要选择"Restore ALL"或"Restore Selected or Renamed Directories"选项恢复数据库，在恢复过程中，程序将提示"Do you want to set switch 10 so that other processes will be prevented from running during the restore?"，需要用户确认是否静置 Caché，这里我们选择 yes 就可以了。

三、Caché 的数据迁移

数据迁移的主要目的是为了充分保护、继承原有系统的信息资料和结果，保证既往的历史信息与新系统延续性，更好地利用原有系统的信息资料，防止因为新的系统上线而影响到正常的工作，缩短新系统上线前的数据准备时间，保护用户使用习惯，有利于用户对新系统的熟悉和使用。

（一）Caché 数据库 SQL 网关

Caché 数据库提供了一个强大的数据集成和数据迁移工具——SQL 网关。Caché 关系网关能够将在 Caché 中生成的 SQL 请求发送给其他的（关系）数据库进行处理。利用这一网关，Caché 应用程序便可以检索并更新存储在大多数关系数据库中的数据。网关也可以让 Caché 数据库类别透明地使用关系数据库。但是，在存取 Caché 的后关系数据库时，应用程序运行速度更快、可扩展性更强。

Caché 数据库不仅自身具有面向对象技术引擎，同时也支持标准的 SQL 关系型数据库引擎。在与其他关系型数据库的集成上，Caché 提供了功能强大的 SQL 网关功能，使 Caché 可以非常方便快捷地与第三方关系数据库如 Oracle、SQL Server 等进行集成。（图 6-17）

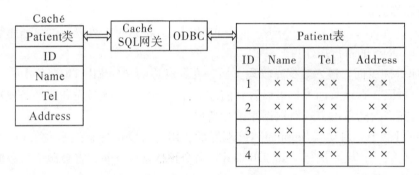

图 6-17 利用 SQL 网关进行数据迁移

（二）数据的迁移

Caché 数据库系统在从关系型数据库系统进行数据迁移时，只需要原数据库支持 ODBC 标准即可实现。在 Caché 一端配置好 SQL 网关，用户就可以通过 Caché 数据库访问原关系型数据库系统中的数据，配置方法简单快捷，这样可以非常轻松地解决医院旧有系统的数据迁移问题。

在应用 SQL 网关的数据集成和迁移功能时，用户有两种选择：一种是可以保留原有数据在旧的数据库上面，而通过 Caché 进行新的集成应用开发，这样原有应用系统不用废弃而新的开发可以很好地和原有系统相结合。第二种办法是干脆将原有关系型数据库中的数据直接通过 SQL 网关导入 Caché 数据库中，Caché 会在本地自动建立和原先定义完全一致的表结构并生成 Caché 数据库的对象定义，用户可以应用该迁移方法在短时间内完全替代旧有的数据库，并可以利用数据集成后的 Caché 对象进行面向对象的开发。

Caché 的 SQL 网关包括：① 连接管理器（SQL gateway connections）；② SQL 网关 API；③ 外部表结构查询处理器；④ SQL 存储类。

以上 4 类功能分别组成了 SQL 网关的强大数据集成迁移功能。

（三）将外部数据源数据迁入 Caché 数据库

Caché 提供的数据迁移工具，包括 SQL Gateway 网关、ODBC 数据源管理器和 Data Migration Wizard 即数据迁移向导工具，可以方便地将关系型数据库中的数据迁移到 Caché 数据库中。

这里我们用一个具体的实例来进行说明。假设我们要将 Oracle 10g 数据库中我们都熟悉的 EMP 表中的数据导入 Caché 数据库，首先要配置 Oracle 数据源，配置的方法如下：

（1）进入控制面板→管理工具→数据源（ODBC），打开"ODBC 数据源管理器"对话框，选择"系统 DSN"页面，点击"添加"按钮，打开"创建新数据源"对话框，数据源的驱动程序选择"Oracle in OraDb10g_home1"，点击"完成"按钮。

（2）弹出"Oracle ODBC Driver Configuration"对话框，如图 6－18 所示，输入"数据源名称"、"TNS Service Name"和"User ID"，然后点击"Test Connection"按钮测试连接，在弹出的"Oracle ODBC Driver Connect"对话框中输入"Service Name"、"User Name"以及"Password"，并点击 OK 按钮。

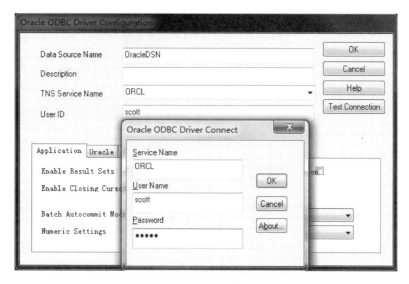

图 6－18　数据源的配置

（3）如果连接成功，弹出"Connection successful"对话框。

按照以上步骤配置完 ODBC 数据源之后，下面我们需要进行 SQL 网关连接器的相关配置。

（1）从 Caché 的数据库管理页面进入 ［Home］｜［Configuration］｜［Object/SQL Gateway Settings］，选择"SQL Gateway Connections"，点击"Create New Connection"。

（2）在显示的页面中选择"ODBC"，并输入连接名、DSN 以及用户名密码等信息，点击"Test Connection"按钮，如果测试连接成功，在左下角会有绿色字体的"Connection successful."的提示，如图 6－19 所示。

（3）接下来进行数据迁移，从数据库管理页面进入［Home］｜［SQL］，点击"Data Migration Wizard"，在"Select a SQL Gateway connection"项中选择"OracleDSN"，"Table type"项中选择"TABLE"，"Schema"项中选择"SCOTT"，在"Tables"项中选择"EMP"，如图 6－20，点击下一步。

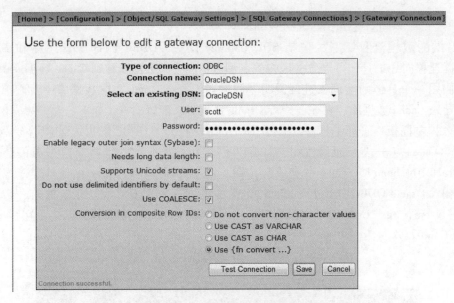

图6－19　在Caché中创建连接

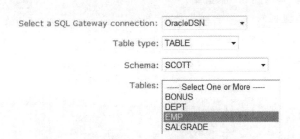

图6－20　数据迁移向导

（4）在接下来显示的页面中，注意其中有一项"Delete exiting data from table before importing"，这里选择是否删除Oracle表中的数据，需要数据选择不删除。点击"Finish"。

（5）按照上述步骤配置完成之后，我们从数据库管理页面进入［Home］｜［SQL］，点击"Browse SQL Schemas"，选择"%SYS"命名空间，可以看到"SCOTT"，如图6－21。

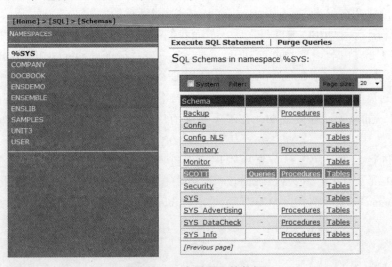

图6－21　查看导入的数据

（6）点击"Tables"打开表，我们可以看到，显示的表内容就是Oracle中EMP表的内容，表明数据已成功导入，如图6－22所示。

S_{COTT}.EMP in namespace %SYS

#	ID	EMPNO	ENAME	JOB	MGR	HIREDATE	SAL	COMM	DEPTNO
1	1	7369	SMITH	CLERK	7902	1980-12-17 00:00:00	800.00		20
2	2	7499	ALLEN	SALESMAN	7698	1981-02-20 00:00:00	1600.00	300.00	30
3	3	7521	WARD	SALESMAN	7698	1981-02-22 00:00:00	1250.00	500.00	30
4	4	7566	JONES	MANAGER	7839	1981-04-02 00:00:00	2975.00		20
5	5	7654	MARTIN	SALESMAN	7698	1981-09-28 00:00:00	1250.00	1400.00	30
6	6	7698	BLAKE	MANAGER	7839	1981-05-01 00:00:00	2850.00		30
7	7	7782	CLARK	MANAGER	7839	1981-06-09 00:00:00	2450.00		10
8	8	7788	SCOTT	ANALYST	7566	1987-04-19 00:00:00	3000.00		20
9	9	7839	KING	PRESIDENT		1981-11-17 00:00:00	5000.00		10
10	10	7844	TURNER	SALESMAN	7698	1981-09-08 00:00:00	1500.00	0.00	30
11	11	7876	ADAMS	CLERK	7788	1987-05-23 00:00:00	1100.00		20
12	12	7900	JAMES	CLERK	7698	1981-12-03 00:00:00	950.00		30
13	13	7902	FORD	ANALYST	7566	1981-12-03 00:00:00	3000.00		20
14	14	7934	MILLER	CLERK	7782	1982-01-23 00:00:00	1300.00		10

Complete

图 6-22　数据导入完成

第四节　数据库监控及优化

数据库管理员需要经常监控数据库运行状况，并根据运行情况对数据库进行优化。Caché 提供了一些工具用来监控系统运行的各项性能指标。本节我们将对一些主要的监控工具进行说明。

一、系统管理门户

数据库管理员可以使用系统管理门户对 Caché 数据库进行监控。从 Caché 提供的 B/S 系统管理门户进入，其中的系统面板（system dashboard）可以监控 Caché 数据库系统在运行过程中各个方面的性能状态。这里主要对以下四种监控任务进行叙述。

1. 通过系统面板进行监控

从［Home］｜［System Dashboard］进入系统面板页面，该页面上实时显示系统关键性能的状态，主要包括有：系统的性能、ECP 和镜像、系统时间参数、系统使用量、错误和警报、许可证信息、任务管理状态。

2. 监控系统使用量

从［Home］｜［System Usage］进入到系统使用量监控页面，我们可以看到如表 6-1 中所示的各项指标：

表 6-1　系统使用量

Global references (all)	通过 Sets，Kills，$ Data，$ Order，$ Increment，$ Query 操作的引用数
Global update references	进行 Set，Kill 或 $ Increment 操作的操作数
Routine calls	调用的 routine 数
Routine buffer loads and saves	执行 ZLoad 和 ZSave 操作，以及运行 routines 所加载和保存的总数
Logical block requests	访问数据库块数
Block reads	读磁盘的物理块数
Block writes	写磁盘的物理块数
WIJ writes	写 WIJ 日志文件数
Journal entries	创建 Journal 的数量
Journal block writes	写 journal 文件的块数
Routine lines	从系统启动开始到当前执行的 routines 总行数
Last update	最后更新时间

3. 对锁的监控

从管理页面的 [Home] | [Locks] 进入锁监控页面，在该页面中显示了系统中的锁，对锁的删除操作也可以在该页面中完成。锁表中的列名说明如表 6-2 所示。

表 6-2 锁表中列名的说明

列 名	描 述
Owner	持有或等待锁的进程的 ID。如果是一个远程系统的锁，则包含远程客户端系统的系统名
Mode/Count	锁模式和锁定项的数量。如果锁的数量为 1，则 Count 不显示
Reference	锁定项的锁引用字符串（不包含数据库名）
Directory	锁定项所在的数据库
System	锁所在的系统名，如果是本地系统，则该列为空
Remove	如果锁是可移除的，则会出现"Remove all locks for process"的选项。用户可以根据需要选择移除某个进程的锁或者移除所有的锁

4. 对日志文件的监控

Caché 可以对一般的消息、系统错误、某些操作系统错误以及网络错误进行记录。比如系统的控制台消息日志都记录在安装路径下的 mgr 文件夹里的 cconsole.log 文件中，cconsole.log 文件是一个纯文本文件，可以用任何一种编辑器打开。

进入 [Home] | [System Logs] 系统日志页面，可以查看应用程序错误日志、控制台日志和 xDBC 错误日志，点击其中的 "View Console Log" 项可以查看到和 cconsole.log 文件中一样的内容。

随着系统的运行，cconsole.log 文件不断变大，系统默认的大小是 5 M，当达到上限之后，在系统下次启动的时候会将该文件名命名为 cconsole.old，系统管理员可以通过设置 [Home] | [Configuration] | [Startup Settings] 页面下的 "MaxConsoleLogSize" 值来设置文件大小。

二、系统诊断报告

Caché 提供了一个可以生成系统诊断报告的机制，生成的报告中包含数据库系统的诊断信息，可发送报告给 InterSystems 公司可以帮助确定系统在运行过程中存在的问题。

从 [Home] | [Diagnostic Report] 进入诊断报告页面，系统管理员可以对页面中的各项进行设置。如果不修改页面中的配置项，直接点击 "Run" 按钮，则会按照系统默认设置在安装路径下的 mgr 文件夹里生成一个 html 格式的诊断报告。

三、Caché 监控

Caché 的监控包括系统监控和应用程序监控。

1. Caché 系统监视器

默认情况下，系统监控后台程序每隔 5 s 自动扫描安装路径的 mgr 文件夹下的 cconsole.log 文件，当扫描发现存在致命错误时，会自动生成一个名为 alerts.log 的文件。

在终端中，切换到 %SYS 命名空间下，并执行命令：

%SYS > do ^MONMGR

显示主菜单，主菜单中的 Start/Stop/Update MONITOR 选项，用于设置更新/挂起/启动监视器或重置 alert.log 文件；主菜单中的 Manage MONITOR Options 选项，用于设置扫描 cconsole.log 文件的时间间隔、设置警告级别以及跟电子邮件有关的设置。

2. Caché 应用程序监视器

在终端中执行 USER > do ^%MONAPPMGR 命令，用于对应用程序监视器进行相关设置。

四、用^GLOSTAT 获得全局信息

Caché 提供的^GLOSTAT 命令负责收集全部的行为数据，显示关于硬盘 I/O 操作的各种信息。

（一）运行^GLOSTAT

在终端中切换到%SYS 命名空间下，运行命令：%SYS > do ^GLOSTAT，提示：

Should detailed statistics be displayed for each block type? No = >

默认是"No"，按回车键显示总块的摘要，或者输入"Yes"，然后按回车键根据块的类型显示详细信息。^GLOSTAT 根据你的请求显示统计数据。每当 Caché 启动后，它初始化^GLOSTAT 统计计数器；因此首次运行的输出，显示了自 Caché 启动后的所有操作。

在首次和后续的^GLOSTAT 显示报告中，会出现如下提示：

Continue（c），zero statistics（z），timed stats（# sec >0），quit?

选项的各种含义如表 6-3 所示。

表 6-3 执行^GLOSTAT 命令各选项的说明

响应	动作
c	再次显示自上次初始化之后，累加的统计学报表
z	初始化^GLOSTAT 统计计数器为 0
q	退出^GLOSTAT 程序
#（表明秒数的正数）	在指定时间间隔内，初始化统计，计数统计，并且每秒产生报表

（二）统计数据概况

每个^GLOSTAT 统计数据显示了自 Caché 启动，计数器初始化后或者定义的时间间隔中的每秒、某种类型的事件发生的次数。你可以随时在系统管理员命名空间下运行^GLOSTAT。在大多数情况下，相比空闲系统而言，在活跃的系统上运行^GLOSTAT 更加重要。

如果 Caché 实例是一个单机配置或者是一个 ECP 服务器，那么报告会只显示"Total"一列。如果它是一个 ECP 客户端（也就是说它连接到远程数据库上），那就会显示 3 列："Local，""Remote，"and "Total"。

表 6-4 定义了^GLOSTAT 统计数据。

表 6-4 ^GLOSTAT 统计数据

状态	定义
Global 引用（所有的）	对 Global 访问的逻辑计数，包括 Sets, Kills, $ Data, $ Order, $ Increment, $ Query, 和表达式中的 global 引用
Global 更新引用	对 global 引用包括 Sets, Kills, $ Increments 等逻辑计数
程序调用	大量的程序调用
程序缓存的载入和调用	所有的程序缓存的载入和调用都是 ZLoad，Zsave 程序运行产生的。［在一个和谐的环境中，这个数量增长是很缓慢的，因为大多数的程序调用都是从程序缓存中调用的，不要直接访问磁盘。每次程序调用和载入都要转移 32 kB 数据（64 kB 的 Unicode 数据）］
高速缓存效率	所有的 global 引用都由物理快的读出写入的数量进行分类，而非百分比
日志实体	产生大量的日志记录—对应于每个的数据库修改（Set, Kill,）或事务事件（TStart, TCommit）或其他存储到日志中的事件

续表 6-4

状态	定义
日志块写入	向日志文件中写入大量的 64 kB 的日志块
逻辑块请求	Global 数据库代码读取大量的数据库块（在一般情况下，大部分的读出不需要访问磁盘）
物理块读出	为 global 和应用程序应用从磁盘读取大量的物理数据库块（2 kB 或 8 kB）
物理块写入	为 global 和应用程序应用向磁盘写入大量的物理数据库块
等待写的块队列	大量的 2 kB 或 8 kB 的数据库块队列等待写入磁盘

如果选择了一个选项，^GLOSTAT 仍然对"Logical Block Requests""Physical Block Reads"和"Blocks Queued to be Written"的统计数据显示报告。对每种类型所有的块类型都会出现在最右边列上。

表 6-5 显示的是块的类型。

表 6-5 块的类型

标签	描述
Data	数据块
Dir	目录块
Bdata	大数据块——包含大字符串的块
Map	映射块
Upper ptr	上部指针块
Bottom ptr	下部指针块
Other	其他不属于上述的其他块。（例如，增量备份，存储分配信息）

五、使用^PERFMON 进行监控

Caché 提供了一个名为^PERFMON 的工具，可以监控系统的进程、例程、Global 以及网络节点的信息。

可以通过在终端中执行命令以及在程序中调用函数这两种方式来执行^PERFMON 例程，下面的例子展示了在终端中执行^PERFMON 命令的过程。

1. 在终端中切换到"%SYS"命名空间下

输入命令：

%SYS > DO ^PERFMON

2. 显示菜单

1. Start Monitor
2. Stop Monitor
3. Pause Monitor
4. Resume Monitor
5. Sample Counters
6. Clear Counters
7. Report Statistics

Monitor is Stopped

Enter the number of your choice:

需要注意的是，由于^PERFMON 和^%SYS.MONLBL 共享相同的内存空间，所以在同一个 Caché 实例中，每次只能执行二者之一，如果同时执行^PERFMON 和^%SYS.MONLBL，将会看到提示信息：

The Line – by – line Monitor is already enabled.
This must be stopped before ^PERFMON can be used.

3. 各菜单项的功能说明

（1）Start Monitor：打开监控。格式为（表6-6）：

status = $ $ Start^PERFMON(process,routine,global,database,network)

参数说明：

process ——保留的进程 slot 数（默认值 = 10）；
routine ——保留的例程 slot 数（默认值 = 60）；
global ——保留的 global slot 数（默认值 = 25）；
database ——保留的数据库 slot 数（默认值 = 10）；
network ——保留的网络节点 slot 数（默认值 = 5）。

表6-6 打开监控状态码

状态码	描述
1	成功
-1	有用户正在使用监控
-2	监控已启用
-3	分配内存失败
-4	无法获取统计信息

（2）Stop Monitor：关闭监控。格式为（表6-7）：

status = $ $ Stop^PERFMON( )

表6-7 关闭监控状态码

状态码	描述
1	成功
-1	有用户正在使用监控
-2	监控未运行

（3）Pause Monitor：暂停执行监控。格式为（表6-8）：

status = $ $ Pause^PERFMON( )

表6-8 暂停执行监控状态码

状态码	描述
1	成功
-1	有用户正在使用监控
-2	监控未运行
-3	监控已暂停

（4）Resume Monitor：恢复监控。格式为（表6-9）：

status = $ $ Resume^PERFMON( )

表6-9　恢复监控状态码

状态码	描述
1	成功
-1	有用户正在使用监控
-2	监控未运行
-3	监控已运行

(5) Sample Counters：不断地暂停和恢复监控，定期采样。如果 wait_time = 0，则后台停止收集监控信息。格式为（表6-10）：

status = $ $ Sample^PERFMON(wait_time,sample_time)

参数说明：

wait_time ——从开启到暂停监控经过的秒数（默认值 = 10）；

sample_time ——从暂停到恢复监控经过的时间（默认值 = 1）。

表6-10　定期采样状态码

状态码	描述
1	成功
-2	监控正在运行
-8	正在执行采样

(6) Clear Counters：清理所有的计数器数据。格式为（表6-11）：

status = $ $ Clear^PERFMON()

表6-11　清理计数器数据状态码

状态码	描述
1	成功
-1	有用户正在使用监控
-2	监控未运行

(7) Report Statistics：报告功能可以采集并输出监控项的报告。格式为：

status = $ $ Report^PERFMON(report,sort,format,output,[list],[data])

参数说明：

report ——输出的报告的类型。可选值包括：

G——global 活动；

R——routine 活动；

N——网络活动；

C——用户自定义状态监控项的报告。

sort ——对报告进行分类。可选值包括：

P——通过进程来组织报告；

R ——通过 Routine 来组织报告；

G ——通过 Global 来组织报告；

D ——通过数据库来组织报告；

I——通过接进来的节点来组织报告；
O——通过接出去的节点来组织报告。
format——输出的格式。可选值包括：
P——打印/预览格式的报告（无分页）；
D——可以将以逗号分隔的数据读入电子表格。
output——给输出至屏幕上的文件名指定一个文件名，或设置为0。
list——（只对用户自定义报告有效）可以指定包含在报告中的列。
data——报告的数据类型。可选值包括：
1——每秒的比率；
D——总量。

表6-12为用户自定义报告中相关项目的说明。表6-13为报告的状态码。

表6-12 用户自定义报告中相关项目的说明

序号	列名	描述
1	GloRef	Global 引用
2	GloSet	Global 集
3	GloKill	删掉的 Global
4	TotBlkRd	读取的所有的物理块
5	DirBlkRd	读目录块
6	UpntBlkRd	上部指针块读取
7	BpntBlkRd	下部指针块读取
8	DataBlkRd	读数据块
9	RouBlkRd	读 Routine 块
10	MapBlkRd	读映射块
11	OthBlkRd	读其他类型的块
12	DirBlkWt	写目录块
13	UpntBlkWt	上部指针块写入
14	BpntBlkWt	下部指针块写入
15	DataBlkWt	写数据块
16	RouBlkWt	写 Routine 块
17	MapBlkWt	写映射块
18	OthBlkWt	写其他类型的块
19	DirBlkBuf	从 global 目录块发出的请求
20	UpntBlkBuf	从 global 缓冲区发出的上层指针块请求
21	BpntBlkBuf	从 global 缓冲区发出的底层指针块请求
22	BpntBlkBuf	从 global 缓冲区发出的数据块请求
23	RouBlkBuf	从 global 缓冲区发出的 routine 块请求
24	MapBlkBuf	从 global 缓冲区发出的映射块请求
25	MapBlkBuf	从 global 缓冲区发出的其他类型的块请求
26	JrnEntry	日志输入
27	BlkAlloc	已分配的块

续表 6-12

序号	列名	描述
28	NetGloRef	网络 global 引用
29	NetGloSet	网络集
30	NetGloKill	删除的网络 global
31	NetReqSent	发送的网络请求
32	NCacheHit	网络缓存命中率
33	NCacheMiss	网络缓存丢失
34	NetLock	网络锁
35	RtnLine	M 命令
36	RtnLoad	Routine 负载
37	RtnFetch	取 routine
38	LockCom	锁命令
39	LockSucc	成功的锁命令
40	LockFail	失败的锁命令
41	TermRead	读终端
42	TermWrite	写终端
43	TermChRd	读终端字符
44	TermChWrt	写终端字符
45	SeqRead	连续读
46	SeqWrt	连续写
47	IJCMsgRd	本地 IJC 消息的读取
48	IJCMsgWt	本地 IJC 消息的写入
49	IJCNetMsg	网络 IJC 消息的写入
50	Retransmit	网络重传
51	BuffSent	发送网络缓冲区数据

表 6-13　报告的状态码

状态码	描述
1	成功
-1	监控未运行
-2	缺少输入参数
-3	无效的报告分类
-4	无效的报告组织
-5	无效的报告格式
-6	自定义报告的无效列表
-7	无效的数据格式

4．报告的示例

示例 1：以下是 global 状态报告的例子，在 mgr 文件夹下，系统自动生成一个名为 perfmon.txt 的文本文件。

1. Start Monitor
2. Stop Monitor
3. Pause Monitor
4. Resume Monitor
5. Sample Counters
6. Clear Counters
7. Report Statistics

Monitor is Started

Enter the number of your choice: 7

Category may be: G = Global, R = Routine, N = Network or C = Custom

Category ('G', 'R', 'N' or 'C'): g

Sort may be: P = Process, R = Routine, G = Global, D = Database, I = Incoming or O = Outgoing node

Sort ('P', 'R', 'G', 'D', 'I' or 'O'): g

Format may be: P = Print, D = Delimited data

Format ('P' or 'D'): p

File name: perfmon. txt

Press RETURN to continue …

示例2：以下是运行用户自定义状态报告是示例，通过进程ID号区分：

1. Start Monitor
2. Stop Monitor
3. Pause Monitor
4. Resume Monitor
5. Sample Counters
6. Clear Counters
7. Report Statistics

Monitor is Started

Enter the number of your choice: 7

Category may be: G = Global, R = Routine, N = Network or C = Custom

Category ('G', 'R', 'N' or 'C'): c

List of field numbers (or '*' for all): 5,10,15,20,25,30,35,40,45,50

Sort may be: P = Process, R = Routine, G = Global, D = Database, I = Incoming or O = Outgoing node

Sort ('P', 'R', 'G', 'D', 'I' or 'O'): p

Format may be: P = Print, D = Delimited data

Format ('P' or 'D'):

File name: perfmon. txt

Press RETURN to continue …

六、^PROFILE 获得程序的性能信息

Caché 提供的^PROFILE 工具可以帮助程序员分析程序和类的性能，分两个阶段：①在程序级上收集数据信息，以帮助管理人员识别出哪些程序运行时性能最好。②可以选择需要监控的程序（例如子程序、过程等），这样就可以"深入"到那些可能导致出现性能问题的程序内部进行分析。

默认情况下，使用^PROFILE 工具可以捕捉到高达 5 000 个程序的信息数据；使用^PROFILE 步骤如下：

进入终端，切换到%SYS 命名空间下，然后执行命令：

%SYS > do ^PROFILE

当在终端界面中提示是否开始收集数据时，直接按 Enter 键。在显示的各监控项的列表中，各监控项的描述说明表 6 – 14 所示。

表6-14 执行^PROFILE命令各监控项的说明

列名	描述
RtnLine	执行程序的代码行数。默认情况下,列出执行所有代码行的所占百分比
Time	执行程序所经过的时间。默认情况下,列出执行所有程序时间的所占百分比
CPU	执行程序所经过的CPU时间。默认情况下,列出执行所有程序时间的所占百分比
RtnLoad	加载程序的次数。默认情况下,列出加载所有的程序的该条目所占百分比
GloRef	程序引用global的数目。默认情况下,列出被所有程序引用的global集的所占百分比
GloSet	程序的global集数目。默认情况下,列出所有程序的global集的所占百分比

在每一条目的第二行显示的是程序名(INT或MVI文件)以及执行程序所在的命名空间,按照终端的说明进行操作。

管理员可以指定的profile级别如表6-15所示。

表6-15 profile的级别

选项	描述
#	标志指定行的详细profile-level的数据采集。在每个显示的页面上,可以输入单独的行号(#),用逗号分隔的列表(#,#,#),范围(#-#)或者是以上几项的组合(#-#,#,#-#,#)
B	显示列表的上一页
E	导出显示的各监控项的数据
N	显示列表的下一页
O	重排页面上的监控项
Q	退出^PROFILE监控功能
R	刷新数据
X	清除选定程序的所有标志(包括在其他页中已经选择的)并刷新监控项的数据

在程序的监控结果列表中,选项如表6-16所示。

表6-16 监控结果中的选项说明

选项	描述
#	需要详细分析的routine的行号,按Enter键将显示子程序的行号
B	显示列表的上一页
N	显示列表的下一页
O	重排页面上的监控项
Q	退出^PROFILE监控功能
R	刷新数据

显示子程序标签的列表中,选项如表6-17所示。

表 6-17 子程序标签列表中的选项说明

选项	描述
#	需要详细分析的子程序标签的行号。按 Enter 键将显示指定代码的行号
B	显示列表的上一页
L	显示子程序对应的行
N	显示列表的下一页
Q	退出列表,返回到上一级
R	刷新数据

显示代码行时,提示说明给出的选项如表 6-18 所示。

表 6-18 提示说明选项的说明

选项	描述
#	需要详细分析的代码的行号。按 Enter 键将显示指定代码的行号
B	显示列表的上一页
C	在源代码和中间代码(INT/MVI)之间切换显示
M	改变页边距和长度
N	显示列表的下一页
O	重排页面上的监控项。
Q	退出列表,返回到上一级
R	刷新列表
S	显示程序对应的子程序

使用^PROFILE 监控示例:
进入终端并切换到%SYS 命名空间。
(1)输入命令:
%SYS > do ^PROFILE
(2)显示类似于如下的信息:

	RtnLine	Time	CPU	RtnLoad	GloRef	GloSet
1.	38.02%	0.03%	10.49%	0.83%	0.05%	0.08%
SYS.Database.1.INT (CACHESYS)						
2.	21.00%	0.08%	49.97%	0.12%	68.73%	7.55%
DocBook.chapter.CLS (DOCBOOK)						
3.	19.68%	0.01%	11.55%	7.16%	28.17%	88.34%
DocBook.para.CLS (DOCBOOK)						
4.	10.93%	0.00%	1.98%	19.64%	0.00%	0.00%
%cspParser.INT (CACHELIB)						
5.	1.99%	0.00%	2.05%	5.14%	0.07%	0.00%

DocBook. Renderer. CLS （DOCBOOK）
| 6. | 1.75% | 0.00% | 2.53% | 22.46% | 0.00% | 0.00% |

%CSP. TokenStream. 1. INT （CACHELIB）
| 7. | 1.05% | 0.00% | 1.50% | 6.00% | 0.69% | 0.83% |

DocBook. listitem. CLS （DOCBOOK）
| 8. | 0.84% | 0.00% | 0.00% | 0.01% | 0.17% | 0.78% |

PROFILE. INT （CACHESYS）
| 9. | 0.76% | 0.00% | 0.48% | 7.91% | 0.24% | 0.88% |

%Library. GlobalCharacterStream. 1. INT （CACHELIB）
| 10. | 0.47% | 0.00% | 0.48% | 4.78% | 0.12% | 0.00% |

DocBook. block. CLS （DOCBOOK）
| 11. | 0.33% | 0.00% | 0.51% | 1.22% | 0.15% | 0.13% |

Security. Resources. 1. INT （CACHESYS）

Select routine(s) or '?' for more options   N = >

（3）标记要详细分析的例程。如输入2-3，5，7，10，然后输入N或B显示其他页面，这样就可以选择其他程序。

（4）在选择了程序之后，键入Q将显示类似于如下的信息：

There are 5 routines selected for detailed profiling. You may now
end the routine level collection and start a detailed profiler collection.

WARNING!!

This will have each process on the system gather subroutine level and line
level activity on these routines. Note that this part of the collection may
have a significant effect on performance and should only be run in a test
or development instance of Cache.

Are you ready to start the detailed collection?Yes = >

（5）按Enter键，将显示类似于如下的信息：

Stopping the routine level Profile collection …

Loading ^DocBook. chapter. 1 in c:\\ intersystems \\ cache \\ mgr \\ docbook \\
Loading ^DocBook. para. 1 in c:\\ intersystems \\ cache \\ mgr \\ docbook \\
Loading ^DocBook. Renderer. 1 in c:\\ intersystems \\ cache \\ mgr \\ docbook \\
Loading ^DocBook. listitem. 1 in c:\\ intersystems \\ cache \\ mgr \\ docbook \\
Loading ^DocBook. block. 1 in c:\\ intersystems \\ cache \\ mgr \\ docbook \\

Detail level Profile collection started.

	RtnLine	Routine Name (Database)
1.	0%	DocBook. Renderer. CLS （DOCBOOK）
2.	0%	DocBook. block. CLS （DOCBOOK）
3.	0%	DocBook. chapter. CLS （DOCBOOK）
4.	0%	DocBook. para. CLS （DOCBOOK）

5.　　　　0%　　　　　DocBook. listitem. CLS（DOCBOOK）

Select routine to see details or '?' for more options　R　=　>

（6）如果需要分析程序的代码，将显示类似于如下的信息：

Line	RtnLine	Code
1.	0	;DocBook. chapter. 1
2.	0	;（C）InterSystems,generated for class DocBook. chapter. Do NOT
3.	0	;;0032F4FE18715E65;DocBook. chapter
4.	0	;
5.	0	%1Check(id="",lockonly=0)public{
6.	0	Set exists=($ select(id="":0,(+##class(DocBook. chapter). %OnDe
7.	0	%AcquireLock(%this,locktype="")public{
8.	0	Quit..%LockId(($ listget($ zobjval(,0,,,,3))),$ s($ e(locktype)
9.	0	%BMEBuilt(bmeName)
10.	0	Set bmeName="$ chapter"
11.	0	Quit ''$ d(^DocBook. blockI("$ chapter"))
12.	0	%BindExport(%this,dev,Seen,RegisterOref,AllowedDepth,AllowedCapa
13.	0	i $ d(Seen(""_%this))q 1
14.	0	Set Seen(""_%this)=%this
15.	0	s sc=1
16.	0	s proporef=$ PROPERTY(%this,"book")
17.	0	s proporef=$ PROPERTY(%this,"component")
18.	0	s proporef=$ PROPERTY(%this,"container")
19.	0	d:RegisterOref InitObjVar^%SYS. BINDSRV(%this)
20.	0	i dev'=""s t=$ io u dev i $ s($ P(dev,":",1)="│TRM│":$ $ debugPu
21.	0	i AllowedDepth>0 s AllowedDepth=AllowedDepth-1

Routine DocBook. chapter. 1 in DOCBOOK-'?' for options　N　=　>

七、WebServices 监控

SYS. WSMon 包为 Caché 的远程监控提供服务，它在功能上与 SNMP 接口和 WMI 接口类似，区别在于 WebServices（简称 WS）监控是 Caché 内置的服务。WS 管理包括以下内容：

（1）WS（SYS. WSMon. Service）提供了返回和 Caché 实例信息有关的方法。

（2）可以调用 web 客户端（SYS. WSMon. Client）中提供的方法来进行监控。除了使用 web 客户端，也可以使用第三方的技术来创建自己的 web 客户端。

（3）一些通过支持 XML 来表示监控信息的类。

（4）可以通过 SOAP 调用的方式，接收和处理事件。

Caché 的 WS 监视器可以通过下面的 URL 监控 Caché 的实例：http://localhost:57772/csp/sys/SYS. WSMon. Service. cls。

同样的，可以通过以下的 URL 来查看 WSDL：http://localhost:57772/csp/sys/SYS. WSMon. Service. cls?WSDL=1。

第五节 Caché 数据库应用

本节将介绍 Caché 的脚本语言、开发环境以及 Web 开发等方面的问题。

一、Caché 应用程序服务器

（一）Caché 虚拟机和脚本语言

脚本语言是一种简单的程序，它介于 HTML 和 C、C++、Java、C#等编程语言之间的一种语言。像 C、C++、Java 等必须先经过编译，将源代码转换成二进制代码之后才可以执行。而像 Perl、JavaScript、VBScript 等则无须事先编译，只要利用合适的解释器便可执行代码。脚本语言与编程语言有很多相似的地方，其函数与编程语言类似，也涉及变量。与编程语言之间最大的区别是编程语言的语法和规则更为严格和复杂。脚本语言一般都是以文本形式存在，类似于一种命令。

尽管对业务逻辑脚本而言 Caché 类可以被映射成为许多其他类（如 Java、COM 和 C++），但还是建议为了达到最优的性能和延展性，开发人员最好使用 Caché 来编写类方法和程序函数库。对于数据库和业务逻辑脚本，Caché 向程序员提供了两种高性能的脚本语言——COS（Caché ObjectScript）和 Caché Basic。

COS 针对 Caché 数据库应用的实际需要，重点增加了面向对象设计数据库的功能，不仅丰富了语言本身，而且为 Caché 数据库应用系统的设计提供了极大的便利。COS 是一种以面向对象技术为基础的数据库设计语言，COS 最大的特征就是它能混合使用多种数据访问方法，开发人员可以通过对象来访问数据，也可以使用 SQL 或多维数据来访问数据。对于熟悉面向对象编程的程序员来说，学习和使用 COS 是很容易的。

Caché Basic 是为了给熟悉 Visual Basic 的程序员提供的另一种方便使用 Caché 的方法。与 VBScript 类似，Caché Basic 包括一些扩展，能使 Caché Basic 运行于 Caché 虚拟机上。这样，Caché Basic 就可以和 Caché ObjectScript 交互，并且具有同样优异的性能。像 Caché ObjectScript 一样，它支持对象、SQL 和多维访问 Caché 数据。Caché Basic 也允许有独立的程序函数库。一般来说，任何知道 Visual Basic 的人都会使用 Caché Basic，使得开发人员能够很快地使用 Caché。

Caché 应用服务的核心是非常快速的 Caché 虚拟机，Caché ObjectScript 和 Caché Basic 都运行于 Caché 虚拟机上，在 Caché 虚拟机中的数据库访问已经高度优化了，在虚拟机中的每个用户进程通过调用共享存储器直接访问多维数据结构，这个共享存储器可以访问共享的数据库缓存。所有其他的技术比如 Java、C++、ODBC、JDBC 等都通过连接虚拟机来访问数据库。既然 COS 和 Caché Basic 都运行于相同的 Caché 虚拟机之上，因此它们完全可以交互，共享变量、数组和对象。

（二）Caché 脚本语言

1. M 语言与 Caché ObjectScript

20 世纪 60 年代起源于医学领域的层次型数据库技术（massachusetts general hospital utility multi-programming system，MUMPS），简称 M 技术，它是 Caché 的技术基础。M 技术主要是美国从医疗行业里面发展出来的一个程序设计语言，最早是麻省理工学院的研究成果，特点就是面向数据库的程序设计语言，从 1977 年起就是美国国家标准语言了。因为医疗领域数据关系很复杂，正好发挥这种语言的长处，在欧美国家得到了广泛应用。

M 语言的特长是其中有一个独特的多维数据库机制，这种数据库结构可以更好地表示真实世界里的数据关系。因为医疗卫生领域的数据关系特别复杂，所以 M 语言出来以后，首先在医疗行业里面得到大规模的使用。经过长期的运行考验和发展，在 M 技术基础上融合了面向对象、面向 Web 和优化 SQL 技术的 Caché 后关系型数据库，具有突出的 OLTP 高速响应性能和高伸缩性，运行可靠性很高又便于维护,非常适合于像医院信息系统和集成医疗场合使用,是美国医疗行业里应用的主流数据库。

M 技术的发展在国际上获得广泛的采纳和公认,其原因有:①M 技术独特的稀疏数组数据库存储方式,存储效率高而且节省了存储空间;②数据库编程语言与工具一体化的集成开发环境方便开发人员的开发;③严谨的标准化工作带来杰出的移植性;④具有很强的字符串函数以及处理能力;⑤具有易用性、可靠性与开放性的特点。基于以上几个方面的原因,M 技术在医学领域中得到了广泛的应用。

Caché 数据库支持 Caché Object Script 脚本语言(COS),是在 M 语言的基础上发展起来的,COS 语言可以同时利用面向对象、关系和多维数组的优点灵活地进行编程。下面,我们将简要地介绍 COS 语言的主要特征。

COS 是基于命令的,因此它的语句为:

```
set x = a + b
do rotate(a,3)
if (x > 3)
```

COS 内置的系统函数,便于开发人员调用,具有很强的文本操作能力。系统函数的名称均以"$"字符开始,与变量和数组名称区别开来。例如我们在调用系统函数时,调用语句如:

```
$ extract(string,from,to) // get a set of characters from a string
$ length(string) // determine the length of a string
```

COS 的特征之一便是具有高度灵活的动态数据存储,数据可存储为:对象属性、稀疏的多维数组、变量和 global 节点。在 COS 中,对象属性为强类型,而另外三种存储器(稀疏的多维数组、变量和 global 节点)均为多态无类型实体,无须声明或定义。只需在使用时出现,并且只需符合所存储的数据需求以及表达式中的使用方式即可。即便是数组也无须任何尺寸、维度、下标类型或数据方面的规范。例如,开发人员只需进行简单的设置,便可以创建一个名为"Person"的数组:

```
set Person("Smith","John") = "I'm a good person"
```

下面的示例中,利用下标字符串数据将数据保存在一个二维数组中。该数组中的其他数据节点可以有不同的维数,也可以混杂有字符串、整数,或者其他类型的下标数据。例如,可以将数据存储为:

```
abc(3)
abc(3,-45.6,"Yes")
abc("Count")
```

对数据库的直接引用("global 引用")实际上是 carat 字符"^"前面的多维数组引用,该字符表明,这是对存储在数据库内的数据的引用,而不是对临时过程专用数据的引用,每个这种数据库数组均称为"global"。

就像多维数组和变量一样,无须存储声明、定义或预留便可存取或存储数据库中的数据,只有在存储数据时才会出现全局数据。例如,如需将信息存储在数据库中,可写入如下代码:

```
set ^Person("Smith","John") = "I'm a very good person"
```

然后可以在代码中进行检索,例如:

```
set x = ^Person("Smith","John")
```

在 COS 中,利用对象引用来存取对象,一个对象引用通常是一个变量,它的值指向内存中的某个对象,对象引用后面有一个点,然后是属性名称或方法。在程序中可以使用对象引用,例如:

```
set name = person.Name
// 'person' is a variable whose value is an oref
// the person's name is put into
// the variable 'name'
```

如果不需要返回值,还可以利用 DO 命令来执行这些方法。如:

do part. Increment( )。

COS 支持将 HTML 和 SQL 嵌入到代码中。

在某些面向对象语言中,所有的代码都必须是某些方法的一部分。COS 没有这种限制,即可以直接调用代码,或者利用对象来调用。

通常利用 DO 命令来调用代码。如:

do rotate(a,3);

还可以将返回值为数值的代码作为一个函数来调用,如:

set x = a + $ $ insert(3,y);

还可以将代码调用为对象方法,如:

set money = invoice. Total( )

part. Increment( )

2. Routines

我们可以把 Routine 类似于传统关系型数据库的存储过程,或者可以把它看作为一组函数或过程,它基于 COS 语言,而且是过程化的,不依赖于任何类存在,它的文件后缀名为".MAC"。但是 Routine 和存储过程也有不同的地方,例如,对一个类或对对象实例的操作的存储过程,在 Caché 中通常被封装成类方法或是对象方法,而 Routine 实现的功能和应用也比存储过程要多一些,而且 Routine 可以嵌入很多其他语言的程序段,或者可以调用一些外部函数。

(1) Routine 的基本结构。

Routine 的命名:Routine 的名字可以是任何的字母数字式字符。但是一般不能以数字或百分号 % 开头命名、句号不能在开始或者结束的位置。以"%"百分号开头命名的 Routine 是不局限在某一个名字空间(Namespace)应用的,"%"是 Caché 系统内部保留的,只是系统为我们提供的程序命名所使用。

此外,对 Routine 名字的长度也没有限制,但是只有前 31 个字符是用来对不同的 Routine 加以区分的。

(2) Routine 的程序行。

程序行是 Routine 最基本的单位之一。我们这里说的是一个逻辑上的行,因为有的逻辑上的行在物理上占据了可能超过一行的位置。Routine 的行有 3 种不同的类型,下面作一一介绍。

Routine 的标签行:一个标签要确定一行,它从当前行的第一个位置开始。它的命名条件和 Routine 的命名条件类似。但是它的长度不能超过 31 个字符。通常一个标签后面有一些空格,后面可以跟一些 Caché 的可执行命令。

代码行:代码行的最前端至少要有一个空格,作为一行的开始部分。

注释行:有 4 种形式的注释符号。

1) ; 符号后面的本行内容将不被执行。

2) ;; 一些时候,注释的内容在执行的过程中是需要用到的。两个分号的注释内容是被编译进去的,而一个分号的注释在编译的时候就被去掉了。

3) // 和一个分号是一样的。

4) /* …… */ 中间省略号的部分是被注释的内容。

(3) 创建第一个 Routine。从简单的打印"Hello, World!"的程序开始介绍 Routine 创建和运行过程:

1) 运行 studio,选择"Samples"命名空间,点击新建按钮,弹出如图 6-23 所示对话框。

2) 在"General"标签页下选择"Caché ObjectScript Routine"项并点击"OK"键,此时,在 Studio 的 Routines 下增加了一个名为 Untitled. MAC 的例程,里面没有任何内容,在 Untitled. MAC 中输

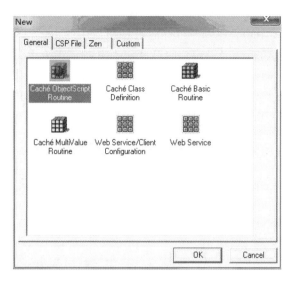

图 6-23 创建 Routine

入如下代码：

HelloWorldPrint( ) PUBLIC

｛

write "Hello,World！"

｝

文件另存为"Test. mac"，编译并调试程序，这里注意在 Debug 菜单下的 Debug Target 项中，选择"Class Method or Caché Routine"，输入"^Test"并执行，在下面的输出窗口将显示"Hello,World！"

3. Caché 和 XML

XML（extensible markup language）为可扩展的标记语言，XML 是一套定义语义标记的规则，这些标记将文档分为许多部件并对这些部件加以标识。理解 XML，首先要理解标记，我们先来说一下 HTML 的标记。通俗地讲，它就是一种用来给文本添加标记的语言，在 HTML 里每个标志都有确切的含义。例如，在 HTML 中，标签 <B> 的含义是要求 HTML 浏览器将一段文本加粗表示，而标签 <CENTER> 的含义是告诉浏览器将这段文本在一行的中间显示。

XML 目前正在成为各种数据特别是文档的首选格式，由于它具有标记不同字段（Field）的能力，使得搜索变得更简单和动态化，XML 把内容从演示格式中解放出来，使材料可以多次重复使用，XML 的特性使之成为在线和离线数据的共同语言。

XML 技术在像医疗行业这样的多系统的复杂应用环境的互联互通中，扮演着越来越重要的角色。使用 XML，独立的应用程序可以通过网络共享数据，Caché 数据库的多维结构不仅和 XML 结构一致，并且支持 Caché 对象和 XML 之间的双向转换，包括自动生成 DTD 文件，这样就为不同系统之间的耦合提供了极大的便利。

4. Caché 和 WebService

WebService 技术是指由企业发布的完成其特别商务需求的在线应用服务，其他公司或应用软件可以通过 Internet 来访问并使用这项在线服务。WebService 提供了基于 XML 和 SOAP 协议的、可跨越 Internet 进行远程调用的服务机制。首先，由服务提供者定义并创建其能够对外提供的服务组件，利用 WSDL 描述服务访问入口 URL 和远程调用接口，并将其发布于网上，以供服务使用者访问。其次，服务使用者根据 WSDL 文件中规定的远程过程名和参数格式调用远程过程，WebService 接受调用请求后执行该过程，执行完毕后向使用者返回执行结果。

就技术角度而言，WebService 是对象/组件技术在 Internet 中的延伸，WebService 使基于组件的开发和 Web 的结合达到了最佳。WebService 最突出的优势就在于它不像传统的组件技术那样依赖特定的对象模型协议（如 DCOM、RMI、COM 等），而是利用通用的 Internet 协议和数据格式来实现服务的访问，如 Http 传输协议、XML 数据格式。而 WebService 的请求方也可以基于任何平台，使用任何编程语言，只要它们能遵照 WebService 接口的定义发送和接收消息。所以基于 Caché 的开发，再结合使用 WebService 框架结构来实现数据存取，能帮助企业或单位抛开各类应用系统的对象体系、运行环境、开发语言等技术方面的束缚，从而真正实现跨平台、可扩展、可移植以及易维护。

目前，用于远程数据库存取的技术有很多，基于 Internet 的技术大致可以分为网管接口型、ASP 型、JavaApplet 型，它们都有各自的特点。网管接口型技术是通过服务器外部应用程序直接访问数据库而实现的，所以效率低、交互性差，但提高了动态性且能跨服务器平台；ASP 型是通过 Web 服务器脚本程序直接访问数据库实现的，所以增加了服务器的负担，并且效率低下，无法跨平台；JavaApplet 由于使用了 Java 语言实现跨平台，可扩展性较好，但该技术对客户端限制太多，编程复杂，灵活性差。

随着新的分布式技术体系结构——WebService 的提出，利用 WebService 实现远程数据库存取，特别是异构系统间的远程数据存取具有巨大的优势。WebService 结构由于具有良好的可扩展性、平台独立性、语言独立性、可重用性以及跨网络跨防火墙的互操作性，非常适合在各种异构的软、硬件平台松散结合的 Internet 远程环境下进行病历数据库访问。因此，基于 Caché 数据库开发的系统内外部接口采用 WebService 封装，其优越性是显而易见的。

下面介绍 WebService 访问数据库的工作流程。

步骤1：需要数据的客户端（这个客户端是广义的客户端，一般包括 Web 浏览器、Windows 客户端、PDA、手机等移动设备等）根据本身的工作流通过 UDDI 在网上搜索发布的 WebService。

步骤2：通过 UDDI 找到满足条件的 WebService 生成本地代理。

步骤3：通过本地代理发出基于 XML 格式的数据存取请求。

步骤4：WebService 通过数据集成转换层存取各种数据源的数据，以 XML 格式返回到客户端。

5. Caché 和 .NET

Caché 的特点之一就是它的开放性和与其他技术的易集成性。因为 Caché 开放而灵活的数据访问特点，Caché 可以与 .NET 无缝集成，并为 .NET 应用系统提供杰出的性能和良好的可延展性。.NET 可以通过对象、SQL、XML 和 SOAP 与 Caché 联系起来。开发者可以选择合适的技术来创建应用。

ADO.NET 是 ADO 的新版，目的是使 .NET 应用"独立于数据库"，并且可以使用 SQL 和数据库通信。通过关系数据访问，Caché 为 ADO.NET 提供本地支持，同时也支持微软的 ODBC.NET 和建立在 ADO.NET 里面的只读 SOAP 连接。

在 .NET 下，有两种使用 Web 服务的方法，一种是通过 HTTP 传输 XML 文档，另一种是使用 SOAP 协议简化 XML 文档的传输。因为 Caché 能够把数据封装成 XML 文档或者 SOAP 文档，所以在这两种方法中，Caché 都可以与 .NET 的 Web 服务无缝连接。

二、Caché 开发环境介绍

Caché 有两种开发环境：Caché Studio（工作室）和 Terminal（终端）。其中 Caché 工作室是 Caché 主要的开发环境，Terminal 是 Caché 自带的开发终端。

（一）Caché 工作室

Caché 工作室是一个集成的可视化的开发环境。它提供了许多高性能的特性，帮助用户进行快速开发。这些特性主要包括如下的几部分：①可以在这一个单独的集成环境中定义类，生成 CSP 文件，编写 COS 规范例程。②功能强大的文字编辑功能，并对各种通用语言进行语法检查。③支持团队协同开发。④图形化的代码级调试器。⑤可以在工程中布置应用程序代码。⑥点击 Caché 的系统托盘图标，选择 Studio 项启动 Caché Studio，显示界面如图 6-24。

在这里可以看到 Studio 是一个标准化的窗口应用。它和通常的 VC++6.0 等开发环境极其相似。

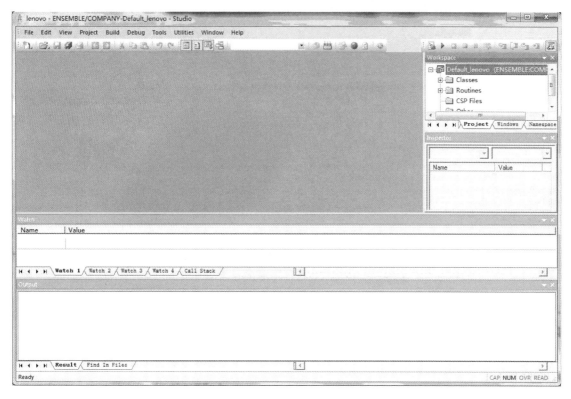

图 6-24　Caché Studio 界面

有许多的窗口来显示和编辑各种不同的方面。下面来简单介绍一下各个窗口的布局。

最上面的是菜单栏，和一般的 IDE 开发环境大致相同，包括 File、Edit、Project 等用来对我们的工作进行各种操作。

如图 6-25，在 Workspace 窗口的底端有 3 个标签：Project、Windows 和 Namespace，在这里分别可以看到正在创建的工程、打开的窗口、连接的命名空间。

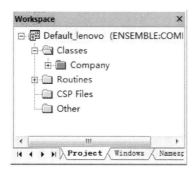

图 6-25　Caché Studio 工作区

在中间代码显示区里，显示的是类的定义、CSP 标签以及例程的代码等。

最下端的输出窗口，主要显示编译的结果、文件查找结果等。

（二）Caché 终端

下面看一下 Caché 自带的 Terminal 终端。打开 Terminal，可以直接输入命令运行，Caché Terminal 常用命令有如下：

（1）Zn "namespace" 切换命名空间。

（2）Write "content" 写命令。

（3）Set（Parameter = content）赋值命令。
（4）Kill（target）删除命令；不建议在一个运行中的系统使用 kill，而后面不跟参数。
（5）do ^BACKUP，备份数据库。

三、基于 Caché 开发新的应用

Caché 为开发者提供了很宽泛的开发方式，开发人员可以选择使用一种灵活实用的方式开发新的应用。

（一）利用对象开发新的应用

通常情况下，一般采用对象的方式建立数据库。原因可以概括为以下几个方面：

（1）对象可以提供一种更丰富的数据结构，更贴近现实生活中的数据。
（2）编程更加简化，开发人员能够更加清楚地知道自己在做什么、自己在操作什么。
（3）自定义的类可以简单地替代标准的类，这样就可以更简单地在新的版本中自定义一个应用并提供支持。这个特点对于一些要定制不同版本的人来说是非常重要的。
（4）封装的"黑盒子法"，意思是程序员可以改善一个对象的内部功能，而不会影响到其他的应用。
（5）对象提供了一种简单的途径去连接不同的技术和应用。
（6）对象技术可以与目前流行的编程技术相结合，从而可以提供更简单的网络开发和基于 GUI 的用户界面。
（7）许多新的工具都采取对象技术。
（8）对象可以把用户界面和其他的应用分开。这样，如果要采取一种新的用户界面的技术（可能是网络或者一些现在还不能预见的未来的技术），开发者可以重用大部分代码。
（9）对象对于数据库的对象和有意义的临时对象是非常有用的。通常，对于一些小的临时的存储，使用一个或几个变量或者数组更简单，在实际使用时这样也更实用。

虽然大多数的数据存储是通过对象，但是有时人们也会通过 Caché 的多维数据引擎更直接地使用 Global 的引用去实现数据的获取及设定而达到更好的效果。在需要访问一些特殊的数据结构，而不需要通过对象或者 SQL 或者需要更高的运行效率的时候，比较适合采用这种方式。

（二）综合开发过程概述

开发的过程往往是一个反复的过程，它包括设计库的类空间（包括属性和方法）、写代码、创建用户界面。虽然理论上讲，在编写代码以前能够把所有设计的工作完成当然是最好的，但是实际上会有设计的纰漏，与客户的实际需求发生分歧，以及一个不能结束的应用过程。因此，这里推荐一种更加反复的开发过程。

尽管我们都注重完整设计的重要性，然而我们也清楚地知道对于一个复杂的应用，真实的设计会随着开发的深入而更加清晰，而一个有用的应用往往需要客户的要求改动的反馈。Caché 的一个长处就是开发者可以快速地开发，改动也很容易，很方便地实现新的设计改动和重写一部分代码。一些人喜欢一开始就写用户界面来确定应用的外观和感觉。这种方法往往只适用于库结构相对小而且简单的小的应用，而对于一些复杂的应用，建议还是先从数据库的设计开始。事实上，对象和代码的优化是一个反复的过程。最重要的就是开始。

（三）使用建模工具

Caché 支持很多不同的建模工具，例如被很多组织所喜爱的一个外部设计的工具 Rational Software 的 Rose。这些工具非常好地关注于结构的静态设计，例如数据库的属性，而且使用的时候也非常轻松。然而，建模工具在使用关系型数据库的时候去把现实生活中丰富的数据结构拆分成由很多复杂的关系连接起来的二维表结构。这种拆分在 Caché 中是不需要的，因此并不推荐在 Caché 上使用建模工具。

最好的方法是：直接使用 Caché 的对象架构来定义主要的类的数据结构，尤其是主要数据库的类，然后开始写代码，在一个反复的过程中，完成余下的设计。

（四）三层应用软件的开发

Caché 拥有三层系统软件结构，并支持广泛的硬件部署方式。数据库中的三层是指：

（1）用户界面逻辑。这是输入输出命令的代码，如客户端和服务器端的窗口代码、浏览器代码等。

（2）业务逻辑。业务逻辑通常是应用系统的主体代码。它包括了实现业务规则和业务流程的算法代码，这也是一个应用的实际功能。

（3）数据库逻辑。从硬盘上存储和检索数据，查询数据库里的数据，维护数据库的完整性等。

三层结构开发的本质是把开发分为不同的层面以有利于大规模的开发团队的分工合作。

（五）Caché 数据库的独立性

当定义一个数据库类的时候，一个程序员需要指定存储的类。这个存储的类决定是直接存在 Caché 多维数据库里面还是存进一个关系型数据库。把一个应用转移到一个关系型数据库里面，程序员只需要指定不同的存储类就可以了（完成这个工作的简单程度相当于给应用修改一个单独的逻辑名称），然后重新编译。

1. 编写业务和数据库逻辑

一般采用 Caché 提供的 Caché 对象语言来编写代码，COS 是一个为数据库应用编写业务和数据库逻辑的非常优秀的语言，它提供了比其他的语言更为快速的应用开发，它和 Caché 数据库的多维数据的紧密联系可以使得数据库应用得到更好的表现。它和 Caché 数据库的多维数据的紧密联系也可以使得在运行中的系统上管理系统、改变配置以及更改代码更为简单。然而，COS 并不是唯一的选择，Caché 对象服务器可以把 Caché 对象封装为 ActiveX，Java，C++，或者 CORBA 的对象，这样有利于一些熟悉 Visual Basic，Java，或者 C++ 的程序员的使用。Caché 也可以通过 ODBC 或者 JDBC 提供数据库服务，允许一些基于 SQL 的开发。

2. 建立用户界面

用户界面的代码通常使用 Visual Basic，Delphi，C++，Java 或者 HTML 来编写。一般来说，采用基于网络的 HTML 开发用户界面是最快的，而使用 C++ 开发的用户界面会比其他的开发工具消耗更长的时间。HTML 的代码可以直接被嵌在 Caché 对象语言里面。Caché Server Pages 专门针对那些喜欢建立网页界面的程序员，它可以把 Caché 代码和其他的网页开发的通用件工具开发一起使用。

对于程序员来说，决定编写用户界面的技术的主要因素是选择一个技术他们熟悉的或者非常容易被学习和使用。使用多层复杂的技术很容易在用户界面层把技术复杂化。

3. B/S 和 C/S 界面的选择

如果开发者有一个现有的可以在 Caché 上面运行的基于终端的系统，则最快捷的方法就是使用 Caché Server Pages 和嵌入的 HTML 增加一个用户界面使得它可以支持网络。相对于 C/S 模式来说，这种模式更易于部署和管理。

在编写一个完整的新应用的时候，最关键的就是在用户界面层和业务/数据库层之间保持一个严格的界限，以及使得用户层越薄越好。

B/S 和 C/S 这两种模式各有其优缺点，开发者在选择的时候需要根据实际需要的情况加以判断。

四、用 Caché 服务器页面快速构建 Web 应用

Caché 提供的 CSP 技术，是一个最优化的快速面向对象数据库系统开发技术，具有先进的面向对象结构，它可以满足 Web 环境的苛刻要求，在 Web 环境下，快速开发能力和适应性与高性能和延展性同样重要。Caché 消除了造成 Web 应用程序运行缓慢的额外处理层以及使得 Web 应用程序编写困难的系统层编写工作。Caché 服务器页面与成熟的工具完全兼容，是一种最简单、最便捷地创建快速

的、大规模的 Web 应用方法。CSP 具有先进的面向对象结构，采用动态服务器页面技术，可以和各种当前主流的 Web 开发工具连接。CSP 是 Caché 应用服务器提供的，为数据库应用提供先进的面向对象开发方法，具有极好的运行性能和可扩展性的技术。CSP 支持 HTML、XML、WML 和其他基于 Web 的语言，它不是一个 Web 设计工具，但可以和 Web 设计工具同时使用，Web 设计工具是用来生成静态 HTML 的，CSP 是用来开发应用逻辑的。

关于网页类架构，在 Caché 中，每个网页都是一个对象，即一个包含用来生成网页内容的方法（代码）的网页类。通常页面类源于标准的网页类"％CSP.Page"，它为每个页面提供多种内置功能，如自动生成头部和加密。这种类架构可以方便地更改整个应用程序的行为，并且实施常用的样式。同时还能够将对象编程的其他所有编程优势用于网络开发。

CSP 也提供了在 Caché 应用服务器上快速执行这些代码的运行环境。CSP 具有以下特征：

（1）动态服务器页面。可以在 Caché 应用服务器上由应用代码动态创建，不是 Web 服务器简单地返回静态 HTML 页面，应用系统可以快速地响应请求并返回结果给浏览器。

（2）Session 模型。对于来自同一个浏览器的有关过程的页面处理被认为是同一个 Session 的一部分。

（3）对象架构。每个页对应一个类，代码和其他特征对很多页来说都是相同的，通过继承可以很容易地整合。

（4）完全支持 XML。XML 是应用程序和系统之间进行数据交互的通用格式。

（5）Caché 应用标签用于自动产生服务器程序代码，这些标签添加到 HTML 文档中，就能产生复杂的程序代码，提供各种功能，如打开对象、运行查询和控制程序流程。标签是可以扩展的，开发者根据需要可以创建自己的标签。

（6）CSP 可以和主流的网页工具整合，如 DreamWeaver，可以直观地设计页面。

（7）CSP 使得服务器端的方法更加容易调用，浏览器端发出的某项操作，服务器端的代码就可以被触发，对发生的事件进行响应，完全不需要传输或者刷新页面。

CSP 支持过程化的开发环境，应用系统可以设计开发成复杂精确的系统，这是目前纯粹的应用技术无法做到的。并且 CSP 也支持类结构的快速开发，可以和产生的代码直接连接，通过向导程序，可快速生成简单版本的客户端代码，这样复杂的数据库应用就可以逐步生成。

CSP 包括通过附加的标签和属性扩展 HTML 页面的功能，可以在页面中嵌入 JavaScript，Basic 和 ObjectScript 代码，此外还包括在本地的浏览器和远程的 Caché 服务器之间拥有事件驱动的连接。CSP 的各个请求都是利用标准的 Web 服务器和 HTML 协议处理的。当一个 HTML 的客户端（通常是一个 Web 浏览器）通过 HTML 向 Web 服务器发出请求时，如果 Web 服务器认为这个请求是 CSP 的请求，那么 Web 服务器会把这个请求发送到 Caché 服务器，在 Caché 中正在运行的 CSP 服务便处理该请求并送回一个页面给 Web 服务器，再由这个 Web 服务器把该页面送给发出请求的浏览器。CSP 不仅管理 Web 服务器和 Caché 之间的通信，还应用应用程序代码来生成页面。

CSP 的请求都是利用标准的 Web 服务器和 HTML 协议进行处理。例如，用户在 Web 浏览器中通过 HTML 向 Web 服务器发请求时，如果 Web 服务器认为该请求是 CSP 的请求，则 Web 服务器会把这个请求转送至 Caché，在 Caché 中正在运行的 CSP 服务便会处理该请求并送回一个页面给 Web 服务器，再由这个 Web 服务器把该页面发送给发出请求的浏览器。CSP 不仅管理着 Web 服务器和 Caché 间的通信，并且引用应用程序代码来生成页面。其工作原理如图 6-26 所示。

浏览器、网络服务器和 Caché 服务器都是抽象的组件，可以把它们部署到一台或多台计算机上。

Caché 自带一些 CSP 示例页面，例如，待 Caché 启动之后，在浏览器里输入：http://localhost:57772/csp/samples/menu.csp 即可访问到一个带有简短说明的示例页面。

开发人员可以通过两种方式来建立 CSP 应用程序：一种是使用 Caché 类建立对象框架来创建动态网页，另一种是通过基于 HTML 的标记语言把 Caché 脚本嵌入到 HTML 中去。当然，开发人员还可以在一个应用程序中同时使用这两种方法。CSP 的各个请求都是利用标志的 Web 服务器和 HTML 协议

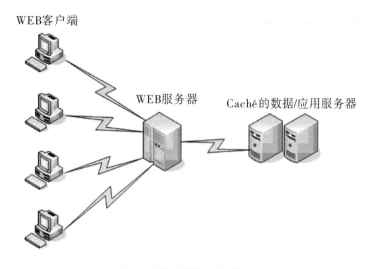

图 6-26　CSP 工作原理

处理的，当一个 HTML 的客户端，通常是一个 Web 浏览器，通过 HTML 向 Web 服务器发出请求的时候，如果 Web 服务器认为这个请求是 CSP 服务，便处理这个请求并且送回一个页面给 Web 服务器，再由这个 Web 服务器把该页面送给发出请求的浏览器。CSP 不仅管理着 Web 服务器和 Caché 之间的通信，并且引用应用程序代码来生成页面。

Web 服务器和 Caché 服务器都是抽象的组件，可以把它们部署到一台或者多台计算机上，在进行开发时，所有的组件都可以在同一台计算机上。

下面我们将利用这两种不同的方式来建立一个"Hello World"的网页实例进行说明。

1. 基于类建立 CSP 应用程序

（1）启动 Caché Studio，并切换到 User 命名空间。

（2）点击"新建"按钮或菜单，选择 Caché Classes Definition，然后点击"OK"按钮（图6-27）。

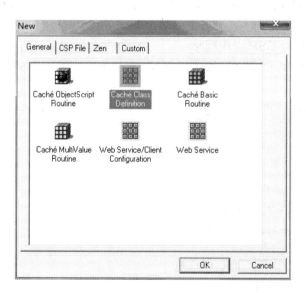

图 6-27　新建 CSP

（3）输入包名为"Test"，类名为"Hello"，进入"下一步"。

（4）选择"Class type"类的类型为"CSP（used to process HTTP events）"，点击"完成"。

（5）得到代码如下：

```
Class Test. Hello Extends %CSP. Page
{
ClassMethod OnPage( ) As %Status
{
    &html < <html>
<head>
</head>
<body> >
    ; To do…
    &html < </body>
</html> >
    Quit $ $ $ OK
}
}
```

(6) 在生成了的 OnPage( ) 方法中，替换注释：

; To do…

为：

Write " Hello, World " , !

(7) 保存并编译。

(8) 在浏览器中输入地址：http：//localhost：57772/csp/user/Test. Hello. cls，将在浏览器页面中显示"Hello，World"。

该程序的工作原理如下：

(1) 浏览器向本地 Web 服务器发送一个要求访问 Test. Hello. cls 的请求。

(2) Web 服务器将这个请求传递给 CSP Gateway（已经连接到 Web 服务器），接着由它将该请求传递给 CSP 服务器。在我们这个简单的环境中，浏览器、Web 服务器和 Caché 应用服务器都在同一台计算机上。而在一个真实的系统部署环境中，它们或许是位于分开的机器上的。

(3) Caché CSP 服务器查找一个叫作 Test. Class 的类并且调用它的 OnPage 方法。

(4) 任何由 OnPage 方法写到主要设备上的输出都被送回到浏览器上。

2. 基于 HTML 文件建立 CSP 应用程序

另一个建立 CSP 应用程序的方法是创建一个 HTML 文件，然后让 CSP 编译器把它翻译成类。步骤如下：

(1) 启动 Caché Studio，点击"新建"按钮或菜单，选择"Caché Server Page"，然后点击"OK"。

生成代码：

```
<html>
    <head>
        <!-- Put your page Title here -->
        <title> Cache Server Page </title>
    </head>
    <body>
        <!-- Put your page code here -->
    </body>
</html>
```

(2) 修改"Mypage body"为"Hello, World"。

(3) 保存文件到 csp/user 目录下，文件名设为"Hello. csp"。

(4) 在浏览器中输入地址：http：//localhost：57772/csp/user/hello. csp，将在浏览器页面中显示

"Hello，World"。

当然，也可以用文本编辑软件或其他 HTML 编辑器创建 HTML 文件，将文件命名为"hello.csp"并保存到安装目录下的…/CSP/user 文件夹下即可。

该程序的工作原理如下：

（1）浏览器把对 Hello.csp 的请求送到本地的 Web 服务器。

（2）Web 服务器把这个请求传递给 CSP Gateway（已经连接到 Web 服务器），然后 CSP Gateway 把请求传递给 Caché CSP 服务器。

（3）Caché CSP 服务器查找 Hello.csp 这个文件，然后把它交给 CSP 编译器。

（4）CSP 编译器创建一个叫作 csp.Hello 的类，这个类包含了 OnPage 方法，用于输出 Hello.csp 的内容。实际上，它会生成一套方法，供在 OnPage 里面调用。编译这一步只有 csp 文件比生成的类新的时候才会发生，否则请求直接被转给相应的类。

（5）CSP 服务器将调用新生成的 OnPage 方法并且它的输出如同前面的例子那样被发送给浏览器。

后关系型数据库 Caché 开发能力强、成本低，具有高效率及很好的延展性。利用 Caché 来开发 Web 应用程序，克服了关系型数据库的弊端，从未来的发展趋势来看，面向对象数据库的应用会越来越广，Caché 的发展空间也会越来越大。

五、ZEN 技术框架

如今，很多应用程序都提供了运行在浏览器中的用户接口，Caché 提供的 ZEN 技术框架是基于 InterSystems 公司的 CSP 和 Caché 面向对象的数据库技术上的，它允许创建丰富的网络数据库应用程序，为用户开发 Web 应用程序提供了一个健壮、稳定的开发平台，是一个针对海量数据处理的 Web 应用程序进行专门优化的可扩展高级框架，极大地提高了开发速度。ZEN 含有一个包括表格和选择树的扩展库，从而使创建和管理复杂的进程变得容易和快速。在此基础上，开发人员可以轻松地开发反应灵活、界面丰富的 Web 应用，这些应用使用起来就和普通的桌面软件一样，拥有高性能和完善的界面。

ZEN 技术框架通过集成内建的对象控件以简单的方式快速构建复杂且具有丰富数据的 Web 页面，这些组件可以自动建造标准的 HTML 和 JavaScript 以此来绘制复杂的 Web 应用，而且提供了一个通用的对象模型，这个模型在用户浏览器和运行在服务器上的应用逻辑实现共享。

（一）ZEN 应用程序的组成

ZEN 应用程序主要由以下几个部分组成：应用类、页面类和组件类（图 6-28）。

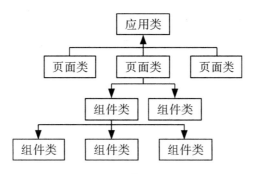

图 6-28　ZEN 应用程序的组成

（1）应用类。每个页面都有一个应用类，这个类继承于系统类% ZEN.Application，这个应用提供了如普通样式表单这样的丰富应用行为，这个样式表单可以具体化为嵌入在类中的 XML 块。

（2）页面类。一个页面由一个或多个页面组成，每个页面都是继承于% ZEN.Application.Page 系统页面类的一个类，它是%CSP.Page和%ZEN.Component.component的一个子类。

（3）组件类。每个页面都包含很多组件，组件提供了所见即所得和允许用户与页面交互的特性。所有的页面都继承于系统类%ZEN.Component.component，它们包括按钮、表、列表框、文本域和面板，本质上任何控件都可以在页面上显示。

Zen组件是一个类定义，它规定了页面上组件的外观和行为，在单个文档中，Zen分类定义包含组件的整体定义，包括样式表、服务代码和客户端代码。在运行时，Zen会为一个页面中所使用的每个组件创建两个对象：一个是客户端对象，它是Zen在浏览器内自动产生的JavaScript对象，以及一个服务器端对象。Zen自动管理这两个对象的状态以及两个对象间的信息流。Zen组件可以提高动态交互作用，并不仅仅局限于向服务器发送数值的"提交"机制。例如，有了Zen的结构组件，便可以定义自己的定制验证，包括快速调用服务器，而无须页面请求以及后期重新绘制，这对于用户而言，是一种更加自然的数据录入方式。

Zen利用CSP的会话管理机制，在整个页面请求期间提供用户验证、数据加密以及持久性会话数据的保留。通过AJAX（异步JavaScript和XML）实现浏览器和服务器之间的所有通信。

Zen程序库包括用来执行所有标准HTML控件类型的组件，如输入框、文本框、按钮和检查框等。这些组件同时还拥有从Zen控件类中继承来的行为。Zen也包括了一组更加复杂的丰富数据组件，可自动显示来自数据库的数据，并且了解如何根据用户事件来动态更新这一数据。例如，Zen强大的表格组件可以利用数据库查询来自动显示HTML表格中的数据，表格组件支持分页、滚动、按列排序、过滤，以及各种显示风格，可以从服务器刷新表格内容，而无须重新绘制整个页面。

其他Zen组件包括：

（1）菜单。支持各种菜单类型。

（2）网格。为网页添加表格样式行为。

（3）树。用树形控制图显示分层数据。

（4）标签。标签组件包含一系列的标签，每个标签均包括一系列其他组件。

（5）图表。利用SVG，包括线形图、面积图、条形图、饼图、高低图、XY图表来执行丰富的图标组件集。

（6）图形度量。可以将数据显示为动态视觉组件的速度计、仪表等。

所有的Zen组件都支持一组用来控制外观的属性，应用程序可以在运行时设置这些属性，以更改组件的数值、外观和行为，同时由标准CSS样式定义来控制外观，也可以在应用程序范围、页面范围或者单一组件基础上覆盖这些样式（如更改字体、颜色和尺寸等）。开发人员可以创建Zen程序库组件的子类，以便进一步覆盖外观和行为。

（二）创建ZEN应用程序示例

在Caché Studio里点击"新建"按钮，在弹出的"New"对话框中的"Zen"标签页下，可以新建基于ZEN的应用程序。例如一个典型的ZEN页面代码如下：

/// Created using the page template: Title Page

Class Test.ZenTest Extends %ZEN.Component.page

{

/// Class name of application this page belongs to.

Parameter APPLICATION = "";

/// Displayed name of this page.

Parameter PAGENAME = "";

/// Domain used for localization.

Parameter DOMAIN = "";

/// This Style block contains page-specific CSS style definitions.

XData Style

{

```
< style type = "text/css" >
/ *style for title bar */
#title {
    background: #C5D6D6;
    color: black;
    font-family: Verdana;
    font-size: 1.5em;
    font-weight: bold;
    padding: 5px;
    border-bottom: 1px solid black;
    text-align: center;
}
</style>
}
/// This XML block defines the contents of this page.
XData Contents [ XMLNamespace = "http://www.intersystems.com/zen" ]
{
< page xmlns = "http://www.intersystems.com/zen" title = " " >
< html id = "title" > Title </html >
< vgroup width = "100%" >
< ! - - put page contents here - - >
</vgroup >
</page >
}
}
```

一个 ZEN 页面大致可以由以下部分组成:

嵌入在页面类里的 XML 块,它定义了许多组成页面的对象和相关的设置,并且对页面上的组件定义了 CSS 样式,页面类还可以包含许多处理与页面相关的事件的方法。

第六节 Caché 的安全模型和扩展性

本节将介绍 Caché 的安全模型以及企业缓存协议(ECP)的配置方面的问题。

一、Caché 的安全模型

Caché 安全模型的设计能够以以下三种方式来支持应用程序的实施:

(1) Caché 本身。保护 Caché 本身的环境。

(2) 应用程序。使开发人员方便地将安全性能加入到他们的应用程序中。

(3) 操作环境。确保 Caché 能够有效地和操作环境的安全技术协作。

Caché 的安全性是基于认证、授权、审计和数据库加密的,Caché 提供这些安全功能,同时尽可能减少对应用程序性能带来的负面影响。

(一) 验证

验证是用户向 Caché 证明自身身份的一种方式。Caché 有多种可用的验证机制。

(1) Kerberos。这是最安全的验证方式。Kerberos 验证系统提供强大的数学验证功能。

(2) LDAP。Caché 支持经由轻量目录访问协议(LDAP)进行验证。在这种情况下,Caché 通过与 LDAP 服务器联系来验证用户,根据用户数据库和相关的信息进行验证。LDAP 服务器还可以控制有关密码管理和密码规则等方面的信息。

(3) 密码。Caché 为用户给出输入密码提示，并且将用户提供的混合密码与自己存储的 Hash 数值对比。

(4) 授权验证。授权验证提供了一种创建定制验证机制的方法。应用程序开发人员完全控制授权验证代码的内容。Caché 包括了一个用来创建定制验证代码的模板。

(5) 基于操作系统。基于操作系统的验证委托操作系统对每个用户的身份进行检验，并且将同一身份用于 Caché。

(二) 授权

当用户得到授权后，下一步便是决定该用户可以使用、查看及更改哪些资源，这种访问判定和控制称为授权。通常是由 Caché 管理端口来进行授权的分配和管理。

安全性最重要的目标是保护资源，Caché 资源可以是数据库、服务、应用程序和工具，甚至是管理动作。系统管理员通过分配许可如 READ、WRITE 或 USE 来允许用户访问。同时，资源以及相关的分配许可也被称为权限。除了系统限定的资源之外，管理员还可以创建针对应用程序的资源，并且使用相同的机制来授予和检查许可。

通常给用户分配一个或多个"角色"，然后管理员针对特定的资源向这些角色分配权限。用户继承其所分配的权限。通常可以将角色分配给应用程序，在访问应用程序时，用户会临时获取额外的角色。

(三) 审计

许多应用程序均需要提供安全可靠的审计功能，在 Caché 中，所有的系统事件或用户事件均保存在名为"CACHEAUDIT"的数据库中。可在数据库管理页面中的［Home］>［Security Management］>［Auditing］中点击"Enable Auditing"项开启审计功能。

(四) 数据库加密

Caché 支持两种格式的数据库加密。

(1) 静态加密。管理员可以指定对磁盘上的一个或多个数据库文件（即 CACHE.DAT 文件）进行加密，然后对这些文件中包括所有的索引在内的一切信息进行加密。

开发人员可以利用系统功能来加密/解密数据，然后将数据存储在数据库中或传送出去。可以利用这一特性来加密敏感数据，防止被那些可以对数据库进行读访问但没有密钥的其他用户获取。

Caché 默认是利用高级加密标准（AES）的执行过程对数据进行加密，该标准是一种对称算法，支持 128、192 或 256 位密钥。加密密钥存储在受保护的存储单元中。Caché 提供完整功能的密钥管理。

(2) 动态加密。Caché 支持 SSL（安全套接层）、TLS（传输层安全性）加密以确保几种类型连接的安全性。

作为服务器时，Caché 接受连接并且使用 SSL；作为客户端时，Caché 可以和需要使用 SSL 的服务器相连。Caché 利用 SSL/TLS 配置来指定 Caché 实例的多种配置，将其作为 SSL/TLS 连接的一部分。

二、Caché 集群管理

数据库集群技术是将多台服务器联合起来组成集群来实现综合性能优于单个大型服务器的技术，这种技术不但能满足应用的需要，而且大幅度地节约了投资成本。数据库集群功能支持动态切换特性，在数据库集群中，多个系统访问共享的数据区，并且利用集群管理软件来对数据块进行同步访问。如果一个系统出现故障，其他系统会接管故障系统的工作，继续提供服务，在故障机上未完成的交易会回滚，客户端重新连接到其他节点继续工作。在集群内，负载均衡会动态分配用户到不同的节点工作，提高集群的整体效率。数据库集群提供了非常可靠和灵活的功能，但需要比其他系统更多的系统管理和维护，并需要专门的硬件来实现。

（一）集群概述

Caché 数据库的集群可以看成是 Pre-image Journal（PIJ）目录，定义为相同 PIJ 目录的节点组成了整个集群。当第一个集群节点启动即是集群会话开始，此节点作为主集群节点。当最后一个节点结束时，集群会话终止。

因为集群中 Caché 实例共享数据库和日志，所以所有实例必须有相同的所有者、安全设置和文档所有权。

Caché 数据库的集群功能可以分为故障恢复集群和共享磁盘集群。故障恢复集群支持动态切换的特性，在数据库集群中，多个系统访问共享的数据区，并且利用数据库集群管理软件来对数据块进行同步访问。一旦其中一个系统发生故障，其他的系统可以继续提供服务，并在故障机上未完成的交易完成回滚操作，客户端重新连接到其他节点继续工作。共享磁盘集群可以提供同步的、直接的访问在所有集群成员间共享的数据库。数据库集群提供了可靠和灵活的功能，需要专门的硬件实现。集群架构如图 6-29 所示。

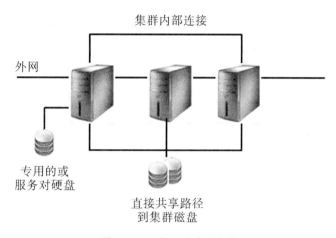

图 6-29 Caché 集群架构

1. 集群主机

在集群模式下，试图安装数据库加入集群的第一个节点成为集群主机。集群主机具有以下功能：①作为所有群集数据库的锁服务器。②协调整个群集的物理操作日志。③管理群集故障迁移。

如果集群主机故障或关闭，下一个加入集群的节点成为集群主机，并承担这些功能。

2. 作为锁服务器的集群主机

集群主机通过管理访问集群式数据库文件扮演锁服务器。一个集群需要有一个机制来协调内部所有应用从多个集群节点访问集群数据库。

Caché 有两个层面来保证这种机制：

（1）Caché 块级锁。Caché 管理块级访问实现集群中多个应用对共享数据库的访问。当一个节点正在内存中改变一个块的数据时，它会阻止另一个节点读或修改这个数据块。多个节点可以同时读一个块数据，但仅有一个节点可以修改。Caché 使用分布式锁管理（distributed lock manager，DLM）来管理多个同步的访问。

（2）Caché 的 ObjectScript 级锁。虽然每个群集成员都可以直接访问集群数据库，但都不能独立处理 Caché 集群数据库的 ObjectScript 锁定命令。群集主机以锁服务器身份协调所有 ObjectScript 锁请求，以维持集群内数据库的逻辑完整性。

Caché 服务器通过网络将这些请求发送到集群主机。因此，ECP 必须运行在每个集群服务器上。如果需要协调多个全局更新，必须使用锁定命令，Caché 的日志技术采用锁定信息来协调这些数据库的更新，因此保证了在集群故障迁移或恢复事件中，日志恢复可以正常工作。

（二）集群配置

单独一个 Caché 实例是单独一个系统，每一个集群节点的配置在其他章节中阐述。本节主要介绍多网络设备配置。

如果你的网络配置中包含多个网络设备，则每个集群节点都要在每个其他的集群节点中标识。在集群内可以通过主机名和私有 IP 地址通讯，Caché 可以转换 IP 地址，在 PIJ 文件中保存对应的机器名。如果使用节点名，则所有集群节点必须解析到同一网段。对于不属于集群的客户端通信，需要输入节点的公共 IP 地址，使用以下步骤：①导航到管理门户的［系统］｜［配置］｜［启动设置］页。②在 CliSysName 值域中输入 Caché 服务器的节点名称。此处输入的名称将记录在 PIJ 中。③单击保存并重新启动 Caché，此信息生效。

（三）管理集群数据库

1. 创建 Caché 数据库文件

在集群中，必须在系统级可访问的磁盘上创建所有的 CACHE. DAT 数据库文件。在准备创建新的 CACHE. DAT 文件位置输入设备名称和目录名：

设备名:［目录名］

初始化时创建的一个数据库将被装载在创建它的系统中。

2. 装载数据库

集群上的数据库可以装载到私有实例中，也可以装载到集群中由其他实例共享数据。如果希望在集群中装载数据库，可以使用以下过程：

（1）进入到管理门户的［系统］→［数据库］页面。

（2）如果数据库已加载，则在相应的数据库行，点击卸载（DISMOUNT），然后点击加载（mount）；如果数据库未加载，则点击加载（MOUNT）。

（3）在显示装载窗口，单击集群复选框。

InterSystems 建议在系统启动时加载集群数据库。为标记系统启动时加载集群数据库，需进行如下设置：

1）进入到管理门户的［系统］→［配置］→［本地数据库］页面。

2）在相应的数据库行单击编辑。

3）选择在启动时加载集群数据库（Mount Clusterd at Startup）复选框。

注意：如果启动时加载需要的数据库是 Yes，则此复选框被禁用。

可以添加一个现存的已加载在不同系统中的集群数据库，如下所示：

1）将数据库定义添加到 CPF 文件的［数据库］部分；也从已加载集群数据库的系统中复制数据库定义。

2）装载更新的 CPF 文件，并激活它，如下所示：

set Status = ##Class(Config. CPF). Activate( )

可以删除一个已加载的集群数据库文件（CACHE. DAT）。如果出现以下错误信息：

##ERROR while Deleting. Cannot delete a cluster – mounted database

必须先卸载或者非共享加载数据库，然后再删除。

（四）启动 Caché

如果已进行了网络配置，Caché 启动过程如下：

（1）执行网络初始化操作，包括激活网络守护进程（network daemons）。

注意：如果 Caché 在启动过程中检测到严重错误，例如 Caché 参数文件问题，则在控制台日志（cconsole. log）中记录并自动关闭。

（2）加载数据库，并配置选择启动时加载所需数据库复选框。

Caché 显示每一个加载的数据库。

（五）物理操作日志和集群

Caché 物理操作日志保持群成员连续工作，即使当一个群成员停机时也可以避免数据库的破坏和数据的丢失。

在集群环境中，第一个加载集群数据库节点的写守护进程成为集群主写守护进程，该进程创建整个集群的日志文件——CACHE.PIJ。另外，每个节点，包括主节点，有其自己的日志文件——CACHE.PIJXXX。对整个集群的写操作是冻结的，除非固定冻结条件。

（六）集群备份

一个集群中加载的私有数据库，每天都需要进行备份和记录（journaling），可以每天重新创建数据库。系统故障导致数据库不能访问时，可以恢复备份，并应用日志记录的改变重新创建数据库。

注意：集群数据库的备份操作要在集群中的同一台机器上进行，以保证备份历史是完整的。Caché 在全局管理数据库中记录这些信息。

如果正在做一个数据库的全备份，这个数据库加载在一个多个计算机的集群节点，则需要每次都在同一台机器上做备份，从而保持一个精确数据库备份历史。

备份程序允许备份和还原一个集群环境中多个 CPU 共享的数据库。

说明：对于集群加载的数据库，InterSystems 建议另一个备份策略，如卷镜像，并发备份与集群一同工作。

所有数据库加载后才能对其进行备份。备份程序可以加载所需备份的任何数据库。它首先试图在私有状态下加载数据库；如果操作失败，就以集群访问方式加载。如果私有加载失败，并且系统不是集群的一部分，或者集群加载失败，那么你就不能备份数据库。你会收到一个错误消息，并且可以选择是继续还是停止。

当备份集群式数据库时，备份操作必须等待所有集群活动。出于这个原因，在各种操作通过期间，集群系统可能比备份一个节点挂起时间稍长。

增量备份软件采用了锁定，以防止同一时间发生多个备份。这种方法在集群中不起作用。必须确保一个时间只有一个数据库备份贯穿整个集群，这个集群成员共享相同的数据库。

（七）集群的工作原理

处于集群中的节点尽可能独立运行；每个节点都具有独立的缓冲池、独立的日志以及独立的写进程、日志进程等；LOCK 和 $ INCREMENT 通过 Caché networking（DCP 或 ECP）使用主集群节点。

下面以节点间数据块竞争的一个例子说明。

(1) 节点 A 试图修改数据块 X（图 6-30）。

发布对数据块 X 的锁请求（ENQDMN）；拷贝数据块到映像缓冲区；在常规 global 缓冲区中更改数据块。

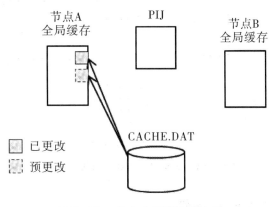

图 6-30　节点 A 修改数据块 X

(2) 节点 B 在节点 A 的写进程写入前请求数据块 X (图 6-31)。
节点 B 发出对数据块 X 的锁请求;在节点 A 上阻止触发器 AST。

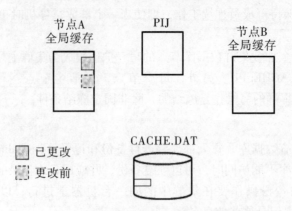

图 6-31　节点 B 在节点 A 的写进程写入前请求数据块 X

(3) 在节点 A 上阻止 AST 触发器 ENQDMN (图 6-32)。
将更改前的版本写入 PIJ,将更改后的版本写入 CACHE.DAT,将数据块从本节点的写进程队列移出,释放锁。

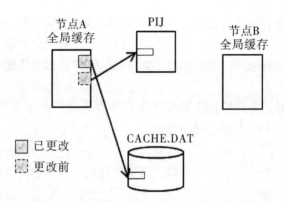

图 6-32　在节点 A 上阻止 AST 触发器 ENQDMN

(4) 节点 B 的锁请求被准许。
(5) 节点 B 从数据库读取数据块 X (图 6-33)。

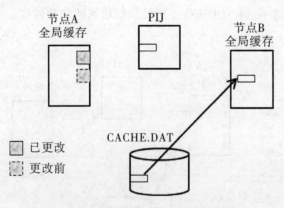

图 6-33　节点 B 从数据库读取数据块 X

(6) CACHE.DAT 被写进程外的渠道修改。

(7) 如果发生失效，PIJ 被用来回滚 CACHE.DAT 到修改前的状态。

三、镜像服务

镜像具备自动故障转移功能，它旨在提供一种经济的解决方案，在两个 Caché 系统之间实现快速、可靠、稳定和自动的故障转移，是企业理想的自动故障转移解决方案。镜像服务一般与企业缓存协议 ECP 相结合，以进一步提高可用性。故障转移完成后，应用服务器可继续在新系统上无缝处理数据，从而大大减少了工作流程和用户使用中断的情况。

（一）镜像服务概述

由于依赖于共享资源（如共享磁盘），传统可用性解决方案很容易引发该共享资源的单点失效故障。镜像技术则可以减少该类风险，因为在主镜像及备份镜像系统中的部件是保持独立的。再则，由于采用了逻辑数据备份，镜像技术减少了与物理备份相关的潜在风险，如升级混乱风险以及转入型物理损坏风险——运用其他备份技术时，如基于 SAN 备份技术，该类风险也是有可能存在的。

传统的可用性及备份解决方案通常在基础设施、部署、配置、软件许可及规划方面需要大量的资金投入。而快存数据库镜像（以下简称镜像）则提供了一种较为经济的解决方案，利用该技术可以在两个快存系统之间实现快速、自动的故障转移。也正因为如此，镜像技术成为了企业理想的自动故障转移高可用性的解决方案。

除了能够为计划外停机提供可用性解决方案外，镜像技术还可弹性地在某个特定快存系统上提供计划内停机服务，而同时将企业组织机构的整体服务水平协议（service level agreement，SLA）降为最低。结合 ECP 企业缓存协议，配备镜像技术的应用服务器在可用性方面又提高了一个档次。一旦故障转移结束，应用服务器就可以在新系统上无缝地继续运行原系统上的处理进程，因此可以最大限度地缩短工作流程、减少对用户造成的破坏。由于是在不同数据中心对两个镜像端进行的配置，因此如果发生灾难性事故，该技术在冗余性方面表现更好、信息保护方面也会更佳。

最后，镜像技术还提供了一个特殊的异步端，配置后可接收来自企业内各镜像端的更新信息。这就使得存在这样一个系统，它是企业的综合数据存储中心，能够使用全企业的数据实现实时化的商业智能。该异步端也可以部署在灾难恢复模型中，在该模型中单个镜像端可以升级多达 6 个地理位置分散异步端。该模型对分布式数据备份也提供了一个良好的框架，借此可以确保企业组织机构业务的持续进行。该异步端也可以配置为传统报告系统，从主运行系统中可以随时获取应用的报告信息。

（二）快存数据库镜像系统

快存数据库镜像系统为两个快存系统（又称故障转移端）的逻辑组合，两个系统物理上独立，仅由网络相互连接。在两系统之间做出仲裁后，镜像系统将其中的一个指定为主系统，另外的一个则自动成为备份系统。

为保证备份系统信息达到最新，镜像数据库实时地将备份故障转移端与主故障转移端做同步化处理。同步化处理通过网络（数据通道为主故障转移端与备份故障转移端之间建立的 TCP 连接）进行，处理时尽可能降低对主系统的影响。备份系统在接收到数据后通过专用镜像反馈通道发送反馈信息。这样就可以知道备份故障转移端信息的新旧程度。镜像数据库只有在主系统上才可以做编辑操作。所有当选备份系统上的镜像数据库均以只读状态加载，这样就可以避免对这些数据库的意外的更新操作。

各故障转移端也包括一个镜像代理，它可以提供系统的运行状况，在故障转移处理进程中提供必要的辅助功能。各故障转移端可以通过专用代理通道来访问其他系统上的镜像代理。

Web 客户端（语言绑定，ODBC/JDBC/SQL 客户端，直连用户等）通过镜像虚拟 IP（Virtual IP，简称 VIP）与镜像系统相连，这些都可以在镜像系统配置时进行相关的配置。镜像虚拟 IP 将自动绑定到镜像系统中的主系统接口上。镜像虚拟 IP 的配置是可选的。上述镜像系统的运行原理如图 6-34 所示。

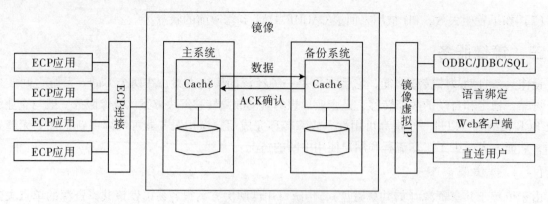

图6-34 镜像系统

ECP应用服务器内置有获取镜像系统各故障转移端信息的功能，其中也包括获取哪个为当前主系统的功能。因此，应用服务器不依赖于镜像虚拟IP，而直接连接到当选主系统上。

（三）异步镜像端

如图6-35所示，镜像系统中也提供了一个异步镜像端。配置后可接收来自企业内一个及一个以上镜像端的更新信息。这就使得存在这样一个结点，它是企业的综合数据存储中心。异步镜像端使系统变得更具弹性，因为借助它可以判定在镜像系统中的哪个镜像数据库应该被备份，或者是镜像系统中的所有镜像数据都可以被备份。

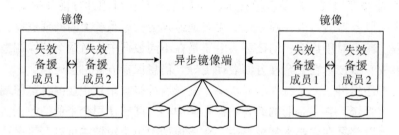

图6-35 异步镜像端从两个镜像系统中接受更新数据

把异步端作为企业数据存储中心后，基于企业内部数据的翔实分析报告，BI以及数据挖掘就成为可能。如DeepSee可以轻松地部署在异步端来提供实时的BI服务，借此人们就可以在某个集中点处快速、有效地对来自企业内的关键性能指标做出分析。由于异步端与连接的镜像系统同步运行，该架构为分布式实时运行状况报告提供了一个平台。

如图6-36所示，多个异步端也有可能连接于单个镜像系统。系统架构可为多个地理位置上分散的点提供可靠的备份服务，因此进一步提升了企业组织机构的业务连续进行性，改进了灾难恢复计划。

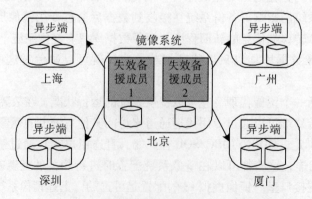

图6-36 连接于单个镜像系统的多个异步端

（四）故障转移——从系统的角度考察

无论何时，镜像系统都可提供快速、自动、无人值守的故障转移服务。以下一些事件都有可能激活故障转移服务：①在规定的时间间隔之内，备份系统未能接收到来自主系统的信息。这种情况有可能在网络出现故障时发生。②应用或主机问题导致快存对主系统失去反映。③操作员或脚本程序产生接管操作。

在故障转移期间，备份系统要将信息更新到最新后才能转换成主系统。缺省镜像系统配置可以防止接管成为主系统期间所可能产生的错误。

出于计划内停机的考虑，如要对当前主系统执行硬件或软件维护操作时，操作员也可以产生接管操作。计划内停机结束，系统调至在线状态，系统会自动与镜像系统再次同步。

最后，操作员也可在不产生故障转移的情形下暂时让主系统停机。该模式在有些情况下会非常有用，如出于系统维护的考虑，系统就有必要停机一小段时间。在主系统重新开启后，自动故障转移功能会重新恢复。

（五）故障转移——从应用的角度考察

在一次成功的故障转移中，镜像虚拟 IP 会自动地连接到新的主系统的本地接口上。这样就使得外部的客户端可以和以前一样重新连接到相同的镜像虚拟 IP。这样可以大大地简化外部客户端程序的管理工作，因为数据库系统和 IP 地址对于它们来说是透明的。但是，如果某一虚拟 IP 未加配置，外部客户端将需要及时了解到两个故障转移端的信息并且能恰当地连接到当前运行的主系统上。

在 ECP 部署状态下，应用服务器将故障转移视为服务器重启状态。按照设计，ECP 应用服务器仅与新主故障转移端重新建立连接然后继续运行未执行完毕的操作。在故障转移过程中，连接至应用服务器的用户可能会经历系统短暂的停顿后才能继续未完的工作。为了实现这个，两个故障转移端之间的故障转移必须在配置的 ECP 恢复超时时间内执行。但是，如果故障转移时间超出超时时间（如果备份在故障转移期间过期），ECP 恢复就会启动（即已打开的事务就会被回滚，锁就会被释放等），ECP 应用服务器会与新主系统重新建立连接。

四、映像（Shadow）服务

Caché 的 Shadow 映像技术，不仅可以作为主数据库的备份，而且可以实现远程的容灾，同时作为各分院的映像服务器，一旦网络、主服务器或主 Caché 数据库发生故障，各分院可以启动本地的 Shadow 数据库作为生产库，在故障得到解决后，与主 Caché 数据库完成数据同步后，启用主 Caché 数据库作为生产库。这样，即使主服务器发生故障，也能迅速切换到后备服务器，不仅能保证系统正常工作，还保证不会损失数据。

映像服务器的功能是非常强大的。使用了映像服务器后，主服务器的所有数据更新将定时在映像服务器上更新，这样可带来如下好处：① 当主服务器发生故障时，映像服务器可以立即投入使用，故障发生时正在进行的交易会自动回滚并重新提交。② 映像服务器可以用来做报表或查询，当主服务器在工作时映像服务器不能进行更新操作。③ 数据库的备份可以在映像服务器上做，一定程度上可以减轻主服务器的负载。④ 当主备服务器的连接因故障中断后，映像服务器可以在恢复后自动连接并更新数据。

（一）映像服务器的配置

如果要用到映像服务，需要对数据服务器和映像服务器进行配置，假设数据源服务器的 IP 为 172.16.71.3，映像服务器的 IP 为 172.16.71.12：

（1）在数据服务器中，如果映像服务器没有启动，则打开映像服务，其位置为：［Home］｜［Security Management］｜［Services］。

点击 "%Service_Shadow" 项，在弹出的页面中，选择 "Service Enabled"，并且添加允许连接的映像服务器的 IP 地址。

(2) 在映像服务器添加新的映像，位置在：［Home］｜［Configuration］｜［Shadow Server Settings］｜［Add Shadow Server］，点击"Add New Shadow"可以添加映像的名称和数据服务器的 IP 地址和端口，配置完成后，点击"Save"按钮。如图 6－37。

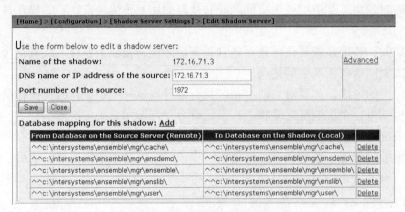

图 6－37　映像服务器配置

(3) 点击"Add"按钮，可以选择数据服务器中需要做映像的数据库和需要保存到本地的位置，可添加多个需要做映像的数据库。保存后进入"Shadow Server Settings"页面，出现刚刚添加的映像，如图 6－38 所示，然后点击"Start"开始执行映像，当"Status"变成"processing"时，表示连接成功。

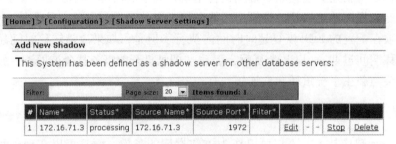

图 6－38　开始执行映像

这里需要注意一点，在启动之前，我们可以点击"Select Source Event"按钮，在弹出的页面选择数据服务器的日志，作为开始映像的起点。如图 6－39。

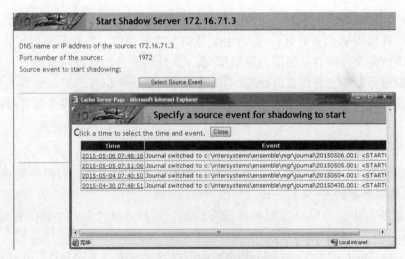

图 6－39　选择数据服务器的日志

（4）连接成功后，在数据服务器的［Home］|［Shadow Servers］|［Data Source］，可以看到连接到的映像服务器。如图 6－40 所示。

（5）至此映像服务器配置结束。

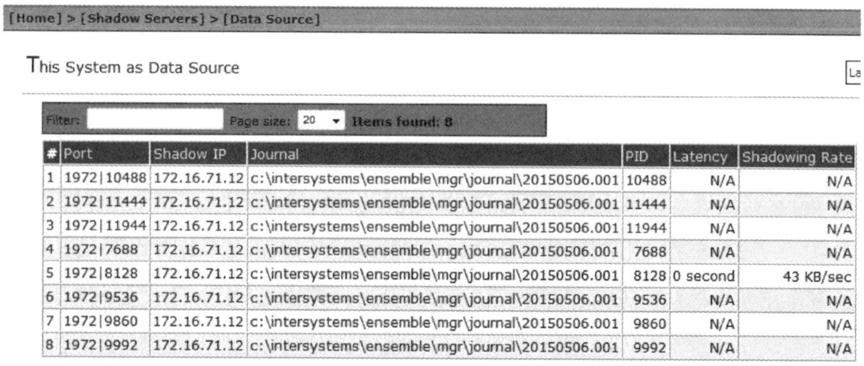

<table>
<tr><th>#</th><th>Port</th><th>Shadow IP</th><th>Journal</th><th>PID</th><th>Latency</th><th>Shadowing Rate</th></tr>
<tr><td>1</td><td>1972|10488</td><td>172.16.71.12</td><td>c:\intersystems\ensemble\mgr\journal\20150506.001</td><td>10488</td><td>N/A</td><td>N/A</td></tr>
<tr><td>2</td><td>1972|11444</td><td>172.16.71.12</td><td>c:\intersystems\ensemble\mgr\journal\20150506.001</td><td>11444</td><td>N/A</td><td>N/A</td></tr>
<tr><td>3</td><td>1972|11944</td><td>172.16.71.12</td><td>c:\intersystems\ensemble\mgr\journal\20150506.001</td><td>11944</td><td>N/A</td><td>N/A</td></tr>
<tr><td>4</td><td>1972|7688</td><td>172.16.71.12</td><td>c:\intersystems\ensemble\mgr\journal\20150506.001</td><td>7688</td><td>N/A</td><td>N/A</td></tr>
<tr><td>5</td><td>1972|8128</td><td>172.16.71.12</td><td>c:\intersystems\ensemble\mgr\journal\20150506.001</td><td>8128</td><td>0 second</td><td>43 KB/sec</td></tr>
<tr><td>6</td><td>1972|9536</td><td>172.16.71.12</td><td>c:\intersystems\ensemble\mgr\journal\20150506.001</td><td>9536</td><td>N/A</td><td>N/A</td></tr>
<tr><td>7</td><td>1972|9860</td><td>172.16.71.12</td><td>c:\intersystems\ensemble\mgr\journal\20150506.001</td><td>9860</td><td>N/A</td><td>N/A</td></tr>
<tr><td>8</td><td>1972|9992</td><td>172.16.71.12</td><td>c:\intersystems\ensemble\mgr\journal\20150506.001</td><td>9992</td><td>N/A</td><td>N/A</td></tr>
</table>

图 6－40　显示已连接的映像服务器

（二）映像日志

映像日志（Shadow Journaling）简称 Shadowing 映像，是通过从数据服务器传递日志到 Shadow 服务器，实现 Shadow 服务器对主服务器的复制。Shadowing 是通过 Shadow 服务器恢复主服务器日志来完成的，这个过程也叫作“复制”。

Shadow 服务器持续地向主服务器发出日志请求，主服务器将日志细节（如 SET、KILL global）通过 TCP 传递给 Shadow 服务器，Shadow 服务器再执行这些日志。

当 Shadow Server 停止，而 DataServer 正常工作时，Shadow Server 在重启之后将从停止处开始继续工作。当主系统发生故障而无法立即恢复时，可以使用映像服务器作为备用系统，在映像服务器中，只能运行只读应用（比如数据统计和分析等），可以在映像服务器中对数据进行备份。可以将远程映像作为灾难性事故恢复的一种手段。

前面我们介绍过 Caché 的日志系统，那么，映像日志 Shadowing 和 Journaling 有什么区别呢？Journaling 是数据服务器上的数据库指令日志，而 Shadowing 是 Journaling 传输到映像服务器上的映像。

（三）镜像与映像的区别

在镜像（Mirror）中，故障转移成员均可作为高可用性配置的组成部分参与自动故障转移；异步的镜像成员可以为灾难恢复和业务连续性提供帮助。而映像（Shadow）不能实现自动故障转移，它是专为汇集数据以做报告而设计的，一些用户也用它来进行灾难恢复。

五、分布式系统的企业缓存协议

Caché 提供的企业缓存协议可以大幅度提高分布式应用程序的可扩展性和性能，通过该协议，可以使分布式系统中的计算机相互共享数据库，从而使得应用程序可以像使用本地数据库一样使用其他系统上的数据库。此外，ECP 应用服务器在网络故障恢复后或数据服务器重启后可以自动重新连接到数据服务器，客户端将感觉不到这些故障。

（一）ECP 概述

ECP 是有着极高性能和可扩展性的技术，它可以使处于分布式系统中的计算机互相使用对方的数据库。使用 ECP 不需要更改应用程序，它们简单地将数据库当作本地数据进行处理。ECP 协议在 OSI 模型中位于 TCP/IP 的上层，利用标准 TCP/IP 协议传输数据。

（二）ECP 的工作原理

每个应用服务器都有自己的数据服务器，数据服务器可以处理存储在本地系统中的数据或通过

ECP 协议从其他计算机上传输过来的数据块。当一个客户端发出一个要获取信息的请求，Caché 应用服务器尽量先从本地缓存中获得数据，如果本地缓存的数据不能满足这个请求，则从远程 Caché 数据服务器上获取相关的数据满足这个请求。响应这个请求的应答中包括数据块，所需的数据存储在这些块中，这些数据块就缓存在应用服务器中，运行在这个服务器上的所有程序都能使用这些数据。ECP 可以通过网络自动地维护缓冲数据的一致性，把变化的数据发布到数据服务器上。如图 6-41。

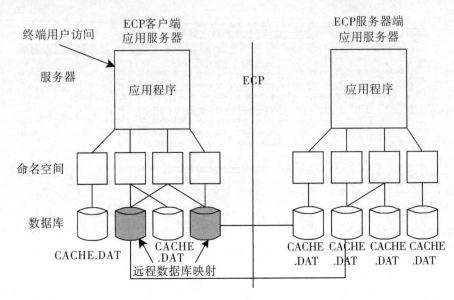

图 6-41　ECP 的结构

ECP 适用于所有的应用程序，在单个服务器上创建的应用程序可以运行于多服务器环境中而无须任何更改。使用 ECP 时，系统管理员只需针对某台应用程序服务器确定一台或多台数据服务器，然后使用域名空间映射来引用某些或者全部的远程数据库服务器上的 Global 结构。

ECP 在操作性能和可扩展性方面的优势十分显著。由于可以频繁地使用本地缓存数据，客户得以享受到快速响应的优势；缓存极大地减少了数据库和应用服务器之间的网络通信量，大大降低了数据库和应用服务器之间的网络通信，所以在给定的网络环境下，能够支持更多的服务器和客户端。每个 Caché 系统都能作为其他系统的应用服务器或者数据服务器。ECP 配置灵活，每个 Caché 系统都能作为其他系统的应用服务器或者数据服务器，支持应用服务器和数据服务器的整合以及任何点对点的拓扑结构，最大可以达到 255 个系统。

在单个服务器上运行的应用程序不需要做任何改变就能运行在多服务器环境下。如果要使用 ECP，系统管理员只需要简单地指定一个或者多个数据服务器来对应一个应用服务器，然后使用命名空间应用来表明对某些或者所有 global 结构（或者 global 结构中的一部分）的应用优先选用哪个远程的数据服务器。

（三）ECP 的配置方法

ECP 配置灵活，只需以下简单的几个步骤即可完成。

（1）在 ECP 数据服务器端，首先要打开 ECP 服务。从数据服务器端的数据库管理页面进入［Home］｜［Security Management］｜［Services］｜［Edit Service］，把 "Service Enabled" 后面的勾挑上即可打开 ECP 服务。

（2）在应用服务器端，从［Home］｜［Configuration］｜［ECP Settings］进入 ECP 设置页面，可以添加远程数据服务器，点击该页面下的 "Add Remote Data Server"，设置远程数据服务器的 IP 地址以及端口，然后点击 "Change Status"，"Change Status to" 项中对应 3 个选项：Not Connected、Disabled 和 Normal，选择 "Normal"。如图 6-42 所示。

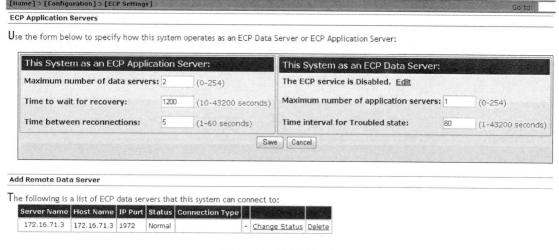

图 6-42　ECP 的配置

（3）此时，远程数据库已添加完毕，可以添加命名空间用来映射 Global 或 Routine，进入［Home］｜［Routines］或［Home］｜［Globals］，选择"DATABASES"，即可看到远程数据库中的 Global 和 Routine。

使用 ECP 的分布式系统，一旦出现暂时的网络断连或者数据服务器死机并重启，服务器会自动重新连接。如果在规定的时间内重连成功，那么应用服务器会重发没有完成的请求继续操作，这对使用远程应用服务器的用户而言没有明显的影响，只会出现一点延迟而已。但是，如果在规定的时间内重连没有成功，未完成的事务就会回滚，用户进程就会提示出错信息。通过设置使用企业缓存协议，我们的分布式系统的容错性能就大大地提升了。

（四）ECP 特点

（1）全自动，一旦配置后，ECP 自动建立和维护、自动运行，不需人为干预控制。

（2）动态调整网络拓扑结构，扩展性强。

（3）利用分布式缓存技术提升性能及伸缩性。

（4）为分布式服务提供关键支持：支持在多服务器上方便部署应用，并支持远程服务访问。

（5）失效恢复功能，ECP 可自动从任何终端连接处恢复系统的运行状态，保持服务器和客户机之间的连接。

（五）ECP 监视和管理

可以在 Control Panel 中监视 ECP 的连接状态。

在 ECP Network 项中，有 2 个项目："This System as an ECP Server"表示所罗列的是客户端信息，实现 ECP 服务器端监视。"This System as an ECP Client"表示所罗列的是服务器端信息，实现 ECP 客户端监视。

（六）ECP 的基本状态

ECP 的几种状态见表 6-19。

表 6-19　ECP 的状态说明

Not Connected	未连接
Connect In Progress	正在连接
Normal	正常工作中
Disabled	关闭
Trouble	出现错误

最开始均为 Not Connected；网络连通后转为 Connect In Progress；连接正常后变为 Normal，ECP 开始工作；可以关闭 ECP 连接，状态变为 Disabled；出现错误是，变为 Trouble；出现错误一般可以自动纠正，纠正后转为 Normal，纠正失败转为 Not Connected。大部分状态转换会随网络环境变化自动完成，也可以在 Control Panel 中手动调整。

第七节　DeepSee 技术简介

数据挖掘就是从大量的、不完全的、模糊的、随机的原始数据中提取出隐含的和事先未知的，但又是潜在有用的信息和知识的过程，它是集数据库技术、人工智能、机器学习、神经网络、统计学等技术的一个交叉性研究领域，而数据挖掘的诞生正是人们对数据库技术进行长期研究和开发的结果。

由于在传统的关系型数据库的基础上进行数据挖掘主要存在两个问题：①建立"立方体"需要消耗大量的时间和空间。②在关系型数据库的应用中，由于业务系统和分析系统的数据库通常是独立的，所以系统与系统之间存在着数据延迟，从而难以实现实时的数据分析，而在 Caché 数据库特有的关键技术可以很好地解决以上的问题。

随着医院信息化程度的不断提升，在医院信息系统的数据中有很多潜在的规律或者知识，我们可以借助于数据挖掘平台挖掘出这些规律，对于临床的辅助诊断或者医院的运营决策管理以及人类疾病方面的研究等方面都具有很大的帮助。从技术角度来讲，医疗行业的数据具有异构性和主观性的特点，医疗数据的数学特征有时并不明显，对于知识发现的过程要求更高。

（一）DeepSee 简介

传统意义上的分析是使用结构化的数据来对其进行剪切和分析，传统的方法也包括创建及维护一个数据仓库，但这仅能提供一种回顾性的分析。DeepSee 是一种嵌入式软件，可以轻松地为事务管理程序提供实时分析的能力，可以在任何时间任何场合为用户提供所需的对于数据内涵的理解，而无须建立数据仓库。

DeepSee 技术提供 BI 的解决方案，可以嵌入到医院的事务处理系统中，让用户根据对结构化及非结构化数据的实时分析做出决定。相对于传统的数据挖掘工具，其特点是嵌入式实时挖掘，可随时对医院信息系统中海量的医疗数据进行实时处理，生成报表并统计分析，为医院提供管理、经济以及临床等方面的信息和报表，为领导决策和临床医疗决策提供支持。

（二）DeepSee 的组成

DeepSee 包括连接器（Connector）、架构模块（Architect）、分析器（Analyzer）和设计器（Designer）4 个模块。连接器是该系统连接到除 Caché 数据之外的外部数据的桥梁；架构模块是对来自于 Caché 或其他外部数据源的数据进行数据模型的定义；分析器是进行数据的分析模块，用户可以在该模块中定义需要分析的主题和元素；设计器是用户用于控制系统的输出、设计交互的方式，如图表、仪表板等。

1. 连接器

登录到 DeepSee 之后，可以从 Data Modeler 进入 Connector 访问连接器模块。连接器的作用是将透视表（提供实时的 BI）嵌入到现有的或新的应用当中，当使用 DeepSee 进行数据分析时，在与除 Caché 外的数据库相连的时候需要用到 Connector 模块与外部数据源相连。在完成本模块之后，在 Caché 数据库类中可以看到该数据源。Connector 的作用是在 Caché 数据库中生成一个嵌入式的 Caché 数据库类，将外部数据源的定义映射到 Caché 数据库中，在数据连接的装载过程之前或之后，可以给数据的加载定义规则。并且在加载数据的过程中，不仅可以将数据的定义方式加载映射到 Caché 中，还可以将源数据库中的类方法也映射到 Caché 中，这样就可以调用数据的类方法或者利用 COS 添加自定义的类方法。

2. 架构模块

登录 DeepSee 主界面之后，从 Data Modeler 进入 Architect 访问架构模块。架构模块的功能是建立数据模型，并为后面的分析器的设计奠定基础。在进行数据建模之前，我们需要分析业务流程中数据的维度，需要对业务数据的意义有一个清晰的认识。在架构模块中需要定义好数据类的各个属性的格式，各数据类间的关系及分析的维度。

3. 分析器

分析器模块是对数据分析的算法或者模型的选择与设计。在该模块中有很多常用的数据分析的模块，用户可以选择适合的分析模块对在架构模块建立的数据模型进行分析。分析器模块是 DeepSee 的核心模块，分析器相当于提供一个实时的、交互式的数据透视表，让用户和开发者透视 DeepSee 内部的数据。

4. 设计器

设计器可以对 DeepSee 中的仪表板进行设计，DeepSee 的仪表板可以实时地、动态地显示数据透视表里程表以及数据的详细信息。

DeepSee 在 Caché 的基础上提供数据分析和挖掘功能，区别于传统的 BI 解决方案，DeepSee 数据模型建成使用 Caché 的实时数据或其他外部数据源的数据，因此无须创造和维护一个数据仓库。DeepSee 具有很高的实时性，适合对企业的经营的关键因子进行实时监控，从而快速及时地为企业管理提供决策支持。

要使用 DeepSee，只需在 Web 页面进行配置即可。这里特别介绍一下 DeepSee 的仪表板，它包含以下功能：

（1）提供交互式的执行针对特定用户或用户界面的特定领域的查询的构件。
（2）允许用户通过界面中的控件获得的数据设置查询条件。
（3）交互式的钻取选项给用户提供多种不同的显示数据的方式。
（4）提供导出、打印以及发送警报给其他用户的选项。
（5）执行按钮或者其他控件的自定义操作。

仪表板中的构件包括数据透视表、里程表、地图构件、日历构件以及数据的详细信息等，用户可以直接查看仪表板上的数据，仪表板上的数据是动态的，实时的，这些实时的数据通常都是计算出来的关键数据，管理者掌握了这些数据之后就可以对管理运营做出合适的决策。

（三）应用中添加 DeepSee 组件

把 DeepSee 添加到应用程序中，将添加包含以下部分或所有的组件：

（1）数据连接类。数据连接器可以将 SQL 查询作为数据立方体或者列表的数据来源。
（2）Cube 定义类。Cube 定义了 DeepSee 中数据透视表中的元素，并且可以控制相应的表格的结构和内容。
（3）主题范围类。主题范围主要是一个已过滤的数据立方体。
（4）关键性能指标（KPI）定义类。用户可以自定义查询关键性能指标；
（5）数据透视表。用户通过拖拽即可得到数据透视表。
（6）工作表。包含用于仪表板的补充数据。
（7）仪表板。可以用于显示数据透视表中的数据，关键性能指标以及工作表。

（四）架构设计方面的建议

这里需要注意的是，InterSystems 建议一般使用镜像作为高可用策略的一部分。对于大型的应用来说，InterSystems 建议最好是将 DeepSee 的 Cube 放在镜像服务器上。如图 6-43 所示。

具体来讲，包括以下几个方面的内容：

（1）将代码和数据分别存放于不同的数据库中。
（2）建立镜像，以便于应用程序的数据映射到镜像服务器中。

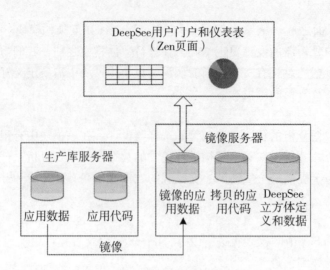

图6-43 架构设计方面的建议

(3) 确保 DeepSee 可以访问应用程序中的数据，可以复制部分或者全部的应用程序类和其他代码到镜像服务器。

(4) 在镜像服务器上创建一个数据库，用于保存 DeepSee 的多维数据集定义和数据。

(5) 在镜像服务器上，定义一个专门用于运行 DeepSee 的命名空间。在该命名空间中，定义访问应用数据和代码的映射。

对于小型的应用，所有的代码和数据存放于同一个数据库中即可。

（严静东　陈锋　符德东　董富强）

第七章 DB2

第一节 DB2 系统规划

一、DB2 数据库简介

DB2 是 IBM 公司开发的一套关系型数据库管理系统，它主要的运行环境为 Unix、Linux、IBM i、z/OS 以及 Windows 服务器版本。DB2 可用于大部分应用系统和环境，具有较好的可伸缩性。DB2 提供了高层次的数据利用性、完整性、安全性、可恢复性，以及各种规模应用程序的执行能力，具有与平台无关的基本功能和 SQL 命令。DB2 以拥有完备的查询优化器而著称，其外部连接改善了查询性能，并支持多任务并行查询。DB2 具有很好的网络支持能力，每个子系统可以连接十几万个分布式用户，可同时支持上千个活动线程。

DB2 是 IBM 公司在数据分析和处理领域的核心产品。从 1983 年 IBM 以 DB2 的名字发布第一个关系型数据库产品至今，目前在开放平台上使用的 DB2 版本主要有 9.5、9.7、10.1 和 10.5，每个新的版本在功能和性能上都有很多增强的特性，例如在 9.7 中加入了对 Oracle 的兼容性处理引擎，简化了从 Oracle 迁移到 DB2 所需的工作量；在 10.5 版本中增加了 BLU 功能，加速了数据集市和数据仓库应用的访问效率。

针对不同用户在数据规模、并发处理、资源占用、安全要求等方面的不同需求，DB2 提供多个不同的版本供用户灵活选择，在 DB2 10.5 中主要使用的版本有：

（1）DB2 Express-C 版（免费版）。运行在 Windows 和 Linux 平台，最大支持 2 个 Core，16 GB 内存，每个 DB 最大 15 TB 数据，不支持表分区、并行查询等功能。

（2）DB2 Express（简洁版）。运行在 Windows 和 Linux 平台，最大支持 8 个 Core，64 GB 内存，每个 DB 最大 15 TB 数据，支持 LBAC、RCAC、HADR 和 SQL 复制等功能。

（3）DB2 WorkGroup（工作组版）。运行在 Windows 和 Linux、Unix 平台，最大支持 16 个 core，128 GB 内存，每个 DB 最大 15 TB 数据，支持 LBAC、RCAC、HADR 和 SQL 复制等功能。

（4）DB2 Advanced WorkGroup（高级工作组版）。运行在 windows 和 Linux、Unix 平台，最大支持 16 个 core，128 GB 内存，对数据量的大小无限制，支持 LBAC、RCAC、HADR 和 SQL 复制等功能。

（5）DB2 Enterprise（企业版）。运行在 Windows 和 Linux、Unix 平台，对数据量大小无限制，支持诸如扫描共享、MQT、MDC、并行查询等绝大多数的功能。

（6）DB2 Advance Enterprise（高级企业版）。运行在 Windows 和 Linux、Unix 平台，对数据量大小无限制。与企业版的差异主要在于高级企业版包括了 DB2 的 BLU 以及 PureScale、DPF 等高级功能。

二、DB2 数据库基础平台规划

在应用设计初期需要对其数据库基础运行平台进行规划，在此基础上进行数据库的物理设计和逻辑设计。一个缺乏平台规划的应用系统在上线后很可能会遇到各种诸如性能、兼容性、扩展性等问题；而在系统上线后对基础平台进行调整面临各种风险，如停机窗口申请、业务服务等级指标等一系列问题。因此，做好基础平台的规划是保障应用系统能够稳定运行的基础。

数据库基础平台的规划包括了硬件的选型、设备处理能力及容量的规划、访问类型的确定、交易量峰值的确定等方面。下面我们针对数据库基础平台规划中的主要内容进行描述。

（一）数据访问方式的确定

数据访问方式与业务系统的类型有着密切的关系，与数据库平台最后选定的存储平台也有直接的关系。对于联机事务处理系统，对数据库的访问主要是随机读写；对于联机分析系统，对数据库的访问主要是大批量的数据加载和大量的数据顺序扫描。

（二）交易峰值的确定

根据调研或目前交易量的情况，结合可能出现的突发事件以及预估业务系统在生命周期内交易量增长的情况，推算出业务系统的交易峰值。交易的峰值是规划平台设备的处理能力的关键因素，平台设备应能在交易峰值期间顺利处理所有交易。

（三）数据库版本的确定

在同一时间段内，市场上会存在多个 DB2 数据库版本，目前市场上仍处于 IBM 公司正常维护期的 DB2 LUW 版本有 9.5、9.7、10.1 和 10.5 4 种。在选择数据库版本时需要考虑的问题主要是应用程序以前是否在某个版本上有过参考案例，全新开发的应用系统一般会建议采用厂家最新的成熟版本（至少发行了 2 个补丁版本后）进行开发和测试。这样既可以充分应用到新版本的新特性，也可避免使用旧版本产品会过早碰到旧版本不再支持等问题。

（四）硬件的选型

硬件选型包括服务器、存储和磁带库的选择。对于硬件产品选型，需要根据项目的预算、产品的支持维护力量、产品功能及产品口碑等几方面综合考虑。在产品功能满足业务需求的前提下，要仔细考量产品在市场的占有率、口碑，尽量选择服务品质好的知名品牌进行采购。

（五）硬件处理能力及容量规划

对于处理能力的规划，前提是必须有测试数据或复杂度类似的应用系统作为评估基础。不同的应用系统采用不同的架构，同一应用系统中，不同业务的交易复杂度、交易并发度和占用系统的资源情况是不相同的，因此，必须综合考虑各方因素，将对数据库平台的压力抽象成单个交易对系统的压力。

例如，在对一个新开发的联机事务处理系统进行测试和调研后，我们得到以下数据：

（1）系统每天交易量约为 100 万笔，75% 是简单交易、15% 是中等复杂交易、剩余 10% 是复杂交易。

（2）中等复杂交易所需的资源是简单交易的 6 倍，复杂交易所需的资源是简单交易的 10 倍。

由此我们可以考虑以下的计算公式：

（1）假设每天交易集中在 8 小时内完成，峰值交易量是平均量的 3 倍，业务系统保持每年 20% 的增速，平台应能满足 3 年的规划。

（2）平均每分钟所需处理的简单交易量 =（1 000 000 * 0.75 + 1 000 000 * 0.15 * 6 + 1 000 000 * 0.1 * 10）/8/60 =（750 000 + 900 000 + 1 000 000）/480 = 5 520 笔/分钟。

（3）平均每分钟所需处理的峰值交易量 = 5 520 * 3 = 16 560 笔/分钟。

（4）3 年后平均每分钟所需处理的峰值交易量 = 16 560 *（1 + 0.2）*（1 + 0.2）*（1 + 0.2）= 28 616 笔/分钟。

（5）参照应用系统在测试平台上的测试结果（或是对比交易的复杂度与标准 TPC-C 或 TPC-E 的交易复杂度），服务器的处理能力指标，并在保留一定处理能力的前提下做出相对应的服务器选型（厂家测试时在各方面所做的优化会比应用开发商做得要好很多，因此要保有较大的余量，同时也用于应对一些突发的紧急事件造成业务量突然爆发的情况）。

而对于存储设备，针对联机事务处理以随机读写为主、I/O 频繁但每次 I/O 都不大的特点，应尽量选择较高端的存储并配置较大的缓存来提高系统的每秒读写次数（input/output operations per second，IOPS）；而对于联机分析系统，则可以考虑采购中低端的阵列，但配置较多数量的硬盘，利用大量硬盘所提供的吞吐率来处理分析系统中数据大量的串行读写。

例如在业务高峰期产生 5 000 次并发的 I/O 读写，我们假设 30% 的 I/O 读写被存储的 Caché 所命中，则剩余的 3 500 次 I/O 读写必须写到物理硬盘上，15 000 转/分钟的硬盘每秒的 IOPS 约为 200，则至少需要 3 500/200 = 18 块硬盘才能满足应用对 I/O 性能需求。根据经验，磁盘空间的实际消耗往往比当初预想快很多，规划 3 年的磁盘空间通常不到 1 年就被消耗完。因此，如资金允许，建议在采购时尽量多采购硬盘。

（六）考虑将应用部署到云端

对于没有数据中心的企业，可以考虑将基础平台搭建在云端，但仍然需对基础平台进行认真的规划，以租用合适的平台资源，避免资源不足或浪费。

三、非联机查询数据系统设计

随着电子信息化的发展，企业的电子数据呈爆炸式增长，监管部门和绝大多数的企业都会要求电子数据保存一定的期限，以备查询或审计相关账务和交易。随着数据增长，核心系统所受的压力增大，逐渐影响到交易系统的性能。同时，系统备份和恢复所需时间变长，从而影响到整个业务系统的可靠性和可用性。

从数据生命周期的角度来说，数据有产生、活跃、非活跃到消亡四个阶段，应该根据数据的生命周期选择合适的处理和保存方式。企业会根据内部审计、客户和监管部门对数据的实时性要求，将不活跃的数据从在线生产系统中迁移到备份的查询系统中（通常称为历史查询库），有效地将联机数据库中的数据量控制在合适的范围内，保证联机应用系统的性能、可靠性和可用性。

下面我们会从数据的分级存储、数据的迁移等方面对非联机查询系统的设计方法进行描述。

（一）数据的分级存储

不同的企业对数据生命周期的定义不尽相同，不同生命周期阶段的数据的活跃程度及对企业经营的重要性是不一样的。例如，在金融行业，客户会经常查询其在 1 年内发生过的交易，1 年内产生的交易数据可以认为活跃的，因此对于此类数据应当尽快查询出结果。但是针对 3 年前产生的交易数据，统计数据表明此时数据已经进入非活跃期，很少用户会去查询 3 年前发生过的交易数据，因此，可以考虑将这部分数据存储在一些容量较大但性能较差的低成本存储系统中。当数据的历史超过 8 年，对于此类数据的查询已经非常少，但是基于监管的要求又不能删除，可以考虑将这些数据迁移到价格更低的磁带库或光盘库中，或是通过数据卸载的方式，将数据卸载成文本文件压缩后进行保存以备查询。

因此，应该考虑历史数据（或是非活跃数据）的处理问题，这些问题包括了制定数据生命周期的策略，确定如何在经营成本一定的情况下保证数据的完整性以及满足各方对历史数据进行查询和审计的需求。单从数据的角度来说，目前的软件可以做到通过配置将数据存储到不同的区域。

（二）数据的迁移和清理

在本章中，数据迁移是指根据数据的生命周期，将联机系统中的数据高效、可靠地迁移到历史查询库中。而实际上当系统运行一段时间后，联机系统可能每天都需要做数据的清理工作，将满足条件的数据迁移到历史库中。以银行的信息系统为例，每天都可能会将部分流水数据清理至历史查询库中（应用必须能够路由到历史查询库中，或是有专门的应用对历史库进行查询）。

对于这种数据的迁移和清理，目前较常采用的方法有：

（1）如果未使用分区表，则根据条件将联机系统中的历史数据加载到历史库中后将联机系统的原数据删除。在使用这种方法时要注意当数据量较大时，容易造成锁升级和占用大量的日志空间，降低联机系统的性能。

在业务许可和应用支持的情况下，可以考虑将每天的流水都加载到历史库中，新的流水只保存当天记录，这样通过换表的方式就可以达成目标。

（2）如果使用分区表，可以将满足条件的记录分离到新表后，将新表加载到历史库中。这种方式对联机系统的影响较小，也不需要占用过多的系统资源。

在实际生产中，数据的迁移和清理是一项非常复杂工作，涉及所需迁移和清理的数据量、对数据进行处理和数据加载等动作，必须要综合考虑运营成本、应用开发、对联机系统的影响等各方面。一个好的历史查询系统，应能保障联机系统的稳定、性能和高可用性，最大程度满足用户的查询需求，为审计及监管部门提供可靠的电子信息凭证。

第二节　DB2 系统设计

一、DB2 整体架构设计

DB2 数据库由处理进程、内存结构以及底层存储三部分组成，对应于操作系统就是 CPU、内存以及 I/O 处理。保证这三部分的均衡和协调，是保证数据库整体设计合理和高效的关键。

另外，设置合适的缓冲池大小、避免使用换页空间、配置合适的日志大小、合理设置排序堆栈大小以及优化 SQL 并定期监控系统运行和维护，才能保证 DB2 数据库的高效和稳定运行。

以下是在对硬件设备进行选择时，针对数据库应用的建议：

（1）CPU 的数目要满足目前需求并留有一定的余地。

（2）内存大小（单位为 GB）和 CPU 个数的比例为 4:1 至 8:1。

（3）1 个 CPU（Core）对应 6～10 个物理硬盘。

（4）至少千兆网络，考虑网卡绑定以支持更大的带宽，光纤通道足够并留有冗余

（5）DB2 表空间所使用的页面有 4 kB、8 kB、16 kB 和 32 kB，一般来说，联机事务处理选择小页面，联机分析应用选择大页面。

二、DB2 存储架构设计

从 DB2 的存储架构来说，DB2 的存储由系统元数据空间、用户数据空间、日志空间、系统临时表空间和用户临时表空间组成，了解 DB2 数据存储各部分的主要用途，可以帮助我们更好地对 DB2 的存储进行规划。

1. **系统元数据空间**

系统元数据空间用于存储 DB2 数据库运行时所需要的元数据。在访问元数据时，DB2 会将元数据从磁盘空间加载至内存目录空间。一般数据库表的数目和字段数都不会太多，所需元数据空间不大，在性能调整时只要内存目录空间的命中率超过 95% 即可。

2. **用户数据空间**

用户的数据空间用于存放用户的真实数据，用户数据空间的访问方式取决于应用系统的类型。OLTP 类型的应用对用户数据空间的访问基本是随机 I/O 访问，因此对磁盘阵列的 IOPS 要求较高；而 OLAP 类型的应用对数据的访问基本以批量数据操作为主，更看重磁盘阵列的整体吞吐率。

3. **日志文件**

日志文件用于记录数据处理的过程，日志文件包括数据的前映像和后映像。一般来说，OLTP 应用对日志文件的性能关注度会较高；而 OLAP 环境中数据大部分通过加载的方式导入，或在操作时屏蔽日志记录。除了在回滚或 cur_commit 参数打开后会有读日志文件的动作，日志文件的操作一般是

顺序写模式。

4. 系统临时表空间

系统的临时表空间主要用于创建索引、一些 SQL 语句有排序或分组需求，并且所需空间超过了排序缓冲池的需求时使用。当需要使用到系统临时表空间时，在系统临时表空间与其所对应的缓冲池之间会有较大的 I/O 动作，一般情况下系统临时表空间的 I/O 以批量读写为主。

5. 用户临时表空间

用户的临时表空间用于保存用户声明和创建的临时表。一般来讲，用户创建临时表是为了保存较大的数据并提高对临时表进行操作时的性能。

从磁盘阵列的角度来说，磁盘阵列通常是以 Raid Group 为单位进行划分的。Raid Group 就类似于一个存储池，磁盘阵列从 Raid Group 中划分 LUN 给到操作系统使用，每个 LUN 在操作系统层面会被识别为一个硬盘。Raid Group 的划分应当考虑两个因素：一是 Raid Group 由多少块物理磁盘组成；二是 Raid Group 采用何种 Raid 方式对数据加以保护。对于 IBM 公司的磁盘阵列，一般会建议用 8 块左右的盘来组成一个 Raid Group；对于读写性能均要求较高的应用，会建议采用 Raid10 的数据保护方式；对于以读为主的应用，建议采用 Raid5 的数据保护方式。

Raid10 的读写性能较为均衡，但空间的使用率只有 50%；而 Raid5 在数据修改时会有两次读和两次写的动作，写性能一般，但空间的利用率较高。OLTP 应用需要较高的 IOPS 支持，应考虑将日志文件单独存放于底层存储为 Raid10 的 Raid Group 中。OLAP 应用主要是大批量的数据读写，对日志文件的写操作不敏感。这种类型的应用需要大量的物理硬盘支持，因此选用具有大量硬盘的中低端存储的性能可能会比从价格昂贵的高端阵列上分配少量硬盘个数的 I/O 性能更好。同时由于 OLAP 的数据量一般都会较为庞大，因此数据库的各个存储部分建议使用 Raid5 的方式来保存即可。

每个 Lun 被操作系统识别为一个磁盘，由于 Lun 已经在存储底层做了条带化划分，DB2 建议使用最多使用两层条带化。

由于技术的进步，目前使用裸设备作为底层容器与使用文件系统在性能上只有不到 10% 的差别；而在 Linux 平台上已经不建议使用裸设备。因此，从管理方便的角度出发，可以考虑使用文件系统作为 DB2 容器的物理存放。

目前大多数的存储（或在操作系统层面）都支持存储空间的瘦供给。例如，当 DB2 在向底层的操作系统申请空间分配时，假设需要分配 10 GB，实际上操作系统或磁盘阵列只会真正分配 1 GB 的空间，其他空间只会在 1 GB 的空间用完后再分配。这样不断向磁盘阵列申请空间将会造成性能的急剧下降。因此，在 DB2 数据库的存储设计时尽量不采用存储空间的瘦供给方式。

用户表通常会占用数据库最大的空间。但在对表空间进行备份时，每个表空间只会有一个 DB2bm 进程将其数据写到备份的缓冲中。因此，一个大的表空间在备份时可能会耗费大量的时间。如果能将一个大的表空间分拆成多个较小的表空间，则在备份时可以启动多个备份进程进行处理，从而提高备份的性能。

三、DB2 表设计

对于 OLTP 应用，表设计通常会遵循第三范式。而 OLAP 应用的表通常会按照星形模型或雪花模型进行设计。从使用来讲，表的设计更多地取决于应用的需求。从性能上来讲，在设计 DB2 表时，可以有以下参考：

（1）尽可能减少表中可空字段的定义。不可为空字段的处理性能比可为空字段的处理性能要高。在数据存储时，每个可为空的字段都额外需要一个字节。

（2）尽量将经常修改的字段放在表定义中的最后部分。在某些版本中，Update 数据时，DB2 会利用异或函数计算从第一个修改字段开始到最后字段的异或值并保存在事务日志文件中。将需要修改的字段放在表的后部可以减少在做 Update 时 DB2 的计算量，从而达到提高性能的目的。

（3）长度较小的字符字段不要使用 varchar 类型。varchar 类型需要 4 个额外的数据长度，且在实际存储数据的长度发生变化时，可能会由于原有空间不足而必须通过指针指向另一个有足够空间的位置，进而影响性能。因此建议长度在 18 个字节以下的字段采用定长的 char 类型而不是变长的 varchar 类型。

（4）注意字符类型字段的数据中，前 33 个字节相同的数据。DB2 在收集字符类型数据的统计信息时，只会收集前 33 个字符的统计信息。因此在收集统计信息时，一张表中前 33 个字符都相同的字段会被认为是同一个值。这样在执行 SQL 语句进行过滤分析时，就可能会导致 DB2 发生误判从而生成一个性能低下的执行计划。对于这种类型的数据，为避免 DB2 发生误判，可以考虑将数据进行倒排后再存放在数据库中。

（5）表的 VOLATILE 属性。数据库的优化器根据统计信息生成优化的执行计划。当一张表的大小变化幅度非常大时，统计信息往往不能及时和准确地反映出当时表的真实数据。通过将表的属性置为 VOLATILE 并创建合适的索引，可以使得优化器在选择执行计划时优先执行以索引的方式查询数据，从而避免出现全表扫描的问题。

（6）物化查询表（MQT）。指定义基于查询结果的表，也就是将后面要查询数据在前期计算出结果并保存在数据库中。后面的查询只需简单地从数据库中查询结果而不再需要进行复杂的逻辑计算。

（7）多维集群（MDC）。MDC 将多个表的数据集群在多个维中，它具有灵活、连续并且自动完成的特点。MDC 可显著提高查询性能。此外，MDC 还可以极大地减少在插入、更新和删除操作期间执行数据维护和索引维护操作的开销。MDC 主要用于数据仓库和大型数据库环境，也可用于 OLTP 环境中。

四、DB2 安全设计

数据是企业的重要资产，保障数据安全和高效存取是数据安全管理中非常重要的工作。对于存放于数据库中的大量数据，需要制定严格的规范加以约束。DB2 数据库提供了多种对数据加以保护的方式，防止未经授权的访问。DB2 数据库提供了多种安全控制机制，客户可以选择根据应用系统的实际情况，结合企业对数据安全控制的工作规范和需求进行灵活的选择。

（一）DB2 数据库连接认证

一般情况下，DB2 是利用操作系统的用户认证机制来保证对数据库的连接认证。当一个用户试图通过命令访问数据库时，DB2 数据库就会利用操作系统的用户认证接口来确定该用户是否是操作系统的合法用户。用户通过验证后就可以正常访问数据库，并在自己的权限范围内对数据进行存取。默认情况下，普通用户拥有 public 权限。

在客户端与服务器端分离的环境中，用户通过 DB2 客户端连接数据库服务器。DB2 数据库服务器通过实例的配置参数 AUTHENTICATION 来确定对数据库的访问认证发生在客户端还是服务器端：当 AUTHENTICATION 的值为 SERVER 时（默认值），CONNECT 命令会将用户名和密码发至 DB2 服务器端进行认证；而如果 AUTHENTICATION 的值为 CLIENT 时，则用户的认证动作发生在客户端一侧。简而言之，如果 DB2 数据库服务器配置成客户端认证，只要能登录客户机，就可以连接到远程的数据库。在生产环境中除了非常特殊的情况，基本上都会采用服务器认证（或是更高的 SERVER_ENCRYPT）。

此外，DB2 数据库还可以结合外部的认证机制来为数据库提供更为强健的安全访问机制，用户也可以编写自己的认证代码嵌入到 DB2 的数据库管理器来加强对数据库的安全访问控制。

（二）DB2 数据库对象授权

数据库授权是指在用户通过数据库的认证机制后，数据库服务器决定该用户是否有足够的权限来访问相关的资源（图 7-1）。

在 DB2 数据库中，对象的命名通常由两部分组成，其命名规则为 schema.object。在默认情况下访问对象通常只使用对象的名称而不显式使用模式名；在处理没有模式名的对象时，DB2 数据库会

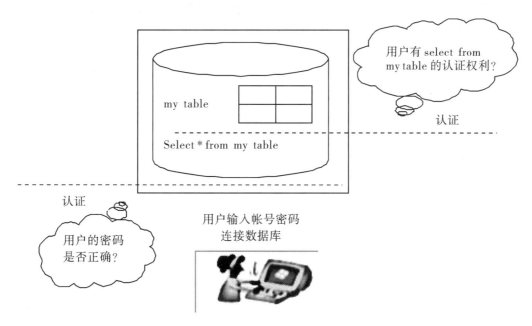

图 7-1 数据库授权过程

自动将用户名作为模式名附加到访问对象形成一个完整的对象名称。

因此，用户 A 在访问其他用户的对象时必须要显式加上对象所属的模式名。如果对象的所有者或是具有该对象授权的用户，并没有将该对象的访问授权给用户 A，则用户 A 无法访问该对象。

DB2 数据库中各种不同对象都有可能需要授权。对象的授权和回收利用命令 Grant 和 Revoke 来完成。应用应该根据系统的实际需求，结合数据库运维的需要，最大限度地控制对象的授权范围以保证数据库对象的安全。

（三）DB2 RCAC 安全控制

在一些对安全控制更严格的环境中，安全访问的粒度不仅限于整个对象，还会限制到对象中的行或列。例如一张员工表中保存有雇员的员工号、所在部门以及待遇等相关信息，普通员工可以查询除了待遇外相同部门其他同事的相关信息，公司的财务总监则可以看到除了 CEO 外所有的信息。

行列访问控制（RCAC）的访问机制与视图完全不一样。视图是通过某些过滤条件对表的数据进行过滤，按条件将部分数据进行隐藏后再将过滤后的数据通过视图的方式呈现给用户。但是视图不能阻止特权用户直接访问到表的所有数据。应用系统、企业组织架构人员必须能够了解这种差异的存在，避免由于数据结果集不一样而造成误解。

（四）DB2 数据加密

对数据进行加密可以分为两个层次：一是在数据库客户端与服务器端进行通讯时对数据进行加密；二是对存在于 DB2 数据库内的数据进行加密。只要涉及数据的加密和解密，必然就会降低数据库的性能。因此在默认情况下，DB2 不对数据进行加密；当企业需要实施更高级别的安全策略时，可以在 DB2 数据库层面对数据及数据传输进行加密。

1. 数据传输加密

DB2 通过实例的配置参数 AUTHENTICATION 来确定数据库的连接认证在何处进行以及数据库的客户端与服务器端的数据传输是否进行加密。当参数 AUTHENTICATION 设置为 SERVER 时，表明数据认证在服务器端进行，连接数据库所使用的用户名和密码在传输时将都以明文传输的方式进行；当参数 AUTHENTICATION 设置为 SERVER_ENCRYPT 时，连接时将对用户名和密码进行加密传输，但是在认证完成后，后继通过 SQL 语句访问数据库所返回的结果仍然以明文的方式传输；将参数 AUTHENTICATION 设置为 DATA_ENCRYPT 时，数据传输除了对用户名和密码进行加密外，还会对

SQL 语句、变量数据以及部分返回数据进行加密，但是并不会对传输的每个字节数据都进行加密。如果需要对客户端和服务器端的所有数据进行加密，可以考虑通用的 SSL 加密。

2. 数据加密

DB2 提供了一个内置的 ENCRYPT 函数用于对数据进行加密，使用 DECRYPT_XX 函数用于解密。例如，在表 A 有一个字段用于保存员工的薪酬，但是要设置为除了通过应用系统，并根据相关的密钥进行查询外，禁止其他用户访问该数据。这时通过对薪酬字段进行加密，可以避免其他用户在没有密钥的情况下访问该字段的数据。

3. 数据库加密

在最新的 DB2 10.5 FP5 中，支持对整个数据库进行加密，这时所有存放于磁盘上的数据都会进行加密。数据库加密可以确保即使将所有的数据库文件或是备份文件被拷走，仍然无法通过底层的命令来获取有效的信息，从而有效地保护企业的数据安全。

五、DB2 数据库的高可用

数据库的高可用是指利用各种冗余的组件，能够在数据库出现问题后及时进行恢复或接管工作负载，从而保证业务的连续性。从广义上来说，DB2 数据库的备份和恢复，也是数据库的高可用措施。但由于在出现问题后，特别是数据量较为庞大时，恢复数据库所需的时间较长。因此，本节将讨论其他常用的数据库高可用方案。

（一）本地 DB2 数据库高可用

本地数据库高可用是指当数据库出现问题时，利用本地数据中心的冗余组件，快速接管原数据库的负载并继续对外提供服务。本地数据库的高可用性有以下几种方式。

1. 操作系统的高可用

操作系统的高可用是一种多台机器（通常是两台）共享相同存储的高可用方案。将 DB2 数据库软件、实例部署到两台服务器上，两台机器共享 DB2 的底层数据存储（同一时间只有一台能够访问存储）。在其中一台数据库服务器出现故障后，通过操作系统的 HA 双机软件，将数据库应用切换到另一台机器上并接管数据库服务器所有资源。这种方式是数据中心最常见、最常用的高可用解决方案，在所有需要高可用的环境下都有广泛的应用，也适用于 DB2 数据库。这种模式的最大问题在于底层存储是一个单点故障。

2. 通过日志重放实现高可用

除了极个别的操作外（如 Load），所有对数据库进行写的动作都会记录在日志文件中，因此可以通过周期性地将日志文件传送到另一台已经做了数据恢复，并且处于前滚暂挂状态的服务器上，然后对日志进行前滚来将在生产系统数据库做过的操作在备份服务器上重做。这种方式基本会定义一个时间周期，或是在一个日志被写满后触发。因此如果主服务器出现故障时所在的存储出现故障，则部分日志文件很可能无法被传送到备份服务器上，导致部分数据的丢失。

3. DB2 配置参数中的高可用部分

（1）MirrorLogPath。除了一份主日志文件被保存在 NewLogPath 指定的位置外，DB2 还可以同时写一份备份的日志文件信息至 MirrorLogPath 指定位置，确保在主日志文件路径不可用时，仍有一份完全可用的日志供数据库访问，业务不会因此而中断。如果将 NewLogPath 和 MirrorLogPath 指定使用不同的存储设备，可以在日志文件所在磁盘阵列的某块硬盘出现故障时仍然保证数据库正常对外提供服务，对应用透明。

1）应用场景：适合用于加强本地日志文件的保护。

2）配置要求：同时能提供等于或接近主存储性能的磁盘阵列（或是同一阵列的不同硬盘）。

（2）LogArchMeth1。设置 DB2 数据库为归档模式。当一个主日志文件被写满后，日志文件会被归档至 LogArchMeth1 指定的位置，该位置可能位于磁盘上，也可能位于某个备份软件所指定的备份位置。建议所有的 DB2 数据库都打开归档模式并对归档日志进行严格的管理。这样在需要恢复数据时，可以在归档位置找到从备份开始到最后一份被归档的日志文件，能在一定程度上解决出现故障后数据无法恢复到一个较新时间点的问题。

1）应用场景：任何对数据保护有需求的场景。

2）配置要求：有足够的空间容纳在一定时间段内被归档的日志文件。

3）注意事项：目前大多数归档路径都与数据文件、日志文件存放于同一磁盘阵列上，然后在业务较空闲的时间再将硬盘上的归档日志文件拷贝到物理或虚拟带库上。如果在将归档日志拷贝到离线备份介质前，磁盘阵列出现故障导致数据文件和归档文件出现损坏需要进行数据库的恢复，将无法把数据恢复到最后一个归档日志所在位置或最新日志时间点，造成数据丢失。

（3）LogArchMeth2。LogArchMeth2 参数的作用也是用于保护归档文件。在配置了该参数的情况下对日志文件进行归档时会同时写往 LogArchmeth1 和 LogArchmeth2 两个位置。与 MirrorLogPath 类似，如果 LogArchmeth1 和 LogArchmeth2 位于两个不同的存储位置，可以较大程度保护归档日志文件的安全性。同时由于 DB2 的日志归档是以异步的方式进行，因此对数据库的性能影响不会太大。

4. 利用连续数据保护设计保证数据高可用

连续数据保护实际是利用了操作系统逻辑卷管理功能，将生产数据库的存储镜像到连续数据保护所在存储，这样即便生产所在的存储出现问题，利用连续数据保护所提供的设备和功能也能快速恢复数据。

5. PureScale 功能

DB2 的 PureScale 数据库集群环境由多个处理结点（CM）以及 1～2 个的协调结点（CF）组成，多个处理结点共享一个数据库（一套存储）。CM 和 CF 之间利用远程直接数据存取技术进行相互通信，大大降低了结点和 CF 之间通讯的成本。Pure Scale 的架构如图 7-2 所示。

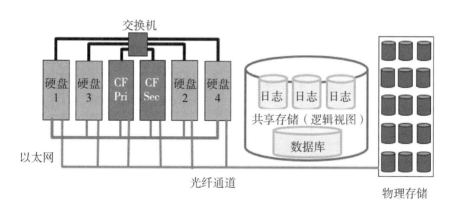

图 7-2　Pure Scale 的架构

当 Pure Scale 集群的任一组件发生故障时，Pure Scale 都能够继续处理数据库请求而不会中断。通过配置，业务请求将根据需求在所有活动的成员之间进行自动负载均衡，有助于缩短应用程序响应时间

6. DB2 CDC 功能

IBM 公司的 InfoSphere CDC（change data capture）是一款通用数据库复制产品。它能够在两台数据库服务器之间进行高效、方便的表级数据复制。在有多台异地数据库服务器需要这种服务时，CDC 可以提供高效和方便的级联的异构数据库复制功能。CDC 是通过读取各数据库日志文件并进行分析，获取到需捕获对象（表）的 DML 语句，将该语句传送到远程的服务器上进行 Redo 来完成整个数据复制动作。CDC 具有以下 2 个特点：

（1）支持跨平台的数据库复制，不仅支持在开放平台上异构操作系统之间的数据复制，也支持 AS400、MainFrame 的数据复制。

（2）CDC 有多种复制模式，支持表级、列级、级联复制、数据合并复制、数据分发等复制方式。

（二）DB2 灾备解决方案

高可用性灾难恢复（high availability disaster recovery，HADR）是 DB2 提供的数据库级别的灾备解决方案，能够为 DB2 提供完善的本地和远程保护机制。它通过将数据从主要数据库复制到备用数据库并为客户端应用程序提供了一种故障转移功能。通过将数据从主结点端复制到备用结点端，使得当主结点端出现故障时，备用结点可以迅速接管主节点的业务，从而保证业务的连续性，客户端应用程序可以方便地从部分或完全灾难中恢复过来。简单地说，就是当生产中心的主服务器出现故障或出现一些灾难性事件导致 DB2 数据库不可用时，在生产中心或灾备中心的备用服务器还有一份额外的 DB2 数据库备份可以随时启动以应付这种灾难性事件，保证业务系统的连续性。另外，DB2 HADR 还与自动客户端路由功能相关联，使灾难恢复行为对客户端应用程序实际上是透明的。

HADR 是通过复制本地的日志并将其传送到远程的 DB2 服务器并进行重放来实现数据的复制和容灾。相对于其他容灾手段，HADR 的数据复制方式所需带宽较小，数据时延较低，数据的安全性较高，同时远程灾备的数据库还可以进行一些查询等操作，可以分担生产中心的压力并提高灾备中心数据设备的利用率。

根据业务系统对数据恢复点目标（recovery point objective，RPO）和恢复时间目标（recovery time objective，RTO）的要求以及实施成本的差异，特别是主 DB2 数据库服务器与备用 DB2 数据库服务器之间连接的网络带宽情况，DB2 的 HADR 提供了 4 种的数据复制模式，分别是同步复制、准同步复制、异步复制和超级异步复制。这 4 种模式的差别见表 7-1。

表 7-1 DB2 的 HADR 提供的四种数据复制模式的差别

数据复制模式	提交时本地数据库动作	提交时远程数据库动作	灾难情况是否会丢失数据	是否影响主机性能
同步复制	写本地日志文件	写远程数据库日志文件	否	会
准同步复制	写本地日志文件	写远程数据库日志缓冲池	生产中心和灾备中心同时 crash 可能	会
异步复制	写本地日志文件，数据在网络发送成功	—	可能	会
超级异步	写本地日志文件	—	可能	否

从数据安全及灾备中心数据完整性的角度看，这四种模式的数据完整性以及对生产中心数据库服务器的影响呈现出逐级递减的趋势。同步复制可以保证在任何情况下生产中心与灾备中心的数据都保持一致，但是会影响生产端的性能；而超级异步方式不会影响生产端的性能，但是在发生灾难性事故时又极易丢失数据。

第三节 DB2 数据库系统建设

一、DB2 数据库平台建设

DB2 数据库平台建设与其他数据库平台建设类似，大致可分为五个阶段。

（一）收集需求

收集需求是整个结构化设计过程的基础，包括以下几个部分：①了解用户的功能需求。②定义性能需求，通常包括并发能力和响应能力。③数据库容量需求。④系统用户容量需求。⑤系统运行时间需求。

（二）设计概念模型

概念模型是按用户的观点来对数据和信息建模，通常用实体－关系图（E-R 图）表示，具有较强的语义表达能力，能够直接方便地表达应用中的语义知识。

通过对用户需求进行综合、归纳与抽象，可形成一个不依赖于具体数据库管理系统（DBMS）的概念数据模型，概念模型的设计过程如下：①定义实体。②定义关系。③定义码。④定义属性。⑤定义其他对象和规则。

（三）设计逻辑结构

逻辑结构是按计算机系统的观点对数据建模，主要用于 DBMS 的实现。逻辑结构的设计过程就是将图转换为关系模型，即将实体、实体的属性和实体之间的联系进行转化，而关系模型体现在对具体 DBMS 的表设计上。逻辑结果的设计过程如下：①表设计。②表之间的关系。③数据完整性设计。

完整性约束使 DBMS 能够防止不正确的或意外的数据输入表中，DB2 总共包含以下 4 种类型的约束。

唯一约束（unique constraint）防止一个值在表中的特定列里出现不止一次。它还防止一组值在特定的一组列里出现不止一次。必须将唯一约束中所引用的列定义为非空（NOT NULL）。

引用约束（referential constraint）用来在表之间建立引用关系，这两个表通常称为子表和父表。

表检查约束（table check constraint）针对一个或多个表列定义检查约束，它们可以对这些表列实施指定的规则，使这些列中插入或更新的数据满足检查约束中预先定义的条件。

信息约束（informational constraint）是 SQL 编译器的规则。

（四）设计物理结构

物理结构设计目的在于为逻辑数据模型选取最适合的应用环境。通常包括表空间设计、制订数据组织方案、工作负载管理、硬件部署和存储规划等。

逻辑数据模型是数据的理想蓝图，物理数据模型才是对数据的物理实现。存储规划首先估计数据库对象的空间需求，随后再选择相应厂商的存储产品。数据库对象的大小估计不可能做到很精确。因为列类型和行长度的范围太广，磁盘碎片、可用空间及使用变长列所造成的开销使大小估计变得十分困难。在最初估计数据库大小后，创建一个测试数据库，并用有代表性的数据对其进行填充是一种有效评估方法。估计数据库的大小时，必须考虑下列各项的影响：①系统目录表的空间要求。②用户表数据的空间要求。③长字段数据的空间要求。④大对象（LOB）数据的空间要求。⑤索引的空间要求。⑥日志文件的空间要求。⑦临时表的空间要求。

另外，物理设计中需要考虑数据组织方案，DB2 数据库提供了一种三级数据组织方案。CREATE TABLE 语句的每个子句都包含一种算法，指示应如何组织数据。下列 3 个子句演示了可以任意组合在一起使用的不同数据组织的级别。

（1）数据库分区（DPF）。DISTRIBUTE BY 用于将数据均匀地分布在数据库分区上，以启用查询内并行性，并平衡每个数据库分区上的负载。

（2）表分区（TABLE PARTITION）。PARTITION BY 用于对同一个数据分区中具有类似单维值的行进行分组。

（3）多维集群（MDC）。ORGANIZE BY 用于对同一表扩展数据块中在多个维上具有类似值的行进行分组。

在物理设计中，最重要的是表空间定义。表空间有两种类型：系统管理的空间（SMS）和数据库管理的空间（DMS）。DMS 与 SMS 的差异在于：DMS 的表空间是在创建表空间时分配的，而 SMS 的表空间是根据需要分配的。在创建表空间时，需要为表及数据指定存放容器，这些容器可以是目录名、设备名或者文件名。

为了提高性能和配置的灵活性，单个表空间可跨多个容器。在同一个物理磁盘上创建多个容器是可以的，但是为提高性能，每个容器应使用不同的磁盘。DB2 数据库创建完毕后，至少包含 3 类表空间：

（1）目录表空间。包含该数据库的所有系统目录表。此表空间称为 SYSCATSPACE，它不能被删除。IBMCATGROUP 是此表空间的默认数据库分区组。

（2）用户表空间。包含所有用户定义的表。默认情况下，会创建一个表空间 USERSPACE1。IBMDEFAULTGROUP 是此表空间的默认数据库分区组。

（3）临时表空间。包含临时表。临时表空间可以是系统临时表空间或用户临时表空间。

（五）实施、运行和维护

运用 DB2 提供的工具，根据逻辑设计和物理设计的结果，建立数据库，编制与调试应用程序，组织数据入库，并进行试运行。在试运行阶段来验证设计是否满足了需求，并做必要的调整。经过试运行后，数据库应用系统即可正式运行。在数据库系统运行过程中必须不断地对系统及工作负载进行性能监控、诊断与优化。

二、DB2 数据库软件部署

（一）DB2 安装部署先决条件

1. 磁盘要求

DB2 需要的磁盘空间取决于所选择的安装类型以及相关文件系统类型。"DB2 安装"向导会根据在典型安装、精简安装或定制安装过程中选择的组件，提供动态的大小估计。在安装前应提供满足数据库、软件和通信产品所需要的磁盘空间。在 Linux 和 Unix 操作系统上，建议在 /tmp 目录中有 2 GB 的可用空间。

2. 内存要求

内存要求受数据库系统的大小、复杂程度、数据库活动的扩展数据块和访问系统的客户机数影响。DB2 数据库系统至少需要 256 MB 内存。对于一个运行 DB2 产品和 DB2 GUI 工具的系统，至少需要 512 MB 内存，但建议提供 1 GB 的内存以提高性能。另外，这些内存要求是按照存在五个并行客户机连接的情况来计算的。对于每五个额外的客户机连接，就额外需要 16 MB 内存。

DB2 的自调整内存管理器（STMM）功能能够自动设置几个内存配置参数值，从而简化内存配置任务。启用此功能后，内存调整器就会在几个内存使用者（包括排序、程序包高速缓存、锁定列表和缓冲池）之间动态分配可用内存资源。

3. 调页空间要求

DB2 需要启用调页（也称为交换）。DB2 中用于监视或依赖于调页空间利用率信息的功能需要此配置。需要的实际交换空间量根据系统而不同，不是由应用程序软件的内存利用率单独确定。只有 Solaris 和 HP 平台上的 DB2 需要严格限制这一设置，因为它们会使用调页空间预分配。

大多数系统的合理最低交换空间配置为内存的 25%～50%。在 Solaris 和 HP 系统中，许多小型数据库或多个数据库由 STMM（自调整内存管理器）进行调整，因此可能需要更高的调页空间配置。这些较高设置是因为当由 STMM 对多个数据库进行调整时，需要按每个数据库或实例预分配虚拟内存和保留虚拟内存。另外，可能还需要为系统意料之外的内存过量分配预留额外的交换空间。

（二）DB2 安装方式、步骤、过程

在 Windows 平台的安装比较简单，根据图形界面指示一步步安装即可。

（1）打开后，选择"安装产品"，选择要安装的版本，单击"下一步"（图 7-3）。

（2）阅读并接受许可协议，点击"下一步"。

（3）可根据自行需要选择安装类型，一般直接选择"典型安装"即可。

（4）可以选择是否创建响应文件以便日后执行响应文件安装。

（5）在这一步骤允许选择安装 DB2 代码的驱动器和目录，需要确保安装位置有足够空间。

（6）某些 DB2 进程在安装后会作为系统服务运行，而为了确保这些服务正常运行，则需要建立

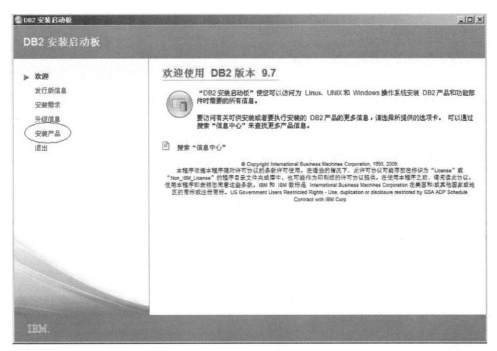

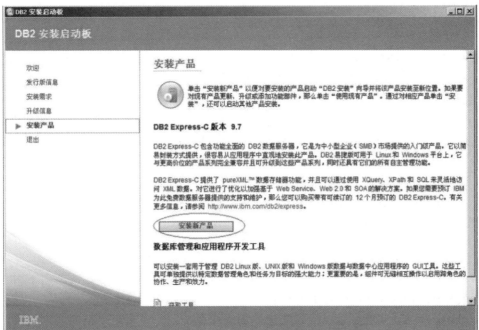

图 7-3 选择安装的版本

操作系统用户。

(7) 配置 DB2 实例,DB2 中需要有实例才能创建数据库。关于实例详细介绍见其他章节。

(8) 确认安装信息,开始安装。

(9) 完成安装。

Linux/Unix 平台有两种安装方法:图形界面和命令行。安装前需要注意以下几点:需要使用 root 用户安装;安装前需要确保硬件平台、内在和硬盘满足安装的最低要求、确保正确设置安装所需要的内核参数;确保操作系统版本补丁、操作系统内文件包和 DB2 的版本相兼容。

以下是 Linux 平台使用命令行安装步骤,UNIX 平台安装方法完全相同。

(1) 首先解压安装包:

```
#gunzip v9.7_linuxia32_server.tar.gz
#tar -xvf v9.7_linuxia32_server.tar
```

（2）进行解压后的文件目录，执行安装：

```
#./Db2_install -b DIR -p productname
```

可通过参数 b 指定 DB2 产品的安装路径 DIR，而 productname 则是要安装产品的名称（版本）。可不提供任何参数，则安装时会提示输入产品名称和安装路径：

```
#./Db2_setup
```

则进入图形安装界面，安装界面与 Windows 的图形界面差不多，但需要配置好 JRE 运行环境和 X 环境。

（3）安装大概需要 5～10 min，安装完毕可检查安装日志确认是否成功安装。打开命令如下：

```
db2server:soft # cp db2ese.tar/soft
db2server:soft # tar -xf db2ese.tar
db2server:soft/ese $ ./db2_install -b /opt/ibm/db2/v9.5
```

从 DB2 9 开始，一台机器可以装多个版本的 DB2。通过 db2ls 命令可查看安装的版本及补丁信息。在安装了 DB2 9.1、9.5 和 9.73 多个版本的系统中，通过 db2ls -q 选项可以查看安装的组件。

（三）DB2 实例介绍及实例创建

1. 实例介绍

实例：从操作系统的角度看，DB2 的实例是一组进程和一组共享内存。可把实例想象为一个数据库的集合，共同运行在一个逻辑服务单元中。在一个系统中，用户可以创建若干个实例，每一个实例使用各自不同的端口服务于远程应用程序。每一个实例可以包含若干个数据库。一个实例停止后，该实例下所有的数据库将不可用，但不会影响其他实例下的数据库。

2. 创建实例

在 Windows 和 Unix/Linux 平台下，DB2 实例有很大差别。Unix/Linux 系统下实例名需要与用户绑定，不同实例需要对应不同的用户名，实例创建在用户目录下。当需要切换不同实例时，只需切换到相应用户即可。在 Windows 系统下，实例不需要与用户绑定，当需要在不同实例间切换时，通过 db2instance 环境变量进行设置。下面分别讲述两种平台的实例创建过程。

在 Unix/Linux 平台下，DB2 实例需要与一个系统用户关联在一起，实例名与用户名相同。UNIX/Linux 下创建实例的语法如下：

```
db2icrt -h
[-a AuthType] [-p PortName] [-s InstType] -u FencedID InstName
```

其中，-p 选项用于指定实例端口号；-s 选项用于指定实例类型；-u 选项用于指定被防护的用户定义函数和被防护的存储过程会使用的用户。

在 Unix/Linux 下实例名必须是一个事先建好的操作系统用户，该用户也叫实例用户。当实例创建后，会在该用户目录创建文件和子目录。不同的 Unix 平台创建组和用户的命令略有不同。在实际生产环境中，如果要配置双机环境，建议创建在共享存储中。下面是我们将用户目录创建在本地/home/db2inst1 和/home/db2fenc1 中的示例命令：

```
[root@db2serverl # groupadd -g 1100 db2iadm1 #创建实例管理组
[root@db2server]# groupadd -g 1101 db2fadml #创建 fence 用户组
[root@db2server]#useradd -g db2iadm1 -u 1100 -m -d home/db2inst1 db2inst1 #创建实例用户
[root@db2server]#useradd -g db2fadml -u 1101 -in -d
home/db2fenc1 db2fenc1 #创建 fence 用户
```

因为在有些应用中，开发人员会使用非 SQL 语言设计一些存储过程实现某些业务逻辑，所以需要隔离用户（fence user）。这些存储过程包含用户自己的代码，但是如果这些代码没有被完美地调试过，或者被别有用心的人包含了恶意代码，在 DB2 引擎进程中执行这些代码可能会破坏一些数据结构，造成 DB2 的崩溃。为了保护数据库引擎，需要让这些存储过程在隔离的、单独的进程下执行。

实例一旦创建成功，会在实例用户目录下生成 sqllib 目录，该目录下包含了很多文件，这些文件基本都是二进制格式,不允许用户手工修改,但大部分可以通过 DB2 提供的命令来进行浏览和修改。

以下是一些常见的配置文件:

db2systm:实例配置文件,使用 get dbm cfg/update dbm cfg 控制。

profile.env:实例 DB2 环境变量,使用 db2set 控制。

sqldbdir/sqldbdir:实例数据库编目,使用 list db directory / catalog database 控制。

sqlnodir/sqlnodir:实例节点编目,使用 list node directory / catalog tcpip node 控制。

/var/db2/global.env:全局安装、实例、环境变量列表,使用 db2ilist 浏览,使用 db2greg 控制。

(四) DB2 licence 文件增加

DB2 license 文件是使用 DB2 数据库产品的许可证文件,如果安装 DB2 数据库系统时候,没有按照 DB2 要求打上 license 文件,那么过了 DB2 数据库试用期数据库将不可用。DB2 license 需要到 DB2 官方网站购买。

显示 DB2 当前 license 信息的命令是:

db2licm-l

添加 DB2 license 文件命令是:

db2licm-a [DB2 license 文件所在目录/license 文件名]

(五) 启动关闭 DB2 实例

实例创建后,启动实例的命令是 db2start,停止实例的命令是 db2stop。如果当前实例下某数据库有应用连接,则 db2stop 会报错。这时可以使用 db2 force applications all 把所有应用连接断开,或通过 db2stop force 强制停止实例。

当 db2stop force 无法停止,而 db2start 也无法启动时,在 Unix/Linux 下,可通过 DB2_kill 强制终止所有分区上执行的进程,然后执行 ipclean;当重新启动数据库时,DB2 会做崩溃恢复。Windows 下没有 DB2_kill 命令,可通过 db2stop – kill 实现,但我们不建议通过操作系统命令杀进程。

三、DB2 数据库创建

(一) 创建命令及注意事项

一个实例可以包含多个数据库,但一个数据库只能归属于一个实例,创建实例后,就可以创建数据库。每个数据库是由一组对象构成的,如表、视图和索引等。表是二维结构,由一些行和列构成,表数据存放在表空间里。表空间是数据库的逻辑存储层,每个数据库包含多个表空间,每个表空间只能归属于一个数据库。从实例 – 数据库 – 表空间 – 表构成了 DB2 的逻辑层次关系。在物理存储上,每个表空间由一个或多个容器构成,每个容器只能属于一个表空间,容器映射到物理存储,容器可以是目录,也可以是文件或裸设备。根据数据的管理方式,表空间分为系统管理(SMS)和数据库管理(DMS),DB2 数据库对象逻辑结构图如图 7 – 4 所示。

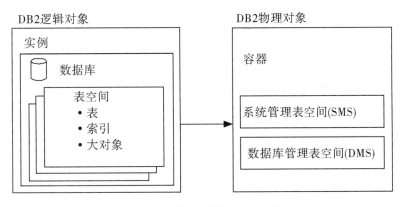

图 7 – 4　数据库逻辑对象层次关系

从应用的角度，只关心表的逻辑结构和表之间的关系，并不需要关心表数据在内部是如何存储的。但是为了更好地规划存储设计和优化 I/O 性能，DBA 有必要深入了解 DB2 的内部存储结构，即存储模型。

DB2 将表和索引数据存在页里，页是 DB2 的最小物理分配单元，表中每行数据不能跨页。DB2 支持的页大小共 4 种：4 kB、8 kB、16 kB 和 32 kB，假定一行数据大小为 20 kB，那么需要的页大小应该是 32 kB。

DB2 在读取数据时，并不会每次读取一页，而是按块（extent）读取。当一个表空间有多个容器，为了数据的均衡分布，DB2 在写数据时，按照循环的方式在各个容器里写数据，即在一个容器写满一个 extent 后，开始在第二个容器继续写 extent，周而复始，这样能够确保数据均匀分布在多个容器上，提高读写效率。

每个表空间是由 1 个或多个容器构成的，一个容器是由多个 extent 构成的。表空间、容器、块、页构成了 DB2 的存储模型，图 7-5 解释了这种层次关系。

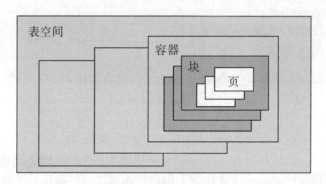

图 7-5　DB2 存储模型

（二）常用配置参数介绍

1. DBM cfg（数据库实例）常用配置参数介绍

（1）svcename：通过该参数设置服务器 TCP/IP 端口号。

（2）instance_memory：通过该参数设置分配给数据库实例内存的大小，该参数需要根据系统业务量大小进行设置及调整。

（3）diagpath：诊断数据目录路径，默认是实例目录下的/sqllib/db2dump/db2diag.log，可根据实际需求进行修改该路径。

（4）maxagents：最大代理进程数，该参数指定 DB2 中处理应用程序请求代理程序最大数目。

（5）num_poolagents：该参数用于控制代理连接池大小。

（6）num_initagents：该参数指定数据库启动阶段在代理程序池中的代理进程的初始数目。

2. DB cfg（数据库）常用配置参数介绍

（1）bufferpool：缓冲池，DB2 在内存中分配的一块存储区域。有了缓冲池，DB2 会将访问过的数据页（索引页和数据页）放入缓冲池。

（2）sortheap 排序堆大小和 sheapthres 排序堆阀值：sheapthres 为 dbm（实例参数）配置参数，sortheap 为 db（数据库）配置参数，这两个共同控制数据库排序所使用的内存。sheapthres 一般设置为 sortheap 最大值的整数倍。

（3）NUM_IOSERVERS：I/O 服务器数目，DB2 中访问表数据及备份和恢复之类的操作都利用 I/O 服务器。建议设置为 DB2 自动调节。

（4）NUM_IOCLEANERS：异步页清除程序的数目，它指定了数据库的异步页清除代理程序的数目。

（5）CHNGPGS-THRESH：更改页阀值，这个参数指定缓冲池中被更改的页占所有页面的百分比达到多少时，启动异步页面清除程序。

（6）MAXAPPLS：最大应用并发连接数，这个参数指定了允许连接到数据库的并发应用程序的最大连接数。

（7）LOCKLIST、MAXLOCKS 和 LOCKTIMEOUT 锁：LOCKLIST 指定分配给锁列表的存储容量。MAXLOCKS 指定允许应用程序占用的锁列表的百分比。LOCKTIMEOUT 指定应用程序为获取锁所等待的最多的秒数，指定该参数可以避免出现应用程序的全局死锁。

（8）APPHEAPSZ：应用程序堆大小，定义了一个代理程序或者子代理程序可以使用的私有内存页数。

（9）LOGBUFSZ：决定了事务日志的内部缓存大小，通常设置为 256～1 000 之间。

（三）缓冲池及表空间创建

在建库时，DB2 会创建 3 个默认的表空间：系统表空间（system tablespace）、临时表空间（temporary tablespace）和用户表空间（usertablespace）。

用户查看、创建缓冲池和表空间的示例命令如下。

（1）创建 pagesize 为 32 kB 的 bufferpool：

create bufferpool bp32k size 2000 pagesize 32k

（2）查看 bufferpool 属性：

select *from syscat. bufferpools

（3）更改缓冲池大小：

alter bufferpool bp32k size 2000

（4）创建数据页为 32 kB 数据块为 1 024 kB 预取值为默认，且不使用文件系统缓存的大型 DMS 表空间：

create large tablespace tbs_data pagesize 32k managed by database using（file ′/database/tbs_data/cont0′ 100M, file ′/database/tbs_data/cont1′ 100M）extentsize 32 prefetchsize automatic bufferpool bp32k no file system caching

（5）创建数据页为 32 kB 的 SMS 系统临时表空间：

create temporary tablespace tbs_temp pagesize 32k managed by system using（′/database/tbs_temp′）bufferpool bp32k

（6）创建数据页为 32 kB 的自动存储管理表空间：

create tablespace tbs_index pagesize 32k bufferpool bp32k

（7）查看表空间信息：

list tablespaces

list tablespaces show detail

db2pd – d testdb – tablespaces

get snapshot for tablespaces on testdb

（四）数据库日志及模式更改

1. 数据库日志机制和原理

数据库需要一种机制能够记录所有的数据更新操作及被更新之前的旧数据，且能保证记录在真正的数据到达磁盘前被写入永久存储系统，以便在系统意外崩溃时能够恢复到一致的状态。在 DB2 中，该机制使用日志功能实现。

通常情况下，每个事务包含若干条数据更改语句，每个更改都可能需要操作大量的数据。如果将这些数据直接写入磁盘才返回给应用端，那么将严重影响写的性能。因此，DB2 采用写日志优先算法，即先写日志、再写数据。

图 7-6 所示是 DB2 日志原理图，当插入/更改/删除数据时，该条记录并不会直接写到磁盘，而是首先写到日志文件。而将缓存池数据写到磁盘是个异步过程。这样即使某一时刻突然宕机，数据没有从缓存池内存写到磁盘也没有关系，因为数据已经记到日志文件里了。当重新开机进行恢复的时候，DB2 将日志文件的内容重写到磁盘，从而保证了数据库的一致性。

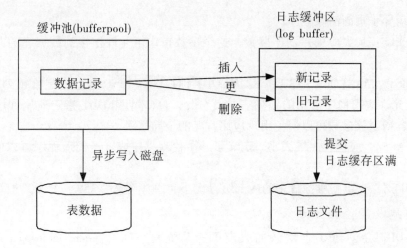

图 7-6 DB2 日志原理

2. 日志模式设置

当 LOGARCHMETH1 参数值等于 OFF 时，表示循环日志模式；当 LOGARCHMETH1 参数值为 OFF 以外的其他值时，表示归档模式。需要注意的是：循环日志模式是 DB2 数据库创建时默认的日志模式，当改为归档模式时，需要做离线完全备份，否则连接时会报 "backup-pending" 提示。

下面是从循环模式改为归档模式的命令：

DB2 update db cfg for sample using logarchmeth1 disk:/data/archlog

（五）双机模式下创建数据库注意事项

（1）只有 DB2 uDB enterprise server edition (ESE) 支持 HADR，但 HADR 不能支持分区数据库（database partitioning feature, DPF）。

（2）主数据库和备用数据库必须运行在相同的操作系统版本上，并且 DB2 UDB 的版本也必须一致，除非短暂的软件升级过程。

（3）主数据库和备用数据库的位大小必须一致（32 位或 64 位）。

（4）带有 COPY NO 选项的 LOAD 命令是不支持的。

（5）主数据库和备用数据库必须一对一。

（6）HADR 不能使用循环日志。

（7）HADR 不复制数据库配置参数、共享库、DLLs、UDFs 或存储过程。

（8）只能对当前主数据库运行自调整内存管理器（STMM）。在主数据库启动或备用数据库通过接管而转换为主数据库后，直到第一个客户机连接生效，STMM EDU 才可能启动。

（9）HADR 不支持对数据库日志文件使用原始 I/O（直接磁盘访问）。如果 HADR 是通过 START HADR 命令启动的，或者在配置了 HADR 的情况下激活（重新启动）数据库，并且检测到原始日志，那么相关联的命令将失败。

四、DB2 数据库系统测试

（一）性能测试

影响 DB2 运行状况的主要有缓冲池命中率、排序、有效读、脏页、日志写入速度等。而在测试数据库性能前，需要完成以下几步：

（1）查看数据库监控是否打开。

DB2 GET MONITOR SWITCHES

如果数据库监控还没打开，先打开数据库监控，让数据库运行一段时间再进行抓取数据：

DB2 update MONITOR SWITCHES using BUFFERPOOL on LOCK on SORT on STATEMENT on TABLE on TIMESTAMP on UOW on

(2) 测试数据库各项性能指标，并调优：

1) 缓冲池命中率。缓冲池命中率是判定物理 I/O 频繁程度的重要指标之一。在内存中访问数据可能仅需要纳秒级，而磁盘读取数据是毫秒级。DB2 对数据的获取是通过缓冲池，如果数据已经缓存到缓冲池，就可以通过缓冲池直接获取，这称为缓冲池命中；如果数据不在缓冲池，则需要从磁盘读到缓冲池，为缓冲池未命中。

对于 OLAP 系统，由于经常要进行表扫描，所以不必追求很高的命中率；但临时数据和索引的命中率需要关注，因为数据仓库系统中一些复杂的 SQL 语句需要进行大量排序或哈希关联操作，而排序和哈希关联可能需要在临时表空间完成。通过抓取缓冲池快照，并通过如下公式计算缓冲池的命中率：

抓取快照：DB2 get snapshot for all bufferpools global

缓冲池命中率 = ((1 - (Buffer pool data physical reads + Buffer pool temporary data physical reads + Buffer pool index physical reads + Buffer pool temporary index physical reads) / (Buffer pool data logical reads + Buffer pool temporary data logical reads + Buffer pool index logical reads + Buffer pool temporary index logical reads)) *100)

如果缓冲池命中率低于 85%，说明缓冲池命中率偏低。先通过调高缓冲池大小，再进行测试：

DB2 alter bufferpool [buff_name] size [SIZE]

如果缓冲池命中率没有提高，建议查看数据库表索引是否失效，热表是否有相应的索引。可以通过抓取 dymamic SQL 快照来获取 SQL 的详细信息，语句为：

DB2 get snapshot for dynamic sql on [sample] global

可以通过 DB2advis 工具查看 SQL 是否有索引推荐，db2exfmt 工具分析高消耗 SQL 语句的执行计划。

2) 排序。排序是影响数据库性能的重要原因之一，当排序溢出时对系统性能的影响特别大。通过以下命令查看排序的情况：

DB2 get snapshot for db on sample | grep – i sort

结果中 sort overflows 是指数据库自从启动以来排序溢出的数量。排序溢出是指如果排序堆无法容纳排序数据，就会被溢出到临时表空间。Sort overflows/ Total sorts <5% 则表示排序溢出在合理范围之内。

如果排序溢出严重，建议在经常做排序的 SQL 语句对应表的字段上建立索引。如果排序溢出依然严重，可以增加排序堆大小，命令为：

DB2 update db cfg using SORTHEAP xxxx

3) 有效读。有效读是指为了获取一行数据，DB2 需要验证或读取多少行。如果数据库不能根据有效的索引过滤结果集，那么可能需要扫描大量的数据页才能找到满足条件的数据。

通过抓取数据库快照来获取 rows read、rows selected 的信息：

DB2 get snapshot for application

其中 Rows read 是读的行数，rows selected 是返回的结果集。有效读的计算公式如下：

IREF (index read efficiency) = Rows read / Rows Selected (Fetched)

对于 OLAP 系统，IREF 一般相对较高。值越高，则消耗的 CPU 资源越高，性能越低。当 IREF 值较高时，需要对 SQL 语句进行分析，找出 IREF 比较高的 SQL 语句，然后进行优化。

4) 数据、索引页清除。该指标代表页面清除进程是否能够有效地将脏页在后台写入磁盘。

由于缓冲池的大小是有限的，一般来说数据库不可能把所有数据放入内存。当缓冲池中的被修改的数据页与缓冲池总大小的比例超过一定阈值的时候（chngpgs_thresh），DB2 会触发后台的页面清除进程，将被选择的页以异步的方式物理写入磁盘。如果这个过程触发的不够频繁，DB2 就会选择一个脏页写入磁盘，然后读取另外一个页面进入内存，这是同步写入方式。通过抓取数据库快照获取异步写入比例：

异步读比率 = Total elapsed asynchronous write time/ Total buffer pool write time * 100%

异步读比率的理想情况是95%以上；系统中存在一定数量的同步写入会影响性能。

如果异步写入太小，可以增大参数 chngpgs_thresh 的值来调整。

5）DIRECT I/O 时间。DIRECT I/O 是指直接从磁盘访问而不经过缓冲区的 I/O，主要是针对 LONG/LOB 数据的访问。

指标值：DRIOMS = Direct reads elapsed time（ms）/Direct reads

该值越小越好。在应用的某些操作中，比如有些表定义有大字段的列，在访问这些表的时候，如果不用到这些列，就在查询的时候不要把这些大数据的列的字段加上，避免不必要的 Direct I/O。

6）日志写入速度。日志写入的速度有时会对经常进行提交的应用程序性能产生决定性的影响。一般而言，log pages read/log pages written 应当尽可能小。

（二）高可用测试

HADR 是 IBM DB2 数据库上的数据库级别的高可用性数据复制机制，保证数据库在出现毁灭性灾难时存有一份数据的备份。

首先，需要用 Db2pd - d db_name - hadr 查看 HADR 是否存在且正常。如果没有输出，说明该数据库没有高可用性互备库。另外，在 Db2pd 工具中还可以看到备库的状态，如果是处于 peer 状态，说明备库与主库处于一致状态。

那么，如何知道主库数据能够正常同步到备库呢？步骤如下：

（1）连接到主库，创建表，然后向该表插入数据。

CONNECT TO db_name
CREATE TABLE HADRTEST(ID INTEGER NOT NULL WITH DEFAULT, NAME VARCHAR(10), PRIMARY KEY（ID））
INSERT INTO HADRTEST（ID, NAME）VALUES（1,'ll'）
INSERT INTO HADRTEST（ID, NAME）VALUES（2,'lll'）

（2）查看备库上该表的数据，到备库执行下面命令：

Select *from HADRTEST

如果能查到插入的数据，说明 HADR 是正常的。

注意：这里需要在备机上设置参数 DB2_HADR_ROS = ON 才可以在备库上查询表的数据。

下面以 sample 数据库为例说明高可用性数据库的启停：

1）启动备用数据库：

db2start

DB2 start hadr on database sample as standby

2）启动主数据库：

db2start

DB2 start hadr on database sample as primary

DB2 connect to sample

通过命令 Db2pd - d sample - hadr 检查 primary 和 standby 的状态，HADR_STATE = PEER 表明连接正常。当 HADR_STATE = Remote Catchup Pending 时，表明 primary 和 standby 通讯断开了。

停库时，要先停 primary 后再停 standby，也可以不停 standby。

DB2 deactivate database sample
DB2 stop hadr on db sample
db2stop

3）备机停库。当 primary 发生了故障时，或者其他原因需要暂时切换到 standby 上，把运来的 primary 变成 standby，把原来 standby 变为 primary。

进行接管时，需要先保证 primary 和 standby 数据库都处于 HADR_STATE = PEER 状态。在 standby 数据库上执行下面命令切换：

DB2 takeover HADR on database sample

如果出现灾难性事件或者其他原因把 primary 数据库直接毁灭了,不可恢复,则在备机上做的不是简单的 tabkeover,须要将 standby 数据库做前滚恢复。

DB2deactiveate databasesample
DB2 stop hadr on db sample
DB2 rollforward db sample complete

五、DB2 数据库灾备平台建设

(一)灾备平台及灾备技术实现概述

DB2 灾备技术主要有存储复制和数据库复制。

存储复制是指存储厂商磁盘镜像,如 IBM PPRC(peer-to-peer remote copy)复制。IBM PPRC 复制是借助光纤链路,把一台存储的数据在物理层同步或异步复制到另一台存储中,主要用于数据容灾及数据迁移等。其架构如图 7-7 所示。

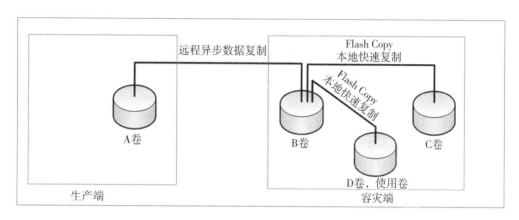

图 7-7 IBM PPRC 架构

数据库复制容灾主要指数据库复制技术如 HADR、逻辑数据库同步技术如 SQL 复制、Q 复制。

SQL 复制又称为"DB2 复制",是为 DB2 开发的两种数据复制类型中的一种。它是通过 SQL 语句进行的复制。在进行 SQL 复制时,Capture 程序读取 DB2 恢复日志以获取对指定源表的更改。该程序将更改保存到分级表中,Apply 程序并行读取更改并应用于目标事务。

Q 复制是 IBM 于 2004 年起推出的一种高性能的数据库间异步数据复制技术,主要支持 DB2 数据库,也支持 Oracle 数据库。它通过读取源数据库的日志记录来捕获数据变化,并将数据变化以数据库交易为单位通过 MQ 消息队列发送到目标服务器,最后在目标服务器将交易还原出来并提交至目标数据库。其架构图如图 7-8 所示。

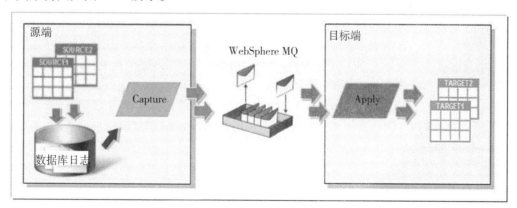

图 7-8 Q 复制架构

DB2 HADR 是一个简单易用的数据复制特性，该特性为局部和全面站点故障提供一个高可用性解决方案。它的基本原理是主机将数据库产生的日志通过网络传输到备机，然后备机将这些日志重新应用，从而保证主机和备机数据库的一致。从 DB2 V97FP1 开始，HADR 开始支持 ROS（read on standby），备机除了作为备份数据库以外，还可以执行读操作。

（二）DB2 数据库高可用技术介绍及对比

DB2 在高可用性和容灾方面提供了 HADR、Q 复制、SQL 复制解决方案，每种方案都有自身的优缺点，不能完全被替代，客户可根据自身的需求选择适合的解决方案。

HADR 技术：数据库级别数据复制，事务级别同步，可靠性高。

HADR 提供针对部分站点故障和整个站点故障的高可用性解决方案。HADR 通过将数据更改从源数据库（主数据库）复制到一个或多个目标数据库（备用数据库）来防止数据丢失。

部分站点故障可能是由硬件、网络或软件故障引起的。如果没有 HADR，发生部分站点故障时就需要重新启动数据库所在的数据库管理系统服务器。重新启动数据库和数据库所在的服务器所需的时间长度是不可预测的，可能在几分钟后，数据库才会恢复一致状态并可用。使用 HADR 时，备用数据库可在数秒内接管。另外，还可以通过使用客户机自动重新路由功能，或重设应用程序，将使用原始主数据库的客户机重定向至新的主数据库。

当由于灾难而导致整个站点被破坏时，就可能会发生整个站点故障。但 HADR 使用 TCP/IP 在主数据库和备用数据库之间进行通信，所以数据库可以位于不同位置。例如，主数据库可能位于某个城市的总部，而备用数据库位于另一城市的销售办事处。如果在主要站点发生了灾难，那么可以通过让远程备用数据库接管的主数据库来维护数据可用性。执行接管操作之后，可以备份原始主数据库，并将其返回至主数据库状态。旧的主数据库作为备用数据库重新集成到 HADR 设置之后，可以切换数据库角色，以再次将原始主数据库启用为主数据库。

SQL 复制技术：表级别数据复制，基于变更表进行数据复制。

在 SQL 复制中，首先捕获对源的更改，然后临时存储在中间表中；最后从中间表中读取这些更改并将其复制到相应的目标表。借助中间表，可捕获并存储一次数据，以便采用不同的格式和不同的传递时间间隔将其传递至多个目标。

通过 Capture 和 Apply 程序可以使用 SQL 复制将数据从 DB2 源复制至目标。其中，Capture 程序在源系统上运行，Capture 程序读取 DB2 恢复日志以获取已更改的源数据并将已落实的更改数据保存至中间表。Apply 程序通常在目标系统上运行，Apply 程序从中间表检索捕获到的数据并将数据传递至目标。

要针对非 IBM 关系数据库复制数据，可使用 WebSphere Replication Server for Linux, UNIX and Windows 中的复制和联合功能。相应的源或目标复制功能可由 DB2 Linux 版、UNIX 版和 Windows 版、DB2 DataPropagator？或另一个 WebSphere Replication Server 提供。WebSphere Replication Server 支持针对下列非 DB2 目标和源的复制：Informix、Microsoft SQL Server、Oracle、Sybase、Teradata（仅作为目标）。

Q 复制技术：表级别数据复制，基于 MQ 中间件进行通讯。

在 Q 复制中，复制大量数据时等待时间的级别很低。Q 复制捕获对源表的更改并将已落实的事务数据转换为消息。一旦在源方落实了此数据，它就会被发送并由 Q 复制服务器读取。数据不会存储在表中。消息通过 WebSphere MQ 消息队列发送到目标位置；在目标位置上，读取来自队列的消息并将其转换回事务数据，将事务应用于目标表。

借助于 Q 复制，可以通过使用 Q Capture 和 Q Apply 程序将已落实事务数据从 DB2 源复制至目标。Q Capture 程序在源系统上运行。Q Capture 程序读取 DB2 恢复日志以获取已更改的源数据并将更改写至 WebSphere MQ 队列。Q Apply 程序在目标系统上运行。Q Apply 程序从队列中检索捕获到的更改并将更改写至目标。

（三）HADR 实施概述

下面简单描述一下客户现场 HADR 实施步骤：

1. 环境检查
(1) 检查备机操作系统的版本和位数是否与主机一致。
(2) 检查备机与主机的 CPU 个数和核数是否一致（非必要）。
(3) 检查备机与主机的内存配置是否一致（非必要）。
(4) 检查备机与主机的存储容量是否一致（非必要）。
(5) 检查备机和主机的文件系统划分是否一致（非必要）。
(6) 检查备机和主机之间网络情况。

2. 安装 DB2 和实例
(1) 在备机上安装与主机相同版本的 DB2。
(2) 在备机上创建 DB2 需要的用户名和组。
(3) 在备机上创建实例。
(4) 在备机上设置注册表参数和实例参数。

3. 设置主机数据库参数
检查主机日志模式是否为归档，不是归档则将其改为归档模式（HADR 不支持数据库是循环模式）。

4. 备份主机数据库
为了减少备机前滚日志数，在恢复前备份主机数据库：
DB2 "backup database ＜dbname＞online to ＜磁带机位置＞include logs"

5. 备份完成后将磁带机转到备机上
在备机上创建归档日志目录，将归档日志传递到备机，注意采用 binary 方式。

6. 在备机上恢复数据库
DB2 "restore database ＜dbname＞from ＜备份介质位置＞taken at ＜timestamp＞"
DB2 "rollforward database ＜dbaname＞to end of logs overflow log path (＜archive_log_dir＞)"
恢复期间可以使用 DB2 list utilities show detail 或者 Db2pd – utilities 查看恢复进度。

7. 配置路由
(1) 在主机上：
update alternate server for database dbname using HOSTNAME ＜ip or hostname＞PORT ＜port＞
(2) 在备机上：
update alternate server for database dbname using HOSTNAME ＜ip or hostname＞PORT ＜port＞

8. 配置 HADR 服务和侦听
在 Linux 或者 AIX 中 vi 编辑/etc/services 文件（root 权限）。
加入以下两行：
DB2_HADR_1   55001/tcp
DB2_HADR_2   55002/tcp

9. 设置主机数据库配置参数
update db cfg for dbname using HADR_LOCAL_HOST ＜primary ip＞
update db cfg for dbname using HADR_LOCAL_SVC DB2_HADR_1
update db cfg for dbname using HADR_REMOTE_HOST ＜standby ip＞
update db cfg for dbname using HADR_REMOTE_SVC DB2_HADR_2
update db cfg for dbname using HADR_REMOTE_INST db2inst1
update db cfg for dbname using HADR_SYNCMODE NEARSYNC
update db cfg for dbname using HADR_TIMEOUT 100
connect to dbname
quiesce database immediate force connections
unquiesce database

connect reset

10. 设置备机数据库配置参数

update db cfg for dbname using HADR_LOCAL_HOST <standby ip>

update db cfg for dbname using HADR_LOCAL_SVC DB2_HADR_2

update db cfg for dbname using HADR_REMOTE_HOST <primary ip>

update db cfg for dbname using HADR_REMOTE_SVC DB2_HADR_1

update db cfg for dbname using HADR_REMOTE_INST db2inst1

update db cfg for dbname using HADR_SYNCMODE NEARSYNC(同步方式)

update db cfg for dbname using HADR_TIMEOUT 100(同步等待时间)

11. 启动 HADR

（1）先起备机：

deactive database dbname

start hadr on database dbname as standby

（2）后起主机：

deactive database dbname

start hadr on database dbname as primary

六、DB2 数据库安全建设

（一）DB2 认证机制

认证是验证用户身份的过程，DB2 支持几种形式的认证：操作系统用户名、密码认证、Kerberos 认证和第三方安全插件。

（1）在数据库连接时提供用户名、密码，这些信息会提交给数据库服务器。

（2）数据库服务器将用户名、密码传递给安全插件，安全插件调用操作系统 API 验证用户名、密码是否正确。

（3）操作系统验证用户名、密码，并将结果返回给安全插件，再由安全插件返回给数据库服务器。

（4）如果安全检查返回的信息表明用户名、密码没有通过操作系统认证，则返回错误信息给连接用户。如果用户名、密码正确，将会加载这个用户所属的组，并通过 syscat.dbauth 验证该用户、组是否有连接权限。如果有，则允许连接。

认证方法的配置是通过实例参数 AUTHENTICATION 控制的，缺省值是 SERVER，如果希望更严密的认证控制，可以使用 SERVER_ENCRYPT 或 DATA_ENCRYPT。另外，DB2 连接时使用的用户名必须是操作系统用户，DB2 自身并不能创建用户。

（二）对象授权

一般只有 DBA 才可拥有管理类权限。对于其他用户在对象级别授权即可。图 7-9 展示了 DB2 的各种对象特权，从左到右的图标含义依次为：数据库对象、特权、查看特权的系统表。以模式对象来说，它有 Alterin、Createin 和 Dropin 三种特权，模式特权的授权信息存放在 syscat.schemaauth 系统表中。

对象授权/回收是通过 grant/revoke 命令实现的，以表授权为例：

DB2 grant select,update,insert,delete on sample.employee to user test

DB2 不支持对某个模式下的所有表授权。也就是说，DB2 只能对每张表分别授权，通常的做法是写脚本批量处理（从 SYSCAT.TABLES 视图获取表名）。当新增了表后，仍然需要为新增表授权。

特权可以授予操作系统的某个组或用户。除此之外，DB2 还包括一个特殊的伪组，即 PUBLIC 组，任何用户都属于这个组。当创建数据库时，DB2 会缺省的把数据库权限和对象特权赋予 PUBLIC。

在生产系统中，PUBLIC 拥有的权限可能造成一些安全隐患，根据最小权限原则，建议将这些权

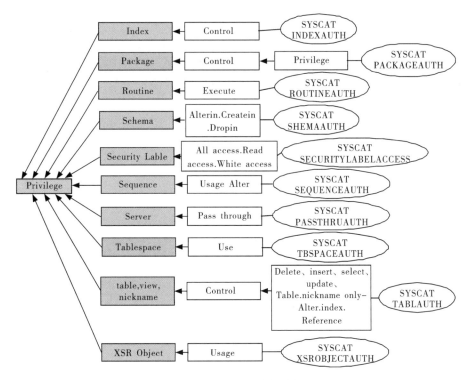

图 7-9 数据库对象特权

限取消。取消操作需要 DBADM 或 SYSADM 权限用户执行。

(三) DB2 审计

DB2 的审计机制提供了与视频监控系统类似的功能，它可以把一些重要的操作记录下来，比如非法登录、更改权限、每天执行的 SQL 语句等。当出现问题时可以分析审计日志进而找到罪魁祸首。据统计，多达 80% 的数据泄露是由员工、业务伙伴或拥有对数据库合法访问权的个人执行的。这些人获得对数据库的访问权后，便尝试读取他们本来不能访问的数据。这些类型的数据泄露很容易从审计数据中发现。

除了技术层面，更重要的是安全控制流程、规划等方面得到企业管理层和业务部门的支持。另外，在实施之前，还需要考虑以下问题：通过审计，期望得到什么好处；哪些数据库需要做审计；需要审计哪些事件；审计 DB2 实例启停；审计对象创建或删除操作；审计权限变更；审计认证；审计所有 SQL 语句；是否需要对每个表都做审计；为什么要实施审计；是公司内控需求，还是有敏感数据；谁对审计结果负责；谁定期查看审计结果；多长时间查看一次。

不应该把这些问题都丢给 DBA，对于大企业来说，这些问题应该是安全部、业务部门、管理部门和 IT 部门经过仔细讨论决定的。一旦需求明确，DBA 就可以通过相应工具进行配置、测试，并对审计结果进行初步分析。DB2 的审计功能会对原系统造成一定影响，需要进行仔细的性能测试对比。

在 9.1 版本中，实例和数据库的审计都是通过系统管理员（拥有 SYSADM 权限用户）通过 DB2audit 配置的。到了 V9.5，实例和数据库可以分开审计；实例级审计仍然由系统管理员配置，但数据库级别的审计是由安全管理员（拥有 SECADM 权限用户）通过新的 AUDIT 命令实现的。两个审计结果分别写到不同的日志文件中，但都由 DB2audit 抽取和解析。

下面以 9.5 版本为例，介绍数据库级的配置步骤：

(1) 修改 AUDIT_BUF_SZ 实例参数大小，否则会严重影响性能：

更新配置：

Db2 update dbm cfg using audit_buf_sz 128

重启数据库：

Db2stop force
Db2start

（2）将 SECADM 权限授权给安全审计员（本例是 SAUSER），并用该用户登录数据库，创建容纳审计数据的表（通过 <inst_home>/sqnib/misc/DB2audit.ddl 脚本创建）：

授权：
Db2 connect to sample
Db2 grant secadm on database to sauser
Db2 connect reset

使用安全审计员用户创建表：
Db2 connect to sample user sauser using password
Db2-tvf db2audit.ddl

（3）用 SAUSER 用户创建 audit policy，在 policy 中，配置了几种审计事件，然后启用审计策略。审计策略可以针对单个数据库、单个表、单个用户的操作：

创建策略：
createaudit policy auditdb
　　categories audit status both,
　　　　secmaint status both,
　　　　sysadminstatus both,
　　　　objmaint status both,
　　　　checking status failure,
　　　　validate status failure,
　　　　execute with data status both
　　error type audit;

使用上述策略：
Db2 audit database using policy auditdb

如果我们需要查看审计日志，需要通过下面两个命令归档并抽取出感兴趣的全部或部分审计日志（用 SYSADM 权限用户执行）：

创建归档目录：
mkdirauditarchive

归档审计文件：
db2audit archive database sample node 0 to /db2inst1/sqllib/security/auditarchive/

抽取审计内容：
Db2audit extract delasc to ~/sqllib/security/auditdelasc/ from files ~/sqllib/security/auditarchive/db2audit.db.sample.log.0.2014.0707040522

如果不是系统管理员而是安全审计员，可以使用下面命令：
SYSPROC.AUDIT_ARCHTVE 和 SYSPROC.AUDIT DELIM EXTRACT

两个存储过程替代：
DB2audit archive 和 DB2audit extract

为了便于分析，可将以上的 DEL 数据导入到之前创建的表中。

（四）常见的审计场景

（1）审计失败的登录尝试或对未授权数据的访问。审计失败的登录尝试对于防止未授权的访问十分关键，发现这方面的趋势有助于防止入侵。如果要审计所有失败的登录尝试，可以使用 VALIDATE 审计事件创建个审计策略。可通过如下语句进行审计。

分析失败的验证尝试：
select times tamp, appname, appidf userici, execid from sauser.validate where status < 0 order by execid, userid, timestamp;

分析未经授权的访问：

本示例将返回一个报告，该报告显示曾经尝试访问他们无权访问的对象的所有用户。通过检查 authid 可以确定用户向操作系统进行认证时所使用的 ID。应用程序名称可以帮助确定用户如何访问 DB2，对象名称可以帮助查明用户试图访问的特定对象。如果看上去是可疑的活动，那么可能需要审计 authid，查找可疑行为的更多模式。

select timestamp, appname, userid, authid, objschema, objname, objtype from sauser. checking where status ＜ 0 order by userid, authid, timestamp；

（2）审计超级用户。有些法规要求审计系统管理员或安全管理员。审计部门会关心这些用户修改或运行了哪些对象，以及这些用户可能授予的任何特权。审计者可能还想知道这些用户是否修改过任何审计配置。为满足这些审计需求，需要在审计策略中指定以下选项：AUDIT、EXECUTE、OBJMAINT、SECMAINT 和 SYSADMIN。创建好审计策略后，可以对审计的权限 SYSADM、SYSMAINT、DBADM、SECADM 或特定的用户发出 AUDIT 语句。下面的示例用于查询数据库中授予或撤销的所有安全特权：

select authid, event, grantor, grantee, granteetype objtype, objschema, objname, status from audit. secmaint order by grantor, grantee；

（3）审计敏感数据。为了审计敏感数据，需要创建一个指定 EXECUTE 选项的审计策略，以确保在某些表上执行的所有 SQL 都被捕捉。

第四节　数据库系统运维

数据库运维是保证数据库安全和高效访问的基础，是系统运维的重要工作。下面简单介绍数据库运维的主要工作以及数据库运维的基本原则。

一、日常运维

（一）数据库的监控

在应用交付运行后，建立完善的监控体系，制定与运维团队技能相匹配、与应用系统相对应的监控目标，全面地了解数据库的运行状况，才能确保数据库的稳定运行和应用系统的高效运作，使得企业的运营能够顺利进行。

1. DB2 数据库的监控模式

在 DB2 9.7 版本前，DB2 数据库主要使用的两种监控模式是数据库快照监控和事件监控器监控。在 DB2 9.7 后，新增加了一种利用 DB2 的 Metrics 进行监控的方法。该方法在收集数据的全面性、深入性以及降低数据库系统的负载方面都有了较大的改进。对于 DB2 的数据库管理员来说，熟悉以下三种监控方法是非常重要的：

（1）利用快照进行监控（snapshot）。

利用快照监控是最基本的监控模式。数据库的快照可以为 DB2 数据库管理员提供数据库运行一段时间后的情况以及数据库正在运行的部分信息，但快照监控很难对 DB2 的静态 SQL 语句进行监控。打开 DB2 数据库的快照监控可以从两个层面进行：①在数据库的实例层面修改监控开关；②通过 DB2 的 Session 级别的监控开关进行快照数据的收集工作。

实例层面修改监控开关的过程为：首先显式连接到实例并将相关的监控开关打开，然后通过命令对 DB2 数据库进行快照监控（如果在修改监控开关参数前没有显式连接到实例，则需要重启实例监控开关才会生效）。实例级的监控开关在被打开并生效后，除非用命令关闭，否则快照监控会一直运行。具体命令如下：

DB2 attach to instname//连接到实例

DB2 update dbm cfg using dft_mon_bufpool on dft_mon_lock on dft_mon_sort on dft_mon_stmt on//打开部分监控开关
DB2 update dbm cfg using dft_mon_bufpool off dft_mon_lock off dft_mon_sort off dft_mon_stmt off//关闭监控开关

打开监控开关必然会对系统产生一定的影响；在一些情况下客户不允许在实例级长期打开监控开关，只能在需要进行监控的时候打开监控的开关。

在实例级或是 Session 级别的监控开关打开后，我们就可以通过 get snapshot 命令来收集 DB2 数据库的快照信息。快照信息分为实例信息、数据库总体信息、缓冲池信息、表空间信息、动态 SQL 语句、应用连接及执行信息、表信息和锁信息等。

除了 get snapshot 命令，在监控器开关被打开后，DB2 也提供了相对应的快照视图方便数据库管理员利用 SQL 语句进行监控。这些管理视图可以通过 DB2 list tables for all 查到，如果熟悉视图对应的字段，数据库管理员可以直接使用这些视图查询对应的信息。

（2）利用事件监控器进行监控（新版本称为 activity monitor）。

快照监控器提供了 DB2 数据库在运行时的总体表现，而 DB2 的事件监控器允许我们创建一系列的事件监控器。在激活事件监控器后，当发生特定事件时，数据库就会将当时现场的数据写到用户指定的位置供数据库管理员进行检查和分析。

在 DB2 9.7 后对事件监控器进行了扩展。DB2 提供了一个 JAVA 程序以及一些 XSL 文件对事件监控产生的数据进行格式工作（旧版本的事件监控器可以直接使用 db2evmon 命令来输出结果）。因此在使用新的事件监控器的数据进行分析前，需要先对该 JAVA 程序进行编译。

在 DB2 9.7 版本前，如果要抓取静态 SQL 语句的执行情况，也需要通过事件监控器来进行。

（3）利用 Metrics 进行监控。

在 DB2 9.7 版本后，IBM 建议使用 Metrics 的方式来取代来快照监控，同时对事件监控器的使用也有了新的扩展。对比使用快照监控对系统的负载，使用新的 metrics 监控方式将负载由原来的 6% 降低到了 3% 以下，同时更为全面的监控命令和方法可以帮助数据库管理员更深入地了解数据库的使用情况。

Metrics 监控提供了表函数的方式直接访问内存中的数据，其监控的范围包括数据库系统级别的监控、数据对象的监控以及数据库活动的监控等三大类。对于数据库系统级的监控，使用的表函数有：①MON_GET_UNIT_OF_WORK；②MON_GET_UNIT_WORKLOAD；③MON_GET_CONNECTION；④MON_GET_SERVICE_SUBCLASS。

数据对象的监控，使用的部分表函数有：①MON_GET_BUFFERPOOL；②MON_GET_CONTAINER；③MON_GET_INDEX；④MON_GET_TABLE；⑤MON_GET_TABLESPACE。

对于数据库活动监控，最常用使用的表函数是：MON_GET_PKG_CACHE_STMT。

2. DB2 数据库监控对象及使用方法

通过观察操作系统的一些行为并将这些行为与数据库可能产生的压力相关联，可以帮助我们在做性能调整和故障诊断时，减少需关注的对象，更好地聚焦关键对象。对于数据库，绝大多数的压力是由 SQL 语句造成的，因此，从数据库监控的角度来说，除了一些我们通常使用的常规监控数据外，要特别关注 SQL 语句的执行效率等问题。

（1）检查数据库中占用 CPU 最大的 SQL 语句。用于检查在 CPU 使用率过高时数据库在执行的动作。

（2）检查数据库中占用 IO 读写时间最长的 SQL 语句数据。用于检查在 IO 过高时数据库在执行的 SQL 语句。

（3）检查数据库中单条 SQL 语句执行时间最长的 SQL 语句。用于检查和定位数据库系统中效率较差的 SQL 语句。

（4）检查数据库中存在较大等待事件的 SQL 语句。用于检查数据库存在等待事件的原因。

（5）检查数据库的缓存命中率以及预读的效率。用于检查数据库的缓存分配是否合理，检查数据库是否存在过多的预读（预读比例过大在 OLTP 会存在问题，但是在 OLAP 是正常的）。

（6）检查平均 select 语句需访问的行数以及返回的行数。在 OLTP 环境中，数据库需要通过访问大量的数据才能返回很少量数据时，可能是由于没有有效及合适的索引造成，需检查应用程序的逻辑设计。

（7）检查每秒的平均交易量。通过保存相关历史数据及进行比较，可以得知在某一时间范围内系统的负载是否正常。

（8）检查 pckcache、catalog cache 的命中率，排序操作所占比例。

（9）检查热度表的情况。检查全表扫描最多的热表，确认是否与索引的缺失相关。

（10）检查数据库在总体处理过程中的时间分布，以确定数据库在运行中可能存在的瓶颈。

3. DB2 数据库常用的监控和诊断工具

使用 DB2 时经常使用的监控和诊断工具主要有 3 个：DB2top、Db2pd 和 OPM。其中，使用最广泛的是 DB2top。DB2top 是一个容易使用和直观了解数据库运行情况的工具。该工具可利用快照信息，将用户所关心的数据直观是表现出来。除监控外，Db2pd 还可提供数据库内部运行情况的数据。例如，可以了解到数据库运行时底层互斥加锁的情况、可以通过查看在一段时间内 Agent 占用 CPU 的情况进而推断目前占用资源最大的 SQL 语句；查找在 DB 实例启动后表和索引的访问情况等；Db2pd 较适合于 DBA 使用；OPM 则是随高级企业版附带的图形化监控工具，以图形化的方式显示数据库的运行状态，并且有较好的 SQL 调优功能。总的来说，DB2top 适用于普通用户和 DBA，Db2pd 适用于 DBA，OPM 适用于展示和 DBA 故障诊断。

（二）数据的加载与卸载

在 DB2 V10.1 前，数据的加载和卸载是通过 export、import 和 load 来完成的，数据库迁移工具 Db2move 实际在内部也是封装调用了以上 3 个相关命令来完成对数据库所有表的加载和卸载。DB2 在 10.1 后增加了一个 ingest 命令用于将数据以流或文件的方式导入目标表。

在这几个命令中，export 命令用于卸载数据，import、load 和 ingest 命令用于加载数据；import 和 load 在命令选项中有非常多相同的地方，但是两者的实现机制是不一样的；ingest 在操作时对业务的影响最小，因此针对不同的数据加载需求，应该考虑使用不同的方法来实现，以达到快速及对业务影响最低的要求。

1. 数据文件的格式

对于卸载出来的数据文件以及需要进行加载到数据库中的文件，DB2 提供了 3 种的格式供选择：指定分隔符方式的 .del，集成交换格式 .ixf（IBM 特有）以及非定界 ASCII 的 .asc。

在日常工作中最常用到的格式是 .del 格式和 .ixf 格式；对于 .del 格式，每个字段会由一个分隔符划分，一条记录以回车换行为结束符；而 .ixf 格式是 IBM 的集成交换格式，实际可以理解为是一个连续的变长记录序列文件格式，它包括头、表、列描述符和数据四部分，从用户的角度来说可以认为 .ixf 格式是一种不可阅读的格式。

在数据卸载时考虑采用 .ixf 格式和 .del 格式的主要依据在于：卸载出来 .ixf 格式的文件，包括了这个表的建表信息以及索引信息。因此利用卸载出来 .ixf 格式的文件，可以直接创建表和索引并加载数据；而 .del 格式的文件，则需要拿到该表及索引的 ddl 语句才能重新生成表和索引并进行数据加载。因此我们在使用 db2move 进行数据卸载时，实际上每张表生成的都是 .ixf 格式的方式（如果表中有 generate 之类的内容，.ixf 也不能生成这样的信息，因此不能简单地用 .ixf 代替 db2look 来定义表结构）。

2. 数据卸载

DB2 的数据卸载的命令很简单，基本与 select 语句没有太多的差别。下面分别用几个例子来说明具体的使用方法。

（1）将表 test 的数据卸载为 .ixf 格式：

DB2 "export to test.ixf of ixf select *from test"

（2）将表 test 的数据卸载为 .del 格式文件，默认字段之间用"，"分隔：

DB2 "export to test. del of del select *from test"

（3）将表 test 中 aaa>12038 的数据卸载为 .del 格式文件，默认字段之间用特殊符号 0x1B 分隔（在生产中如果表的数据可能包括","，应使用这种方式卸载数据）：

DB2 "export to test. del of del modified by coldel0x1B select *from test where aaa>12038"

（4）表中包括大对象的数据，将大对象数据导出至路径/lob1 中的文件中，所有的大对象都在同一文件中（如果希望放在不同的文件中，将 modified by lobsinfile 改为 modified by lobinfile lobsinsepfiles）：

DB2 "export to test. del of delLOBS TO /lob1 modified by lobsinfile select *from test"

3. 数据加载

DB2 数据加载是使用 import 或 load 命令来实现的。import 命令类似于批量执行 insert 语句，在执行的过程中会检查表的主外键约束、触发在表上定义的触发器等动作。因此从性能来说数据加载速度较慢，而 load 是一种高速的数据加载工具，常用于大批量数据加载。

在使用 import 的过程中要注意，在没有加任何参数的时候，import 会将整个操作作为一个事务来完成，因此如果数据文件中的数据较大，很容易会引起日志空间满而致使操作失败回滚。我们常用的 import 参数有以下几个。

（1）将数据文件 test.del 的数据加载至表中，每 1 000 条提交一次，加载过程的信息写到文件 test.out 中：

DB2"import from test. del of del commitcount 1000 messages test. out insert into test"

（2）使用 .ixf 格式的文件创建表及表上索引并加载数据：

DB2 "import from test. ixf of ixf create into test"

（3）如果表上存在主键，可以使用数据文件的数据更新表数据（主键不存在时插入数据）：

DB2 "import from test. del of del commitcount 10000 insert_update into test"

Load 能够高效地将大量数据移到新创建的表或者已包含数据的表中，Load 直接将格式化的页写入数据库中，在数据加载过程中不会触发触发器，并且除了验证索引唯一性以外不执行引用约束检查或表约束检查，因此装入实用程序的速度比导入实用程序快。

Load 命令的执行可以分为 5 个阶段：数据分析、数据加载、构建索引、删除异常记录以及索引复制。在 load 执行过程中，可以使用命令 list utilities show detail 来检查 load 命令的执行过程和情况。

在使用 load 命令时最常见的问题有两个：一是表的加锁问题；二是数据加载完成后表空间的状态问题。在表进行 load 过程中，load 动作会尝试在表上加一个 Z 锁（超级排它锁）以防止在 load 数据的过程中其他用户对该表进行访问；如果在 load 之前该表已经有其他用户在访问（加锁），那 Load 必须要等其他用户的锁完成释放才能继续其数据加载的动作（除非用 lock with force 选项）。

在 load 命令完成后，用户经常会发现整个表空间都不能正常访问。这是因为 load 基本是一个不记日志的动作，如果在 load 数据结束后的某个时间点出现故障，那么我们使用在 load 之前做的数据库备份再加上之后产生的日志文件，是不能恢复做过 load 动作表数据的。因此，DB2 在 load 数据结束后，会将做 load 动作表所在的表空间置于 load pending 状态，建议对数据库或表空间做一个备份以策安全。在生产情况下，绝大多数时候会在 load 时加上 nonrecoverable 选项来避免在 load 数据后表空间置于 load pending 的问题。

如果在 load 的过程中出现失败，可以使用以下命令终止 load：

DB2 "load from /dev/null of del terminate into test nonrecoverable"

load 命令的基本使用方法有 5 个。

1）加载使用 .ixf 格式的文件：

DB2 "load from test. ixf of ixf insert into test nonrecoverable"

2）加载使用 .del 格式的文件（先清空数据再加载）：

DB2 "load from test. del of del replace into test nonrecoverable"

在这里要注意，使用.ixf格式和.del格式在load时性能是有很大区别的。DB2在Load.ixf的格式文件时，只能启动一个格式化进程进行操作；而在load.del格式的文件时，会启动多个格式化进程进行操作。因此使用.del格式的数据文件在加载时效率远远高于.ixf格式的文件。

3）加载表定义中存在generated以及generated always字段文件，且以0X1B作为分隔符的.del格式文件：

DB2 "load from test. del of del modified by coldel0x1B generatedoverride insert into test nonrecoverable"

DB2 "load from test. del of del modified by coldel0x1B identityoverride insert into test nonrecoverable"

4）加载卸载出来的字段数据存在回车换行的.del数据文件：

DB2 "load from test. del of del modified by delprioritychar replace into test nonrecoverable"

5）游标加载：

DB2 "declare c1 cursor for select *from test where a > 1"

DB2 "load from c1 of cursor insert into testabc nonrecoverable"

4. 数据装入ingest

ingest是DB2在10.1版本后提供的新功能。它是一个高速的客户端程序，用于将数据以流的形式从文件和管道中插入到DB2目标表中。INGEST使用行锁定，因此INGEST可以移动大量实时数据而不必锁定目标表，与针对相同表进行操作的其他用户活动的冲突最少，因此不会在数据加载期间对数据库的可用性造成影响。Ingest只支持使用文本文件（.del格式）及管道。

Ingest命令的基本用法如下。

（1）从my_file.txt文件中加载数据至my_tabl：

INGEST FROM FILE my_file. txtFORMAT DELIMITED

INSERT INTO my_table；

（2）my_file.txt文件中包括两个字段，一个是主键（或唯一索引）key字段，另一个是data_fld字段，如果在表my_tabl找到主键相同并且字段action = 'U'，则对该记录进行更新；如果主键相同并且字段action = 'D'，则将该记录删除：

INGEST FROM FILE my_file. txtFORMAT DELIMITED

（$ key_fld INTEGER EXTERNAL, $ data_fld INTEGER EXTERNAL）

MERGE INTO my_tableON（keyl = $ key_fld）

WHEN MATCHED AND（action = 'U'）THEN

UPDATE SET data = $ data_fld

WHEN MATCHED AND（action = 'D'）THENDELETE；

（三）数据库的备份与恢复

数据是医院的重要资产，经营数据的丢失，轻则会对医院造成一定的经济损失，重则会导致医院无法继续经营，给社会带来严重的负面影响。而相对于应用程序而言，医院的数据具有规模庞大、变更频繁、丢失后难以恢复等特征。因此通过各种技术手段保障医院数据的安全和可用性，是保证医院能够正常运转的关键，也是医院信息管理部门一个关键的经营指标。

做好数据库的备份和恢复工作，是保证在出现无法预测的意外事件时，至少有一个可用的备份数据及一份可行的恢复策略可供正常使用，将丢失数据的可能性降到最低，尽快地恢复数据和业务。

1. DB2数据库的日志模式

数据库日志是数据库高可用设计的重要部分，绝大部分对数据库进行写操作的动作都会被记录在日志中。日志文件，特别是在线日志文件的丢失会导致数据库的崩溃。DB2数据库在进行故障恢复，以及使用CDC、HADR等高可用性方案都需要用到数据库日志。

DB2的日志模式分为两种，分别是循环日志模式和归档日志模式。从用途来区分，如果需要做联机的数据库备份，则用归档模式；如果做脱机的数据库备份，则使用循环日志模式。因此，基本只会在测试环境及数据仓库中使用循环日志模式，大部分时间会设置使用归档模式。

当创建新的数据库时，循环日志记录是缺省行为。循环日志记录使用一个联机日志环，提供对事务故障和系统崩溃的恢复，日志文件从序号 S0000000.LOG 开始，在第一次连接数据库时根据数据库配置参数生成 LOGPRIMARY 个日志文件，在所有的日志文件被写满后，日志记录将重新写至第一个日志文件。

而归档日志与循环日志不同之处在于其使用的日志文件名称永远不会重复，当一个日志文件被写满后，该日志文件会被归档至其他位置或保留在数据库日志文件的路径下（取决于 logarchmeth1 的配置），随后 DB2 会将当前最大日志文件的序号加 1，产生一个新的（或重命名已归档）日志文件。

由于归档日志模式会将所有的日志文件保存至归档路径（或活动日志路径），因此必须要根据备份和恢复策略有计划性进行整理，以免日志文件过多造成磁盘空间的过度占用和浪费。

2. DB2 数据库日志相关配置参数

与数据库日志相关的配置主要有：

(1) LOGFILSIZ。一个日志文件的大小（以 4 kB 为单位）。

(2) LOGPRIMARY。主日志文件的个数，主日志文件在第一次连接数据库就生成。

(3) LOGSECOND。辅助日志文件的个数。辅助日志文件只会在主日志文件全部被使用完并且仍然最旧的日志文件包括有未提交的记录时才会动态生成。LOGPRIMARY + LOGSECOND 的个数必须小于 256，除非将 logsecond 设为 -1 可支持无限日志。

(4) LOGBUFSZ。日志文件缓冲池。

(5) LOGARCHMETH1。归档配置。默认 off 即为循环日志模式。目前使用较广泛的归档设置有 disk，tsm 和 vendor，分别代表将日志文件归档到磁盘、使用 IBM 的 TSM 归档或使用第三方的备份软件进行归档。将 DB2 的日志模式从循环日志改为归档模式后，要做脱机的全备份才能使归档模式生效，可以在数据库的连接完全退出后，使用如下命令：DB2 backup db dbname to /dev/null。

(6) TRACKMOD。是否启用跟踪修改页。该参数主要用于增量备份和差异备份环境下，DB2 数据库跟踪和记录在上次备份后被修改后的数据页，从而在增量备份和差异备份时找到需要进行备份的数据页面。

3. DB2 数据库的备份和恢复

将数据从数据库抽取出来的方式有很多种，例如数据库备份、数据卸载和 db2dart 都可以做到。但从概念上讲，DB2 数据库的备份和恢复是指利用 DB2 所提供的 Backup 和 Restore 命令进行的操作。

DB2 数据库在出现故障时有 3 种恢复方法。

(1) 崩溃恢复（crash recovery）。是 DB2 数据库通过自身的高可用机制在内部所实现的。当数据库所在的服务器出现一些意外情况，如断电、硬件故障等情况，在硬件服务器恢复正常工作重启 DB2 数据库的时候，DB2 会通过自身的安全机制将数据恢复到出现故障时所处的一致性状态，不会出现已提交数据丢失的情况。换句话说，在出现一些非人为的意外情况时，crash recovery 可以自动地保证数据库的完整性和一致性，crash recovery 基本不需要客户的参与，在数据库第一次连接时，如果数据库的配置参数 AUTORESTART = ON（默认值），数据库会自动启动 crash recovery 的过程。如果用户修改了这个参数并且数据库处于不一致的状态，则需要用户敲入 restart db dbname 来显式启动 crash recovery 的过程并将数据库恢复到数据一致的状态。

(2) 版本恢复（version recovery）。是指在 DB2 数据库在某个时间点上做了全备份后，经过一段时间的运行后出现问题，利用之前所做的数据库全备份，将数据库恢复到该备份时点所在的位置。对安全等级上来说，版本恢复的安全等级较低，基本只有当业务系统允许一定的数据丢失的情场才会使用，或者是在一些数据量巨大的数据仓库应用和测试环境中才会使用版本恢复的模式。

(3) 前滚恢复（roll forward recovery）。是指利用数据库的备份介质以及数据库的日志备份介质，在出现问题需要进行恢复时，将数据库恢复至出现故障点之前所在的位置，最大限度地降低数据丢失的风险。前滚恢复至少有两步：①利用数据库之前的备份将数据恢复到备份时所在状态；②利用备份的数据库日志对数据库进行前滚和回滚，将数据库恢复到可用日志的最后位置。一般的生产系统，特别是联机事务处理系统，基本都会配置这种恢复模式以减低出现故障时数据丢失的概率和数量。由于前滚恢复需要用到从备份完成到出现故障点前所需的日志文件，因此前滚恢复只能在数据库日志处于归档模式时使用。DB2 在循环日志模式下，只支持脱机的数据库全备份。

常用的备份和恢复命令如下所示：

1）数据库的脱机全备份。在这种方式下，在做备份时不能有任何的应用连接到数据库上：

DB2 "backup db dbname to …"

2）数据库的联机全备份。在这种方式下，在做备份时应用可以正常运行：

DB2 "backup db dbname online to …"

3）数据库的增量备份和差异备份。这种方式需要 trackmod 参数打开。其中，增量备份是指备份自从上次全备份成功后，更改过的所有数据页；而差异备份是指备份上次任何类型的备份成功后，更改过的数据页面，这其中也可能会包含增量备份成功后更改的数据页：

DB2 "backup db dbname online incremental to …"

DB2 "backup db dbname online incremental delta to …"

4）数据库版本恢复。适用于脱机备份后进行恢复（如果是联机备份，一定要做前滚或在命令中加上 without rolling forward）：

DB2 "restore db dbname from …"

5）数据库前滚恢复。适用于联机备份后进行恢复（只能用于数据库处于归档模式）：

DB2 "restore db dbname from …"

DB2 "rollforward db dbname to end of logs and stop"

前滚恢复时，如果需要读取的日志文件不在数据库参数 LOGPATH 指定的位置，则必须通过参数 overflow log path 来指定日志文件所在路径。另外，在本例中我们将数据库进行最大程度的恢复，即尽可能利用所有的日志记录来回滚和前滚。如果需要恢复到从全备份完成后到出现故障前某一个确定的时间点，则必须指明恢复到的时间点位置，并使用 using local time 选项指明所使用的时间点为本地时间格式（默认使用格林尼治 +0 标准时间）。使用的命令为：

DB2 "rollforward db dbname to 2006 – 01 – 01 – 11.04.20 using local time and stop"

6）数据库的增量和差异恢复。如果之前我们采用了增量或差异备份的方式进行备份，在出现问题时需要用到增量或差异备份的介质来进行恢复时，可按照以下的例子进行。在这里要注意的是第一个进行恢复的介质是最后一个增量（或差异）备份的介质而不是第一个全备份的介质：

DB2 restore database sample incremental taken at <ts>　　其中<ts>指向最后一个增量备份

DB2 restore database sample incremental taken at <ts1>　　其中<ts1>指向初始的全备份

DB2 restore database sample incremental taken at <tsX>　　其中<tsX>指向每个增量备份映象

重复步骤 C 直到最后一个增量备份 <ts>：

DB2 "rollforward db dbname to end of logs and stop"

使用增量（或差异）备份过程要非常注意所使用的备份介质的顺序。在历史数据完整时（backup history 文件），可以使用 DB2ckrst 命令来列举进行增量或差异恢复时所需使用的备份介质以及使用这些介质的顺序。

7）数据库的重定向恢复。如果源数据库的路径与需恢复数据库路径不相同，则必须启动重定向恢复。重定向恢复还有一个功能，就是在源数据库的某些容器配置比较大，如 10 GB，但实际空间使用只占 2 GB，而在需恢复的目标服务器由于配置不足无法分配 10 GB 的空间，这时可考虑使用重定向恢复来减小目标容器所占的空间。DB2 支持将裸设备容器重定向恢复到文件设备中（自动存储容器不支持重定向），支持将部分容器进行重定向恢复，DB2 提供了使用脚本进行重定向的命令：

DB2 "restore db dbname redirect generate script filename"

（四）统计信息的收集与数据重整

根据应用及数据的变化情况制定统计信息收集与数据重整的计划，保证数据库的正常运行是数据库管理员得重要职责。

1. DB2 数据库的统计信息

当 SQL 语句提交到 DB2 数据库后，数据库内部访问数据的方式可以通过索引扫描或表扫描来进行；连接语句在数据库的内部可能会有嵌套循环连接、合并连接和哈希连接等方式。但选择不同的方式会导致 SQL 语句不同的执行效率，为了保证 SQL 语句能够高效执行，数据库内部会对 SQL 语句可能的各种执行路径的代价进行分析，找到最优化的路径来执行。

在所有的优化器中，都需要使用一些元素来判断各种执行路径的代价。例如针对表来说，主要的判断元素包括表的大小、行数、表排列的聚集度等；对于索引来说，主要的判断元素有索引树的高度、索引的页数、索引第一至第四个字段的数据分布范围等。如果相关的信息不准确或缺失，那可能会导致优化器选择错误的执行的路径，造成 SQL 执行性能的下降。

保证统计信息的准确性，DB2 才有可能找到最佳的执行路径，才能保证数据库的吞吐率和执行效率。在查看和分析 SQL 的执行计划时，首要前提是查看 SQL 语句中各种对象的统计信息是否准确，是否由于统计信息的不准确导致了 SQL 语句执行路径产生偏差从而引发 SQL 语句的性能问题。

由于统计信息的准确性对数据库的性能有着举足轻重的影响，在 DB2 9.1 以后的版本，DB2 数据库的配置参数中都增加了自动统计值收集的选项，数据库后台进程会周期性（每 2 小时）地对表数据的更改量进行判断并评估是否需要执行后台统计值的收集工作。当数据量的更改频率较高时会自动执行统计信息的收集工作。

除了周期性地运行自动统计信息收集外，在 DB2 9.5 的版本后，DB2 还增加了实时的统计信息收集的功能（JIT），避免了一些变化频度非常高的表统计信息变化后导致的性能下降问题。

常用的统计信息收集命令如下。

（1）更新表和索引的统计信息并收集数据的分布信息。以下是平常用得最多的收集统计信息的语句：

DB2 "runstats on table db2inst1. mytest with distributioin and indexes all"

（2）更新视图的统计信息（要先用命令修改视图的属性：

DB2 "alter view viewname enable query optimization"）

DB2 "runstats on table db2inst1. myview with distribution"

（3）以抽 10% 方式更新表和索引的统计信息并收集数据的分布信息。在表数据较大以及索引较多情况下，统计信息收集会耗费较多的时间，通过对数据和索引进行抽样可以减少统计信息的收集所需的时间。DB2 支持两种抽样方式，一种是以页面为单位进行抽样，一种是记录为单位进行抽样。示例语句如下：

DB2 "runstats on table db2inst1. mytest with distribution and indexes all tablesample system(10)"

DB2 "runstats on table db2inst1. mytest with distribution and indexes all tablesample system(10) indexsample Bernoulli(20)" // 对索引进行抽样只在 DB2 10.5 的版本才支持

（4）更新表和索引的统计信息并收集数据的分布信息，还将收集列组合后的分布信息：

DB2 "runstats on table mytest on all columns and columns ((aa, bb)) with distribution and indexes all"

（5）更新表和索引的统计信息，并对字段的高频分布信息和分位统计信息进行更新（在默认情况下高频分布 NUM_FREQVALUES 为 10，分位统计数 NUM_QUANTILES 为 20，关于高频分布信息和分位统计信息请参看 DB2 的信息中心）：

DB2 "runstats on table mytest with distribution default NUM_FREQVALUES 40 num_quantiles 20 and indexes all"

在进行统计信息收集时要注意以下几个问题：

（1）统计信息的收集会占用系统的资源，除非任务非常关键，建议不要在系统繁忙时大批量地收集统计信息。

（2）不要在空表上收集统计信息。一些应用晚上在做批处理后可能会将表清空，如果在有足够的数据进入表之前做统计信息的收集工作，很可能就会导致在做统计信息时收集到的数据与真实运行时该表的实际数据有较大的偏差，这样会造成 DB2 的优化器的误判。

（3）对于属性为 VOLATILE（数据易失）的表，DB2 在做判断时会优先选择索引。

2. DB2 数据库 reorg

DB2 数据库的对象（包括表和索引）在进行空间分配时，是按照 extent 为单位来进行分配的（SMS 以页为单位），如果在创建表空间时不指定 extent 的大小，默认将使用数据库的配置参数 DFT_EXTENT_SIZE（32 个页面）指定。在表空间创建完成后，extent 的大小不能改变。

在创建数据对象时，数据库就会给数据对象分配空间。对于一张表来说，它会由下列构成该表的单独的对象组成：数据对象，它是存储常规数据的地方；索引对象，存储在表上定义的所有索引；长字段，如果表有一个或多个 LONG 列，那么长字段数据存储在此处；大对象（LOB）数据对象；XDA，用于存储 XML 文档。

每个独立的数据对象其初始分配的空间为 2 个 extent。随着数据的不断插入，预先分配的空间被写满后数据库就需要额外地为数据对象分配空间。由于在数据库中（或表空间中）有很多不同的对象存在，数据库要不断地为这些不同的对象分配空间，这样就会造成数据对象在空间的分配上是不连续的。虽然从整体来说，除了完全静止、不再有数据 DML 操作的数据库外，数据对象空间分配的不连续几乎是不可避免的。但在一些场合中，数据对象过于碎片化会在性能上带来一些问题。

如果一个数据对象在被访问时是基于索引的直接查找，并且返回的记录数很少时，那该数据对象的碎片对性能几乎就不会有影响；但是如果该表是利用索引的非匹配扫描，或是利用全表扫描来返回数据，那数据对象的碎片化对性能就有非常大的影响。

对于需要扫描大量页面才能返回记录的操作（包括表扫描和索引扫描），数据库基本会采用预读的机制来保证大批量数据的快速读取。由于被扫描数据对象的空间是不连续的，因此，DB2 数据库顺序扫描会返回很多其他对象的数据，优化器可能会由此判定顺序扫描的意义不大而将数据读取方式改为同步数据读，从而导致了性能的迅速下降。

因此，对于需要读取大批量数据才能返回结果的数据对象，保证数据对象空间的连续性对提升对该对象的访问有重要意义。DB2 的 Reorg 就是用于数据对象重整。粗略地说，该功能就是将原本分散的数据页面拷贝到一块较为连续的页面中。这样在进行大批量数据扫描时就可以充分利用到数据库的预读和并行 IO 能力进行快速的处理。

Reorg 的命令很简单，基本就是使用：DB2 reorg table tablename [inplace] 来进行。在使用 reorg 的过程中有以下几点需要注意：

（1）reorg 操作有在线和脱机两种不同的类型。脱机 reorg 时在部分阶段该对象不能被访问，在线 reorg 期间可以正常访问数据，但是 reorg 的速度较慢。

（2）reorg 的时候如果不使用 use xxxx 来提定所使用系统临时表空间的名称，那么数据的副本（被 reorg 的数据页）就会被存放在与 reorg 的表相同的表空间中。

（3）Reorg 会占用一定的日志量，相对来说脱机重组占用的日志量较联机重组小，联机重组在有较多索引时会占用较大的日志空间，一定要保证日志空间大小足够。

对数据对象做重组是为了提升数据对象在大量读取操作时的性能。在 DB2 10.1 的版本后增加了提前读数据和提前读索引的功能。在读取大批量数据并且预测到顺序预读无法有效进行时，通过提前读的方式预先将数据页（或索引页）读入内存，可以在一定程度上弥补由于数据对象空间不连续所造成无法进行有效预读的情况，从而提升数据库系统的性能并减少需要对数据对象进行重组的需求。

二、补丁与维护建议

任何处于售后服务期的产品，IBM 公司都会提供相应的售后服务。对选择购买 IBM 原厂维保服务的客户，可以提供包括 800 售后支持、AVP 现场支持（额外计费）等服务，IBM 公司也会根据产品的世界各地的使用情况及问题反馈，针对软件产品自身的问题、新功能的加强等方面不定时地提供新的补丁，以帮助解决客户在使用中出现的问题，保证产品的稳定性、可用性及性能。

DB2 在购买后会包含了 1 年的 800 售后服务，其后客户可以考虑继续采购服务以保证在出现问题后可以及时得到 IBM 公司的官方支持。对于 IBM 公司所发布的 DB2 数据库的产品补丁，任何公司和个人都可以在公网中进行下载并自行安装，只要客户已有 DB2 软件的 License 文件，就可以永久使用这些 DB2 数据库产品（但如果不购买服务是不能得到 IBM 公司的官方支持的）。

随着技术的发展，IBM 公司会不断地推出新版本的数据库产品。因此每个产品都会有一定的技术支持时间范围。例如在 2015 年 7 月左右，DB2 9.5 就会停止服务，不再处于 IBM 的标准维护范围内。而对于使用者而言，应该对产品版本的更新有个清晰的了解，及早规划底层软件产品的升级工作以保证数据库产品能及时得到 IBM 公司的支持，同时利用新版本所提供的新功能丰富应用系统的各项功能及提升性能。

在应用上线之前，应该选择主流的、版本较新的数据库补丁版本作为上线的版本，这样可以避免碰到数据库软件自身在其他应用环境的使用中许多已经存在的问题和缺陷；同时选择较新的版本也可以保证该产品在较长的一段时间内都处于原厂的维护期，减少需要进行大版本升级的需求。在选择补丁版本时，没有一个确切的定律。在上线时，一些大的机构会考虑采用目前次新版本的补丁作为主要的测试版本和上线版本，并且会考虑到目前已经上线版本补丁的情况。在一个拥有大量应用和数据库服务器的公司或机构，减少补丁版本可以方便我们日后的维护。

当应用稳定运行后，所需做的主要工作是维持产品和应用的稳定运行。在服务期限内原厂会不断地推出新的补丁，但是在没有确切地得知某个版本的补丁与目前存在的应用关联密切时，一般都不要轻易主动地去打补丁，因为会带有一定的停机风险以及新补丁中可能存在另外未知的缺陷。总的来说，如果现在应用稳定运行，没有因数据库错误带来的问题，同时产品仍然处于原厂的维护期，那就不要打补丁，除非是 IBM 的技术支持有充分的理由让你去做。

（一）DB2 补丁的下载地址

DB2 的软件可以在公网中下载，IBM 提供了 Fix Center 让客户可以自行登录下载所需的 DB2 数据库补丁，同时 IBM 也提供了一个链接列举了所有目前提供的 DB2 产品在所有支持平台上所有补丁列表及简要描述，其中甚至还包括了一些已不在服务范围内的产品（如目前我们仍然可以下载到 DB2 8.2 的补丁），我们可以方便地从该链接找到我们所需要的补丁然后转到 Fix Center 中进行下载。

开放平台下 IBM 公司 DB2 数据库软件补丁的下载地址链接为：http://www-01.ibm.com/support/docview.wss?uid=swg27007053。

在 DB2 的补丁链接中可以看到 DB2 补丁的各种类型以及对这些补丁的基本描述。DB2 的补丁有 Universal（通用）补丁、DB2 Server（服务器）补丁、DB2 Connect、Net Search Extender、Spatial Extender、Query Patroller、DB2 Client、DB2 Run-Time Client、DB2 Wrappers, and all drivers（ODBC, CLI, JDBC, .NET）等补丁类型。有些是针对 DB2 所有的产品，有些是针对 DB2 的客户端产品。对于需要下载哪种补丁类型，这取决于我们的安装类型。如果在一台服务器上我们除了安装 DB2 的数据库服务器外，还安装了 WII，那就应该下载 Universal 的补丁，Universal 补丁就包括了服务器及 WII 的补丁；如果只安装了 DB2 的服务器，那就下载 Server 的 Fixpack；而如果只需要更新客户端，如 JDBC 连接所用的 jcc4.jar，那就下载 run-Time Client 即可。

在 DB2 9.1 的版本后，DB2 所有的补丁包都是一个完整的、可直接安装的软件包。在选定了补丁的版本、类型和操作平台后，网页上的链接会转向到 IBM 的 Fix Center 进行真正的下载。在下载的时候需要提供一个 IBM 的 ID，可以在第一次下载时通过注册一个邮箱地址来完成这个 IBM ID 的生成（这个注册是向公众开放的），以后再需要下载时直接使用该 ID 进行登录即可。

（二）DB2 服务器打补丁

DB2 数据库服务器有 3 种可能的安装架构：普通的服务器版本、DPF 版本以及 PureScale 版本。对于 PureScale 版本来说由于其底层涉及 RSCT、TSAMP、GPFS 以及 DB2 软件，因此其打补丁的命令和过程相对而言较普通的 DB2 和 DPF 会有所不同。本节只描述普通的 DB2 数据库服务器打补丁的过程。

在打补丁前，请先阅读基于不同的版本补丁安装的先决事宜以及注意事项，不同的补丁所需的步骤会稍有不同。在 Unix/Linux 平台上，操作的基本步骤如下：

（1）申请停机窗口，通知应用系统在规定的时间全部退出。

（2）使用 DB2 list applications 确认所有的连接已经退出。

（3）对数据库做一个脱机全备份。

（4）使用命令 DB2ckbkp 来检查该全备份是否可用，确保在升级过程中出现问题可以有一份可用的介质来进行恢复：DB2ckbkp your_backup_image_name。

（5）停止 DB2 服务器的各种组件，这些组件可能会包括：①许可证服务：db2licd – end。②管理服务器：DB2admin stop。③数据库管理器：db2stop；ipclean。

（6）上载补丁并解压，请保证补丁所放目录有足够的空间（10.1 在打补丁时通常会要保证/tmp 有 5 G 以上的可用空间）。

（7）使用命令行或图形化工具来安装补丁，对于已有安装版本进行版本升级，使用命令 ./installFixPack – y 命令，按提示进行升级；如果是首先安装，使用 ./DB2_install 命令进行安装（安装过程提示让你选择安装路径以及安装的类型）。现在 IBM 建议在安装时使用 db2setup 这个图形化工具。

（8）对于旧版本的 DB2 服务器，需要手工对实例进行升级，9.5 后的版本可以忽略这步（在 DB2 9.7 及以后的版本，不建议再使用 DAS）。

（9）重新启动服务器并对每个数据库进行升级。如果是同一版本内的补丁升级，则使用 DB2updv105 – d dbname（9.7 使用的是 DB2updv97）如果是跨版本的服务器的版本，例如从 9.7 升级到 10.5，则应使用 DB2 "migrate db dbname" 来进行升级。

（10）对库中的 package 进行重新的绑定：

DB2 activate db dbname

DB2 connect to dbname

DB2rbind dbname – l logfile all

如果使用到联合数据库（DB2 的联邦功能），需要手工绑定以下库：

DB2 bind db2dsproc. bnd blocking all grant public

DB2 bind db2stats. bnd blocking all grant public

（11）业务系统进行数据库升级后的功能验证。

（12）数据库全备份。

（13）重新开放业务系统对外服务。

三、维护工具简介

DB2 数据库管理员在日常数据库的维护中，会使用到很多维护工具。利用这些工具可以高效地帮助数据库管理员了解所管理数据库的运行状况，有效预判数据库可能存在的一些问题并及时纠正，保证数据库的高效和稳定运行。

DB2 数据库管理员使用的工具主要可以分为两类：一类是数据库类的监控工具，如市场上较流行的 Spot Light 和 IBM 的 Optim。这类工具通过图形化、数据库不同组件的分块分类显示、告警阀值设置等方式，可以让数据库管理员对管理数据库目前的实时运行状态有个较全面的了解。另一类是 DB2 数据库自身所提供的维护工具。下面我们对这些维护工具做基本的介绍。

（一）CLP 命令行工具

CLP 是 DB2 所提供的命令行工具，用于我们输入和执行各种 SQL 语句。虽然目前市场上已经有许多的图形化工具可以完成与 CLP 相类似的工作，但是熟练掌握 CLP 命令行的使用仍然是数据库管理员必备的技能，绝大部分的对 DB2 数据库进行的操作都是通过 CLP 命令行完成的。

DB2 CLP 命令行有两种：一种是在 CLP 提示符下进行操作，另一种是在操作系统的命令行方式进行操作。通常来说我们更倾向于在操作系统命令行方式中完成所有的工作。

表 7-2 是 DB2 CLP 常用的命令选项。

表 7-2　DB2 CLP 常用的命令选项

选项	描述	示例命令	示例解释
-c	执行 SQL 后是否自动提交	DB2 +c "insert into t1 values (1)"	执行 SQL 后不自动提交，用户需手工执行 commit 或 rollback 命令来提交或回滚交易
-e {c|s}	执行 SQL 后是否显示 SQLCODE 或 SQLSTATE	DB2 -ec "insert into t1 values (1)"	SQL 语句执行后显示 SQLCODE
-f filename	从文件而不是从标准输入读取数据	DB2 -f aa.sql	每条 SQL 语句以回车换行为结束符存放在 aa.sql 文件中，批量批行 aa.sql 文件
-m	执行显示 INSERT, DELETE, UPDATE, MERGE 等语句影响的行数	DB2 -m "insert into t1 values (1)"	执行完成后显示受影响的行数（在示例中是一条）
-s	批量执行 SQL 报错停止执行往下执行	DB2 -sf aa.sql	执行 aa.sql 中的 SQL 语句，在出现错误时停止后续 SQL
-t	用;号作为 SQL 语句的分隔符	DB2 -tvf aa.sql	每条 SQL 语句以;为结束符存放在 aa.sql 文件中，批量批行 aa.sql 文件
-tdx or -tdxx	使用 x 或 xx 作为 SQL 语句的分隔符	DB2 -td@ -f aa.sql	每条 SQL 语句以@为结束符存放在 aa.sql 文件中，批量批行 aa.sql 文件（这种方式对在命令中创建存储过程等特别适用）
-v	执行 SQL 时显示 SQL 语句	DB2 -vf a.sql	执行 a.sql 语句显示每条执行的 SQL
-x	返回数据时不带列名返回	DB2 -x "select count (*) from test"	执行 SQL 只返回结果不显示述及的数据字段
-z filename	将所有输出写入指定文件	DB2 -z aa.out -vf aa.sql	执行 aa.sql 中的 SQL 语句，并将所有的输出写至 aa.out 文件中

（二）DDL 语句生成工具 db2look

数据库有很多对象，如表空间、缓冲池、表、索引、主外键、联合对象等。如果需要利用已有的数据库重建一个类似的数据库或是需要了解某些数据对象的信息时，就需要使用 db2look 工具。

db2look 工具常用的命令行选项有：

-e 抽取数据库的对象，包括表、索引、序列、函数等对象的 DDL。

-z schema_name 抽取和生成具有特定 schema 对象的 DDL 语句。

-u user_name 抽取和生成由某个用户创建对象的 DDL 语句。

-t t1 t2 抽取和生成某些表对象的 DDL 语句。

-ct 按照对象的创建时间生成 DDL 语句。

-v v1 v2 抽取和生成某些视图对象的 DDL 语句。

-o DDL 指定结果的输出文件名。

总体来说 db2look 工具有以下几个使用场景：

（1）数据库迁移。在相同的 OS 平台上通过 backup、restore 是较容易实施数据库迁移的，但是在跨平台的迁移中无法使用 backup 和 restore 工具。因此通常我们会选用 Db2move 工具进行数据的迁移，但是 Db2move 只能迁移表、数据和索引，类似于存储过程和用户自定义函数（UDF）是无法使用 Db2move 进行迁移的。因此需要使用 db2look 工具将相关的对象导成文件后在新建的库上重建对象。基本命令如下：

　　db2look – d dbname – e – o output. name

（2）某些数据对象 DDL 语句的生成。假设我们需要生成 schema 名称为 abc 的所有对象，可通过命令 db2look – db dbname – z abc – e – o schema. out 完成。

（3）模拟及生成表的统计信息。由于生产环境和测试环境设备的配置、数据库参数配置以及数据量均有不同，因此在很多情况下无法在测试环境中模拟生产库上出现的一些性能问题。由于 DB2 数据库是根据统计信息的值来判断和决定 SQL 语句的执行计划，因此可以在生产库上将涉及对象的统计信息抽取出来在测试库中导入后，在测试库中模拟生产库中 SQL 语句的执行计划。

（三）SQL 语句性能测试工具 DB2batch

在性能调整时需要了解在调优前后 SQL 语句的执行效率，通常在 Unix/Linux 平台上使用的方法是在 CLP 命令行中执行该 SQL 语句并通过操作系统的 time 命令来进行判断。虽然 DB2 命令行处理器使用起来非常方便，但由于它会产生处理开销，因此并不适合于进行基准程序测试。

DB2batch 工具可以从文件中读取 SQL 语句，动态地准备（prepare）和执行（execute）语句，返回结果集；它还使我们能够对返回给 DB2batch 的行数以及显示的行数进行控制，但控制程序中返回的行数对数据库的性能有极大的影响。其中，返回的性能信息级别可由用户指定，包括耗用时间、处理器时间、缓冲池使用情况、锁定以及从数据库监视器收集的其他统计信息。如果正在对一组 SQL 语句进行计时，那么 DB2batch 还将对性能结果进行汇总并提供算术和几何平均数。

DB2batch 工具最常用的命令行选项有：

– f 包含 SQL 语句的文件名。

– i ［short ｜ long ｜ complete］用于显示处理时间的不同部分，complete 选项会输出 prepare、execute 和 fetch 的详细时间。

– o r xx 在屏幕上输出多少条记录信息（例如满足条件的有 10w 记录返回，但是屏幕上只显示其中的 xx 条）。

– o e ［no ｜ explain ｜ yes］是否真正执行 SQL 语句并将执行的性能数据写入到解释表中。

– iso ［cs ｜ rs ｜ rr ｜ ur］ DB2batch 在执行 SQL 语句时所使用的隔离级别，默认是 rr（注：rr 隔离级别不支持列式数据存储的表）。

当需要重复多次测试 SQL 语句的性能时，可以在 SQL 文件中加上 PARAM 参数和 BGBLK 参数来指明传入的参数和需执行次数。

　　– –#PARAM ′2013 – 11 – 01′　　//后面加上的参数值
　　– –#BGBLK 4000　　//执行 4000 次
　　SELECT T1. C1, T1. C2, T1. C3, T2. C8 from myt1 t1, myt2 t2
　　where t1. C7 = ′abc′ and T2. MONTH > = ? ;
　　– –#EOBLK

（四）数据库一致诊断工具 db2dart

db2dart 工具在数据库管理员的工作中并不经常被提及，该工具基本只会在 IBM 的技术支持要求的情况下才会执行，db2dart 主要用于数据库结构完整性的检查及在一些意外情况下对数据进行抽取以便恢复。DB2 数据库的健壮性较好，总体来说使用到 db2dart 的机会并不会太多，但作为 DB2 数据库的管理员，应该了解 db2dart 的主要功能。

db2dart 是通过直接从磁盘中读取数据库中的数据和元数据来进行访问，数据库管理员不应在仍具有活动连接的数据库上运行该工具，因为如果存在活动连接，那么 db2dart 将无法确定缓冲池中的页面或内存中的控制结构与磁盘上相关结构是否存在差异，因此可能导致报告错误。同样，如果对需要进行崩溃恢复或尚未完成前滚恢复的数据库运行 db2dart，由于磁盘上的仍可能存在着未提交（或是只写到日志文件，但未写到数据页）的数据，可能会导致不一致情况。

结合日常对 DB2 数据库进行管理的经验，db2dart 基本有以下用途（绝对不要随意在生产环境使用该命令，可在测试环境中学习使用）：

1. 数据库的完整性检查

DB2 提供了两个工具用于数据库的完整性检查，一个是使用 db2dart，另外通过使用 CLP 命令 inspect，这两个命令之间的主要差别在于：在运行 db2dart 之前需要停用数据库，而 INSPECT 需要与数据库连接，并且可以在同时有多个活动数据库连接时运行。

使用 db2dart 检查数据库的基本命令有以下几种使用方案（表 7 – 3）。

表 7 – 3 使用 db2dart 检查数据库的基本命令

命令	所需参数	描述
db2dart dbname /ERR N	无	对整个数据库进行检查，最小化输出结果
db2dart dbname /T	表空间的 ID，表 ID 或表名	对表进行检查
db2dart dbname /TS	表空间 id	对表空间及表空间所在的表进行检查
db2dart dbname /ATSC	无	检查表空间的结构，但不检查表

在执行完该命令后，会在 DBM 参数所指定的 DIAGPATH 路径下或是在当前执行命令的路径上生成一个名为 DBNAME. RPT 文件，通过检查该文件的内容就可以知道数据库是否存在守整性问题，或是某些对象是否存在不可访问的情况。

2. 修改数据库的备份暂挂状态

在数据库的归档模式发生变化，从循环日志转为归档日志模式后，数据库会进入备份暂挂的状态，需要进行一个数据库的脱机全备份后才能完全使用，在一些没有预先规划好，但已投入生产无法较长时间停止数据库进行全备的情况，可以在停止数据库后使用该命令将数据库的备份暂挂模式去掉，使用的命令为：

db2dartdbname /chst /what DBBP OFF

3. 将索引置为不可用状态

在一些如断电、kill 进程等意外情况发生时，在极少数情况下可能会有由于数据库索引页被破坏导致数据库 Crash 发生的情况。在这种情况下，可以考虑使用 db2dart /mi 选项将损坏的索引置为不可用，在数据库重启成功后删除该索引后进行索引的重建：

db2dart dbname /MI /TSI xx /OI yy

使用/MI 选项需要两个选项，分别是索引所在表空间的 ID 以及索引的 ID 号（出现故障时，这两个值通常可在 db2diag. log 里找到）。

实际上使用 db2dart 的/MT 选项还可以将表的状态置为不可用，但是这个选项只能在 IBM 二线技术支持的指导下使用，并且需要服务密码才可以执行。

4. 紧急情况下数据表的抽取

通常情况下会使用 DB2 的 export 命令来卸载数据，但是在数据库出现意外情况已经无法正常访问，并且又没有其他方法可以有效地挽救和恢复数据时，db2dart 可能会是最后一根稻草。抽取数据的命令：db2dart dbname /ddel。随后根据提示输入表空间 id、表 id 或表名、从第几页开始 dump 数据、一共要 dump 多少页数据库、存放数据的文件名等几个要素即可完成。一个示例如图 7 – 10 所示（蓝色部分是需要输入部分，在这个示例中输入的最后一个参数是 0，代表不实际 dump 数据，在真实的使用中，将这个数置为一个非常大的数，如 999999999999 为代表要 dump 所有的数据）。在 dump 完数据后，会在当前目录或 db2diag. log 所在目录产生该表用 del 格式表示的数据文件。

在考虑使用 db2dart 挽救数据以前，首先必须强调的是，当出现意外情况需要进行数据恢复或挽救时，首选的方案是利用最新的备份进行恢复，通过数据恢复并追平日志的方式可以最大限度地保证数据的可用性和完整性；如果不希望恢复整个数据库，而只希望抽取其中部分的表数据，同时这部分

```
db2dart inspdb /ddel
```

The following is an example output generated by the previous command:

```
Connecting to Buffer Pool Services...

   Table object data formatting start.
   Please enter
Table ID or name, tablespace ID, first page or logical row, num of pages
or logical rows:(may suffix page number with 'p' for pool relative if working
 with a pool-relative tablespace)
39,2,0,0
   4 of 4 columns in the table will be dumped.
   Column numbers and datatypes of the columns dumped:
         0  INTEGER
         1  INTEGER
         2  BIGINT
         3  BIGINT
   Default filename for output data file is BLUDB_TS2T39.DEL,
do you wish to change filename used? y/n
n
   Filename used for output data file is BLUDB_TS2T39.DEL. If the file exists,
   the data will be overwritten.

   Dumping delimited ASCII data of COL object ...
   Table object data formatting end.
.
```

图 7 -10　示例产生的输出结果

表数据的时效性也不是太重要时，可以考虑使用 IBM 的 HPU（high performance unload）工具，HPU 可以直接对读备份文件并从中抽取出所希望的表数据（非脱机备份可能会存在脏数据）。

在不得已需要最终使用 db2dart 进行数据抽取和备份时，一定要注意以下几点：

（1）基本上数据库在 crash 的时候都会处于不完全一致的状态，因此要注意，通过 db2dart 抽取的数据可能会存在脏数据的情况。

（2）db2dart /ddel 抽取表数据时需要知道表所在表空间的 id 和表的 ID 号，如果它们之间没有相关信息，可以尝试用 db2dart dbname 命令；如果该表及表空间的控制信息没有被破坏，在输出的文件中可以看到该表的 ID 和表空间 ID。也可以考虑将 sysibm. systables 先 dump 出来从其中找到表的相关信息。

（3）对于范围分区表，需要从 sysibm. sysdatapartitions 表中取得该表的所有分区 id 和表空间 id，在使用 /ddel 命令时输入的要素是表空间所在 id 以及表的分区 id。

（4）如果是 DPF 环境，db2dart /ddel 只能 dump 出结点所在的数据，因此如果需要 dump 出所有的数据，根据 DB2nodes. cfg 文件的配置情况，每次设置不同的环境变量 DB2NODE 进行 dump。

（五）诊断信息收集工具 db2support

当出现我们无法解决的问题，需要其他人员（如 IBM 的 800 支持服务）帮助，特别是需要远程进行问题的分析和诊断时，通常支持人员会让我们使用 db2support 命令来收集相关的信息。

db2support 命令自动收集可用的所有 DB2 和系统诊断信息，因此可以避免可能的用户操作错误，用户不需手动输入 GET DATABASE CONFIGURATION FOR database - name 或 LIST TABLESPACES SHOW DETAIL 等命令，由于不需要手工输入命令，在生产环境中收集数据的速度会比较快。db2support 的数据收集完成后会存储在一个名为 db2support. zip 中，我们可以将文件上传给需要使用该文件进行分析的人员进行查看。

使用 db2support 的基本命令为：db2support output_dir - d dbname - c - s - cl。其中：- d 指明数据库名称；- c 指连接到数据库进行操作；- s 指收集硬件及操作系统的相关信息；- cl [0 | 1 | 2 | 3] 指收集性能信息的级别，默认级别为 0。

db2support 也可以收集 SQL 语句执行情况时的性能等指标，使用的命令如下：

db2support output_directory - d database_name - sf sql_file

第五节 DB2 性能优化

一、DB2 系统架构

目前,开放平台的 DB2 版本有三种主要的架构:单节点(ESE 版本)、share-nothing 架构(DPF)以及 share-everything(Purescale)。在这三种体系架构中,单结点架构是最基础的架构,其余两种架构可以认为都是在该架构下的扩展和延伸,在下面的章节中我们也将使用单结点来讲述 DB2 的系统架构。

DB2 系统遵循软件设计的组件模型,由很多组件构成,每个组件提供数据库管理的一系列相关功能。组件间通过接口和服务调用来完成整个的数据库管理系统的功能。

粗略地从架构上讲,DB2 与其他数据库一样,主要由三部分组件构成:

(1)处理进程。负责处理对数据库的请求,以及维护数据库的一致性和完整性相关的进程。

(2)数据缓存。用于缓存从底层磁盘读取的数据,加速数据的访问。

(3)磁盘存储。用于物理保存数据,保证在断电等意外情况下数据的可用性

这三个部分的有效配合形成了数据库体系的整体,下面我们分别对这三部分的内容进行详细的描述。

(一)DB2 的进程

1. DB2 进程模型

DB2 在 9.5 版本前使用的是进程模式,也就是每类的工作负载由一个或多个进程来完成。而在 9.5 以后 DB2 的整体架构采用了线程方式来实现,所有的线程都由 db2sysc 派生,这些线程简称为 EDU。从效率的角度来看,同一进程内的所有线程可以共享操作系统资源,新线程需要的内存和操作系统资源比进程要少;此外线程的上下文切换时间比进程短,有助于提高性能。

当我们对数据库进行访问时,将启动不同的 EDU 以处理各种数据库任务,例如预取、通信和日志记录。数据库代理程序是一类特殊的 EDU(我们可以简称为 DB2 Agent 进程),它们是为了处理应用程序对数据库的请求,并根据需要使用专用内存、进程间通信(IPC)或远程通信协议与其他代理程序进行通信。

一个具体的前端 SQL 请求会触发数据库做以下的动作:

当一个应用请求发送到数据库,就会有一个 DB2 代理(agent)来服务这个请求并建立连接(connection),通过连接,应用开始执行对数据库的操作。一系列的操作叫作事务,也叫工作单元(unit of work),每个事务里面可能有一个或若干个 SQL(包括 XQuery)语句。所以 SQL 语句是应用程序访问操作数据库的最基本单元,单个 SQL 进入到数据库后需要编译、运行,最后返回结果。这个过程可能会涉及编译和优化、运行时解释器、数据的读写、数据的处理、日志的读写、锁的产生和释放、安全检查、授权和加密、工作负载管理和对操作系统的调用。

DB2 常见的进程(线程)见表 7-4。

表 7-4 DB2 常见的进程(线程)

进程(线程)	进程功能描述
db2ipccm	用于本地客户机连接
DB2tcpcm	用于 TCP/IP 连接
DB2agent	协调代理程序
DB2pfchr	用于缓冲池预取程序

续表 7-4

进程（线程）	进程功能描述
DB2pclnr	用于缓冲池页清除程序
db2loggr	用于处理日志文件以处理事务处理和恢复
db2loggw	用于将日志记录写入日志文件
db2dlock	用于死锁检测。在分区数据库环境中
DB2hadrp	高可用性灾难恢复（HADR）主服务器线程
DB2hadrs	HADR 备用服务器线程
db2lfr	用于处理各个日志文件的日志文件阅读器
db2loggr	用于处理日志文件以处理事务处理和恢复
db2loggw	用于将日志记录写入日志文件
db2logmgr	用于日志管理器。管理可恢复数据库的日志文件
DB2pfchr	用于缓冲池预取程序
DB2pclnr	用于缓冲池页清除程序
DB2redom	用于重做主进程。在恢复期间
DB2redow	用于重做工作程序。在恢复期间
db2shred	用于处理日志页中的各个日志记录
db2stmm	用于自调整内存管理功能

2. 查询语句的执行过程

当我们执行一个 SQL 语句时（假设这个语句是并发执行的），整个数据库的处理过程如下所述（图 7-11）：

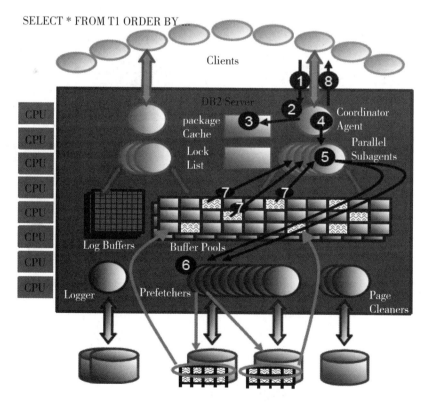

图 7-11　DB2 查询语句的执行过程

(1) SELECT 查询请求通过网络送至服务器。
(2) 代理程序接受请求开始服务,SQL 语句开始编译并被优化。
(3) 从包缓存中寻找到程序段或加载程序段至包缓存中。
(4) 代理进程开始运行执行计划,子进程开始并行工作。
(5) 子进程周期性地发送请求给预取进程。
(6) 预取进程并行的把数据从磁盘上的容器中搬至缓冲池。
(7) 并行子进程取回数据在共享内存中合并,排序结果集。
(8) 返回排序好的结果集到客户端。

3. 插入语句的执行过程（图 7-12）
(1) INSERT SQL 请求通过网络发送到服务器。
(2) 代理进程接受请求开始服务,SQL 语句开始编译并被优化。
(3) 从包缓存中寻找到对应的可执行的程序段或加程序段至包缓存中。
(4) 代理进程开始运行执行计划。
(5) 代理进程寻找足够大的数据页存放待插入的数据行。
(6) 从磁盘容器中找到足够大的数据页读入缓冲池。
(7) 代理进程开始写日志缓存,记录插入操作。
(8) 一旦日志写入日志缓存,代理进程把新增行写入到缓冲池中的选中的数据页中。
(9) 发送成功写入消息到客户端。

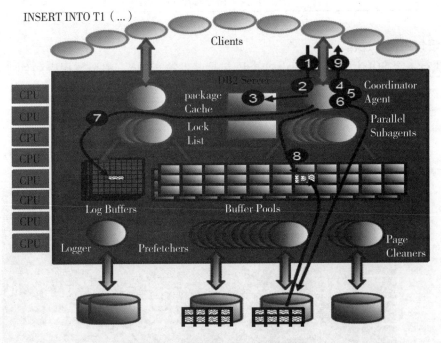

图 7-12 DB2 插入语句的执行过程

4. Commit 语句的执行过程（图 7-13）
(1) Commit 语句通过网络发送到协调代理。
(2) 代理将 Commit 日志记录写到日志缓冲区。
(3) 代理等待日志记录器将日志缓冲区的日志写到磁盘。
(4) 日志记录器将需要的日志从缓冲区写到日志磁盘。
(5) 日志记录器通知所有等待的代理,等待日志记录已写到日志磁盘。
(6) 释放此事务所持有的锁。

(7) 返回成功信息给客户机。

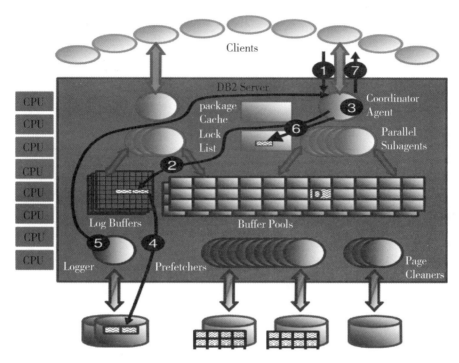

图 7 – 13　DB2 Commit 语句的执行过程

（二）DB2 的内存

DB2 的内存主要用于缓存从磁盘数据文件中读取的数据。整体来说，DB2 的内存结构如图 7 – 14 所示。

从 DB2 的内存架构我们可以看到，DB2 的内存可以分为 3 个部分：①图片中最上层的实例级缓存，如监控缓冲池和审计缓冲池，实例的缓存所占内存不大，通常在实例启动时分配。②包括数据库全局缓存，缓冲池（bufferpool）、日志文件缓冲池、锁列表（locklist）、程序包高速缓存（pckcache）都属于数据库全局缓存。数据库的全局缓存在执行 activate db 命令或是在应用第一次连接数据库时分配。③主要是应用程序的私有内存部分，DB2 Agent 与客户端进程的通讯区就属于私有内存。

1. STMM

STMM 是指 DB2 在 9.1 的版本使用的内存自调整的功能，在旧的 DB2 版本中（9.1）中，所有的内存元素都是需要手工根据应用的情况进行调整，因此对 DB2 的使用者有较高的要求，同时也较难满足工作负载发生变化时内存参数无法有效适应的问题。

通过引入 STMM 功能，DB2 会对内存自动优化处理，对 Buffer pools、sort、locklist、pckcache 进行自动和动态的调整，通过感知潜在的工作负载并且根据需要来调节和优化内存，极大程度地提高了数据库在不同场景下的适应性，降低了 DBA 的工作负载。

由于引进了 STMM 技术，对于大多数的数据库而言，我们已不再将内存参数的调整作为首选的调优手段。但 STMM 会占用一定的系统资源，同时 STMM 是周期性被唤醒并进行相关的评估，因此对工作负载的评估会有一定的延时性。在要求较高的环境中，通常会让 STMM 运行一段时间后，将 STMM 优化后的内存参数固定化后停用 STMM 功能。

2. 重要的内存组件解释

需要关注和调整的 DB2 内存组件有以下几个：

（1）缓冲池（bufferpool）。缓冲池用于缓存从磁盘读取的数据，对应用系统的整体性能有很大的影响。DB2 缺省会创建有一个名为 IBMDEFAULTBP，页面大小与创建数据库时使用页大小一致的缓

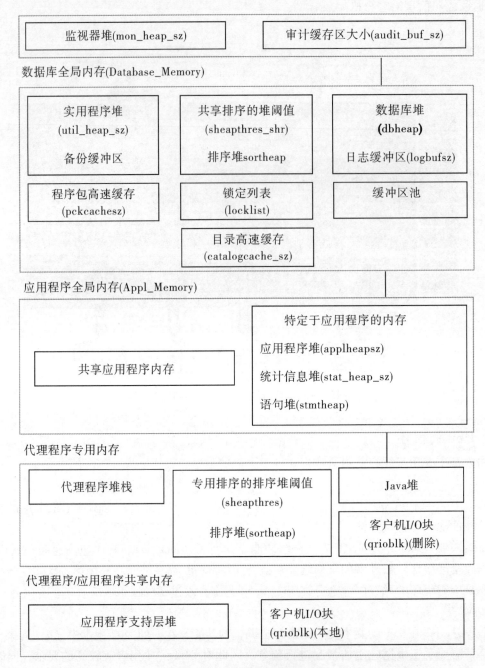

图 7-14 DB2 的内存结构

冲池。在首次访问表中的数据行时,数据库管理器会将包含该数据的页放入缓冲池中,这些页将一直保留在缓冲池中,直到关闭数据库或者其他应用程序需要使用该页所占用的空间为止。当应用程序对数据进行更改后,数据页对应在缓冲池的页面就会变成脏页,数据库会定时(或按某种触发逻辑)将脏页写回磁盘以保证内存与磁盘数据的一致性

(2)锁列表(locklist)。DB2 数据库在对数据进行绝大多数操作时,都会使用各种锁机制来保证数据访问的一致性。参数锁列表以 4 kB 为单位,确定了一个数据库可以使用的最大的锁列表内存的大小。粗略来说对数据加一个锁大约会占用锁列表 136 个字节(不同的数据库版本,不同的锁行为所占大小会略有不同),由此我们就可以估算出该数据库最大可以使用锁的数目。当数据库中的锁数量太多导致锁列表接近全部被占用时,DB2 数据库会自动将部分的行级锁(DB2 默认是行级锁)升级为表锁以释放一部分的锁列表内存,这样可以暂时避免锁列表满的问题,但是同时会造成应用并发

性的下降（锁升级只有一个应用可以对该表进行访问，其他需要访问该表的应用就需要等待该应用完成后释放表锁）。当我们从 DB2 的诊断日志文件、通知日志文件，或是通过一些工具发现 DB2 有锁升级的现象时，就要特别进行关注，及时找到问题的根源并进行调整以避免再次出现锁升级问题。

（3）日志文件缓存（logbuf）。日志文件是数据库最重要的、用于保证数据库完整性的组成。数据库在做 DML 操作时，会先将相关的日志信息（数据前映像、后映像等）写入日志文件缓存然后再将对应的数据写入缓冲池，在应用程序发出 commit 信号后，db2loggw 进程将日志文件缓存的内存写入日志文件（缓冲池数据并不会同时写入磁盘）。DB2 有两个大小一样的日志缓冲池以交替的方式使用，一个接收新的日志缓存写请求，一个将旧有日志缓存的内容写到日志文件中。在一些 DML 操作非常频繁的场景，会收到日志缓存满的情况，这时候就需要考虑增加 logbufsz 的大小以适应更高的并发 DML 请求。

（4）包高速缓存（pckcache）。数据库在执行 SQL 语句前会先对 SQL 进行分析和解释以产生执行计划（静态 SQL 在编译时产生执行计划），产生的执行计划会被存放在包高速缓存中，这样后继相同的 SQL 请求就可以直接从包高速缓存中拿到执行计划并直接运行该执行计划（前提是该 SQL 的执行计划没有被其他 SQL 语句挤出包高速缓存）。在 OLTP 环境中，编译 SQL 语句的成本是非常高的，因此应该保证包高速缓存有足够高的命中率，这就需要通过规范应用程序的 SQL 编写来保证，通过尽可能地使用绑定参数而不是直接使用变量值，可以大大减少包高速缓存中 SQL 执行计划的数量，从而保证包高速缓存的命中率。如果应用无法修改，在 DB2 9.7 的版本后，可以考虑将数据库配置参数 stmt_conn 设置为 literals 来缓解该类问题。

（5）sortheap 排序堆。数据库需要进行排序的场景非常多，如创建索引、order by 语句、distinct 语句、连接语句等都可能需要对数据进行排序。排序堆的大小决定了单个排序可以使用的最大内存量，当优化器预计进行排序所需的内存大于排序堆参数时，就会使用系统临时表空间来存放临时排序的结果，从而导致系统缓慢。

在 OLTP 系统中，一般不会出现较大的排序请求，而从系统监控的角度来说，当排序溢出的比例大于整体排序的 3% 的时候，就要考虑对应用进行优化或是考虑调整 sortheap 参数以避免有过多的排序溢出影响系统的整体性能。

二、SQL 语句优化

对很多开发人员而言，他们会更多地关注 SQL 语句的返回结果而不是 SQL 的处理过程，当系统的并发量和数据量都达到一定程度，数据库需要处理很多非优化的 SQL 语句时，不可避免地会造成系统整体性能的下降。

从数据库的整体性能调整的角度来说，修改某些参数也许会使得数据库系统的性能提高 2～5 倍，但是通过优化业务逻辑和应用程序所能带来的性能提交远远超过对参数的调整。因此，在对数据库进行性能调整时，通常首先考虑的是对业务逻辑和应用系统进行调整而不是对数据库参数的调整。

数据库的应用场景可以简单地划分为 OLTP 和 OLAP，这两种应用有不同的应用场景，OLTP 的特点是小事务、SQL 语句较为简单但是并发量大；而 OLAP 的特点是 SQL 语句复杂、数据量较大但是并发量相对较小。下面的 SQL 优化准则以 OLTP 为基础讲述。

（一）SQL 语句编写通用准则

（1）查询时仅指定需要的列。使用 select * 会导致返回不需要的列，应尽量避免。不少开发人员由于贪图写程序的方便，即使业务逻辑只是需要处理和返回少部分的字段内存，也经常使用 select * 的动作，殊不知在数据库处理时，就会要将所有的字段从数据页中格式化出来，然后再将这些数据填充到通讯缓冲区再返回前端，这样会大大增加了数据库服务器进行数据解析的负载，同时也加重了网络传输的工作。

（2）通过使用谓词限定结果集。谓词简单来讲就是我们平时 SQL 语句时所使用的 WHERE 过滤条件。通过使用 WHERE 条件来限制数据库返回的记录数，可以减少数据库所需处理的数据量和网络传输量，同时可以减少数据被加锁的概率，从而提高系统的性能和并发度。

（3）使用 FETCH FIRST n ROWS ONLY 子句限制返回的数据量。全表查找的动作除了会增加数据库的负载外，也有可能增加其他用户操作数据库时被阻塞的风险。因此建议在一些可能涉及较多数据返回的情景，使用 fetch first N rows only 子句来限制所需返回的记录数。

（4）合理使用 FOR READ ONLY 和 FOR UPDATE 子句。在一些只用于查询数据并且不需要对返回的数据进行判断并随后进行修改的 SQL 语句，建议在 select 语句中使用 FOR READ ONLY 子句。FOR READ ONLY 子句可以清楚地告知 DB2 数据库服务器返回的结果集不需要进行修改，因此可以使用分块游标的方式对数据进行传输（默认情况下在 TCP 环境中最大是 64 kB，在本地 IPC 访问方式下是 30 kB），并且可以减少可能需要对数据进行加锁的可能。

而 FOR UPDATE 语句则可以在查询到满足条件记录的同时，对该条记录加上一个 U 锁以防止其他用户再次对同一条记录进行修改，减少后续业务逻辑的处理复杂性。

（5）尽可能避免做数据类型的转换，特别是在谓词计算中。在谓词计算中如果会出现数据类型的转换，很有可能会使得数据库的优化器无法充分利用到相关的索引信息从而导致性能的下降。

例如：

SELECT col1，col2FROM t1
WHERE cur_date = to_date（'2014 – 12 – 11'，'YYYY – MM – DD'）

由于 cur_date 是 date 类型，而开发人员延续 Oracle 的开发习惯，使用了 to_date 函数将字符串转换成日期函数再进行比较，但是在 DB2 中，to_date 函数实际返回的是一个 timestamp 类型，因此 WHERE 条件在进行比较时，实际上是用 date 与 timestamp 类型进行比较，由于两者之间的数据类型不一致，因此，即使 T1 表在 cur_date 上有索引，该查询语句也无法使用，从而导致系统性能的下降。如果将该语句改写为：where cur_date = '2014 – 12 – 11' 则可以正常利用索引进行查询。

（6）尽量使用少量的 SQL 语句来完成业务逻辑。从性能的角度来说，使用少量的 SQL 可以帮助减少前端与数据库之间需要进行的交互，减轻了在客户端与数据库服务器端之间进行数据传送的压力。在业务逻辑上利用单条的 SQL 语句能完成就不要使用多条。

（7）避免在谓词的字段上使用函数进行转换比较。例如：select col1，col2 from t1 where upper（col3）= 'ABC'，表 T1 在 col3 字段上存在索引。这条 SQL 语句在 DB2 10.1 的版本前是无法利用到字段 col3 上的索引（DB2 在 10.1 后的版本提供了基于函数的索引）。在这种情况下通过修改业务逻辑，将数据入库时将所有数据改为大写后，将 SQL 语句改为 select col1，col2 from t1 where col3 = 'ABC' 即可正常使用到索引。

（8）应避免在谓词上使用 or 或 not 等限定词。在谓词中使用 or 或 not 等关键字，会使得数据库的优化器无法计算满足谓词条件的记录，因此当 where 条件中存在 or 或 not 等关键字时，数据库服务器存在很大的可能只能通过全表扫描的方式来判断数据是否符合条件。如有可能尽量将这类 SQL 语句进行改写，如使用 union all 来代替 or 也许就能使优化器选择一条更加优化的执行路径。

（二）查看 SQL 语句的执行计划

前面我们提过，在性能调整计划中，我们应将调整业务逻辑和 SQL 语句置于优先的位置，将业务逻辑的多个操作合并为较少的操作步骤、利用数据库进行条件判断而不是利用程序进行判断，都能使得业务逻辑执行得更为高效，而通过对 SQL 语句进行优化，提升 SQL 语句的执行效率，则可以大大减轻操作对数据库的压力，提高整个数据库系统的吞吐率和降低 SQL 语句的响应时间。

1. DB2 SQL 语句解释工具

在对 SQL 语句进行优化前，最重要的一个步骤是要知道目前存在问题的 SQL 的执行计划。目前在 DB2 环境下使用较多的查看 SQL 语句执行计划的工具有 3 个，分别是数据库自带的 DB2expln、DB2exfmt 以及 Data Studio 工具所带的 Visual Explain。其中，DB2expln 用于简单地查看 SQL 语句的执行计划，它能给出一条 SQL 语句的执行方式，预计返回结果集的大小及语句执行的成本。同时，DB2expln 也能对存储过程或嵌入式程序的静态 SQL 所产生的执行计划（package）进行查看。而 DB2exfmt 则可以详细地看到 SQL 语句中每个执行的步骤的情况，包括每个步骤的过滤因子（factor），每个步骤在执行完毕后向上层执行计划所返回的记录数，每个处理对象的相关统计信息等。因此，从两个工具所能提供信息的丰富程度来说，DB2exfmt 可以提供比 DB2expln 更丰富和完整的信息。Data Studio 的 Visual Explain 类似于 DB2exfmt，但是使用了一种更为美观的图形化方式来展示执行计划，使得执行计划更为容易阅读。

DB2expln 和 DB2exfmt 的使用区别如表 7-5 所示。

表 7-5　DB2expln 和 DB2exfmt 的使用区别

期望的特征	说明表	DB2expln	DB2exfmt
文本输出	—	是	是
"快速和脏的" 静态 SQL 和 XQuery 分析	—	是	—
静态 SQL 和 XQuery 支持	是	是	是
动态 SQL 和 XQuery 支持	是	是	是
CLI 应用程序支持	是	—	是
可用于 DRDA 应用程序	是	—	—
详细的优化器信息	是	—	是
适合于分析多个语句	是	是	是
可以从应用程序中访问信息	是	—	—

2. DB2 SQL 执行语句的类别

在其他的数据库系统（如 Oracle）中，一条 SQL 语句总是在执行时才会进行解析并产生执行计划，解析完成后该 SQL 的执行计划可能会进入一个 SQL 的执行计划缓冲池（Oracle 称之为 library cache）以供后继相同的 SQL 语句利用其执行计划而避免再次进行编译及分析。而 DB2 数据库和其他数据库相比则会有一点小小的不同，DB2 的 SQL 可以被简单地划分为两种类型，静态 SQL 和动态 SQL。其中动态 SQL 的行为与其他数据库的 SQL 行为是一致的，在运行时产生执行计划并放置到 package cache 中供后继相同的 SQL 语句使用，CLI、JDBC 等编程接口所产生的 SQL 语句均采用这种方式，嵌入式编程语言和存储过程中需动态 prepare 的 SQL 语句也是动态 SQL。

而在嵌入式编程语言和存储过程中存在更多的是静态 SQL，这种 SQL 语句是在编译的时候就已经产生了执行计划并存放于特定的 package 中，对应的运行程序或存储过程在执行时，遇到这种静态 SQL 语句就会转到相应的 package 中找到执行计划并真正执行。下面是个简单示例。

```
create procedure testabc( )
begin
    declare v_ret int;
    declare v_str varchar(100);
    select count( * ) into v_ret  from a1 ;
    set v_str = 'insert into a1 values(100,100)';
    prepare stmt from v_str;
    execute stmt;
end@
```

这个示例中包含了两条真正执行的 SQL 语句，select count（ * ）into v_ret from a1 以及 insert into a1 values（100，100）。这两条 SQL 语句，insert 语句是动态 SQL，在真正执行的时候才会进行编译和解析；select 语句是静态 SQL，它在编译时就已经确立了执行计划，并将该执行计划写到数据库的一个 package 中。存储过程对应的 package 的名称可以使用以下语句获得：

Select 'P' || lib_idfromsyscat.routineswhere

routinename = 'YOUR_PROC_NAME';

使用 DB2 list packages [for all show detail] 命令可以较直接看到数据库中的 package 但无法将 package 的名称与存储过程的名称一一对应。

3. 查看 DB2 SQL 语句的执行计划

前面讲过我们可以使用 DB2expln 和 DB2exfmt 来查看 SQL 语句的执行计划，对于较为简单的分析，我们可以使用 DB2expln，对于较复杂的 SQL 分析，可能会使用 DB2exfmt 工具，下面我们先简要描述一下两种工具的使用方法。

（1）DB2Expln 的使用步骤。

1）创建 explain 解释表。不管使用哪种方法来查看 SQL 语句的解释计划，首先都必须建立 explain 解释表，解释表只需要创建一次，以后就可以直接使用。连接到相对应的数据库，通过使用 db2 - td@ -f $ DB2INSTANCE/sqllib/misc/EXPLAIN.DDL 文件，可以生成 explain 解释表。

2）查看动态 SQL 语句的执行计划。将所需查看的 SQL 语句存放到一个文件中，一般以 "；" 作为 SQL 语句的结束符，然后使用以下命令执行：

db2expln-d dbname - f your_sql_file.sql - z "；" - g - t

DB2expln 的一些常用参数如下：

- f 用于指定包含 sql 语句的文件；

- z 用于指定分隔符；

- g 用于将执行计划以图形的方式展现；

- t 用于将执行计划在终端上进行显示；

- q 用于在 DB2expln 命令行中指定直接解释 sql 语句而不是存在于 - f 指定的文件；

- o 用于指明保存输出结果的文件名。

3）查看静态 SQL 语句的执行计划。静态 SQL 语句的执行计划存放于 package 中，因此首先要查找到存储过程（或是嵌入式程序）名称所对应的 package 名称及创建者，然后使用命令：

db2expln - d dbname - c pkg_createor - p pkgname - g - t

图 7-15 至图 7-17 均为 DB2expln 的示例输出。

图 7-15　DB2expln 的示例输出（1）

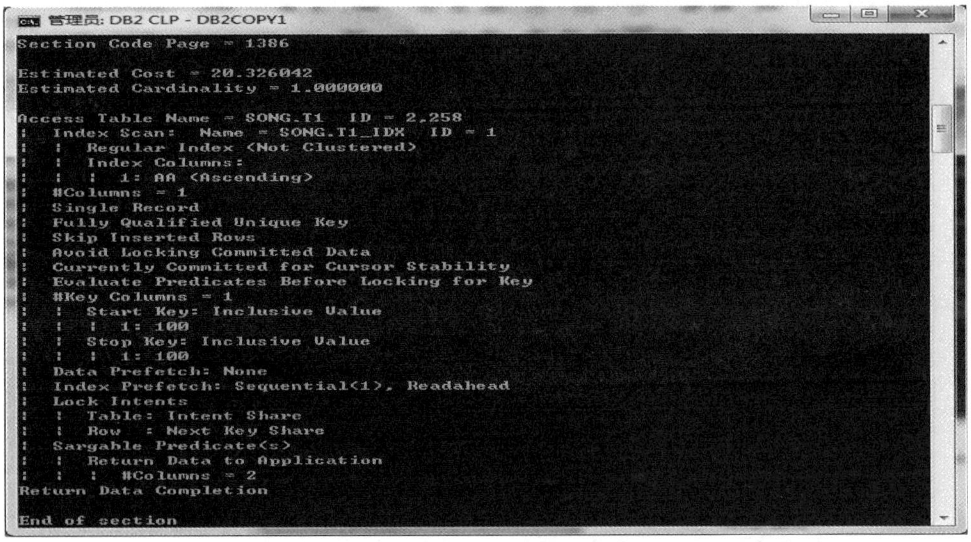

图 7-16 DB2expln 的示例输出（2）

图 7-17 DB2expln 的示例输出（3）

在 DB2expln 的输出中，最为关注的部分可能包括两部分：第一部分是在输出部分最后所在的 SQL 语句的执行计划图（在上图示例中，我们可以了解到这个 SQL 语句是通过索引找到 RID 后再到表中找到实际数据然后再返回），通过这个执行计划图，我们可以知道 SQL 语句的执行路径。第二部分是优化器预估执行该语句的成本以及返回记录数。其中，预估返回记录数是我们较为关注的部分，如果预估返回的记录数与真实的返回记录数有较大的差距，那就可能代表优化器在分析该 SQL 时由于一些因素的影响造成的误判，反也来也可能说明目前 SQL 语句的执行计划可能存在一定的不合理性。

（2）DB2exfmt 的使用步骤。

1）创建 explain 解释表。在使用 DB2exfmt 前，explain 表必须先存在，如果之前已经创建，则此步骤可以忽略，否则可以按照上面 DB2expln 一节中所述步骤创建。

2）将当前 SQL 语句的模式设为解释模式：

DB2 set current explain mode yes

3）执行需查看执行计划的 SQL 语句：

DB2 -tf check_plan.sql

4）停止解释模式：

DB2 set current explain mode no

5）查看执行计划：

db2exfmt - 1 - d dbname - o exfmt. out

DB2exfmt 的一些常用参数如下：

- 1 用于代表 db2exfmt 参数 - e % - n % - s % - v % - w - 1 - # 0；

- d 用于 SQL 语句执行所在的数据库名称；

- o 用于 SQL 语句解释计划的输出文件。

6）DB2exfmt 的输出。

DB2expln 的输出中的访问计划部分：

16.64	<-	(a) Cardinality
IXSCAN	<-	(b) PLAN OPERATOR
(2)	<-	(c) PLAN OPERATOR ID
0.117254	<-	(d) CPU Cost
0.02	<-	(e) I/O Cost

与 DB2expln 的输出相比，DB2exfmt 的解释计划图更为丰富，它包括了每个执行步骤的执行成本（增量）以及预估每步骤所返回的记录；同时对每个步骤的执行情况（如过滤因子等）进行了描述，对每个访问到的数据对象的情况也进行了详细说明。对于需要深入了解 SQL 执行计划的 DBA 和开发人员，学会使用 DB2exfmt 查看 SQL 语句的执行计划都是必不可少的功课。

（三）优化 SQL 语句的执行计划

在一个数据库的物理设计和逻辑设计完成后，在一个 OLTP 系统中，决定性能的最关键因素就是索引的设计，索引设计的成功与否决定了一个数据库系统 95% 以上的性能水平。同样，优化 SQL 语句的执行计划关键也在于设计一整套经过通盘考虑的索引方案。下面我们会从索引的结构，索引的扫描方式以及创建索引的一些基本准则分别进行描述。

1. DB2 的索引结构

数据库管理器使用 B + 树结构来存储索引，索引结构的示意图如图 7 - 18 所示。

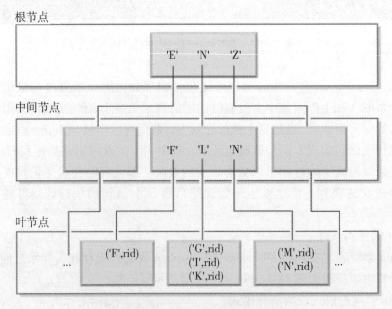

图 7 - 18 B + 树索引结构

顶层称为根节点。底层由叶节点组成，这些节点存储索引键值，并通过指针指向包含相应数据的表行。根节点层与叶节点层之间的层称为中间节点。

当索引管理器查找特定的索引键值时，它从根节点开始搜索索引树。根节点对于下一层中的每个（中间）节点都包含一个键。每个键的值都是下一层的相应节点的最大现有键值。为了查找特定的索引键值，索引管理器将搜索根节点，以查找第一个大于或等于搜索键值的键值。根节点键指向特定的中间节点。索引管理器将按照此过程遍历每个中间节点，直到找到包含所需索引键的叶节点为止。

从根节点到叶节点之间的高度称之为索引树的高度，索引树的高度主要取决于索引字段的宽度以及记录数的大小。通常情况下，一个具有 1 000 万行记录的表，其索引的高度一般不会超过 4 层。

2. 索引的访问方式

最常见通过索引访问有以下几种方式：

（1）纯索引扫描。这种扫描方式指可以从索引中检索所有必需的数据而不必访问表。

（2）直接索引扫描。谓词中的每个字段都包含在索引字段中。对于直接索引查找，DB2 使用索引的根页面，从顶部开始，向下遍历，经过中间叶子页直到抵达相应的叶子页。在那里，它将读取实际数据页面的指针，并利用指针读取数据页面并返回结果。下面的例子描述了一个直接索引扫描的例子。

表 EMPLOYEE 上存在索引（DEPNO，TYPE，EMPCODE），那 SQL 语句：

SELECT FIRSTNAME, LASTNAME FROM EMPLOYEE
WHERE DEPTNO = 5 AND TYPE = 'X' AND EMPCODE = 10;

（3）非匹配索引扫描。索引的第一个字段不可用，那么必须从索引中的第一个叶子页开始遍历，顺序扫描后续的叶子页进行判断以找到满足条件的记录，非匹配索引扫描不使用根结点和任何中间子页。

表 EMPLOYEE 上存在索引（DEPNO，TYPE，EMPCODE），那么 SQL：

SELECT FIRSTNAME, LASTNAME
FROM EMPLOYEE
WHERE TYPE = 'X' AND EMPCODE = 10;

上述使用的就是非匹配索引扫描。由于索引的第一个字段 depno 不可用，因此必须扫描所有的索引页以找到满足条件的记录。

索引访问还有其他方式，例如当存在多个索引时，DB2 能够利用多个索引的键值并根据谓词条件进行多个索引 RID 的 and 或 or 操作来找到匹配条件的记录。从一般性能的角度来说，纯索引扫描的性能好于直接索引访问，非匹配索引扫描的性能最差。

3. 索引的设计基本准则

进行索引设计时首先要清楚索引的创建是有代价的，创建索引不但会占用磁盘的空间，同时索引的存在也会造成 DML 语句以及数据加载等动作效率的低下。打个比方，在没有索引的情况下，一个数据加载程序可以达到 10 000 条/秒的加载速度，但是如果该表存在一个索引，那么数据加载速度可能会下降到 8 000 条/秒，而如果存在两个索引，那么数据加载速度可能会下降到 5 000 条/秒。索引的存在对于查询语句是有好处的，但是对于 DML 之类的语句来说，索引的存在势必会降低某些操作的速度（不考虑索引存在给谓词过滤所带来的好处）。在绝大多数的 OLTP 系统中，读写的比例在 7:3 左右（实际上除了无条件的 insert 动作外，其他 delete 和 update 都会有先读数据的行为），利用索引大幅度减少所需访问的数据页，能够大幅度提高系统的整体性能。

另外，通过索引访问数据从物理 I/O 的角度来说（当数据和索引都不在缓冲池时）会存在两个的 I/O 动作并且这些 I/O 动作是随机 I/O，因此如果引用索引并且通过索引返回大量的数据，其性能比全表扫描效率更低。因此在利用索引返回数据时通常会有一个基本的原则，当访问的数据小于表数据的 10% 时可以考虑使用索引，当超过 10% 的数据被返回时，全表扫描是一个更好的选择。在 OLTP 系统中基本只需返回少量的数据。图 7 - 19 显示索引与全表扫描的效率对比。

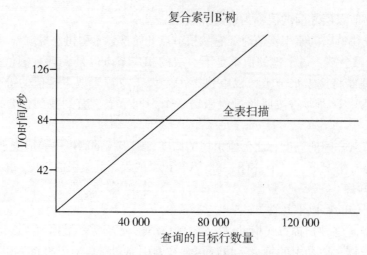

图7-19 索引与全表扫描的效率对比

以下是创建索引时所需的一些注意事项和基本准则。

(1) 要避免某些排序,考虑通过使用 CREATE UNIQUE INDEX 语句定义唯一键。

(2) 在一定数据量时单条的数据查找,通过唯一索引和主键进行查找是访问数据最快的方式(主键不允许字段为空值,唯一键则允许有一个值为空值,绝大多数情况下可以用唯一索引代替主键)。创建唯一索引不但可以保持应用设计逻辑的清晰,同时如果存在对关键字进行排序的动作,索引的存在可以在一定程度上避免排序(除非 DB2 10.5 版本创建索引使用 random 选项,否则索引值都是按顺序排列)。

(3) 小表也要考虑创建索引。对于一张记录数不大、如不超过 1 000 条记录的表,部分开发人员或 DBA 可能考虑不建索引,因为通过全表扫描对返回所有的记录判断可能比通过索引找到 rid 再到表中查找相应记录来得更快。从单个的 SQL 语句来说这个理解是正确的,但是在 OLTP 环境中存在着大量的并发,数据库在查找记录时必须在所有被访问的记录上进行加锁(除非使用脏读),锁的存在就会造成并发性的下降和吞吐率的下降。而通过索引访问小量的记录,数据库只会在利用索引判断满足条件后对少数的记录加锁,这样就可以避免过多、过频繁加锁所带来的并发性问题。

(4) 要控制 OLTP 环境中索引的数量。索引的存在对 DML 会造成一定的性能影响,因此对于 OLTP 系统而言,建议每张表创建不超过 3 个索引,对于 OLAP 环境,可以创建 5 个以上的索引。索引的创建必须有全局性,必须通盘考虑到该表不同的访问方式。例如,如果列 a、b 和 c 上有索引,那么列 a 和 b 上的第二个索引一般用处不大。

(5) 不要在只有一个唯一值的字段上创建索引。只有一个唯一值的字段除了会增加数据库进行 DML 操作时的成本外没有任何的好处。

(6) 考虑使用多个字段的复合索引而不是多个单独的索引。假设存在以下一个 SQL 语句:select c4、c5、c6 from t1 where c1 = 4 and c2 = 8,创建一个在 C1 和 C2 上的复合索引(C1,C2)效果会比在两个字段上分别创建索引要好得多,不仅查询效率会更高,同时数据系统在维护索引上的成本也会低很多。

(7) 创建复合索引时字段的顺序。复合索引需要对多个字段创建索引,在选择复合索引字段的顺序时,可考虑遵循以下的原则:

1) SQL 语句中 = 号出现频率最高的字段具有最高的优先级。

2) 其次考虑数据的分布性,相同条件下数据分布较广的字段应放在索引字段的前面。数据分布越广,数据的选择性越高,通过索引找到的记录行数就会越少,SQL 语句执行所需的资源也就越少。

3) SQL 语句 where 条件字段的顺序与索引字段的顺序无关,也就是说 where b > 123 and a = 123 同样可以有效利用到(a,b)上的索引。

4. 使用 DB2advis 工具

DB2 数据库提供了一个 DB2advis 工具，可以帮助开发人员和 DBA 在不需要对 SQL 语句的执行计划有太深入了解的前提下，明晰在做了某些改变后（通常是增加了索引），该 SQL 语句的性能会有多大比例的一个提升。

但是我们也不能滥用 DB2advis，即便 DB2advis 给出了一些建议，我们还是需要从全局的角度出发对 DB2advis 所提供的方案进行评判。首先 DB2advis 提供的建议，只是针对文件中某些的 SQL 语句，从全局的角度出发，增加了索引后可能会导致应用系统的其他部分出现性能瓶颈，也就是我们前面所说的索引的个数过多会加重 DML 操作的负担。其次 DB2advis 所提供的解决方案会较为倾向于全索引扫描，因此，其建议的索引方案往往会显得较肥（字段较多），这时仍然需要我们人工进行相应的判断对建议方案中的字段进行取舍。

DB2advis 给我们提供了一个很好的优化方向，但是仍然需要人工进行干预。DB2advis 给出合理优化建议的前提是相关对象的统计信息是准确的，因此在使用这个工具前，请确保统计信息的准确性。

三、并发设计

（一）DB2 隔离级别

在数据库操作中，为了有效保证并发读取数据的正确性，SQL 标准委员会提出了事务隔离级别的概念。所谓隔离级别是指应用进程所访问的数据被锁定或者与其他同时执行的进程相隔离的程度。

DB2 根据 SQL 标准委员会对隔离级别的等级划分为 4 级，分别是脏读（UR）、游标稳定读（CS）、读稳定（RS）和可重复读（RR）。随着隔离级别的提高，数据访问的一致性会越来越高，但是访问数据的并发度会随着隔离级别的上升而下降。在一个真实的环境中，需要在数据访问的一致性和高并发之间进行取舍和取得平衡。

1. 并发访问可能出现的问题

数据库是一个多用户并发访问的环境，在这个并发访问的环境中，有可能出现 3 种的不一致现象，分别是脏读、不可重复读以及幻象读。

（1）脏读是指应用程序可以读取到另一应用程序对数据所做的、尚未做提交的记录。例如应用程序 A 在一个业务逻辑过程中将一个数据从 1 修改为 2，并且该数据仍处于中间处理状态，未做提交或回滚。而应用程序 B 通过脏读的方式，读到该数据的结果为 2，由于该数据尚未提交，因此如果应用程序 A 一旦回滚交易，应用程序 B 所读到的结果 2 就是一个脏的、不存在的数据，如果后续应用程序 B 继续使用该值并进行加工然后再写入数据库，就会出现数据非法的问题。由于在脏读的过程中不会对数据进行加锁，一些对数据一致性要求不敏感的应用会采用脏读这种模式。在 DB2 数据库中，脏读是通过在 select 语句中加上 with ur 子句来实现（在 DB2 9.7 的版本后，默认打开的 cur_commit 参数可以在 CS 模式下读取数据修改前最新一笔已被提交的值）。

（2）不可重复读是指应用程序 A 根据条件查询记录，与此同时应用程序 B 对一些记录进行了删除动作。此时应用程序 A 执行同一条查询语句，会发现原来的一些记录不见了。例如应用程序 A 执行的 SQL 语句返回了 1，2，4 3 条记录，随之应用程序 B 将记录 4 删除，应用程序再执行同一查询语句只会返回 1，2 两台记录。

（3）幻象读是指一个应用 A 查询数据库返回了一些满足条件的记录，此时另一应用程序 B 插入新数据或对数据做了修改。应用 A 在同一工作单元内再次执行同一条件的查询，会返回一些附加的行（应用程序 B 插入）或是不对的结果（应用程序 B 修改）。应用程序 A 执行 select * from t where a <4 返回 1，2，3 条记录，应用程序 B 将 1 修改为 5，插入一条记录 A = 0，应用程序 A 执行同一条 SQL 语句则会返回 0，2，3 3 条记录。

对于使用不同的隔离级别，在数据访问上可能出现的不一致的情况如表 7-6 所示。

表 7-6 不同的隔离级别在数据访问上可能出现的不一致的情况

隔离级别	访问未落实的数据	不可重复读	幻象读
可重复读（RR）	不可能	不可能	不可能
读稳定性（RS）	不可能	不可能	可能
游标稳定性（CS）	不可能	可能	可能
未落实的读（UR）	可能	可能	可能

2. 隔离级别的锁定情况

隔离级别的实现是通过对数据对象加锁来完成的，同样的一条 SQL 语句，使用不同的隔离级别会在加锁的类型、加锁的数量上有明显的区别，开发人员和数据库系统管理员应该对每种隔离级别加锁的范围及数量，可能造成的问题有清楚的了解。

（1）脏读允许应用程序访问其他事务未落实的更改。并且，UR 不会阻止其他应用程序访问正被读取的行。在 UR 模式下，可能会出现访问未落实的数据、不可重复读以及幻象读等情况。基本而言，脏读不会对数据对象加锁。

（2）游标稳定性隔离级别将在游标定位于事务执行期间所访问的任何行上时锁定该行。此锁定在下一行被访存或者事务终止之前将保持有效。但是，如果更改了该行中的任何数据，那么在落实更改之前将一直挂起该锁定。打个比方说，应用程序通过游标访问满足条件的 1 000 条记录，CS 模式只会对正在访问的记录上加锁，而游标移动到下一条记录后，前一个记录的锁会被释放，1 000 条被访问的记录在整个过程中只会有加一个锁（不考虑在表上以及一些内部的锁）。CS 是缺省隔离级别。如果希望最大限度地提高并行性，并且只需要查看已落实的数据时，游标稳定读适合于绝大多数的应用场景。

（3）读稳定性隔离级别只锁定应用程序在工作单元运行期间检索的那些行。RS 确保在 UOW 完成之前，在该 UOW 运行期间读取的任何合格行不会被其他应用程序进程更改，并确保由另一个应用程序进程对行进行的更改在该进程落实更改前无法被读取。与前面在 CS 中所举的例子类似，对于访问满足条件的 1 000 条记录，对于 RS 而言，每访问一条记录都要对记录加锁（游标移动时不会释放锁），因此访问 1 000 条记录就会有 1 000 个锁存在。对于 RS 而言，不可能出现访问未落实的数据以及不可重复读等情况，但是有可能会出现幻象读。

（4）可重复读隔离级别将锁定应用程序在工作单元（UOW）运行期间引用的所有行。如果应用程序在同一个工作单元中发出 SELECT 语句两次，那么每次将返回相同的结果。对于 RR 而言，不可能出现丢失更新、访问未落实的数据、不可重复读以及幻象读等情况。在 RR 隔离级别下，应用程序在 UOW 完成前可以任意次地检索和处理行。但是，在该 UOW 完成之前，其他应用程序均无法更新、删除或插入将会影响结果集的行。在 RR 隔离级别下运行的应用程序无法看到其他应用程序所做的未落实更改。在生产环境中，我们看到的基本情况是如果使用可重复读（RR），使用的就是表级的锁定而非记录级。

表 7-7 是各种不同隔离级别在应用程序上所反映出来的差别。

表 7-7 各种不同隔离级别在应用程序上所反映出来的差别

	UR	CS	RS	RR
应用程序是否能够看到其他应用程序进程未落实的更改	是	否	否	否
应用程序是否能够更新其他应用程序进程未落实的更改	否	否	否	否
重新执行语句时是否会被其他应用程序进程影响	是	是	是	否
已更新的行是否能够被其他应用程序进程更新	否	否	否	否

续表 7-7

	UR	CS	RS	RR
已更新的行是否能够被其他在除 UR 以外的隔离级别下运行的应用程序进程读取	否	否	否	否
已更新的行是否能够被其他在 UR 隔离级别下运行的应用程序进程读取	是	是	是	是
已访问的行是否能够被其他应用程序进程更新	是	是	否	否
已访问的行是否能够被其他应用程序进程读取	是	是	是	是
当前行是否能够被其他应用程序进程更新或删除	是/否	是/否	否	否

（二）锁与阻塞

数据库在进行操作时要遵循相对应的隔离级别才能保证在通过 SQL 语句访问数据，不会出现诸如幻象读、脏读等前后数据不一致的情况，才能保证数据库在多并发、多用户同时访问数据前后的一致性而不至于造成误判。而锁机制则是目前所有数据库进行并发访问，保证数据隔离级别顺畅实施的最主要手段。

针对不同的数据对象，数据库内部有不同的各类的锁。例如针对表中的数据，可以有行锁，针对 SQL 语句的执行计划，会有 Plan Lock 等。数据库访问的某个对象可能需要同时被并发访问时，数据库在该对象上就会有相应的加锁动作，数据库的加锁动作、加锁的范围、加锁的内容会比想象的要大。

例如，我们在默认隔离级别（CS）上执行一条：select * from test 语句，利用 dDb2pd 工具，我们可以看到在这条 SQL 语句加锁的情况。在输出我们看到不仅在表上有 IS 锁，在数据行上有 NS 锁，针对元数据的 Catalog 锁以及一些内部的锁信息，如执行计划的 PlanLock，控制执行计划存在的内部锁 Varlock 都在其中。（图 7-20）

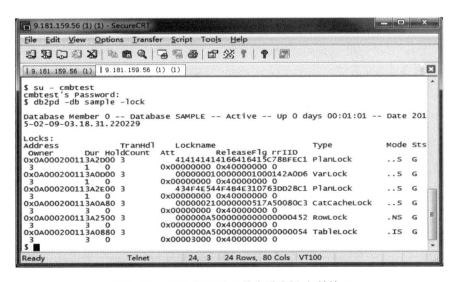

图 7-20　利用 Db2pd 工具查看 SQL 加锁情况

在多用户环境的数据库中，当一个应用程序对某个对象进行锁定，而另一个应用程序请求锁定同一个对象时，就会发生锁定兼容性问题。当两种锁定方式兼容时，可以同意对该对象的第二个锁定请求。

如果请求的锁定方式与已有的锁定方式不兼容，那么数据库不能同意锁定请求。相反，请求要等到第一个应用程序释放其锁定，并且释放所有其他现有不兼容锁定为止，这时就会发生我们所说的阻塞。如果在一个应用环境中，我们发现系统的 CPU、内存、IO 等方面都没有瓶颈，但是却出现了数据库基本没有响应的情况，我们可能首先想到的问题就是是否发生了由于锁争用造成的阻塞。

DB2 的锁类型有非常多，了解锁类型之间的兼容性对于帮助我们应用进行系统设计有很大的帮助。当我们通过一个 SQL 语句对表中的某条记录进行更新时，利用 db2pd – db dbname – lock 命令，我们可以知道这时候数据库在我们希望修改的记录行上面会放置一个 X 锁，通过对比下面的锁定兼容列表，我们就可以知道此时不能在该记录上放置一个 S 锁。当我们通过一个 SQL 语句对表中的记录进行查询并有意图更新该记录时（select * from myt where a = 1 for update），利用 db2pd – db dbname – lock 命令，我们可以知道这时候数据库在我们希望修改的记录行上面会放置一个 U 锁，通过对比下面的锁定兼容列表，我们就可以知道此时可以在该记录上放置一个 S 锁，但不能再放置一个 X 锁。表 7 – 8 为锁的请求与占有资源状态。

表 7 – 8 锁的请求与占有资源状态

请求的状态	占有资源的状态									
	无	IN	IS	NS	S	IX	SIX	U	X	Z	NW
无	是	是	是	是	是	是	是	是	是	是	是
IN（无意向）	是	是	是	是	是	是	是	是	是	否	是
IS（意向共享）	是	是	是	是	是	是	是	是	否	否	否
NS（扫描共享）	是	是	是	是	是	否	否	是	否	否	是
S（共享）	是	是	是	是	是	否	否	是	否	否	否
IX（意向互斥）	是	是	是	否	否	是	否	否	否	否	否
SIX（在意向互斥下共享）	是	是	是	否	否	否	否	否	否	否	否
U（更新）	是	是	是	是	是	否	否	否	否	否	否
X（互斥）	是	是	否	否	否	否	否	否	否	否	否
Z（超级互斥）	是	否	否	否	否	否	否	否	否	否	否
NW（下一键弱互斥）	是	是	否	是	否	否	否	否	否	否	否

在 DB2 9.7 以后的版本增加了一个配置参数 cur_commit，将该参数设置为 ON（默认）用于保证只做查询的应用不会被 DML 的操作所阻塞，当查询语句所需读取的记录被锁住时，通过查询日志缓冲池及日志文件返回该数据最新的一个提交记录，减少了以往写操作会阻塞读操作的情况，大大是提高了系统的并发性。

（三）查找及分析锁的相关问题

在 DB2 数据库中与锁相关的问题基本会有三类：①由于锁资源不足造成的锁升级；②由于锁等待所造成的锁超时；③由于死锁造成的交易回滚。下面我们针对这三种情形讲述出现问题的根源以及监控及处理的方法。

1. 锁升级

在对数据库进行操作的时候，为了保证数据的一致性和完整性，数据库会利用锁机制来保证多用户访问环境中数据的一致性。每个数据库可以同时拥有锁的数目是有限的，DB2 通过 DB 的配置参数 locklist 来限制数据库可以同时拥有的最大锁的数目，利用 maxlocks 参数来设定每个应用连接可以使用最大锁列表的最大百分比。当数据库系统中所有锁资源的数目接近 locklist，或是一个应用连接占用的锁资源接近 maxlocks，DB2 数据库就会选择其中占用锁资源最多的对象和应用，将该应用对数据的锁定由行级锁升级为表级锁，这个动作称之为锁升级，简单理解就是对某个数据对象的锁定粒度由行级锁变为表级锁，并且通常这个表级锁的类型是 X。出现锁升级时，大量的行级锁被单一的表级锁所替代，由于对象已经被某个应用显式锁定，其他应用不能再对这个对象进行操作（除了脏读外，访问对象是要先加锁），降低了应用的并发性。

在出现表升级时，DB2 的诊断日志和通知文件都会有相关锁升级的信息，通过检查这两个文件，我们可以知道出现锁升级的对象，再结合应用程序的排查，可以找到锁升级的原因所在。

从经验上来说，出现锁升级的原因主要是由于应用程序做了大量的 DML 操作并且没有及时提交，导致了数据库中使用了大量的锁资源。对于锁升级的解决方法，首先是要根据应用程序的特点设置合理的 locklist 和 maxlocks 参数（这两个参数在 9.7 后默认都是自动调整），其次要通过程序控制和避免大批量的 DML 操作，当涉及较大批量的 DML 操作时，应周期性提交数据，或是考虑在操作前先行锁定表后再进行操作。利用数据库所提供的工具，如 load 或 ingest 是一种较好的大批量导入数据的方式。

2. 锁等待

锁等待的一个不太精确例子是：当一个应用程序 A 在某个对象 O 上进行了一个加锁动作（例如对某行做了一个 update），另一个应用程序 B 需要对同一条记录进行修改时，这个时候就会发生锁等待，也就是程序 B 必须要等程序 A 先释放对象 O 上的行锁定才能继续执行。如果 DB 配置参数 locktimeout 或是 current lock timeout 寄存器被设置为 -1（默认值），那么程序 B 会一直等待直到程序 A 释放行锁，因此在生产环境中通常会将 locktimeout 配置为一个应用程序可以等待的最长时间（例如 30 s），当应用 B 在等待了 30 s 秒并且应用 A 仍没有释放该锁资源时，应用程序 B 就会收到一个 911 的错误代码，原因码为 68 并回滚交易。

在 DB2 9.5 后，锁等待可以使用命令 db2pd – db dbname – wlock 来查找。在 db2pd 的输出中，sts 列表明锁定的状态，G 代表该锁对应的应用程序是锁的拥有者，而 W 代表该应用程序正在等待该锁定。通过 Db2pd 的 wlock 命令可以查找到应用程序的应用句柄（在本例中分别是 7 和 18），再通过 db2pd – db dbname – apinfo ap_handle 即可以查到对应的应用程序正在执行的 SQL 语句

减少锁等待的关键点是要及时提交对数据库的修改动作以避免在对象上占用锁的时间过长，从业务流程上来说，如果可以将所有对数据库的修改动作放到业务流程的最后来进行是最为合适的，这样可以最大限度地减小锁定的时间；同时在上面的例子我们也讲到数据库在做 DML 操作扫描时如果没有使用到合适的索引，也可能会隐含地引发锁等待的情况。

3. 死锁

死锁是指一个应用程序 P1 拥有对象 A 的锁后又申请对象 B 的锁，而另一个应用程序 P2 拥来对象 B 的锁后申请对象 A 的锁，如果这两个动作同时发生并且没有第三方的介入，那么显然这两个动作都无法继续进行。

举个例子，有两个同时运行的应用程序：应用程序 A 和应用程序 B。应用程序 A 的第一个事务是更新表 1 的第一行，第二个事务是更新表 2 的第二行。应用程序 B 先更新表 2 的第二行，然后再更新表 1 的第一行。在时间点 T1，应用程序 A 锁定表 1 的第一行。同时，应用程序 B 锁定表 2 的第二行。在时间点 T2，应用程序 A 请求锁定表 2 的第二行。但是，与此同时，应用程序 B 尝试锁定表 1 的第一行。由于应用程序 A 要等到更新表 2 的第二行完成之后才会释放对表 1 中第一行的锁定，而应用程序 B 要等到更新表 1 的第一行完成之后才会释放对表 2 中第二行的锁定，因此将发生死锁。这两个应用程序都将等待对方释放对数据的锁定。（图 7 – 21）

所有的数据库都具有自动检测和中断死锁连接的功能，在 DB2 数据库中，每隔 DLCHKTIME 时间，DB2 就会检查数据库中是否存在死锁，如果存在死锁，那么 DB2 的死锁检测器会将其中一个应用程序（不能确定哪个会是受害者）列为受害者（死锁一定会涉及两个或以上的应用参与），中断并回滚其正在执行的 SQL 语句。

死锁可以由数据库自行处理，但是死锁产生的最大根源由于应用程序 DML 操作顺序的不一致造成。例如应用程序在处理逻辑 A 的时候，会依次对表 T1 和 T2 做修改，而在处理逻辑 B 的时候，则依次对表 T2 和 T1 做修改，这就可能会引发死锁。但如果逻辑 B 的处理过程也能遵循 T1、T2 的处理

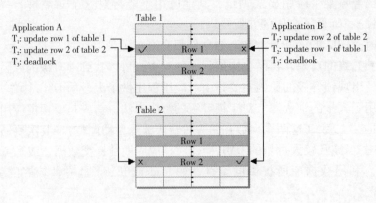

图 7-21 死锁现象

顺序，则可以避免发生死锁。

通过将 DBM 的配置参数 DIAGLEVEL 设置为 4，可以有效地在出现死锁时将相关信息写到诊断日志文件中，DB2 默认也会打开死锁事件监控器，在出现死锁时可以通过事件监控器的相关命令进行查看造成死锁的 SQL 语句（在 9.7 后的版本中不建议用系统自带的死锁监控器，建议使用 CREATE EVENT MONITOR lockevmon FOR LOCKING 创建新的锁定监测器）。

（任忠敏　李超峰　何仲廉　杜松）

第八章 数据仓库与数据挖掘

随着计算机和信息时代的迅猛发展，人类收集、存储和访问数据的能力大大增强，加速增长的海量数据集已经远远超过了人类的理解能力，传统的数据分析工具也显得力不从心。如何不被这些海量数据淹没，而是有效地组织这些数据，并且从中找到有价值的知识，从而帮助人类制定正确的决策？针对这一问题，数据仓库和数据挖掘技术应运而生，并且显示出强大的生命力。数据仓库是良好的数据收集和组织工具，它的任务是搜集来自各个业务系统的有用数据，存放在一个集成的储存区内。在数据仓库的丰富完整的数据基础上，数据挖掘技术可以从中挖掘出有价值的知识，从而帮助决策者做出正确决策。

第一节 数 据 仓 库

一、数据仓库的兴起

随着数据库技术的发展，各医院建立了大量的数据库，医疗数据越来越多，而辅助决策信息却很贫乏，如何将大量的医疗数据转化为辅助决策信息成为目前各医疗单位和国家研究的热点。随着各类数据库产品的增加，异构环境的数据也逐渐增加，如何实现这些异构环境数据的转换和共享也成为研究热点。数据库用于事务处理，若要达到辅助决策的目的，则需要更多的数据。例如，利用大量的医疗历史数据的分析来进行预测疾病的人群、年龄段等，对大量数据的综合得到宏观信息等，都需要大量的数据。

数据仓库概念提出后，在短短几年的时间内就得到了迅速的发展。数据仓库产品也不断出现并陆续进入市场。

二、数据仓库的概念与产生

数据仓库（data warehouse）通常指一个数据库环境，而不是指一件产品，它提供用户用于决策支持的当前数据和历史数据，这些数据在传统的数据库中通常不方便找到。

简单地说，数据仓库就是一个面向主题的（subject oriented）、集成的（integrate）、相对稳定的（non-volatile）、反映历史变化的（time variant）数据集合，通常用于辅助决策支持。

三、数据仓库的特点

1. **面向主题**

操作型数据库中的数据针对事务处理任务，各个业务系统之间各自分离。数据仓库中的数据是按照一定的主题域进行组织的。主题是一个抽象的概念，是指用户只用数据仓库进行决策时所关心的重点领域，例如顾客、供应商和产品等。一个主题通过与多个操作型数据库相关。

2. **集成**

操作型数据库通常与某些特定的应用相关，数据库之间相互独立，并且往往是异构的；而数据仓库中的数据是在对原有分散的数据库数据作抽取、清理的基础上经过系统加工、汇总和整理得到的。

所以，必须消除元数据中不一致性，以保证数据仓库内的信息是关于整个企事业单位一致的全局信息。也就是说，存放在数据仓库中的数据应使用一致的命名规则、格式、编码结构和相关特性来定义。

3. 相对稳定

操作型数据库中的数据通常实时更新，数据根据需要及时发生变化。数据仓库的数据主要用于决策分析，所涉及的数据操作主要是数据查询和定期更新，一旦某个数据加载到数据仓库以后，一般情况下将作为数据档案长期保存，几乎不再做修改和删除操作。也就是说，针对数据仓库，通常有大量的查询操作及少量定期的更新操作。

4. 反映历史变化

操作型数据库主要关心当前某一个时间段内的数据，而数据仓库中的数据通常包含较久远的历史数据，因此总是包括一个时间维，以便可以研究趋势和变化。数据仓库系统通常记录了一个单位从过去某一时期到目前的所有时期信息，通常这些信息，可以对单位的发展历史和未来趋势做出定量分析和预测。

四、数据库与数据仓库

（一）数据库用于事务处理

数据库存储大量的共享数据，作为数据资源用于管理业务中的事务处理。它已经成为成熟的信息基础设施。

数据库中存放的数据基本上是保存当前的数据，随着业务的变化再随时更新数据库中的数据。例如，病人数据库，随着新病人的入院，数据库中要增加新病人的数据记录。随着治愈出院，则当前在院的数据库就会删除此条数据记录，从而保存到病人住院记录的数据库。数据库总是保存当前的数据记录。

不同的管理业务需要建立不同的数据库。例如，医院住院业务要建立住院数据库，记录所有住院患者的基本信息、病历、治疗等信息。医学影像业务要建立影像数据库，记录所有患者的影像图片和报告等信息。医学检验业务要建立检验数据库，记录所有患者的检验项目和结果等信息。

数据库是为满足事务处理需求而设计和建立的，从而使计算机在事务处理上发挥了极大的效果。但是，数据库在帮助人们进行决策分析时就显得不适用了。例如，医生想了解患者的病情和定制一套治疗方案，单靠病人的入院评估和主诉这一单一的数据库是无法完成这种决策分析的。必须将病历数据库、影像数据库、检验数据库以及病人的基本信息数据库集中起来，对患者的全面分析，才能准确的了解他的病情、目前身体状况、病史和过敏史等情况。这样，医生才能有效地给患者制定一套安全、有效的治疗方案。

同时使用多个数据库进行操作并非是一件简单的事，由于各个管理业务各自独立，在建立数据库时对同一个人可能使用了不同的编码，对于他的姓名可能有的用汉字，有的用汉语拼音，有的用英文。这为使用三个数据库共同进行决策分析带来了困难。

（二）数据仓库用于决策分析

随着决策分析需求的扩大，兴起了支持决策的数据仓库。它是以决策主题需求集成多个数据库，重新组织数据结构，统一规范编码，使其有效地完成各种决策分析。

从数据库到数据仓库的演变，体现了以下不同：

（1）数据库用于事务处理，数据仓库用于决策分析。事务处理功能单一，数据库完成事务处理的增加、删除、修改、查询等操作。决策分析要求数据较多。数据仓库需要存储更多的数据，它不需要修改数据，它主要从大量数据中提取综合信息以及利用历史数据的规律得到预测信息。

（2）数据库保持事务处理的当前状态，数据仓库既保存过去的数据又保存当前的数据。数据库中的数据随业务的变化一直在更新，总保存当前的数据，如学生数据库、财务数据库等。数据仓库中的数据不随时间变化而变化，但它保留大量不同时间的数据，即保留历史数据和当前数据。

（3）数据仓库的数据是大量数据库的集成。数据仓库的数据不是数据库的简单集成，而是按决策主题，将大量数据库中的数据进行重新组织，统一编码进行集成。如医院数据仓库数据是由 HIS 数据库、PASC 数据库、LIS 数据库等多个数据库按主题进行重新组织、编码和集成而建立的。可见，数据仓库的数据量比数据库的数据量大得多。

（4）对数据库的操作比较明确，操作数据量少。对数据仓库操作不明确，操作数据量大。一般对数据库的操作都是事先知道的事务处理工作，每次操作（增加、删除、修改、查询）涉及的数据量也小，如一个或几个记录数据。

对数据仓库的操作都是根据当时决策需求临时决定而进行的，如比较两个地区某个商品销售的情况。该操作所涉及的数据量很大，不是几个记录数据，而是两个地区多个商店的某商品的所有销售记录。

（三）数据库与数据仓库的对比

数据库与数据仓库的对比如表 8-1 所示。

表 8-1 数据库（DB）与数据仓库（DW）对比

数据库（DB）	数据仓库（DW）
面向应用	面向主题
数据是详细的	数据是综合和历史的
保持当前数据	保存过去和现在的数据
数据是可更新的	数据不更新
对数据操作是重复的	对数据的操作是启发式的
操作需求是事先可知的	操作需求是临时决定的
一个操作存取一个记录	一个操作存取一个集合
数据费冗余	数据时常冗余
操作比较频繁	操作相对不频繁
查询基本是原始数据	查询基本是经过加工的数据
事务处理需要的是当前数据	决策分析需要过去和现在的数据
很少复杂的计算	有很多复杂的计算
支持事务处理	支持决策分析

五、从 OLTP 到 OLAP

（一）OLTP

OLTP 是在网络环境下面向交易的事务处理。利用计算机网络技术，以快速的事务响应和频繁的数据修改为特征，使用户利用数据库能够快速地处理具体的业务。其基本特征是用户的数据可以立即传送到计算中心进行处理，并在很短的时间内给出处理结果。这样做的最大优点是可以实时地处理用户的输入的数据，及时地回答。这样的系统也称为实时系统（real time system）。

OLTP 主要用于银行业、航空、邮购订单、超级市场和制造业等的输入数据和取回交易数据。例如，银行为分布在各地的自动取款机（ATM）完成即时取款交易；机票预定系统每秒能处理的订票事务峰值可以达到 20 000 个。

OLTP 是事务处理从单机到网络环境的发展新阶段。OLTP 的特点在于事务处理量大，应用要求多个并行处理，事务处理内容比较简单且重复率高。大量的数据操作主要涉及的是一些增加、删除、修改、查询等操作。每次操作的数据量不大且多为当前的数据。

OLTP 处理的数据是高度结构化的，涉及的事务比较简单，数据访问路径是已知的，至少是固定的。事务处理应用程序可以直接使用具体的数据结构，如表、索引等。OLTP 数据库存储的数据量很大，经常每天要处理成千上万的事务，在处理业务数据时是非常有效的。

OLTP 面对的是事务处理操作人员和低层管理人员。但是，在为高层领导者提供决策分析时，则显得力不从心。

（二）OLAP

关系数据库之父 E. F. Codd 在 1993 年提出，联机事务处理（OLTP）已经不能满足终端用户对数据库决策分析的需要，决策分析需要对多个关系数据库共同进行大量的综合计算才能得到结果．为此，他提出了多维数据库和多维分析的概念，即 OLAP 概念。关系数据库是二维（平面）数据，多维数据库是空间立体数据。

近年来，人们利用信息技术生产和搜集数据的能力大幅度提高，大量的数据库被用于商业管理、政府办公、科学研究和工程开发等，这一势头仍将持续发展下去。于是，一个新的问题被提出来：在信息爆炸的时代，信息过量几乎成为人人需要面对的问题。如何才能不被信息的汪洋大海所淹没，从中及时发现有用的知识或者规律，提高信息利用率呢？要想使数据真正成为一个决策资源，必须充分利用它为一个组织的业务决策和战略发展服务才行，否则大量的数据可能成为包袱，甚至成为垃圾。OLAP 是解决这类问题的最有力的工具之一。

OLAP 专门用于支持复杂的分析操作，侧重对分析人员和高层管理人员的决策支持，可以应分析人员的要求快速、灵活地进行大数据量的复杂处理，并且以一种直观易懂的形式将查询结果提供给决策制定人，以便他们准确掌握企业的经营情况，了解市场需求，制定正确方案，增加效益。OLAP 软件以它先进的分析功能和用多维形式提供数据的能力，正作为一种支持企业决策的解决方案而迅速崛起。

OLAP 的基本思想是决策者从多方面和多角度，以多维的形式来观察企业的状态和了解企业的变化。

（三）OLTP 与 OLAP 的对比

OLAP 是以数据仓库为基础，其最终数据来源与 OLTP 一样均来自底层的数据库系统，但由于二者面对的用户不同，OLTP 面对的是操作人员和低层管理人员，OLAP 面对的是决策人员和高层管理人员，因而数据的特点与处理也明显不同。

OLTP 和 OLAP 是两类不同的应用，它们各自的特点如表 8-2 所示。

表 8-2 OLTP 与 OLAP 对比表

OLTP	OLAP
数据库数据	数据仓库数据
细节性数据	综合性数据
当前数据	历史数据
经常更新	不更新，但周期性刷新
一次处理的数据量少	一次处理的数据量大
对响应时间要求高	响应时间合理
用户数量大	用户数量相对较小
面向操作人员，支持日常操作	面向决策人员，支持决策需要
面向应用	面向分析，分析驱动

六、数据仓库的发展

最初的数据仓库系统可能只为企业内部高层提供某些方面的战略决策数据,如市场营销、战略策划和财务等方面的分析数据,数据仓库提供的信息极大地改善了这些部门的决策质量。然而,在当今竞争异常激烈的商业环境中,优秀的战略仅仅是成功的诸多要素之一若不能付诸有效的实施,任何战略都将是一纸空文。新一代的数据仓库应用不仅改善了企业战略的形成,更重要的是加强了企业战略的执行决策能力。因此,从应用的角度来看,数据仓库的发展演变可以归纳为以下五个阶段。

(一) 以报表为主

最初数据仓库主要用于快速产生医院内部某些部门的报表。数据仓库霸占组织内不同来源的信息集成到一个单一的数据仓库,这样可以为医院跨职能和跨专业的决策提供重要参考信息。在大多数情况下,人们事先已对表中涉及的问题有所了解。因此,数据库的结构可根据问题要求进行优化,即使数据查询人员要求访问的信息量极其巨大,但处理这些数据的效率仍然可以很高。

构建这一阶段的数据仓库所面临的最大挑战是数据集成。传统的计算环境经常有上百个数据源,每一数据源都有独特的定义标准和基本的实施技术。要对这些放在不同生产系统之中、不具备一致性的数据进行清洗,建立一致性的集成数据库是非常具有挑战性的。本阶段所建立并优化过的集成信息一方面为决策者提供辅助决策的报表,另一方面也为以后数据仓库的发展奠定了基础。

(二) 以分析为主

在数据仓库应用的第二阶段,决策者关心的重点发生了转移,即从"得了什么病"转向"为什么会得这种病"。分析活动的目的就是了解报表数据的含义,需要对更详细的数据进行各种角度的分析。本阶段的数据仓库对要分析的问题可能事先一无所知,采用的方法也可能是随机分析方法。其中的性能管理依赖于关系型数据库管理系统(relational database management system,RDBMS)的先进优化功能,因为这一纯报表环境不同,信息查询的结构关系是无法预知的。

在本阶段的数据仓库应用中,由于信息库的应用具有很高的交互性,所以性能问题非常重要。报表一般是根据业务日程安排定期提供的,而随机分析基本上是在交互环境中反复提出并不断优化问题的操作。业务用户希望通过图形用户界面(graphics user interface,GUI)直接访问数据仓库,不希望有编程人员作为中介。支持数据仓库的并发查询及大批量用户,这是本阶段应用的典型特征。

业务用户往往没有耐心,所以必须建立联机分析处理环境,向下挖掘的反应时间以秒或分钟来计算。采用索引和复杂的表连接技术,使得数据库优化器可以找到高效率的访问路径。所以,优化器技术对于在可接受的响应时间内灵活地存取信息至关重要。

(三) 以预测模型为主

利用预测模型进行高级分析的最终用户通常为数不多,但建模及评测的工作量极大。例如,一个建模可能需要用数百种复杂方法度量几十万个观察数据。以形成适合于某特定商业目标的预测算法,其评测也常常需要用到大量(百万级)的观察数据。为了得到所需的预测特性,高级数据分析通常要应用复杂的数学函数(如对数、指数、三角函数和复杂的统计函数)。对算法的预测效果而言,获取详细数据是非常重要的。一些工具(如 SAS 等)为开发复杂模型提供了框架,不过它要求直接访问数据仓库关系结构中所存储的信息。面对此类应用,必须考虑数据仓库的能力。少数用户可能在高峰期轻易地消耗掉数据仓库平台上 50% 或者更多的资源。资源消耗之所以这样巨大,原因在于数据访问过程复杂,而且数据处理量很大。

(四) 以营运导向为主

数据仓库演变的第四阶段是要实现数据仓库的战术性决策功能,开始关注其动态性。数据仓库发展的前三个阶段都以支持内部战略性决策为重点,本阶段则开始有侧重地支持一些战术性决策,如分析性 CRM 系统、智能呼叫中心等数据仓库应用。所谓数据仓库的"营运导向",是指为现场即时决策提供信息,数据仓库对战略性决策的支持是为医院运营长期决策提供必需的信息,包括市场细分、产品及其类别管理战略、获利性分析与预测等。

要实现数据仓库的战术性决策功能,作为决策基础的信息就应该保持实时更新或接近实时更新。这就是说,为了使数据仓库的决策功能真正服务于日常业务,就必须持续不断地获取数据并将其填充到数据仓库中。战略决策可使用按月或周更新的数据,但以这种频率更新的数据是无法支持战术决策的。作业现场的战术决策需要查询响应时间以秒为单位来衡量。

(五)以实时数据仓库、自动决策应用为主

在这个阶段,实时数据仓库在决策支持领域中的角色越重要,企业实现决策自动化的积极性就越高。在人工操作效果不明显时,为了寻求决策的有效性和连续性,企业就会趋向于采取自动决策。特别是在电子商务模式中,面对客户与网站的互动,企业只能选择自动决策。例如,网上预约挂号或自助机挂号系统中所采用的交互式客户关系管理(customer relationship management,CRM)是一个产品供应、定价和内容发送各方面都十分个性化的客户关系优化决策过程。这一复杂的过程在无人介入的情况下自动发生,响应时间以秒或毫秒计。

随着技术的进步,越来越多的决策由事件触发,并自动完成。医院决策支持系统主要功能面向整个医院的信息,包括医院财务状况分析模块、科室管理分析模块、医疗质量管理分析模块、手术管理分析模块等功能。

(1)医院财务状况分析模块。提供功能强大的查询统计功能和清楚直观的图形分析,通过该系统不仅可以对全院医疗业务收入情况、医院医疗每日动态、床位使用率等相关信息有较好的了解,而且可以通过对全院医护人员的工作量、门急诊病人和住院病人的费用统计等信息在微观上对医院财务运行有深入的把握。系统为管理层提供的各类经济分析指标和全院经济运作情况的统计分析数据,为医院的宏观调控提供依据。

(2)科室管理分析模块。提供全院各科室工作量统计分析和各科室医护人员工作量统计等功能。为各科室和医护人员工作量考核提供依据,主要包括科室人员构成、科室经济运作、科室动态收入情况、科室工作量统计、医护人员工作量统计、科室医护人员工作量比较、科室医护人员医技费用情况及处方统计分析等数据。

(3)医疗质量管理分析模块。包括病人病种分析、预约诊疗情况、病历的实时完成情况、院感情况分析、手术质量情况分析、住院病人病情分析、药品使用情况分析、抗生素使用比例、处方统计、中医参与率、投诉情况分类信息、床位周转率、床位使用率、平均住院天数等有关医疗质量的相关信息。例如利用数据仓库的信息,可以分析某一时期,临床科室使用抗菌药物是否超出合理比例,从而为医院合理使用抗菌药物提供决策依据。

(4)手术管理分析模块。通过全院手术管理平台,医院管理部门可以清楚地获取当天医院的手术台数、手术的名称、手术时间、手术进行的状态、主刀医生、手术病人的基本情况等;也可以分析某一时期医院开展的各类手术例数、手术持续时间、手术难易程度,以及手术医生的工作量,以便进行绩效考核,并为深入分析医院开展手术的情况提供决策支持。

七、数据仓库的未来

数据仓库是数据管理技术和市场上一个方兴未艾的领域,有着良好的发展前景。在此,将从技术、应用和市场等几个方面探讨数据仓库的未来发展。

数据仓库技术的发展包括数据抽取、存储管理、数据表现和方法论等方面在数据抽取方面,未来的技术发展将集中在系统集成化方面。它将互连、转换、复制、调度、监控纳入标准化的统一管理,以适应数据仓库本身或数据源可能的变化,使系统更便于管理和维护。在数据管理方面,未来的发展将使数据库厂商明确推出数据仓库引擎,作为数据仓库服务器产品与数据库服务器并驾齐驱。在这一方面,带有决策支持扩展的并行关系数据库将最具发展潜力。在数据表现力一面,统计分析的算法和功能将普遍集成到联机分析产品中,并与Internet/Web技术紧密结合。按行业应用特征细化的数据仓库用户前端软件将成为产品,作为数据仓库解决方案的一部分。数据仓库实现过程的方法论将更加普及,将成为数据库设计的一个明确分支,成为管理信息系统设计的必备。

计算机应用技术发展的数据仓库倾向是数据仓库发展的推动力。传统的 OLTP 系统往往事先并不考虑数据仓库的建设,但实际应用对数据仓库所能提供的功能却早有需求。因此,许多事务处理系统近年来陷入困境:在现有系统上增加有限的联机分析功能,包括复杂的报表和数据汇总操作等,可这有时会严重影响事务处理联机性能,而且统计分析功能又因系统结构上的种种限制而不能很好地实现。因此,随着应用技术朝着更加细化、更加专业的方向发展,在新一代的应用系统中,数据仓库在一开始便被纳入系统设计的考虑,在数据管理上,OLTP 和数据仓库应用相对独立,使联机事务处理系统本身更加简洁高效,同时分析统计应用也更为便利。面向行业的统计分析学向更为普遍的应用发展,并集成到数据仓库解决方案中。

总之,数据仓库是一项基于数据管理和数据应用的综合性技术和解决方案,它是数据库市场的新一轮增长点,同时也是未来企业应用系统的重要组成部分。

八、医院信息数据仓库的分析与设计

(一)系统需求分析

随着信息技术的不断发展越来越多的医疗机构建立了自己的医院信息系统 HIS,以便能更好地管理药品及医疗费用的统计。随着医疗费用统计工作在医院管理工作中占据了越来越重要的地位,如何制定科学、合理的医疗费用也成了医院工作的一个重点、难点。在传统方式下每个月要花费大量的人力制作医疗费用分析报表并利用该报表对当月医疗费用进行分析,由于这种传统的手工方式无法综合各层数据进行多维的业务分析,也难以对医疗费用进行灵活的钻取,进而无法及时分析产生各种异常情况的原因,影响了医院的效益。

医疗费用信息结构主要指来源于病人就医过程中所产生的费用数据,如住院、收费、预交金管理,最终从收支经费至会计账务管理形成一个完全自动化的信息处理系统,自动提取相关数据供医院医疗成本核算系统分析。例如医院医疗费用结构(图 8-1)。

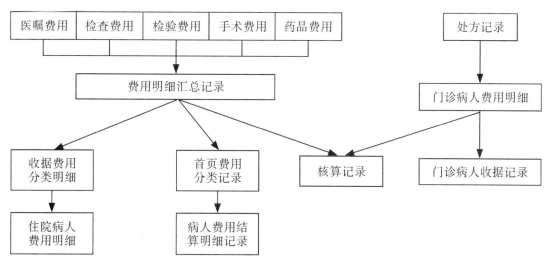

图 8-1 医院医疗费用结构

针对这种情况,需要在医院信息系统(HIS)基础上利用数据挖掘技术建立一套医疗费用分析系统,用来对病人的治疗费用进行特定分析处理,并进行进一步分析预测,了解产生异常情况的原因,指导各项医疗行为规范。

通过这套医疗费用分析系统,预期达到如下目的:①能够按照时间、科室、病种、医生、患者等多种维度对医疗费用进行有效的分析。②通过交叉比较医院内部数据,合理制定医疗费用、药品用药等。③通过对医疗费用的有效监控,配合积极的医疗管理措施,做到努力调动医务人员的积极性、是医院的资源得到合理的分配、保障医院的最大效益。

（二）医院信息挖掘策略的选择

针对不同的挖掘目的和内容，我们在采用数据挖掘的策略上也存在着不同。一般情况下有两种挖掘策略：一种是面向对象的，另一种是面向应用的。在系统分析和设计的前期就应该选择好挖掘的策略，这是因为不同的策略在挖掘方法和挖掘步骤上都不一样。

数据源是面向对象挖掘中最重要的。无论用户有什么样的需求，挖掘工作都是从数据源开始，并直接抽取数据源，利用数据源进行其后的一系列工作，各个不同的数据也是到最后模型建立时才被综合到一起形成一个整体，然后把最终的结果提交给用户进行分析。

与面向对象不同的是，面向应用的挖掘需要先确定主题，主题是依据实际的应用来制定的。然后通过主题来对数据进行预处理，以此来整合同一类型的数据。各个不同类型的数据分别在模型建立前就已经被整合，并且存储在数据仓库之中。

采用面向对象的挖掘在其挖掘过程相对于其他的要更简捷，过程较少，大多数的步骤都是在建立模型的时候来完成的。这主要是由于数据的存储形式是按照实际中数据源中的形式存储于数据库中。但也正因为这样进行模型建立时在处理数据时要求比较高，因为对不同结构数据的处理是和模型的建立同步的，这就使得在数据的预处理阶段需要大量的时间和精力，以至于建立模型时的效率就会下降。当所需数据量不大或者模型的结构和维度不那么复杂时，这种效率还可以忽略不计，不然就要通过提升硬件条件以及把大多数的时间用于建立模型的过程中。

和面向对象的挖掘不一样的是面向应用的方式，这种方式在建立模型之前就建立了数据仓库，把各种源数据通过数据预处理后装入数据仓库之中，使其成为建立模型的数据源。这种方式的特点是在工作刚开始时工作比较复杂，操作的数据量也比较大，但这也使得在建立模型的时候速度就比较快，也易于模型的调试。

在对医疗费用经过仔细的研究之后，本文考虑首先建立适用于医院的数据仓库系统，虽然这在前期的工作中可能工作量会很大，不仅要将大量的数据聚集到数据仓库中，而且还要对导入的数据进行预处理，消除多余的噪声，但这样也给我们带来了很多好处：首先是把存储于医院系统的不同类型的源数据经过整理之后，确保了医院数据的完整性和一致性，而且提高了建立模型时的工作效率。其次，因为已经建立了基于医院信息系统的数据仓库，这就使以后的工作更加快捷，在今后的挖掘工作中不再需要对数据进行处理，有效地降低了再次开发的成本，这也符合医院的一个长期利益。通过对以上分析结果的研究，本文对医疗费用采用了面向应用的挖掘方式来进行分析。

（三）医院信息数据仓库的设计

本文研究的是基于 Oracle 的 HIS 系统，在 Oracle 数据库中开发者可以建立不同类型的用户，针对不用业务需求和用户功能的不同为其分配相应的表，前端用户也是通过各个表分配不同的用户角色来操作数据库，这就确保了数据库系统中数据的合理性以及对数据操作的安全性，也让数据库的维护及管理变得更加方便。系统针对不同的用户建立了与其相应的数据表，即：公共字典管理、病案、门诊病人管理、住院病人管理、医嘱管理、检查管理、检验管理、药品管理、门诊收费、住院收费、收费账务、医务统计、手术管理、医疗保险管理、经济统计等。

1. 基于数据仓库的 HIS 体系结构

一般在获取信息时需要对获取的信息进行统一的规范，制定统一的标准，这样才会使得信息的价值得到充分利用，才能挖掘到有价值的信息，并且构建出一个有价值的信息模型。燃油，由于 HIS 系统的特殊性，以及医疗数据的复杂性，数据量也非常的大，结构多变，使得在进行数据统一规范的时候面临的难度非常的大，以致用于其中的挖掘方法也比其他的复杂很多。所以，HIS 系统一方面通过对原始数据的处理，建立数据仓库，准备好数据源，使 HIS 在数据信息方面能够达到一个支撑的作用，至少应是一个综合了各种数据信息，功能齐全的信息系统；另一方面，采用适合医院信息的数据挖掘技术，建造一个适用于医院的决策管理平台。

2. 确定数据抽取方式

数据的抽取、转换和加载（extract-transformation-load，ETL），或称为数据的抽取、清洗、转换和加载，是数据仓库建设中的重要环节。ETL 负责将分布的、异构数据源中的数据如关系数据、平面数据文件等抽取到临时中间层后进行清洗、转换、集成，最后加载到数据仓库中。

ETL 中最为重要的环节就是数据的抽取，这个过程就是将从不同地方抽取来的数据源全部集中到数据仓库中。而数据清洗在这个过程之中所用的时间最长，一般会占到整个过程的 2/3，在加载数据时所用的时间最少，当数据清洗完后，直接把数据加载到数据仓库中就可以了。

由于数据仓库中的数据是从其他数据库、相关的数据源或者存储介质中加载而来，所以数据仓库相对于其他数据环境是一个孤立的点。把外部的源数据通过 ETL 的形式导入到数据仓库中，这个过程存在很多的困难，但如何保证数据的完整性以及如何高效地导入是这个过程一直存在的难题。所以，采用什么方式将数据导入数据库是在创建数据仓库时必须考虑的问题。一般情况下，如果将数据全部导入到数据仓库中是行不通的。

在抽取数据之前必须做很多的工作，其中主要有以下几个方面：

（1）从多少个不同的数据库系统中抽取了数据。
（2）DBMS 有什么不同。
（3）系统中有没有手工加入的数据，如果有则占多大的比例。
（4）系统中的数据有没有非结构化的。

通过仔细研究了上述问题之后，就可以进行对数据的抽取。抽取数据的方法一般分为如下几种：

（1）如果数据仓库是直接从业务数据库抽取数据源，在设计时就很简易。大多数环境下，DBMS（包括 SQL Server、Oracle）提供的功能中包含有数据库链接，只需要通过写好的 SQL 语句就可以直接访问。

（2）如果业务数据库与数据仓库系统不是同一个数据源，在数据的导入方式上可以通过将数据源导入到 TXT 文本或者 Excel 的格式，或者可以使用 ODBC 的形式建立链接，或者通过自己编写的程序接口导入。

（3）对于拥有大量数据的数据库系统来说，更新后的增量也是我们必须顾及的，这也使得我们必须考虑如何来抽取增量。

由于本文涉及的数据源具有分布异构的特点，我们选择了上述的第二种抽取方式。

3. 主题的确定

数据仓库中数据的组织是面向主题的。可以说，主题定义的过程就是数据仓库模型建立的过程。主题（Subject）是在较高层次上将医院信息系统中的数据进行综合、归类和分析利用的一个抽象概念，每一个主题基本对应一个宏观的研究范围。一般情况下，我们说的主题就是对业务中的一个领域进行分析的对象。而主题域就是在分析一个主题时定下的研究范围。在建立数据仓库之初就应该对主题域进行分析，确定需要导入到数据仓库的数据采用什么样的主题，这样才能准备好相关的数据。所以在设计数据仓库时，大多数情况下都会先选择一个主题，所以在数据仓库的设计中主题的选择是一个必不可少的部分。而主题的选择一般是由专业人士或者系统的最终使用者与开发数据仓库的人共同制定并完成的。

本次的数据仓库主题是围绕着医院业务的一些领域来设计的，如 HIS 中数据仓库的主题可以住院患者信息、患者信息、药品信息等情况设计，由于这些主题都是相互联系在一起的，通过建立与之对应的数据仓库，就可以有效地实现数据之间的相关性、统一化，而且还可以提供实时的、多维的数据统计、分析和查询。

通过对医院工作需要的分析，并同相关人员进行了反复地交流。确定了医疗信息系统的主题：患者信息、住院患者信息、药品信息。在实际的分析与设计中，在设计好所要研究的主题后，还必须对确定的主题细分，以确定主体域。数据仓库的逻辑模型形成过程也是伴随着主题细化的过程一步一步确立的。

通过细化后的主题域都对应着一个事实表，事实表包括一些可以进行计算的数字字段，称作度量。作为用户的主要用途的事实表，反映了业务的主要指标。包含在事实表中的"值"有两种：一种是可以累计的值，另一种是非累计的值。最有用的值是可累计的度量值，其累计起来的数字是非常有意义的，用户就是通过累计度量值来获得汇总信息。事实表是通过维表来描述的，这种描述大多是文字描述、种类、地域、时间等类型的数据。在数据仓库中，每个维表都拥有各自不同的主键，维表与事实表的链接就是通过各自的主键来进行的。维表一般呈层次型，并据此层次结构进行总计和聚合运算。维表也用来进行对方阵的钻取分析，在大型数据仓库应用设计中，如果能采用共享的和标准化的维，将为改善整个数据仓库的结构和性能带来很大的好处。事实数据表一般和一个或多个维表相关联，用来创建多维数据集。

数据仓库的数据模型可以看成就是多个事实表与维表的有机结合，通常可以分为以下三种模式：

（1）星型模式。这是一种典型的数据结构，它以事实表为中心，一组维表在星型结构的顶端，事实表和每个维表通过键链接在一起组成一个星型结构。星型结构是非范式的、以查询为中心的模型，这种模型的最大优点是能够提供所谓的星连接，即通过一步连接就可以获取大部分所需要的信息，并很快得到输出结果，这在常规的事务处理数据库结构中是很难做到的。

（2）雪花模式。雪花模式是在星型结构的基础上对某些维进行（分裂）扩展，即用一组或多组数据表与某些维相链接。

（3）混杂型模式。此模型综合考虑多维星型结构和关系型范式结构的优点，利用这两种结构的杂交优势，采用链接表和与其相应的方法，使得数据结构具有更好的灵活/应变、可扩展性、实用性、对粒度变化的控制和对大容量数据的处理能力。

4．维度的确定

（1）维度设计。一般情况下维度分为共享维和私有维两种。私有维是只在一个立方体中使用的维，共享维是不仅被本身立方体拥有，而且还被其他立方体共同所有的维。当开始运行共享维时，同时也被加载到内存，这样就可以让多个立方体同时拥有，由于是在内存共享，也加快了查询数据的速度，如果维被共用的立方体越多，这是维就具有越高的一致性。由于共享维能够提高内存的使用效率，并且可以节约处理数据的时间和开发时间，因此，本文将凡是具有同样的信息的被多个维共享的维全部设计为共享维。

根据分析，将以下一些维设计成共享维。所有维都共同拥有时间维；病人维和住院病人维共同拥有医生维、检验维以及处方维；上述被共有的被设计成共享维。而一些只被单个多维立方体拥有的维设计为私有维，例如药品库存维、门诊类别维等。

（2）维层次设计。维并不是一个单一的概念，而是具有层次结构，不同的层次一般包括了一个或一个以上的维成员，而具有多层次的维中成员形成了许多层次，这就是通常所说的感念分层，通过这种方法为实现维层次从低到高的映射提供了依据，也对数据的钻取操作打下了基础。

对于医疗信息数据的分析方法可以通过维层次关系及成员类别等不同的角度进行。

医院信息分析系统的数据分析既有在维的层次关系上进行的，又有在维成员的类别上进行的。在维层次的设计过程中有可能发生数据爆炸，这是由于维层次太过繁琐，就会占用大量的空间来存储，也使得在查询的时候需要的引用也变得复杂。基于以上的考虑，为了减少所占用的存储空间，减低分析时的复杂程度，本系统采用比较简单的维层次结构，具体列举如下。图8-2为时间维概念分层。

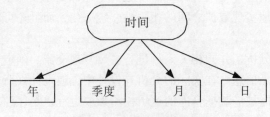

图8-2 时间维概念分层

年龄维、费用维等维的成员值一般为数值型，取值较多，为了易于理解以及统计，对这些维进行离散化，从而节省存储空间，年龄维离散化后的概念分层如图 8-3 所示。

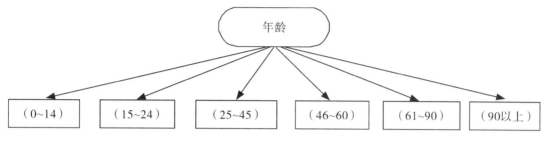

图 8-3　年龄维概念分层

5. 确定粒度与层次划分

数据粒度指的是存储于数据仓库中的数据被细分或者整合的程度。由于数据仓库中的数据表十分的庞大，所以用怎样的粒度来存储表中的数据关系到系统的整个性能和效率。为了提高数据存储的数量以及查询效果，并且考虑到用户最终需要得到的结果，开发者在设计数据仓库时就必须确定好在划分粒度时要以怎么样的数据层次作为标准。

开发者在设计数据仓库时应该考虑到将怎样的数据层次设定为划分粒度的标准，因为这与数据仓库中存储数据的规模以及数据查询的好坏直接相关，以致使得用户想要的需求分析也受到影响。大多数情况下，数据仓库中的数据通过粒度划分的标准可以划为：翔实数据、轻度的总结、三个或三个以上的高度概括。大多数在制定粒度时遵循的一个准则是：对数据划分的越详细，粒度就越小；反之，对数据划分的越粗略，粒度就会越大。在数据仓库的开发过程中数据粒度的确立是最基础的事情，只有当合理的确定好粒度之后，解决其他的在设计和实现中遇见的问题也就变得更加的容易，如果，之前没有确定好粒度，则后续的工作就会变得很困难。

能否建立一个好的数据仓库关键是要取决于所选取的粒度级别。一般在选择粒度级别时，通常是通过要处理数据的业务常识构建数据仓库的一小部分，并允许用户访问这一小部分的数据，然后依据系统运行是具体状况以及用户的反响，来对粒度级别进行适当的调整。在设计数据粒度时，通常需重点考虑以下因素：要接受的分析类型、能够容纳的最大数据量和粒度最低值可以达到什么程度；粒度层次定义越低，就越可以在数据仓库中进行更加细致的分析；把多重粒度用于相同的模式中；采用不同的粒度划分策略，能够合理地利用存储资源；确定粒度的实质是对系统分析及利用其他一切资源的折中方法；划分数据粒度的一个最重要的准则就是，选择的划分策略的确能够满足客户在决策分析时的需要。

在实际的粒度划分过程中，对用户需求的分析，确定重要程度不同的数据（即轻度综合数据和真实档案细节数据），根据数据的重要等级划分等级不一的粒度，这种划分模式也称之为多重粒度，这需要在数据仓库的建立过程中视具体情况而定。例如，对近段时间的费用数据，采取真实档案细节数据这种级别较低的粒度，对较长时间的数据采用轻度综合数据这种级别较高的粒度。总而言之，在数据仓库的建立过程中粒度问题是一个既复杂又很重要的问题，因为确定粒度的实质是对系统分析及利用其他一切资源的折中方法，对粒度的设计必须从数据仓库的各方面以及对用户实际需求分析等各个方面进行研究。

由于本文主要研究的是关于费用的分析，所以在粒度的划分时凡是与费用有关的数据都划分的比较细（比如病床费、检验费用、药品费用、检查费用），而其他与费用没有关系的数据则以满足用户的需求便可。

6. 事实表和维表设计

根据上述主体的确定以及粒度和纬度的设计，本系统中有关事实表和维表的设计如下：

(1) 患者主题元数据。

事实表：

患者（病历号，性别 ID，姓名，年龄 ID，诊断类别 ID，民族 ID，医生 ID，就诊时间，门诊类别 ID，检查 ID，处方 ID，费用）。

维表：

性别维（性别 ID，性别）；

年龄维（年龄 ID，年龄）；

民族维（民族 ID，民族）；

医生维（医生 ID，姓名，性别，职称）；

门诊类别维（门诊类别 ID，是否初诊，是否参加医保，是否急诊）；

就诊时间维（就诊时间，年，季度，月，日）；

诊断维（诊断类别 ID，诊断次数，病历号，姓名，诊断结果）；

处方维（处方 ID，开方时间，科室，患者姓名，年龄，医生姓名，金额）；

检查维（检查 ID，项目名称，医生姓名，费用，检查时间）。

(2) 住院患者主题元数据。

事实表：

住院患者信息（病历号，序号，姓名，性别 ID，年龄，电话，通讯地址，住院日期，出院日期，医生 ID，床号，诊断 ID，住院天数，住院费用）。

维表：

住院时间维（住院日期，年，季度，月，日）；

诊断信息维（诊断 ID，诊断名称，诊断层次，诊断状态）；

医生维（医生 ID，姓名，性别，职称）；

性别维（性别 ID，性别）；

年龄维（年龄 ID，年龄）。

(3) 药品主题元数据。

事实表：

药品信息（病历号，处方 ID，药品 ID，库存 ID，采购计划 ID）。

维表：

处方维（开方时间，部门，处方 ID，患者姓名，年龄，医生姓名，金额）；

药品维（药品 ID，药品名称，数量、药品 ID，规格，类别，单价，金额）；

库存维（药品名称，规格，库存 ID，类型，数量，单价，总额，采购时间）；

采购计划维（药品名称，规格，计划 ID，类型，数量，采购时间，单价，总额）。

在所设的事实表中的关键字一般不低于两个，它的作用主要是和维表中的主关键字相连接。例如，药品信息事实表中的"药品 ID"关键字总是匹配维度表的一个特定的"药品"关键字。事实表中的所有关键字如果都能和与之对应的维度表中的关键字正确匹配，那么就表明这些表满足引用完整性的要求。

根据以上分析与设计，我们采用星型模式来构建数据仓库。图 8-4 为患者主题逻辑模型视图。住院患者主题、药品信息主题的逻辑视图类似。

图 8-4 是星型模型的一个例子，其中患者信息表是一个事实表，而民族表、性别表、医生表、年龄表、门诊类别表、就诊时间表、诊断表、处方表以及检查表就是维表，这样就形成了星型模型。

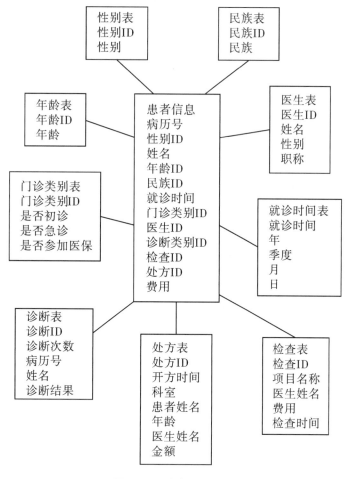

图 8-4　患者信息逻辑

第二节　数据挖掘

数据挖掘（data mining，DM）就是从大量数据中获取有效的、新颖的、潜在有用的、最终可理解的模式的过程。简单地说，数据挖掘就是从大量数据中提取或"挖掘"知识，又被称为数据库中的知识发现（knowledge discovery in database，KDD）。

一、从机器学习到数据挖掘

数据挖掘来源于机器学习。学习是人类具有的智能行为，主要目的在于获取知识。机器学习是研究使计算机模拟或实现人类的学习行为，即让计算机通过算法自动获取知识。机器学习是人工智能领域中的重要研究方向。

20 世纪 60 年代开始了机器学习的研究。比较典型的成果有：Rosenblate 的感知机，它是最早用神经网络进行模式识别的方法；Sammel 的西洋跳棋程序，它用线性表达式的启发式方法，通过多次人机对弈，自动修改表达式中的系数，使程序逐渐聪明，该程序竟然取得了胜过作者和州冠军的成绩。

20 世纪 80 年代，机器学习取得了较大的成果。Michelski 等人的 AQ11 系统（1980），能从大量病例中归纳出大豆病症的判断规则。AQ11 是一个很成功的归纳学习方法；Quiulan 的 ID3（1983）决策树方法影响很大，实用性很强；Langley 等人的 BACON 系统（1987）能重新发现物理学的大量规律；Rumelhart 等人研制的反向传播神经网络 BP 模型（1985）为神经网络的学习开创了一个新阶段。

这些显著成果的出现，使"机器学习"逐渐形成了人工智能的主要学科方向之一。1980年在美国召开了第一届国际机器学习学会研讨会；1984年《机器学习》杂志问世。

我国在1987年召开了第一届全国机器学习研讨会。1989年成立了中国人工智能学会机器学习学会。我国学者洪家荣研制的AE1系统（1985）采用了扩张矩阵方法；钟鸣和陈文伟研制的IBLE方法（1992）用信道容量建立决策规则树，识别效果比ID3方法更高。陈文伟研制的FDD经验公式发现系统（1998），能发现含初等函数或复合函数的经验公式，发现的公式比BACON系统发现的公式范围更宽。

1989年在美国召开了第一届知识发现（KDD）国际学术会议，KDD形成了新概念。KDD研究的问题有：①定性知识和定量知识的发现；②知识发现方法；③知识发现的应用等。

1995年在加拿大召开了第一届知识发现（KDD）和数据挖掘（DM）国际学术会议由于把数据库中的"数据"形象地比喻成矿床，因此DM很快流传开来。

数据挖掘是知识发现中的核心工作，主要研究发现知识的各种方法和技术。而这些方法和技术主要来自于机器学习。随着数据挖掘的发展，出现了一些新的数据挖掘方法，如大型数据库库中关联规则的挖掘，利用粗糙集进行属性约简和规则获取等。

数据挖掘兴起时主要是在数据库中挖掘知识，随着数据仓库的出现和发展，很快将数据挖掘技术和方法用于数据仓库。典型的啤酒与尿布的故事（这两种商品同时出售出现的概率很大）就是在数据仓库中挖掘出的关联知识。

二、数据挖掘的含义

按《人工智能辞典》的定义：信息是数据中所蕴涵的意义。知识是人们对客观世界的规律性认识。

数据库中每个数据记录的内含代表了该记录的信息。而数据挖掘是从数据库中所有数据记录中归纳总结出知识。知识的数量大大少于数据记录量。这些知识代表了数据库中数据信息的规律，即用少量的知识能够覆盖数据库中所有的记录。

例如，人口数据库中存储各国人口的记录，它将是一个庞大的数据库。但是，通过数据挖掘，可以得出形式化表示的规则知识：

$$(头发 = 黑色) \lor (眼睛 = 黑色) \to 亚洲人$$

其中，"V"表示"或"，"~"表示"蕴涵"，规则知识表示为"若（条件）则（结论）"，即表示若头发是黑色或者眼睛是黑色的人，则他是亚洲人。

该知识代表了亚洲人的特点，也即覆盖了所有亚洲人的记录。

知识的获得是通过数据挖掘算法，如AQ11方法、ID3方法等经过计算得到的。

三、数据挖掘与知识发现

KDD被认为是从数据中发现有用知识的整个过程。数据挖掘被认为是KDD过程中的一个特定步骤，它用专门算法从数据中抽取模式（pattern）。

KDD过程定义为（Fayyad，Piatetsky-Shapiro和Smyth，1996）：KDD是从数据集中识别出有效的、新颖的、潜在有用的，以及最终可理解的模式的高级处理过程。

其中，数据集：事实F（数据库元组）的集合；模式：用语言L表示的表达式E，它所描述的数据是集合F的一个子集FF，它是FF的精练表达，我们称E为模式；有效、新颖、潜在有用、可被人理解：表示发现的模式有一定的可信度，应该是新的，将来有实用价值，能被用户所理解。

KDD过程图如图8-5所示。

KDD过程可以概括为3部分：数据准备（data preparation）、数据挖掘（data mining）及结果的解释和评价（lnterpretation & evaluation）。

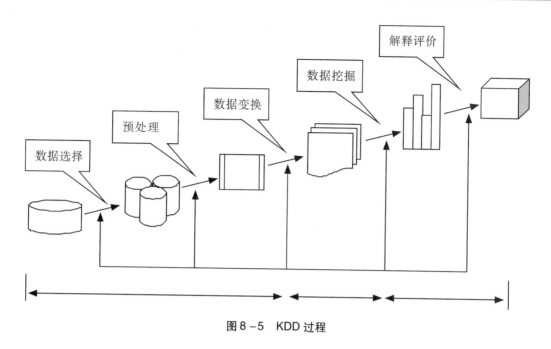

图 8-5 KDD 过程

（一）数据准备

数据准备又可分为 3 个子步骤：数据选择（data selection）、数据预处理（data preprocessing）和数据转换（data transformation）。

数据选择的目的是确定发现任务的操作对象，即目标数据（target data），是根据用户的需要从原始数据库中选取的一组数据。数据预处理一般包括消除噪声、推导或计算缺位数据、消除重复记录等。数据转换的主要目的是完成数据类型转换（如把连续值数据转换为离散型数据，以便于符号归纳，或是把离散型数据转换为连续值型数据，以便于神经网络计算），尽量消减数据维数或降维（dimension reduction），即从初始属性中找出真正有用的属性以减少数据挖掘时要考虑的属性的个数。

（二）数据挖掘

数据挖掘是利用一系列方法或算法从数据中获取知识按照数据挖掘任务的不同，数据挖掘方法分为聚类、分类、关联规则发现等。聚类方法是在没有类别的数据中，按"距离"的远近聚集成若干类别，典型的方法有 K-means 聚类方法分类方法是对有类别的数据，找出各类别的描述知识，典型的方法有 ID3，C4.5，IBLE 等分类方法。关联规则发现是对多个数据项重复出现的概率，超过指定的阈值时，建立这些数据项之间的关联规则，典型的方法有 Agrawa 提出的关联规则挖掘方法等。

利用数据挖掘方法获得的知识，是对这些数据的高度浓缩。

（三）结果的解释和评价

数据挖掘阶段获取的模式，经过评价，可能存在冗余或无关的模式，这时需要将其剔除；也有可能模式不满足用户要求，这时则需要回退到发现过程的前面阶段，如重新选取数据、采用新的数据变换方法、设定新的参数值，甚至换一种挖掘算法等。另外，KDD 由于最终是面向人类用户的，因此可能要对发现的模式进行可视化，或者把结果转换为用户易懂的另一种表示，如把分类决策树转换为 if...then...规则。

数据挖掘仅仅是整个过程中的一个步骤。数据挖掘质量的好坏有两个影响要素：一是所采用的数据挖掘技术的有效性，二是用于挖掘的数据的质量和数量（数据量的大小）。如果选择了错误的数据或不适当的属性，或对数据进行了不适当的转换，则挖掘的结果是不会好的。

整个挖掘过程是一个不断反馈的过程。比如，用户在挖掘途中发现选择的数据不太好，或使用的挖掘技术产生不了期望的结果。这时，用户需要重复先前的过程，甚至从头重新开始。

可视化技术在数据挖掘的各个阶段都扮演着重要的角色。特别是在数据准备阶段，用户可能要使用散点图、直方图等统计可视化技术来显示有关数据，以期对数据有一个初步的了解，从而为更好地选取数据打下基础。在数据挖掘阶段，用户则要使用与领域问题有关的可视化工具。在表示结果阶段，则可能要用到可视化技术，以使得发现的知识更易于理解。

四、数据挖掘与 OLAP 的比较

（一）OLAP 的多维分析

OLAP 是在多维数据结构上进行数据分析的。同时对多维数据进行分析是复杂的。一般在多维数据中取出（切片、切块）二维或三维数据来进行分析，或对层次的维进行钻取操作，向下钻取获得更详细的数据，向上钻取获得更综合的数据。

OLAP 要适应大量用户同时使用同一批数据，适应于不同地理位置的分散化的决策。OLAP 的功能和算法包括聚合、分配、比率、乘积等描述性的建模功能。

OLAP 平时需要查询大量的日常商业活动信息，如每周的布匹购买量、每周布匹的内部库存以及布匹的销售量等。OLAP 更需要查询商业活动的变化情况，如每周布匹购买量的变化值、衣服生产量的变化值、衣服销售价格的变化等。这些变化值对经理们制定决策更重要。

经理们往往从查询出的变化值中，通过 OLAP 追踪查询找出存在的原因。例如，经理看到利润小于预计值的时候，他可能会深入到各个国家查看整个产品利润情况。这样，他可能发现有些国家的利润明显低于其他国家，于是他自然就会查看这些国家中不同产品组的利润情况，总的目标就是寻找一些比较异常的数据来解释某种现象。经过一番观察之后，就会发现非直接成本在这些国家明显偏高。进一步对这些非直接成本进行分析，可以发现近期对于某些产品的赋税明显增加，从而明显影响了最终的利润。这种分析查询要求时间响应快。

以上是 OLAP 的典型应用，通过商业活动变化的查询发现的问题，经过追踪查询找出问题出现的原因，达到辅助决策的作用。

（二）数据挖掘

OLAP 是在带层次的维度和跨维度进行多维数据分析的。数据挖掘则不同，它是以变量和记录为基础进行分析的。

数据挖掘任务在于聚类（如神经网络聚类）、分类（如决策树分类）、预测等。这些是带有探索性的建模功能。

数据挖掘在于寻找不平常的且有用的商业运作模型。考察数据的不同类型或者找出变量之间的关系。数据挖掘需要察看海量数据，主要是详细数据和历史数据。为此经常将数据仓库中的数据拷贝到一个专门的存储器上，对数据的挖掘分析可能要花去大量的时间，即不要求快速分析。数据挖掘人员有时并不能精确地知道什么是必须分析的，有时数据挖掘一无所获。但是，有时通过数据挖掘会发现意外的、无价的信息"金块"。例如，如果能够确定一个高价值的客户或可能离开的客户特征，就可以要求公司采取措施保留这些客户，这比从竞争对手那里重新争取曾经失去的客户所需的费用少得多。

五、HIS 中的数据挖掘简介

HIS 系统在医院的应用也已经有了很多年的历史，通过不断的积累，其中聚集了大量的医学数据信息，使得医院数据库的容量也产生了极大的增长，这些数据信息不仅对日常的医院业务有着非常重要的意义，而且也是医院积累下来的宝贵财富。随着 HIS 系统的不断发展，人们开始关注这些积累下来的历史数据，如何从如此庞大的数据中挖掘出有价值的信息，通过信息的收集、综合分析，以此寻找医院业务与经营之间的关系，从而为医院的管理人员提供全面的决策支持，这也是 HIS 系统的未来发展方向。

数据挖掘技术包含了多种不同的挖掘算法，本文采用其中的一种算法对医疗数据进行试探性的挖掘，每种算法都有各自的优缺点，不能说某种算法就一定比其他算法优秀。要想得到精确的预测主要取决于被挖掘的数据，在方法的选择时也要依赖于平时的经验。即使对于同一个问题，在进行数据挖掘时也可能有多种算法适合。这时，就需要根据特定的环境及需要解决的问题来选择更加适合的算法。有时将不同的算法运用于同一数据库，也会对预测产生不同的新的角度，使其有一个更全面的认识。这就注重于医疗专家之间建立广泛的交流，以期得到更合理的结果。

（一）医疗数据挖掘

医学数据虽然有其特殊的地方，但如果将其用于数据挖掘中，同样要按照一般的数据挖掘过程，针对用户的实际需求，医学中的数据挖掘既要能对以前的历史数据进行遍历和查询，还要能找出历史数据之间的隐含关系，并能抽取出有助于决策的信息。数据挖掘在医学中的应用过程如下：

（1）确定挖掘目标。首先要搞清医学领域的相关知识，确定想要解决什么样的问题，通过和专业人士的交流及沟通，确定挖掘的目标和评估结论的准则。

（2）理解数据。依据挖掘目标的确定，寻找与挖掘目标相关的医疗信息数据以及其他数据，确保数据的收集工作得到有效的完成，分析收集到的原始数据，列出有关的数据属性。

（3）准备数据。收集完成之后的数据并不能立即用于数据挖掘。还要对其进行数据预处理操作，再加上医学数据有其独特的方面，所以在进行数据预处理前还要对其进行审核和整理，然后再依据之前确定的挖掘目的，选择适合数据特征的模型，进行数据的转换。

（4）数据挖掘。选择适用于医疗信息的挖掘算法对数据进行分析，这也是医疗数据挖掘中的一个非常重要的步骤。在这一步里，其实现的方法有很多种，选择什么样的方法都必须与实际情况及用户的最终需求相适应。最后得出的结果也必须应用实际中，并通过反复的验证，才能知道其是否合理。

（5）结果分析。通过专业的医学知识对发现的结果进行解释，并与最初的研究目标相比较，其结论对使用者来说必须是可理解的。

（6）知识同化及应用。将挖掘结果集成到 HIS 的实际医学过程中，并有计划地实施和控制。

（二）基于关联规则的医疗数据挖掘

关联规则是数据挖掘中的重要内容之一。本文将关联规则挖掘应用于医院信息系统之中，从大量的医疗数据中找出各层次之间的关联关系，通过对胆结石病人数据的挖掘及分析，试图发现病人年龄与医疗费用之间的关联关系，并希望通过这种关联关系能够让医院管理者更加合理的利用医院资源，更好的控制不同年龄层次的病人费用，使医院效益最大化。

1. 关联规则挖掘算法

关联规则挖掘的目的是找出数据库中不同项之间的关联关系，这里首先介绍一下项、项集和支持度等关联规则挖掘中涉及的重要概念。

定义 4-1 关联规则挖掘的数据集记为 D（D 一般为事务数据库），$D = \{t1, t2, ..., tk, ..., tn\}$，$tk = \{11, 12, ..., 1m, ..., 1p\}$，$tk$（$k = 1, 2, ..., ri$）称为事务（transactions），$im$（）（transactions），$im$（$m = 1, 2, ..., p$）称为项（item）。每一个事务都有一个唯一的标识符，称为 TID。

定义 4-2 设 $I = \{i1, i2, ..., ip\}$ 是 D 中全体数据项组成的集合，1 的任何子集 X 称为 D 中的项集（itemset），若 $|X| = k$，称集合 X 为 k—项集（k-itemset）。设 tk 和 X 分别为 D 中的事务和项集，如果 $X \in tk$，称事务 tk 包含项集 X。

定义 4-3 数据集 D 中包含项集 X 的事务数称为项集 X 的支持数，记为 δx 项集 X 的支持度记为 support（X），

$$\text{Support}(X) = \delta x / |D| \times 100 \text{（或 support}(X) = \delta x / |D|) \qquad (4-1)$$

其中，$|D|$ 是数据集 D 中的事务数，若 support（X）不小于用户指定的最小支持度阀值 minsup，则称 X 为频繁项集，否则称 X 为非频繁项集。

定理 4-1 设 X, Y 是数据集 D 中项集

（1）若 $X \in Y$，则 support $(X) \geqslant$ support (Y) (4-2)

（2）若 $X \in Y$，如果 X 是非频繁项集，则 Y 也是非频繁项集。

（3）若 $X \in Y$，若 Y 是频繁项集，则 X 也是频繁项集。

由上述定义可知定理 4-1 显然成立。

定义 4-4 若 X、Y 为项集，且 $X \cap Y = \emptyset$，蕴涵式 $X \rightarrow Y$ 称为关联规则，X，Y 分别称为关联规则 $X \rightarrow Y$ 的前提和结论。项集 $X \cup Y$ 的支持度称为关联规则 $X \rightarrow Y$ 的支持度，记作 support $(X \rightarrow Y)$。

$$\text{support}(X \rightarrow Y) = \text{support}(X \cup Y) \quad (4-3)$$

关联规则 $X \rightarrow Y$ 的置信度记作：confidence $(X \rightarrow Y)$，

$$\text{confidence}(X \rightarrow Y) = \text{support}(X \cup Y) / \text{support}(X) \times 100\% \quad (4-4)$$

一般情况下用户把挖掘必须确定的最小置信度记为 minconfidence。

关联规则中有两个非常重要的概念，既置信度和支持度。前面一个主要用来衡量关联规则的可信度，后一个则主要用来衡量关联规则在生个数据集中的统计重要性。通常的，用户感觉有价值的关联规则是支持度与置信度均较高的关联规则。

定义 4-5 若 support $(X \rightarrow Y) \geqslant$ minsupport，且 confidence $(X \rightarrow Y) \geqslant$ minconf，称关联规则 $X \rightarrow Y$ 为强规则，否则称关联规则 $X \rightarrow Y$ 为弱规则。

找出强规则是关联规则算法挖掘的主要任务。强规则 $X \rightarrow Y$ 对应的项目集 $(X \cup Y)$ 必定是频集 [由式（4-3）和定义 4-5 可知]，由式（4-4）和式（4-2）可知，频集 $(X \cup Y)$ 导出的关联规则 $X \rightarrow Y$ 的置信度可由频集 X 和 $(X \cup Y)$ 的支持度计算。因此，可以把关联规则挖掘划分为以下两个子问题：

（1）数据集 D 中的所有项集要依据最小支持度找出。

（2）根据频繁项目集和最小置信度产生关联规则。

第一个子问题的任务是迅速高效地找出 D 中全部频心问题，是衡量关联规则挖掘算法的标准；第二个子问题知其求解是比较容易、直接的，目前所有的关联规则挖掘问题而提出的，关联规则挖掘的基本模型如图 8-6 所示。

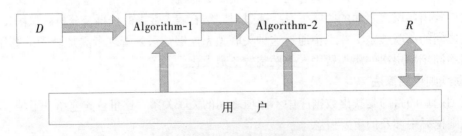

图 8-6 关联规则挖掘的基本模型

图 8-6 中 D 为数据集，Algorithm-1 为频繁项目集的搜索算法，Algorithm-2 为关联规则的产生算法，R 为挖掘出的关联规则集合。用户通过指定 minsupport，minconfidence 分别与算法 Algorithm-1，Algorithm-2 交互，并通过与 R 的交互对挖掘结果进行解释和评价。

关联规则挖掘算法考虑的问题主要有以下两个：

（1）减少对 I/O 的操作次数。关联规则挖掘算法中的数据有时会达到很高的数量级，过多的 I/O 上的操作肯定会影响算法的效率，而要实现减少操作的次数，最主要的方法就是减少扫描数据库的次数。

（2）候选集项目的数量太大，最理想的状态是其数量与频繁项目集大致相近。通过减少候选项目集的数量可以有效地减少处理项目集的时间以及所占用的存储空间。

2. 关联规则的分类

按照不同情况，关联规则可以进行分类如下：

（1）基于规则中处理的变量的类别的关联规则可以分为布尔型和数值型。布尔型关联规则处理的值都是离散的、种类化的，它显示了这些变量之间的关系；而数值型关联规则可以和多维关联或多层关联规则结合起来，对数值型字段进行处理，将其进行动态的分割，或者直接对原始的数据进行处理，当然数值型关联规则中也可以包含种类变量。

（2）基于规则中数据的抽象层次，可以分为单层关联规则和多层关联规则。在单层的关联规则中，所有的变量都没有考虑到现实的数据是具有多个不同的层次的；而在多层的关联规则中，对数据的多层性已经进行了充分的考虑。

（3）通常情况下，关联规则分为两种维数：单维和多维。单维和多维在关联规则中的主要区别就是一个涉及的维数，前者只涉及一个维，后者则要涉及多个维。用另外的表述就是，单维关联规则和多维关联规则在处理数据属性时一个是针对单个属性的，一个是针对不同属性之间的各自属性。

（三）基于关联规则的医疗数据挖掘的实现

通过前述数据仓库的建立，对收集到的数据经过预处理后达到预先设计的数据要求后，即可进行数据挖掘。

主要采用某医院 HIS 系统中提供的胆结石数据进行尝试性数据挖掘。数据挖掘的数据准备主要包括如下几个步骤。

1．数据集成

为了处理语义的模型性，将不同文件和不同数据库中的不同类型的数据通过数据集成的方式合并到一起并加以处理。在数据集成阶段主要解决如何统一原始数据的问题，其中最重要的是如何定义字段以及怎样选择数据类型等。

通过数据集成的方式可以将分散于各个不同的数据表中的医疗费用数据有效的整合在一起。

通过如上的数据集成方式，经过对医院原始数据的分析，对医疗费用数据进行集成，并建立相应的数据表，然后选取适合于医学数据挖掘的数据。例如，从病人表中抽取病人的姓名、出生日期、性别等，从住院信息表中抽取出入院时间等，从病况信息表中提抽取疾病名字、治疗效果、诊断情况等，把通过以上方式抽取到的数据，集成到一个统一的数据表中。

本研究首先从某医院各个医疗数据库中采集与胆结石病人住院医疗费用相关的病人基本信息、费用数据，形成医疗费用数据库。这一阶段为数据集成阶段。

2．数据清洗

数据清洗过程要去除原数据集中的噪声数据以及不相关的数据，处理遗漏的数据以及清洗脏数据，除掉知识背景上的白噪声及空白的数据域，考虑时间顺序和数据变化等。主要包括重数据处理和缺值数据处理，并完成一些数据类型转换工作。

由于医疗费用数据的特殊性，其数据量大，并且产生于不同的地方，产生的流程也比较复杂，这就必然会出现数据的丢失、重复、甚至产生错误的数据。对于这些情况我们可以采用有无监督的数据清洗方法，来降低这些数据噪声的干扰从而得到有价值的数据。在数据清洗的方法中，有监督的清洗方法是在专业医疗人员的指导下，对整理后的数据经过分析，然后通过处理以达到数据的清洗。而无监督的清洗方法采用的是通过样本数据来提炼算法，使它的经验得到提升，并且把这种经验自动地放到数据的处理过程之中以此来完成数据的清洗工作。

对病人基本信息和费用信息以及其他相关信息进行数据预处理，处理过程遵循关联规则算法，形成关联规则事务表。

3．数据转换

数据变换主要是找到数据的特征表示，用维变换或转换方式减少有效变量的数目或找到数据的不变式，包括规格化、归纳、切换、旋转和投影等操作。

对数据集成所产生的医疗费用数据经过清洗除噪之后，需要对其进行变换，或可称其为离散化，比如对年龄的变换结果：

    < 0   →0
    ~14   →1
    ~24   →2
    ~45   →3
    ~60   →4
    ~90   →5
    >90   →6

在所收集的数据中，有些属性对数据挖掘是没有意义的，这些数据的存在会大大影响挖掘的效率，甚至还可能导致挖掘结果的偏差，因此必须有效缩减这些数据。缩减数据的有效途径有属性选择和数据抽样，二者分别针对数据库中的属性和记录。

在整个数据挖掘过程中，我们对胆结石医疗费用数据的产生流程和结果的监控，确定明确的数据挖掘方向，即研究不同年度病人与医疗费用之间的关系、研究不同性别病人与医疗费用之间的关系、研究不同年龄层次的病人与医疗费用之间的关系、研究病人病情与医疗费用之间的关系等。最主要的目的是分析医疗费用与病人不同属性之间的内在关系，找出其中的变化规律，或者关联知识。通过对这些规律及知识的分析、综合，使其能够为医院的管理及决策提供最大的帮助。

第三节 数据仓库与数据挖掘

一、数据仓库与数据挖掘的区别和联系

若将数据仓库比作矿井，那么数据挖掘就是深入矿井采矿的工作。数据挖掘不是一种无中生有的魔术，也不是点石成金的炼金术，若没有足够丰富完整的数据，将很难期待数据挖掘能挖掘出什么有意义的信息。

要将庞大的数据转换成为有用的信息和知识，必须要先有效地收集信息。功能完善的数据库管理系统事实上是最好的数据收集工具，数据仓库的一个重要任务就是搜集来自其他业务系统的有用数据，存放在一个集成的储存区内。

决策者利用这些数据作决策，即从数据仓库中挖掘出对决策有用的信息与知识，是建立数据仓库与进行数据挖掘的最大目的。只有数据仓库先行建立完成，且数据仓库所含数据是干净（不会有虚假错误的数据掺杂其中）、完备和经过整合的，数据挖掘才能有效地进行，因此从一定意义上可将两者的关系解读为数据挖掘是从数据仓库中找出有用信息的一种过程与技术。

（一）数据仓库与数据挖掘的区别

数据仓库是在数据库的基础上发展起来的。它将大量的数据库的数据按决策需求进行重新组织，以数据仓库的形式进行存储，它将为用户提供辅助决策的随机查询、综合信息以及随时间变化的趋势分析信息等。

数据仓库是一种存储技术，它的数据存储量是一般数据库的100倍，它包含大量的历史数据、当前的详细数据以及综合数据。它能适应于不同用户对不同决策需要提供所需的数据和信息。

数据挖掘是从人工智能机器学习中发展起来的。它研究各种方法和技术，从大量的数据中挖掘出有用的信息和知识。最常用的数据挖掘方法是统计分析方法、神经网络方法和机器学习中研究的方法。数据挖掘中采用机器学习的方法有归纳学习方法（覆盖正例排斥反例方法，如AQ系列算法、决策树方法、关联规则挖掘等）、遗传算法、发现学习算法（如公式发现系统BACON）等。

利用数据挖掘的方法和技术从数据仓库中挖掘的信息和知识，反映了数据仓库中数据的规律性。用户利用这些信息和知识来指导和帮助决策，例如，利用分类规则来预测未知实体的类别。

（二）数据仓库与数据挖掘的关系

数据仓库与数据挖掘都是决策支持新技术。但它们有着完全不同的辅助决策方式。数据仓库中存储着大量辅助决策的数据，它为不同的用户随时提供各种辅助决策的随机查询、综合信息或趋势分析信息。数据挖掘是利用一系列算法挖掘数据中隐含的信息和知识，让用户在进行决策中使用。

数据仓库和数据挖掘可以结合起来。在数据仓库系统前端的分析工具中，数据挖掘是其中重要的工具之一。它可以帮助决策用户挖掘数据仓库的数据中隐含的规律性。

数据挖掘用于数据仓库实现决策支持，具体表现为：①预测客户的购买倾向；②进行客户利润贡献度分析；③分析欺诈行为；④进行销售渠道优化分析。

数据仓库和数据挖掘的结合对支持决策会起到更大的作用。

（三）数据仓库中数据存储特点

数据挖掘兴起是针对数据库的，随着数据仓库的兴起和发展，由于数据仓库不同于数据库，数据挖掘也随之发生了变化。

1．数据存储方式的不同

数据库的数据存储是按照管理业务中事物处理项目的要求而存放的。

数据仓库的数据存储是按决策分析需求而存放的。这种需求是以决策主题为对象的，典型的主题是客户。这样，在数据仓库中，客户数据需要从多个数据库集成而来，如医院的数据仓库需要从HIS、PACS、LIS、EMR等不同数据库中，对同一患者的数据进行抽取并集成在一起，以便完成对该病人的病情进行分析。

2．数据存储的数据量的不同

数据库的数据存储量相对数据仓库的数据存储量小得多。从上面的例子可以看出，以病人为主题建立数据仓库的数据量是HIS、PACS、LIS、EMR等数据库的数据量的总和。按一般的统计，数据仓库的数据量是数据库数据量的100倍。数据仓库的数据量比数据库的数据量大这么多，原因在于：①数据仓库中的数据（近期基本数据）是数据库中数据按决策主题重新组织并集成而来的。②数据仓库中的数据还需要保留大量的历史数据，用于预测分析。③数据仓库为了给不同级别管理者提供各种决策分析的数据，需要对近期基本数据进行轻度综合和高度综合，这些综合数据在数据仓库中占据了不小的比重。近期基本数据、历史数据、综合数据三者的数据相加，使数据仓库的数据量远远大于数据库中的数据量。

3．数据存储的结构不同

由于数据仓库的数据量远大于数据库的存储量，因此数据库的关系型二维（平面）存储格式不能适应于数据仓库。数据仓库的数据存储结构采用多维的超立方体结构形式。数据仓库的数据存储结构采用星型模型或者多维立体数据库形式。

（四）数据仓库中数据挖掘特点

数据仓库的最大应用在于更加全面的了解疾病，制定治疗方案，争取更多的疾病得到治愈。

1．数据挖掘从数据仓库中挖掘的信息

数据挖掘应用于数据仓库后，能挖掘更深层次的信息，如：①哪些疾病具有相互影响的（利用关联分析）；②某类疾病的特征以及并发症（利用聚类和分类分析）；③不同疾病之间的特征（利用类比分析）；④哪些疾病的症状和病情具有"欺诈性"（利用神经网络）；⑤高复发率的疾病具有哪些特征及病情（利用分类分析）。

典型的例子是通过数据挖掘对高复发率疾病的病人以及病情严重的病人进行挖掘，得出它们的特征，这样就让医生做出决策，达到控制病情的复发和病情加重的病人，从而提高该疾病的治愈率。

2．数据仓库对数据挖掘提出了新要求

（1）数据挖掘需要可扩展性。数据挖掘对数据仓库的应用一般使用的数据是详细数据，不用综合数据，因为综合数据"平滑"了数据间的差别，从而无法发现单个数据项目之间的微妙相关性。

数据仓库中的数据随着时间的推移逐渐增长。这样，数据挖掘方法就应该具有可扩展性，能够处理递增的数据量。

（2）数据挖掘方法需要能挖掘多维知识。数据仓库中的数据模型是多维数据组织，它不同于数据库的二维数据组织。数据挖掘应用到数据仓库时需要能挖掘多维数据知识。

例如，对数据库的关联分析只能得到同一个商品维中不同疾病之间的关联关系。到数据仓库中的关联分析就应该能对多维数据寻找它们的关联关系，即除不同疾病的关联外，还要找出疾病与病人或其他因素等不同维之间的关联关系。

二、基于数据仓库的决策支持系统

在建立数据仓库之前，利用数据库来完成决策分析时，由于决策者不能明确表明他到底需要哪些具体数据来帮助辅助决策，一开始会提出一个粗糙的需求，由 IT 人员编写专门程序从数据库中抽取数据，形成所需的报告。决策者根据这个报告会马上想起需要更多的数据，提供新的报告。IT 人员重新编写程序抽取新的数据，完成新的报告。

由于决策的不明确性，对数据抽取的多样性，包括不同时间的抽取以及不同角度的抽取，形成的分析报告会造成不同的结果，甚至矛盾的结果。例如，一个 IT 人员提出的分析报告说医院的某种疾病的治愈率下降了 15%，另一个 IT 人员提出的分析报告说该疾病的治愈率上升了 10%。这两个结论不但不吻合，而且相去甚远。这让决策者很难相信报告结论的正确性，也无法帮助他做出决策。

从而认识到在数据库的基础上编写专门的程序，获取信息辅助决策是不成功的。人们把用这种方式建立的决策支持系统认为是失败的。

数据仓库对整个医院各部门的数据进行统一和综合，这实际上是对决策支持的一次革新。医院可以用它来取得各个重要方面的数据与分析结果，例如疾病的治愈率、该病种的人群和不同治疗方案的治疗效果，从而提高医院的医疗水平和疾病治愈率。举例来说，数据仓库用户可以立即得到其医院当前所有疾病的准确报告，了解其疾病的各种数据和特征，包括患此疾病的人群、既往史、过敏史、生活习惯等，并对此类人群做出预防等措施。

数据仓库的决策支持功能有：①对当前和历史数据完成查询和报表处理。②可以用不同方法进行"如果，将怎样（what-if）"分析。③可以查询细节，查询综合，并能深入追踪查询（钻取分析）。④认清过去的发展趋势，并将其应用于对未来结果的分析。

数据仓库是为辅助决策而建立的，单依靠数据仓库达到辅助决策的能力是有限的。数据仓库中有大量的综合数据，这些数据为决策者提供了综合信息，即反映企业或部门的宏观状况。数据仓库保存有大量历史数据，这些数据通过预测模型计算可以得到预测信息。

综合信息与预测信息是数据仓库所获得的辅助决策信息。

DW 中增加 OLAP 和 DM 等分析工具，能较大地提高辅助决策能力。OLAP 对数据仓库中的数据进行多维数据分析，即多维数据的切片、切块、旋转、钻取等，只有通过分析更详细的数据，才能得到更深层中的信息和知识。例如节假日销售的影响、某日的促销活动的影响等，这些信息在综合数据中是反映不出来的。DM 技术能获取关联知识、时序知识、聚类知识、分类知识等。只有通过数据挖掘技术对数据仓库中数据的挖掘，才能获取更多的辅助决策信息和知识。

DW 和 OLAP 及 DM 相结合的决策支持系统，是以数据仓库为基础的，被称为基于数据仓库的决策支持系统，其结构如图 8-7 所示。

概括地说，基于数据仓库的决策支持系统是从数据仓库的数据中获取辅助决策的信息和知识，为决策提供支持。

基于数据仓库的决策支持系统不同于 20 世纪 80 年代出现的基于模型的决策支持系统和 90 年代兴起的智能决策支持系统。因此，把基于模型和知识的智能决策支持系统称为传统的决策支持系统，而把基于数据仓库的决策支持系统称为新决策支持系统。

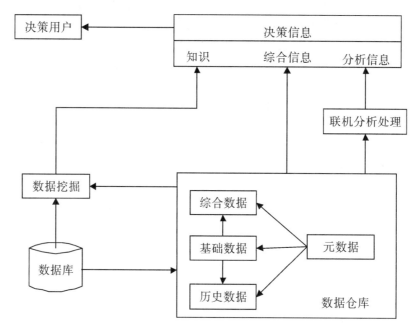

图 8-7 基于数据仓库的决策支持系统结构

三、数据仓库与商业智能

随着医院信息化的快速发展，积累了海量的管理与临床医疗数据。如何整合医院中的各类信息资源，进行有效的开发利用。构建一个以患者临床诊断治疗信息为核心、覆盖广泛的应用领域、面向不同信息使用者的数据分析平台就显得尤为迫切与重要。为此，把商业智能技术引入医院信息统计领域，建立注重整合业务数据和辅助决策分析的 BI 系统。

1. 商业智能的概念

商业智能是在 20 世纪 90 年代中期提出的。商业智能以数据仓库为基础，通过联机分析处理和数据挖掘技术帮助企业领导者针对市场变化的环境，做出快速、准确的决策。

商业智能与新决策支持系统从组成和目标来看是一致的。但是，商业智能是一种技术，新决策支持系统是解决实际决策问题的一个系统。可以理解为：新决策支持系统是利用商业智能技术来解决实际决策问题的系统。

数据仓库、联机分析处理与数据挖掘组成的商业智能所体现的智能行为在于，能够解决市场环境中随机变化的决策问题。由于市场千变万化，每次需要解决的决策问题都不相同。解决随机出现的问题需要利用智能的手段。商业智能所提供的智能手段表现为联机分析处理的任意切片、切块和钻取，以及利用数据挖掘技术所获得的知识。

2. 商业智能在医疗的应用及其影响

近年来商业智能作为解决"大数据"困境、提供决策支持的重要方案受到了各国的重视，如杜克大学医学中心（Duke University Health System）利用商业智能解决患者安全和财务管理等方面的问题，取得了显著的效益；缅因州医学中心（Maine Medical Center）则采用 SAP 商业智能，以达到符合联合委员会持续专业实践评价（OPPE）。据商业周刊研究服务（BusinessWeek Research Services）一项对"医疗机构应用商业智能的益处"调查结果显示，80% 的人认为应用商业智能能够节约成本，46% 的人认为能够改善医疗产出，并能提高患者满意度和工作效率。

医疗卫生领域涉及了多个医疗机构和人群，在不同机构或部门应用商业智能的目的也有所不同，本文通过对相关文献的综合整理，总结了应用商业智能在医疗服务、医疗管理、公共卫生、医保管理四个方面的影响：医疗服务是医疗领域的核心活动和工作，应用商业智能主要集中于改善为患者提供的医疗服务质量、保证患者安全；医疗管理是医疗机构应对内外环境、有效运营的必要活动，应用商业智能能有效控制成本、提高效益以实现医疗机构的可持续发展；将商业智能应用于公共卫生方面，以维护和保障广大人民群众的身体健康；而商业智能应用于医保工作，能有效保障参保者、医疗机构及整个国家医保体系的权益。具体分析主题及影响见表8-3。

表8-3 基于数据仓库的决策支持系统结构

医疗领域	分析主题	影响
医疗服务	临床实践效果评估 临床结构监控和评价 快速响应和跟踪不良事件 疾病预后追踪 医疗记录分析（如检查、诊断、处方分析）	控制医疗差错、提高医疗质量 保证患者安全 实时临床决策支持 改善结果产出 提高患者满意度
医疗管理	风险评估（如经营环境分析、院内感染控制） 疾病分类管理 医疗服务成本效益评价 人员结构分析及绩效评估 整体财务结构评估	控制成本，提高利润率 优化流程，提高运营效率 提高医疗水平和服务质量 提高患者/医务人员满意度 提供决策支持，应对内外环境 符合规章制度
公共卫生	患病人群特征及患病趋势对比分析 疾病传播途径及地区感染关联性分析 疾病监测和管理 健康管理（如慢性病、人群健康、健康教育） 生物恐怖 环境卫生	辅助卫生政府的决策支持 健康管理项目，提高人群生活质量 降低医疗费用 保证人群健康和安全
医保管理	参保人员结构分析 定点医疗机构监控（显示潜在的欺诈、过度医疗行为） 医保计划应用、预算开支及基金使用分析 医疗补助和保险索赔趋势跟踪 监管合规 医保制度及替代政策的分析	医保制度改革提供决策支持 规范医疗行为，保证医疗供给，确保正常理赔 预测风险，优化交互水平，改善医疗效果 提高医疗质量 提高参保人员满意度

第四节 数据仓库与数据挖掘在医疗中的应用

数据仓库是一个面向主题的、集成的、相对稳定的和反映历史变化的数据集合，医院的数据仓库是为临床和医院管理实施决策支持系统提供的结构化数据环境，是医院决策分析的全面数据提供者。数据挖掘是通过知识的关联，利用各种算法挖掘出数据中隐含的信息。在医疗方面，目前数据挖掘技术主要应用于：疾病的辅助诊断、疾病治疗方案的选择、药物开发以及医院信息系统中的应用等，具有重要的实用价值和经济价值。

本章节列举了数据仓库和数据挖掘技术在医疗方面的几个具体案例，通过这些案例，读者可快速理解数据仓库原理以及数据挖掘技术在医疗方面的实际应用。

一、广州市卫生局阳光用药电子监察分析系统

为规范广州市各医疗机构的药品使用行为，遏制医药购销领域的商业贿赂，推进行业作风，解决患者"看病难、看病贵"的难题，广州市卫生局建立了阳光用药电子监察分析系统，旨在通过加强监控广州市各个医院的药品使用情况，及时发现医院"非常态化"用药现象并进行预警和纠错，提高卫生局对医院药品使用的监管能力和水平。

但在现实中，由于各个医院采用不同的药品信息标准，导致每个医院药品信息的存储类型、字段类型、命名方式不尽相同。同时，经过多年的信息化建设，各个医院用药信息系统建设已日趋完善，每个医院都有自己的药品分析软件，信息存储格式也各有不同，如 Excel、TXT、Oracle、SQL Server、MySql、DB2、Access 等。另外，由于涉及浩瀚的药品数据资源，面向业务系统的 OLTP 已经无法满足大数据的查询和运算功能。因此，如何在不推翻医院已有的信息建设基础上，通过数据接口实现各个医院的药品信息统一上传，并保证卫生局存储的药品信息的统一性和准确性，让用户方便快捷、多方位查看全市药品使用情况，是本系统建设的难点。

广州市卫生局阳光用药电子监察分析系统首先通过问卷调研和文献收集的方式，建设了适合广州市应用的药品基本信息对照标准库，制定统一的药品信息标准，为集成各医院用药信息和数据统计奠定基础。然后搭建统一数据接口，将各个医院的药品信息统一上传、全程共享，满足业务过程中本系统的数据共享和同步需求，接着建立统一的基础数据集成平台，实现各个医院编码、数据字典、字段的集中统一，通过设置药品数据仓库，合理存储各个医院上传的药品数据以及相关的外来数据，为决策分析提供完整、统一、准确的数据来源，最后在数据仓库基础上，建立单品种用药分析、抗菌药品专项分析、国家基本药物分析、注射剂用药分析、阳光用药分析几个分析主题，为广州市阳光用药绩效测评体系提供标准，并对各市属医院开展合理用药绩效测评，同时对市直属医嘱用药进行全面监控。

在整个系统建设流程中，数据仓库是整个技术路线的核心，建立一个数据仓库并查询分析结果通常涉及以下几个步骤。

1. **数据仓库的设计**

数据仓库包含的数据按照分析主题分类集成，每个分析主题对应一个数据集市。设计一个数据仓库一般分为确定主题、确定量度、确定事实数据粒度、确定维度表、创建事实表五个步骤。事实表和维度表共同确定了数据仓库存储数据的具体形式，维度表是用户分析数据的窗口，为用户提供了查看事实表的角度；事实表为用户从不同维度分析指标的度量，表明用户的分析指标。

在本系统中，主要分析各个医院各类药品的使用情况，因此，分析主题为单病种药品、抗菌药品、国家基本药物等；维度表可包含时间维度、医院维度、科室维度、药品类型维度等等，事实表中的分析度量则可以为各药品的费用、用量以及相关的 KPI 指标等等。

2. **数据的预处理（ETL 过程）**

ETL 是指将数据从源端经过抽取、转换、加载至目的端的过程，它是构建数据仓库的重要一环。通过 ETL 过程，可以整合不同来源的源数据，并通过整理和标准化数据，删除其中的脏数据，保证最终存储至数据仓库中的数据的一致性和准确性。

在本系统中，根据数据库设计过程中设定的维度表和事实表，抽取各个医院信息系统中相关的源数据，并通过清除脏数据、转换、去除重复等多种预处理功能，将来源于不同系统中格式各异的数据进行集成，自动整合数据、对象、账号转换，为数据仓库提供准确的数据。

3. **多维数据模型设计**

基于数据仓库的查询是通过多维数据模型建立的，这个模型把数据看成是数据立方体形式，由维度和事实共同定义。多维数据模型的存在形式通常有星型模式和雪花模式两种，星型模式是最常用的实现模式，优点是设计简单，查询性能高，但存在数据冗余的不足；雪花模式是星型模式的扩展，层次更清晰，不会产生冗余数据，但性能相对较低，一般情况下选择星型模式，当数据仓库中的数据量

极大时，可选择雪花型模式。图8-8是星型模式示例。

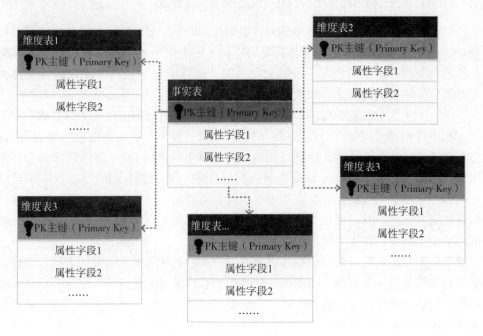

图 8-8　星型模式

在本系统中，将已经建立好的维度表和事实表以星型模式构建多维数据模型。

4. OLAP

OLAP 是数据仓库系统最主要的应用，专门设计用于支持复杂的分析操作。一旦建立好多维数据模型后，即可进行 OLAP 操作，包括向上汇总、向下钻取、切片、切块、数据透视、钻过、钻透等，可对数据进行快速访问，使得数据透视表或数据透视图更容易显示出高级汇总数据，而且帮助用户查看相应的明细数据。

以单品种用药分析为例，用户可通过不同时间维度（年、月、日）查看单品种药品的费用和用量情况，也可通过不同科室（呼吸内科、内分泌科、神经内科等）查看单品种使用情况，更可两者结合，即不同科室不同时间下单品种的使用情况。联机分析处理为用户提供了全方位查看度量指标的视角，帮助卫生局全面掌握药品的使用情况。图8-9是单品种用药分析的一个示例界面。

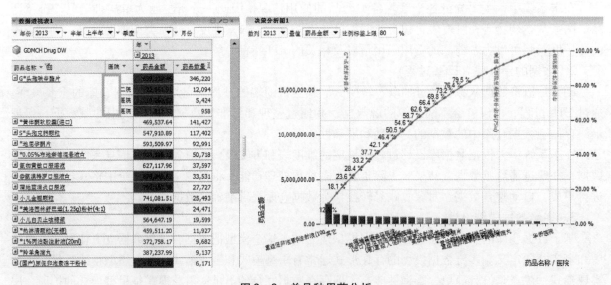

图 8-9　单品种用药分析

从上述表述可看出，同传统技术相比，建立在数据仓库基础上的数据分析，能更快捷地从全局角度、多方位查看分析结果，帮助广州市卫生局从简单的随机抽取处方进行监控，向大数据量化管理医院用药方向发展。尤其是在制定重大决策时，系统提供了科学数据分析基础上的依据，具有现实意义。同时，广州市卫生局通过系统提供的医院用药情况，可及时总结药品使用规律，进而发现疾病的发病规律，这对加速科研进程、促进科研成果转换产生了积极作用。

二、医院运营管理分析系统

医院运营管理分析系统是通过数据仓库技术，将医院各个业务系统中存储的有关运营的数据，通过 ETL 过程进行预处理并统一集成，建立医院的运营数据管理中心（ODR），在此基础上建立多维数据模型，为医院不同的管理层设置应用主题：院长首页分析、科主任管理平台、运营数据管理分析，通过多方位解读运营指标，如就诊人次、费用、药比等，对各个科室进行比较、排名，帮助医院的管理者在权限范围内，查看医院的运营明细情况。

在医院运营过程中，管理者往往需要对某些指标进行评估和预测，如就诊人次、药品使用量等等，以便做好预备措施。此时，可结合数据挖掘技术对这些指标进行预测。由于经济数据中大多数指标以时间序列的形式给出，因此可采用时间序列分析方法。

时间序列是同一现象在不同时间上的相继观察值排列而成的序列，时间序列分析方法则是通过分析时间序列，挖掘其规律性以及预测时间序列的发展趋势。通常可将时间序列看成由长期趋势、季节变动、循环波动和不规则波动四种因素共同作用产生的结果，常用的分析方法有古典时间序列分析和现代时间序列分析方法两种。前者根据曲线走势的不同，分为平稳序列、趋势性序列、季节型序列以及复合型序列四类，每类序列各自对应不同的分析方法，通常情况下以复合型序列更为常见。对复合型序列预测方法的一般步骤如下：①确定并分离季节成分。计算季节指数，以确定时间序列中季节成分，然后将季节成分从时间序列中分离出去，即用每一个时间序列观测值除以相应的季节指数，以消除季节性。②建立预测模型并进行预测。对消除了季节成分的时间序列建立适当的预测模型，并根据这一模型进行预测。③计算出最后的预测值。用预测值乘以相应的季节指数，得到最终的预测值。

后者代表性的算法有 ARMA 以及 ARIMA 等，其原理是假设时间序列是由某个随机过程生成，如果生成序列的随机过程不随时间变化，则该随机过程的结构可以被确切地刻画和描述，利用序列过去的观察值，可以外推出序列的未来值。ARMA 的算法流程如图 8-10 所示。

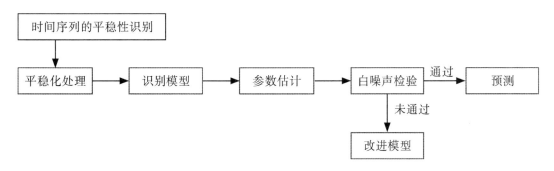

图 8-10 ARMA 的算法流程

在具体的应用中，可根据实际情况选择适宜的方法对医院常用的运营指标进行时间序列分析。

运营数据管理中心的建立打通了部门间的数据阻碍，时间序列分析方法提供了主要运营指标的预测值。以下两个图是建立在数据仓库和数据挖掘基础上的院长首页分析示例界面。图 8-11 展示了全院的总体运营情况，图 8-12 则是对图 8-11 中各个指标的详细分析：

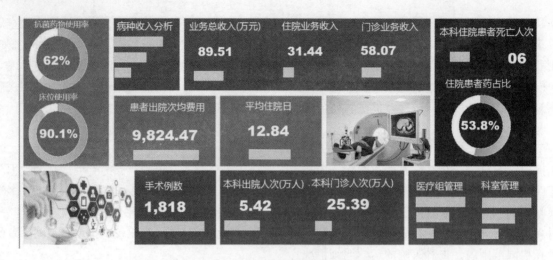

图8-11 全院的总体运营情况

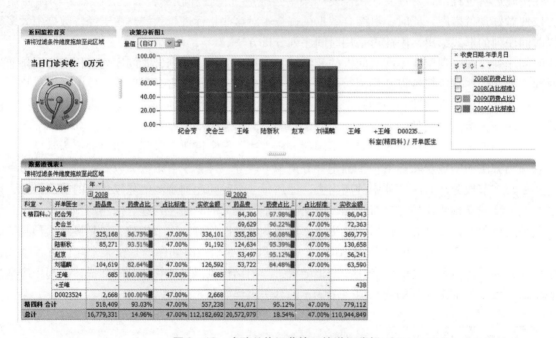

图8-12 全院总体运营情况的详细分析

通过医院运营管理分析系统，管理层可从宏观角度解读整个医院的经营状况，实时掌握医院发展动态，并制定详细的规划，做好周全的准备措施。医院运营管理系统可为管理层制定正确方针、改进现有制定提供重要的辅助作用，帮助医院达到高效节能的运营模式，最终实现科学化、精细化、专业化的管理和服务。

三、医院绩效管理分析系统

医院绩效考核是指对医院、科室和部门以及员工，通过制定目标和考核标准、组织实施、严格考核、奖惩兑现，最终达到既定目标的一系列活动过程。绩效管理系统是否能够准确地衡量各层级的绩效，在很大程度上决定了其他绩效管理职能是否能够充分发挥作用。因此，设计一套符合医院实际的、科学的、动态的绩效评价系统，是医院绩效管理系统中的一项核心工作。

医院绩效管理分析系统包含计划管理体系、考核体系、指标分析和系统管理四个模块，其中，计划管理体系包含绩效考核的各项准备工作，如指标库维护、评分法则维护、目标值维护等；考核体系实现了绩效考核业务流程，如考核沟通，定量计算和定性评估等；指标分析包含全院的工作绩效分析以及工作人员的考核结果；系统管理则是对绩效管理系统的后台维护，如人员维护、科室维护等。整个系统结构如图 8–13 所示。

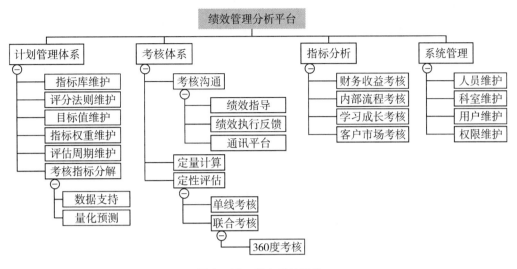

图 8–13　整个系统结构

在指标分析模块中，通过建立面向绩效评价和绩效考核的数据仓库，使用 ETL 技术与工具实现各指标数据收集和集成工作，在数据仓库基础之上采用 OLAP，实现对数据的多维分析、向下探查分析和变化趋势分析，掌握各个层次的数据并和前期或同期的数据作对比，查看医院工作人员的工作效率。

在"计划管理体系"的"考核指标分解"子模块中，内含目标分解模型，可将院领导制定的年总目标，如年收入目标等，分解至科室的月目标值，并保证医院子系统（包括部门、流程、工作团队和员工个人）的绩效目标与医院的战略目标一致。

该模型主要以历史数据为参考依据，在消除通货膨胀因素影响后，根据各部门、科室的指标历史走势，确定每个部门、科室的分解权重，将战略目标按照医院组织结构进行层层分解（纵向分解），并对每个科室的目标细分至月目标（横向分解）。整个模型通过为历史信息赋予不同的参考价值，为用户提供了多种纵向分解的方法，同时根据科室指标走势的不同，提供了不同的横向分解方法，用户可根据实际情况选择相应的组合方法并进行微调整，从而保证战略目标的分解与实际贴切，实现医院战略化管理。系统界面示例如图 8–14 所示。

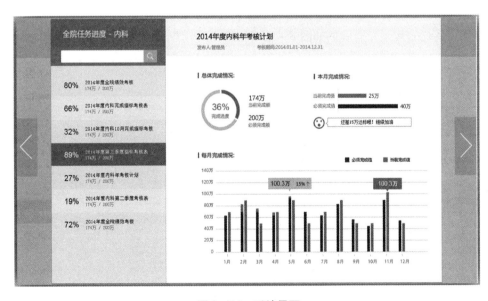

图 8–14　系统界面

绩效管理分析系统实现了绩效指标的制定、监控和数据分析，为医院提供全方位（部门、人员、设备）的绩效管理控制，优化医院绩效管理体系，改进和提高管理人员的管理能力和成效，促进被考核者改进工作方法，提高绩效。同时也可作为物质激励、人员调整、人员晋升、降职调职的依据和日常精神激励的依据与评判标准。

四、医院三甲评审系统

医院三甲评审是国内盛行的一种医院质量评估制度，其目的和本质是为了强化医疗服务质量，提高医院科学管理水平，与时俱进地促进医院标准化、规范化、科学化和现代化建设与发展。同时，医院自身需要根据医疗机构基本标准和医院评审标准，开展自我评价，持续改进医院工作，促进医疗机构加强自身建设和管理，不断提高医疗质量，保证医疗安全，改善医疗服务，更好地履行社会职责和义务，提高医疗行为整体服务水平和服务能力，满足人民群众多层次的医疗服务要求。

整个评审标准共设置七章标准和检测指标，其中第一章至第六章用于对三级综合医院实时评审，并作为医院自我评价与改进之用，系统的评审指标管理流程如图 8-15 所示：

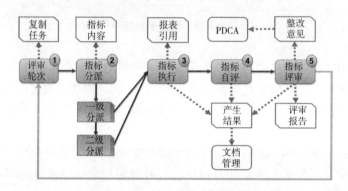

图 8-15　系统的评审指标管理流程

第七章是日常统计评价指标监测，用于对三级综合医院的医院运行、医疗质量与安全指标的监测与追踪评价，共包括医院运行基本指标和医疗质量与安全监测指标两大类。由于医院运行基本监测指标的源数据引自医院统计和财务报表，医疗质量与安全监测指标的源数据引自医院的 HIS、LIS 等其他信息系统。因此，为了统计分析相关的指标，系统建立了指标数据库，将相关的数据经过 ETL 技术后，统一集成至数据仓库中。通过搭建多维分析模型，采用 OLAP，实现了对指标的多维分析、向下探查分析和变化趋势分析、掌握各个层次的指标并和前期或同期的指标进行对比，详细了解监测指标的变化趋势。系统的最终界面示例如图 8-16 所示。

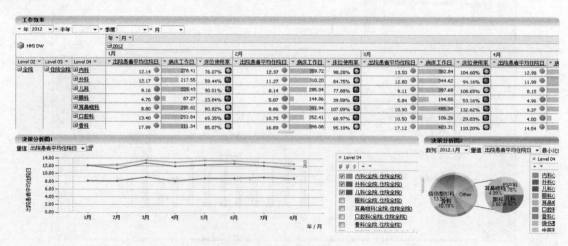

图 8-16　系统的最终界面

医院三甲指标评审系统通过设置科学的医疗质量评价指标，有效监控评审流程，并对常用指标进行统计分析，是对医疗机构进行追踪评价的重要途径，帮助管理者从宏观和微观上查看医院的医疗水准，促进医疗质量持续改进。

（潘晓雷　谢杰　唐丹）

第九章 数据库安全

第一节 数据库安全技术与策略

一、数据库安全的意义

数据库安全有四个基本原则，即保证数据库信息的保密性、完整性、一致性和可用性。保密性要求数据库中的数据不被非法获取；完整性要求数据库中的不被非法破坏；一致性要求数据库中的数据满足完整性、参照完整性及用户定义完整性；可用性要求数据不因自然的和人为的原因对授权用户不可以用。

在数据库被使用的时候，在保证用户得到正确数据的同时需要保护数据免受威胁，确保数据的完整性。数据库不仅为使用者提供信息，还能储存数据。应当防止非法授权者或入侵者非法访问数据库，确保用户在一定的约束和规则的控制下使用数据库。数据库安全与网络、操作系统和应用程序关系紧密，其主要应由数据库管理系统（database management system，DBMS）来维护。

二、数据库安全的发展

（一）计算机时代数据库安全

20世纪70年代，数据库安全问题就引发了相关学者的关注，并同步开启了相关研究。当时的研究重点集中在设计安全的数据库管理系统，即多级安全DBMS。数据库管理系统是负责访问与管理、数据存储的核心平台软件，是维护数据库的安全核心。早期的数据库研究主要目标是希望通过设计符合特定安全策略模型的安全数据库管理系统，严格实施控制数据库内容的操作与访问、访问控制策略来实现整个数据库的安全。一般有如下几个阶段。

1. 初始时期

70年代中期到80年代初，由于美国军队的一些资助，为多级安全数据库的研究奠定了一定的基础。1975年，Schaefer和Hinke实现了基于Multics操作系统的可信数据库管理系统。1983年，Woods Hole提出了多级安全数据库的三种体系结构：完整性锁结构、核心化结构和分布式结构。由于美军的大力推动，这个时期的数据库安全研究主流是军用安全数据库，研究者对数据库的安全需求、面临的安全威胁及安全数控的研究问题有了基本的认识，并利用若干项目的研发形成了安全数据库开发的方法论。

2. 标准化时期

美国国防部计算机安全中心在1983年发表的可信计算机评估准则是数据库安全研究标准化时期的重要标志。该准则是历史上首个计算机安全评估准则。在这段时期，出现了一批达到高安全级别的数据库管理系统，是多级安全数据库发展的黄金时期。比较有代表性的研究项目有SeaviewA和LDV，主要是围绕多级安全数据库管理系统的设计并形成了安全数据库的相关理论和技术基础。其重要研究内容有：①数据库审计与数据库加密。②数据库安全体系结构及实现技术。③数据库隐通道检测及其分析。④数据库形式化安全数据模型分析及验证。⑤多级安全数据库事务模型及其分析。1991年，

TCSEC 关于数据库评估的解释标志着研究者对安全数据库的功能、需求、保证等达成了共识。

3．多样化时期

计算机网络的出现与发展使数据库的环境更为复杂，即使严格按照数据模型设计实现的 MLS-DBMS 也不能彻底解决数据库面临的各种安全威胁。同时商业数据库的安全需求逐渐占据了主流，用户的安全需求也更为多样化。多样化有以下几个方面：

（1）数据模型多样化。面向对象的数据库、XML 数据库等一批新型数据库系统的出现，打破了长期占据主流的关系数据模型，带动了半结构化数据访问控制模型研究。

（2）信息安全技术体系多样化。随着信息保障（IA）概念的出现，以保护、检测、响应、恢复为核心内容的全生命周期的保护，取代了以往单一防护思想，引发了数据库入侵检测、可信恢复等相关研究内容。在多样化时期，数据库安全研究内容更为广泛，典型的例子包括：数据库细粒度访问控制模型研究，数据库入侵检测与恢复研究，数据库漏洞扫描技术研究，SQL 注入攻击及防范技术研究等。

（3）数据库应用环境和安全需求的多样化。基于军方安全需求的多级安全模型无法满足用户多样化、灵活的访问控制需求，出现基于角色的访问控制、基于属性的访问控制等细粒度访问控制，以及多策略访问控制框架等新型安全策略模型等。

（二）互联网时代的数据库安全

互联网的发明给社会带来了巨大的变化。在这个时代，软件服务化是 IT 业界所广泛接受的一种工作模式。越来越多的 IT 厂商在伴随着"软件即服务"理念的推广选择将其非核心业务外包，集中更多的精力与资源投入到核心业务，达到提高服务质量、降低成本的目的。此外，还有一批直接面对普通用户的数据库服务（或称"数据库即服务"，DAS），如微软公司的 SQL Azure 服务，谷歌公司推出的 Datastore 服务，亚马逊公司提供的 SimpleDB 与 Relational Database Service（RDS）服务等。这些数据库服务平台采用不同的数据模型与实现技术，为用户便捷的数据库服务，避免过多精力用于软硬件采购与数据库日常维护管理。一个典型的数据库服务场景由数据库使用者（用户）、数据库服务运营服务商（简称服务者）与数据库内容提供者（简称所有者）三方构成。"不可信的数据库服务者"这个安全假定引发了一些新问题：

（1）数据库的服务者是不完全可信的。用户在得到查询结果的时候，需要 DBMS 证明解决的正确性，包括两方面，即完备性与真实性。完备性没有为了提高系统吞吐率等原因只返回部分正确的结果，而是返回了所有正确的内容。因此数据库所有者具有查询结果正确性验证的需求。

（2）数据库所有者为了防止数据内容被非授权泄露及传播，在委托第三方提供服务的时候并不希望服务者知道所有数据内容。因此数据库内容机密性保护需求要求服务者在部分内容加密的前提下，仍然可以进行良好的数据库服务。

（3）数据库管理系统的基本安全需求要求所有者对其内容进行授权与访问控制管理。一些外包数据库系统要求数据库所有者用技术证明服务者正确执行了自己设定的访问控制策略。

（4）所有者为了防止服务者的非法传播引发外包数据库所属权的争议，通常希望在数据库中嵌入一些秘密。数字水印技术是可以对多媒体数字作品进行版权保护的一种基本方法，但由于关系数据库库的特殊性，其与多媒体数字资源相比存在比较大的差别，因此数据库水印与多媒体上的水印存在较大的不同。

（三）数据库服务模式下的数据库安全

在 Web 2.0 的背景下，互联网上的信息呈爆炸式的速度增长，互联网用户已由单纯的信息消费者变成了信息生产者。因此，人类已经进入信息爆炸时代。在此背景下，支持海量数据高效存储与处理的云计算技术在世界范围内得到迅猛发展，被誉为"信息技术领域正在发生的工业化革命"。

在云计算时代，信息的海量规模及快速增长为新的数据库带来主要挑战在于其应具备如下特性：①提升用户的满意度，支持快速读写、快速响应；②支撑 PB 级数据与百万级流量的海量信息处理能力;③具有高扩展性,易于大规模部署与管理;④成本低廉。在这些目标的驱使下,各类非关系型数据库应运而生,如 SimpleDB、BigTable、HBase、Cassandra、CouchDB、MongoDB、Redis 等。非关系型数据为获得速度、可伸缩性及成本上的优势,放弃了关系数据库强大的 SQL 查询语言和事务机制。目前,数据库领域关于未来关系与非关系数据库之中谁会消亡的讨论尚无定论,但近来 Twitter、Digg 和 Reddit 等多家 Web 2.0 企业宣布从 MySQL 转而使用 NoSQL 数据库,说明后者在现阶段非关系数据库更具商业潜力。

三、数据库安全技术

数据库安全通过安全管理、数据库加密、存取管理来实现。安全管理指采取何种安全管理机制实现数据库管理权限分配,一般分为分散控制和集中控制两种方式。数据库加密主要包括 OS 层、DBMS 内核层加密和 DBMS 外层加密机。存取管理是一套防止未授权用户使用和访问数据库的方法、机制和过程,通过正在运行的程序来控制数据的存取和防止非授权用户对共享数据库的访问。

(一)存取管理技术

存取管理技术有存取控制技术和用户身份认证技术两方面。用户身份认证技术包括用户身份验证和用户身份识别技术。存取控制包括数据的浏览控制和修改控制。浏览控制是为了保护数据的保密性,而修改控制是为了保护数据的正确性和提高数据的可信性机。

电商和网银的发展,让人们感觉到数据库中的数据的价值的同时也感觉到数据库系统的脆弱性,用户需要特别的认证。用户身份验证可以阻止非授权用户的访问,而用户身份识别可以防止用户的越权访问机用户身份验证。验证是数据库安全性中最基本的概念之一,系统通过这个过程来验证用户身份并阻止非授权用户的访问。一般有操作系统验证、DBMS 提供验证、网络安全系统的认证机一般有以下几种验证方式:

(1)操作系统验证用户可以通过操作系统不需要用户名和密码而直接连接到某些数据库,对数据库的连接要靠操作系统来验证。

(2)当操作系统不能被用来进行用户验证时,用户可以通过提交正确的用户名、密码,由 DBMS 提供验证来访问数据库。采用难于记忆的并经常改变的密码技术,不管是在理论上还是在实践上都是一个很好的安全技术。

(3)已经有许多网络安全认证系统可以用来对数据库用户的认证。这要依赖于认证和密钥分配系统,用户可以通过提供身份证明或验证令牌来响应验证请求,包括采用安全令牌、智能卡、生物识别或其组合的 PKI 技术。本质上认证和密钥分配系统提供的是一个编程界面(API),它可以用来为任何网络应用程序提供安全服务,例如认证、数据机密性和完整性、访问控制以及非否认服务。比较常用的系统如 SESAME、DCE、Kerberos 等。

用户身份识别以数据库授权为基础,经过数据库授权和验证的用户才被认为是合法的用户。数据库授权技术包括用户授权表、授权用户表、系统的读出/写入规则和自动查询修改技术。

(二)存取控制技术

存取控制限制了访问者和执行程序可以进行的操作,DBMS 中对数据库的存取控制是建立在操作系统和网络安全机制的基础之上的,通过存取控制可以防止漏洞隐患。存取控制的模型有强制存取控制、自主存取控制和基于角色存取控制。对于存取控制而言,低安全等级的操作系统和网络之上很难建立高安全等级的数据库系统;而高安全等级的操作系统和网络之上建立的数据库也不一定就是高安全等级。

(三)安全管理技术

安全管理是指采取哪一种安全管理机制实现数据库管理权限分配,包括:集中控制和分散控制。集中控制由单个授权来控制系统的安全维护,分散控制则采用可用的管理程序控制数据库的不同部分来实现系统的安全维护。集中控制的安全管理可以更方便有效地实现安全管理。管理机制采用数据库安全员、数据库审计员和数据库管理员各负其责，相互制约。通过强制存取控制、自主存取控制实现数据库的安全管理。数据管理员应强制执行这条原则，避免多个程序或多人建立新用户，确保每个程序或用户有唯一的注册账户来使用数据库。安全管理员能从单一地点部署符合特定标注、强大的控制的评估，及大量的用户账号、口令安全管理任务。数据库审计员根据日志设计跟踪用户的行为和数据的变化，监视用户行为和数据访问时最基本的管理手段，一旦数据库服务出现问题，可以进行审计追查。

（四）数据库加密

数据加密是防止数据库中数据泄露的有效手段，由于比传统应用有更加严格的加密要求，因此可以在三个不同层次实现对数据库数据的加密，分别是 OS 层，DBMS 内核层和外层。

（1）OS 层无法辨认数据库文件中的数据关系，从而无法产生合理的密钥，对密钥合理的管理和使用也很难。对大型数据库来说 OS 层加密很难实现。

（2）在 DBMS 内核层实现加密是指数据在物理存取之前完成加/解密工作。这种加密方式的优点是加密功能强，并且加密功能几乎不影响 DBMS 的功能，可以实现加密功能与数据库管理系统之间的无缝耦合。缺点是加密运算在服务器端进行，加重了服务器的负载，并且 DBMS 和加密器之间的接口需要 DBMS 开发商的支持。

（3）比较实际的做法是将数据库加密系统做成 DBMS 的一个外层工具，根据加密要求自动完成对数据库的加/解密处理。

四、医院数据库安全需求

（一）保护敏感信息

大多数企业、组织以及政府部门的电子数据都保存在各种数据库中。他们用这些数据库保存一些个人资料，比如员工资料、医疗记录等等。医院 HIS 数据库保存了大量的患者的就诊记录、家庭联系方式等比较敏感的信息。如果这些信息外泄，医院需承担的后果将不堪设想。

（二）数据库与系统紧密相关

数据库应用程序通常都与操作系统的最高管理员密切相关。许多 DBA 花大量的时间来管理这些复杂的系统。但是，不当的配置和安全漏洞通常会造成严重的后果，而且难于发现。目前一些医院常忽略数据库安全，数据专家又不把保障数据安全作为主要职责。医院的数据库里面保存着所有患者信息、就诊记录、医嘱记录等，恶意的入侵者可能通过数据库获得操作系统的权限，只需要执行一些内置的数据库的扩展存储过程。这些存储过程能提供一些执行操作系统命令的接口，而且能访问所有的系统资源，如果这个数据库服务器还同其他服务器建立信任关系，那么入侵者就能够对这个域机器的安全产生严重威胁。

五、数据库安全策略

（一）定义

安全策略是描述安全需求以及规则的说明，是一组规定如何管理、保护和指派敏感信息的法律、规则及实践经验的集合。

数据库系统至少具备的安全策略有保证数据库的存在安全，保证数据库的可用性。数据库管理系统的可用性表现在两个方面：一是需要阻止发布某些非保护数据以防止敏感数据的泄漏；二是当两个用户同时请求同一记录时进行仲裁。保障数据库系统的机密性，主要包括用户身份认证、访问控制和可审计性等。保证数据库的完整性包括物理完整性、逻辑完整性和元素完整性。物理完整性是指存储介质和运行环境的完整性；逻辑完整性主要有实体完整性和引用完整性；元素完整性是指数据库元素的正确性和准确性。

（二）语言

安全策略语言用来描述定义不同层次的安全策略。

1. 基本概念与标记

安全策略定义语言具有以下一些基本概念与标记：

主体（Subject）系统中的活动实体，主体在系统中的活动受安全策略控制。主体一般记为 $S = s_1, s_2, \cdots, s_n$。客体（Object）是系统中的被动实体，每个客体可以有自己的类型。客体一般记为 $O = o_1, o_2, \cdots, o_n$。类型（Type）每个客体都可以有自己的类型。角色（Role）在系统中进行特定活动所需权限的集合。角色可以被主体激活，主体可以同时担任不同的角色。角色一般记为 $R = r_1, r_2, \cdots, r_n$。任务（Task）一般记为 $TK = (tk_1, tk_2, \cdots, tk_n)$。转换过程（TP, Transtormation procedure）可以是通常的读、写操作或一系列简单操作组合形成的特定应用过程。

2. SPSL

SPSL 是一种策略规范语言，它的主要目的是描述安全操作系统中使用的安全策略，即授权决策策略。授权决策是一个从请求到决策的映射 $AD = \{q \mid d \mid q \mid Qd \mid D\}$，其 SPSL 属于逻辑语言，主要由常量、变量和谓词三部分组成。主体集 S、客体集 O、动作集 A 和访问权限集 SA 均是 SPSL 的常量。SPSL 的变量包括四个集合：V_s、V_o、V_a、V_{sa} 分别表示主体、客体、动作和带符号访问权限的变量集合。分别用 s_t、o_t、a_t、sa_t 表示四个集合中的项。Cando (s_t, o_t, a_t, sa_t)，decando (s_t, o_t, a_t, sa_t)，do (s_t, o_t, a_t, sa_t)，done (s_t, o_t, a_t)，fail (s_t, o_t, a_t)，din (s_1, s_2) in (s_1, s_2)，cooper (e_1, e_2)，conflict (e_1, e_2)，super (e_1, e_2)，ower (e_1, e_2)，typelf (e_1, e_2)，spof (e) 分别表示 SPSL 的 13 个谓词。

简单的实例说明如何用 SPSL 描述自主访问控制策略。假定

$$o \in O, s_1 \in S, s_2 \in S, s_3 \in S, a \in A, g \in G, others = G - g$$

自主访问控制策略可表示为：

客体属主访问规则 cando $(s_1, o, a) \leftarrow$ owner (o, s_1)

同组用户访问规则 cando $(s_1, o, a) \leftarrow$ cando (g, o, a) &in (s_1, g) &in (s_2, g)

其他人访问规则 cando $(s_3, o, a) \leftarrow$ cando $(others, o, a)$ &in (s_3, g)

（三）模型

安全模型的作用是在一个安全策略中，描述策略控制实体并且声明构成策略的规则。

1. 状态机模型

状态机模型将系统描述为一个抽象的数学状态机。在这种模型里，状态变量表示机器的状态，随着系统的运行而不断地变化。状态转移函数是对系统调用的抽象表示，精确地描述了状态的变化情况。主体和客体被模拟为集合 S 和 O 的函数。

采用有限状态机为某种安全策略构造安全模型，假设安全策略为当且仅当用户的认证等级高于文件的安全等级时，可以对文件进行读操作。当且仅当用户的认证等级低于文件的安全等级时，可以对文件进行写操作。将其"翻译"成计算机语言。

根据对应关系，给定安全策略可以进一步表示为当且仅当主体的访问等级高于客体的访问等级时可以对客体进行读操作。当且仅当主体的访问等级低于客体的访问等级时可以对客体进行写操作。

将这些与安全相关的状态变量符号化。主体用 S 表示，客体用 O 表示，访问等级用 class 表示，主体 s 的访问等级表示为 sclass (s)，客体 o 的访问等级表示为 oclass (o)，$A(s, o)$ 为访问模式集合，则安全策略的形式化描述为：

sclass $(s) >$ oclass $(o) = > r \in A(s, o)$

sclass $(s) <$ oclass $(o) = > w \in A(s, o)$

主体集 S、客体集 O、主体访问等级 sclass、客体访问等级 oclass 和访问模式集合 $A(s, o)$ 都是安全模型的状态变量。系统在任一时刻的状态可定义为状态变量的集合 State = $\{S, O,$ sclsaa, oclass, A}。该安全策略对应的安全状态可描述为系统是安全的：当且仅当对于所有的 $s \in S$, $o \in O$ 有

if $f \in A$ (s, o)，then sclass (s) > oclsaa (o)

if $w \in A$ (s, o)，then sclass (s) < oclsaa (o)

定义状态转移函数是安全策略模型构造过程中很重要的一步，描述了系统的相应变化。此处涉及的状态转移函数有前面已介绍过的 Create_object (o, c)，设置主体 s 对客体 o 访问模式的 set_access (s, o, mode)，证明状态转移函数是否正确，最后需要定义初始状态并证明其安全性。

2. Clark-Wilson 完整性模型

Clark-Wilson 模型对于许多商业系统的建模更加符合实际。该模型用程序作为主体和客体之间的中间控制层，主体被授权执行某些程序，客体可以通过特定的程序进行访问。Clark-Wilson 模型将从属于其完整性控制的数据定义为约束型数据项（CDI）而将不从属于完整性控制的数据定义为非约束型数据项（UDI）。

Clark-Wilson 模型定义了两组过程，完整性验证过程（IVP）和转换过程（TP）。Clark-Wilson 模型采用了两个基本的方法，即所谓的严格转变（well-formed transition）和责任分离（segregation of duties）。严格转变是 Clark-Wilson 模型中保证应用完整性的一个机制。责任分离的目的是保证数据对象与他所代表的现实世界对象的对应，而计算机本身并不能直接保证这种外部的一致性。

数据完整性 Clark-Wilson 模型有两类规则，证明规则（CR）和实施规则（ER）。实施规则是与应用无关的安全功能。证明规则是与具体应用相关的安全功能。

3. Harrison-Ruzzo-U11man（HRU）模型

HRU 模型的访问方式有静态和动态两种。静态访问方式有读、写、执行和拥有等。动态访问方式有对进程的控制权、授予/撤销权限等。

HRU 模型的操作有 6 条，操作后状态变换表示为 $Q \vdash -opQ'$。其中符号 $A[s_i, o_j]$ 表示 s_i 对 o_j 的访问权限集合，r 表示某一权限，如读、写等。

（1）授予权限。

命令形式：

$$\text{Enter } r \text{ into } A[s_i, o_j], s_j \in S, o_j \in O$$

操作顺序：

$$S' = S, \quad O' = O$$
$$A'[s_i, o_j] = A[s_i, o_j] \cup \{r\}$$
$$A'[s_i, o_j] = A[s_k, o_\iota], k \neq i, \iota \neq j$$

（2）撤销权限。

命令形式：

$$\text{Delete } r \text{ from } A[s_i, o_j], s_j \in S, o_j \in o$$

操作顺序：

$$S' = S, \quad O' = O$$
$$A'[s_i, o_j] = A[s_i, o_j] - \{r\}$$
$$A'[s_i, o_j] = A[s_k, o_\iota], k \neq i, \iota \neq j$$

（3）添加主体。

命令形式：

$$\text{Create Subject } s_i, s_j \in S$$

操作顺序：

$$S' = S \cup \{s_j\}, \quad O' = O \cup \{s_j\}$$
$$A'[S, O] = A[S, O], S \subset S', O \subset O'$$
$$A'[s_i, O] = \phi, O \subset O'$$
$$A'[s_i, S] = \phi, S \subset S'$$

（4）删除主体。

命令形式：

$$\text{Destroy Subject } s_j \in S$$

操作顺序：

$$S' = S - \{s_j\}, \quad O' = O - \{s_j\}$$
$$A'[S, O] = A[S, O], \quad S \subset S', \quad O \subset O'$$

（5）添加客体。

命令形式：

$$\text{Cerate object } o_j \in O, \quad o_j \notin S$$

操作顺序：

$$S' = S, \quad O' = O \cup \{o_i\}$$
$$A'[S, O] = A[S, O], \quad S' \subset S, \quad O' \subset O$$
$$A'[o_j, S] = \phi, \quad S \subset S'$$

（6）删除客体。

命令形式：

$$\text{Destory Subject } o_i \in O, \quad o_i \notin S$$

操作顺序：

$$S' = S, \quad O' = O - \{o_i\}$$
$$A'[S, O] = A[S, O], \quad S' \subset S, \quad O' \subset O$$

HRU 模型逻辑关系明确，操作管理方便。但是效率低下，所以必须采用一定的方法来解决提高效率的问题。

4. 中国墙模型

中国墙模型是一种同等的考虑机密性和完整性的安全策略模型，该模型主要用于解决商业上的利益冲突问题。引入一个布尔矩阵 $N = S \times O$，

$$N_{s,0} \begin{cases} \text{true} & \text{true 表示主体 s 访问过客体} \\ \text{false} & \text{表示主体 s 从未访问过客体} \end{cases}$$

允许主体 S 对客体 O 进行读访问，当且仅当以下任一个条件成立：存在一个 O' 是 S 曾经访问过的客体并且包含 O' 的数据集与包含 O 的数据集相同。对于所有曾经被 S 读取过的客体 O'，O 不和客体 O' 在同一利益冲突类内。根据这两个条件，如果某个主体 S 读取了某一利益冲突类的任一个客体 O，那么 S 之后只能读取与 O 属于同一个数据集的客体。一个利益冲突类包含 N 个公司数据集，那么读取这些数据集的客体至少为 N 个。事实上，中国墙模型将数据分为有害数据和无害数据，分别表示不可以公开的数据和可以公开的公司数据。O 是无害客体，允许主体 S 对客体 O 进行写访问，当且仅当第一个条件允许 S 对 O 进行读访问。第二个条件对于所有有害客体 O'，当 O' 与 O 在同一数据集中时 S 能读 O'。

5. 信息流模型

另一类重要的安全策略则针对客体之间实际的信息传递进行控制，其中最主要的是信息流模型。信息流模型考虑任何形式的信息流，可以是显式或隐式，而不只是通过访问操作的直接信息流。

信息流模型 FM 定义为五元组：

$$FM = <O, P, SC, \oplus, \rightarrow>$$

$O = \{o_1, o_2, \cdots\}$ 为一组带标签的客体集合，表示信息的存储，如文件、程序、变量及比特等。

$P = \{p_1, p_2, \cdots\}$ 是进程集合，表示与信息流有关的活动实体，所有信息流是由 P 产生的。

$SC = \{sc_1, sc_2, \cdots\}$ 是安全等级集合，与互不相关的离散的信息等级相对应。系统中每个客体 o_i 被指派一个访问等级。

⊕是一个对安全等级作组合操作的二元操作符,它服从交换律、结合律,并且是封闭的。

→是一个流关系。用于决定在任何一对安全等级之间,信息是否能从一个安全等级流向另一个安全等级。

（四）模型特性分析

各模型特性分析见表9-1。

表9-1 模型特性分析表

	保密性	完整性	多策略	应用领域	主要优点	主要缺点
状态机模型	支持	支持	不支持	各个领域	能准确捕捉相关的系统方面,有成熟的理论	定义状态转移函数和初始状态及其安全性证明比较困难
BLP模型	支持		不支持	军事	将操作转化为规则,支持多级安全	过于抽象,实施困难,存在隐通道
Biba模型		支持	不支持	商业	使用了层次级别	判定完整性等级和类别的标准不完善
CW模型		支持	不支持	商业、军事	引入访问控制元祖概念,有效地实现责任隔离	难以实现
HRU模型	支持	支持	不支持	操作系统数据库系统	使用了访问控制表实现访问控制	效率低下
中国墙模型	支持	支持	不支持	商业	同等的考虑机密性和完整性,后续操作基于历史操作	
信息流模型	支持		不支持	各个领域	比访问控制模型的精确度要高,引入了格的概念	不能解决多安全级别信息处理的问题,流分析复杂

（五）执行策略

（1）基于SQL的安全策略执行。SQL语言可以定义安全策略。最简单的情形就是SQL语言具有GRANT和REVOKE子构件,可以向用户授予访问权限、撤销用户访问权限。

例如,如果Peter可以分别读取name和salary,但是不能同时读取这两个属性可以采用SQL类型语言定义为:

GRANT PeterREADemp. salary；GRANT PeterREADemp. name；NOT GRANT PeterREAD Together（emp. name,emp. salary）；

如果不允许Peter访问薪金超过50 000元的雇员信息可以定义如下:

GRANT PeterREADemp WHERE emp. salary < 50000;

（2）查询修改。查询修改（query modification）是基于SQL的安全策略执行机制的重要功能,其核心思想是根据约束修改查询。这种方法对于强制安全策略和自主安全策略均可有效使用。

假定Peter请求查询emp的所有元组,根据安全策略Peter无法查询salary > =50000且雇员不是安全部门的记录,则查询修改为SELECT * FROMemp；修改为SELECT * FROM Emp WHERE salary < 50000 AND deptis NOT security。

（六）关系数据库的授权机制

1. 授权规则

授权机制是关系数据库实现安全与保护的重要途径,其总体目标是提供保护与安全控制,允许授权用户合法地访问信息。授权规则包括有肯定授权（positive authorization）、否定授权（negative authorization）、冲突解决（conflict resolution）、强授权与弱授权（strongand weak authorization）、授权规则的传播（propagation of authorization rules）、特殊规则（special rules）、一致和完整性规则（consistency and completeness of rules）。

2. GRANT 命令

授权机制贯穿于关系及视图动态创建、动态撤销整个过程包括授予（GRANT）、检查（CHECKING）、撤销（REVOKE）等动态环节。通常，授权可以通过访问控制列表方式实现，这种方式支持撤销。

在 SystemR 中，任意用户可以授权创建新 Table。创建者被唯一全权授予 Table 的所有访问控制权限。如果希望其他用户共享某些访问控制，必须向各种用户授予指定的权限。可以授予的权限包括 READ 允许通过查询使用 Table，包括读取关系元组、根据关系定义视图等。INSERT 向 Table 添加新行（元组），DELETE 从 Table 中删除行（元组），UPDATE 修改 Table 中现存数据，可以限制于一定的列（属性），DROP 则是删除整个 Table。

授权的语法格式基本类似，可以表示为：

GRANT[ALLRIGHTS | < privileges > | ALLBUT < privileges >]ON < table > TO < user – list > [WITHGRANDOPTION]

可以对表所有权先进行授权，或者授予指定系列的权限，或者授予明确声明以外所有权限。

例如被授予者进一步向其他用户授权：

A:GRANTREAD,INSERT ON EMP TO B WITHGRANTOPTION

A:GRANT READ ON EMP TO C WITHGRANTOPTION

B:GRANTREAD,INSERTONEMPTOC

3. REVOKE 命令

REVOKE 的语法格式基本类似，可以表示为：

REVOKE[ALLRIGHTS | < privileges >]ON < table > FROM < user – list >

允许 REVOKE 先前授予的权限增加了授权机制的复杂性。仅采用两个元组表示用户在表上的权限并不充分，必须同时保留授权者的身份信息。因为一般指允许用户撤销由他先前授予的权限。

例如，执行授权撤销序列后的权限：

A:GRANT READ,INSERT,UPDATE ON EMP TO C

B:GRANT READ,UPDATE ON EMP TO C

A:REVOKE INSERT,UPDATEONEMPFROMC

递归撤销现象可以通过下面的实例说明：

A:GRANT ALLRIGHTS ON EMP TO C WITHGRANTOPTION

C:GRANT ALLRIGHTS ON EMP TO D

A:REVOKE ALLRIGHTS ON EMP FROM C

目前，国内多数大型医院主流的数据库为 Oracle 数据库。Oracle 数据库安全管理的核心内容就是有关权限的管理，实质上就是控制谁有权操作数据库的哪些不可以及可执行操作，授权即是授予一个数据库用户执行某种操作的许可过程。Oracle 数据库的授权操作主要分为两大类：即对象权限（objectprivilege）和系统权限（systemprivilege）。对象权限主要指对某一指定的数据库对象（如一个表或索引）的操作许可授权，而系统权限则指对数据库系统以及数据结构的操作许可授权，如创建或删除用户、表、索引，修改其他用户口令等操作。这两种权限的主要区别是范围不同，一个对象权限只是授予对某一特定数据库对象的操作权限，而一个系统权限则应用于一个对象类型的所有操作，可授权创建、修改和删除各种结构。授权管理机制大都遵循已对象权限为主，系统权限为辅的原则。

第二节 数据库数据安全

数据库的数据安全，其最终目的就是确保数据库的数据信息具备完整性、一致性、保密性和可用性。为了确保系统里的数据信息不会丢失、不被篡改、泄漏及非法套用，必须引入相关的安全策略。

面主要以三个方面来描述数据的安全策略。

（1）数据备份与数据恢复。在系统运行的过程中，可能会出现操作人员误删除、误输入、病毒损坏、软硬件问题导致数据结果出错或丢失等逻辑错误，也可能会有因自然灾害、战争而导致的地域灾难，此时数据库里的数据都可能丢失或损坏，但是如果定期做了数据备份和恢复，包括磁盘快照和离线备份，以及一些容灾措施，就可以及时恢复数据库，避免造成太大影响。

（2）数据加密。数据库管理员的过高权限、对数据库的漏洞进行入侵以及备份介质的丢失都是数据泄露最潜在的隐患，如果不对一些机密数据进行加密，对于权限较高或者入侵成功者机密数据将毫无私密可言，因此必须利用数据加密技术要对机密数据进行加密，以确保数据在存储和传递过程中不被窃取和修改。

（3）数据水印技术。数据水印技术是一种能够在开放的网络环境下进行版权保护版权和来源认证及完整性的技术，在不破坏可用性的前提下，在原数字信息中嵌入加密信息－水印来证实其所有权，并可作为鉴定起诉非法侵权的证据，同时通过对水印的检测和分析保证数字产品的完整性和可靠性，从而对数据窃取与攻击行为起到电子举证的作用。

一、数据库数据备份

数据备份是从早期到现在一直使用的一种数据安全方案，是为了提高信息的安全性，防止数据由于意外失效或丢失而进行规律性的工作。通过备份可以较好地把数据完整地保护起来，当信息软件或硬件系统的数据出现问题时，就可以通过备份恢复技术在最短时间内有效恢复，保证系统正常的运行。根据数据备份实现方式，可以分为单机备份和网络备份，单机备份就是传统数据备份的解决方案，而网络备份是针对整个网络系统的解决方案，是在基础硬件设备和存储介质上通过专业的备份管理软件来实现。

（一）备份概念

数据备份是指将系统的全部数据或者关键性数据通过某种策略从本地计算机系统的存储介质复制到其他存储介质的过程，其目的是保证系统的可用性和数据完整性，防止由于系统的故障、自然灾害、人为失误等因素而引起的系统数据丢失，以便在系统需要时重新恢复和利用。其作用主要体现在如下两点：一是当数据遭到破坏时，通过数据恢复技术还原数据；二是数据备份是历史数据留存和归档的最佳方法。网络数据备份是在网络环境平台上进行数据备份，从而达到对数据进行保护。网络数据备份同单机数据备份有所不同，网络数据备份是在传统数据备份技术的基础上，实现系统中的文件数据和网络系统中的应用程序、数据库以及系统参数等的备份。

（二）备份策略

数据备份按信息数据量的大小划分可以分为完全备份、增量备份及差分备份三种。在实际应用中，根据备份的需要，用户可以进行完全备份、增量备份和差分备份的各种组合。

（1）完全备份（full backup）。是指对系统或者指定文件中所有数据进行整体的备份。这种备份方式很直观，容易被人接受，当系统数据遭到损坏丢失时，只需要用一份最近的备份数据，就可以将信息系统恢复到发生数据损坏丢失事故时间点的状态。

（2）增量备份（incremental backup）。是针对上一次备份（无论是完全备份还是差分备份）来说的，备份上一次备份后增加或修改的数据。增量备份可以捕捉最近一次完全备份或产生增量备份变化后的每一段数据，在已备份文件上标记清除或重置备份属性。

（3）差分备份（differential backup）。是在上次完全备份基础上，上次备份到现在这段时间内发生改变的文件数据。在差分备份时，系统只备份那些选中的有标记的数据文件，备份过程中不会清除标记，换句话说，就是不删除文件的存档属性。

表9－2展示了3种备份的优缺点。

表9-2 备份策略比较表

	完全备份	增量备份	差分备份
优点	备份的数据是最全面、最完整的，恢复是只需要一份最近时间的全备份数据就可以对系统进行完全恢复	每次都是对上一次备份后发生改变的数据进行备份，重复数据少，备份操作的时间也较少	数据恢复时只需要上次完全备份和最新一次差分备份，需要的恢复时间较少
缺点	每次进行完全备份的话，系统工作量非常大，需要的时间也比较多，同时由于每次都对所有数据进行备份，系统会出现大量的重复数据	由于每次都需要进行增量备份，系统的备份分数据较多，使得可靠性不高，同时恢复时需要的时间也较多	由于每次都需要记录完全备份后各个更新点的信息，备份过程中不清除归档位，有可能重复备份文件

不同备份策略之间可以进行特定的组合。例如：

完全备份与差分备份组合——周一选择完全备份，周二至周五选择差分备份。当周四数据出现了损坏或丢失，只需要还原周一完全备份数据和周三差分备份的数据。此组合方式需要较多的备份时间，但是可花少量时间用于数据还原。

完全备份与增量备份组合——周一选择完全备份，周二至周五选择增量备份。当周四数据出现丢失或损坏时，需要还原周一完全备份的数据和周二至周四之间所有的增量备份数据。此种组合方式需要太多的备份时间，但数据还原时间大量增加。

数据备份和恢复的加强解决方案就是数据的在线快照，即每天至少做一次数据快照，最好多保存一份，避免最新的快照有问题，导致不能恢复。

由于离线备份的恢复时间较长，而在线快照的磁盘价格昂贵，现实中客户往往采用二者结合的技术来保护数据，以达到性价比最优。例如每2 h做一个快照，每天做1次备份。

当前数据如果有问题，可以利用快照在30 min 内恢复到2 h 之前的状态。但是如果这个数据也有问题，就利用离线数据在小时级恢复到1天前的数据状态。

(三) 主流备份技术

目前备份技术主要有基于块（block-based）的备份和基于文件（file-based）的备份，基于块的备份是物理备份，基于文件的备份是逻辑备份。

(1) 基于文件的备份。在文件系统中，多个不同的逻辑块组成了一个文件，这些文件逻辑块存储在物理介质上，因此基于文件的备份是一种文件级的逻辑备份，此种粗粒度的备份技术，可以把文件连续的写入到存储介质上，使得单个文件较快的恢复。但是对于非连续存储的文件时，文件级备份需要增加额外的查找过程，这样会降低备份速度，同时对于变化很小的文件也需要将整个文件进行备份，造成空间浪费。

(2) 基于块的备份。基于块的备份是一种物理级备份，它直接对存储介质进行操作，在备份过程中不考虑文件的结构，在查找操作方面的性能开销比较小，备份性能优势明显，但是这种方式的缺点是在灾难发生后，数据文件恢复操作十分复杂，从而使得恢复速度变得缓慢。

两种备份的优缺点见表9-3。

表9-3 备份技术比较

	基于文件备份	基于块的备份
优点	易于移植	易于扩展，空间损耗小
缺点	空间损耗大，不易扩展	不易于移植，备份时可能出现数据不一致性

二、数据库数据加密

(一) 密码学基础

1. 基本概念

明文和密文是密码学中非常重要的概念,明文是指需要通过加密得以保护未经变换可直接看懂的信息,密文是指明文经过某种变换而形成不可直接辩读的信息,其关系可以下面的公式表示:

$$C = En(M, Ka)$$
$$M = De(C, Kd)$$

其中,C——密文;

M——明文;

En——加密过程,完成明文到密文的变换或映射过程,参数 ke 是加密密钥;

De——解密过程,由密文恢复出明文的过程,参数 kd 是解密密钥。

对明文进行加密时所采用的变换规则或映射函数称作加密算法。

对密文进行解密时所采用的者(逆)变换规则或(逆)映射函数称作解密算法。

那么整个密码学基本原理可以描述如下:在加密密钥 ke 的控制下按照加密算法 En 对要保护的数据(即明文 M)进行加密变换或映射为密文 De 是相互匹配,对密文 C 进行逆变换后还原为明文 M,记 $C = En(M, Ka)$,其原理如图 9-1 所示:

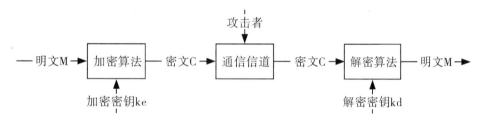

图 9-1 密码基本原理

2. 密码技术

对于加密密钥 ke 和解密密钥 kd 是否相同,密码技术可以分为对称密码技术和非对称密码技术,对称密码技术要求,而非对称密钥密码技术要求,并且当前技术水平下,它们之间是不可相互推算出来。下面将分别介绍两类技术的代表算法:DES(data encryption standard,数据加密标准)算法和 RSA 公钥密码算法。

(1) DES 密码算法。DES 密码算法是一种分组加密算法,即将明文按照 64 位进行分组,形成明文组,然后在分组进入加密过程,它的基本思想源于信息理论创始人香农发表的《保密系统的通信理论》中的两个概念:混淆(confusion)与扩散(diffusion)。见表 9-4。

表 9-4 混淆与扩散对比

技术	作用	操作方法
混淆技术	用来使密文和对称式加密方法中密钥的关系变得尽可能的复杂	掩盖明文与密文之间的关系,这可以挫败通过研究密文以获取冗余度和统计模式的企图,做到这一点最容易的方法是"代替"
扩散技术	用来使用明文和密文关的关系变得尽可能的复杂,明文中任何一点小更动都会使得密文有很大的差异	通过将明文冗余度分散到密文中使之分散开来。即将单个明文或密钥位的影响尽可能扩大到更多的密文中去,产生扩散最简单的方法是换位(置换)

在 DES 算法中,混淆技术通过改变一小段信息可以使得输入位与输出位没有明显的关系。扩散

技术则试图使明文中一位的影响能扩散到密文中的其他多位。将两个相对较弱的密码技术联合起来使用将得到更强的保密性，因此，DES 算法的基础就是移位变换和替代变换两种不同的密码技术交替使用。

（2）RSA 密码算法。W. Diffie 和 M. Hellman 在 1976 年提出了"公开密钥密码体制"的概念，开创了密码学研究的新方向。而后，1978 年，R. Rivest、A. Shamir 和 L. Adleman 三人又提出了著名的"RSA 公开密钥密码体制"，RSA 是由三人名字的首字母构成。

RSA 公开密钥算法是目前应用最广泛的非对称加密算法，其基本思想来自于数论中的大数质因数分解理论——将一个大数（比如说具有两百位）分解成两个质数的乘积是一件非常困难的事情，整个过程的理论依据是著名的费尔马小定理：P 是一个质数，对于任何整数 N，如果 N、P 互素，那么 N 的 $(P-1)$ 次方除以 P 的余数恒等于 1。算法可以分为以下几个要素构成。

首先是密钥和加密过程参数的生成，如图 9-2，其步骤如下：

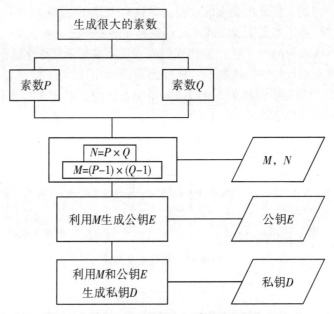

图 9-2 RSA 算法密钥和加密过程参数的生成

取两个素数 P 和 Q，需要保密。
计算 $N = P * Q$，可以公开，为加密过程参数。
计算 $M = (P-1)(Q-1)$，需要保密。
选取整数 E 满足 $(E, M) = 1$，即 E 和 M 互素，E 为公钥，可以公开。
计算私钥 D，满足 $D * E \text{ MOD } M = 1$，D 需要保密。
其次是算法加密和解密过程，设 $X1$ 为明文，如图 9-3，其步骤如下：

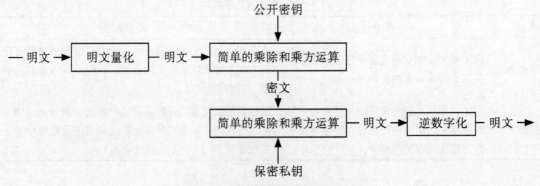

图 9-3 RSA 算法加密和解密过程

明文 X1 数据量化生成数字化明文 X。

利用公式 $X^E \bmod N = Y$，生成密文 Y。

利用公式 $Y^D \bmod N = X$，得到原文 X。

通过逆数据量化得到明文 X1。

3. 数据签名

数据签名是公钥密码技术最重要的应用，包括身份认证、防篡改、不可否认性以及匿名性等方面有着重要的应用。其主要的思想是通过公开部分信息以便验证数据签名，而不足以伪造签名。下面主要描述其签名过程和验证过程，过程大致如图 9-4 所示。

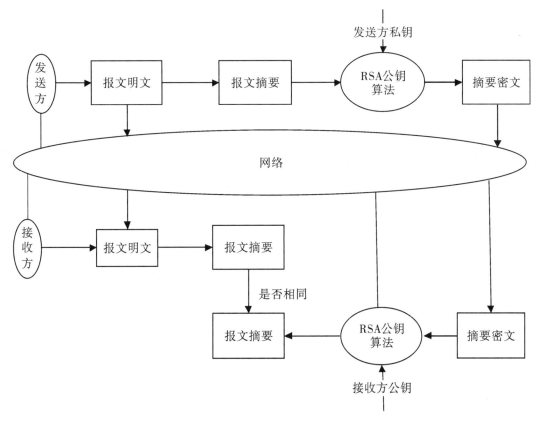

图 9-4 数字签名过程和验证过程

签名人签名过程是：对要签名的明文应用哈希（Hash）算法（单向散列算法）以生成一个摘要（一般长度不小于 128 位），应用最广泛的哈希函数是 MD5（Message Digest5）和 SHA（Security Hash Algorithm），其次，使用签名函数将签名人的私有密钥应用于要签名的数据以生成一个数字签名。

在收到数据和相应的数字签名之后，接收者的验证过程是：接受者也按照同样的方式将接受的数据生成消息摘要 D1，然后利用接受方公钥对接收到的加密摘要进行解密得到明文摘要 D2，那么最后最需要验证 D1 和 D2 是否相同，如果相同怎么数据未发生任何修改，否则存在数据的修改。

通过数字签名能够保证内容和签发人的不可抵赖性，但仍缺少对时间因素的防抵赖。数字时间戳服务（DTS）由专门的机构提供。是针对电子政务、电子商务、数字医疗、知识产权保护、文化创意、司法等领域，提供精确，安全，不可抵赖的时间戳认证服务。时间戳（time-stamp）是一个经加密后形成的凭证文档，它包括 3 部分：①需要加时间戳的文件的摘要（digest）；②DTS 收到文件的日期和时间；③DTS 的数字签名。

其过程可描述如下：

（1）用户对文件数据进行 Hash 摘要处理。

（2）用户提出时间戳请求，Hash 值被传递给时间戳服务器。

（3）时间戳服务器对哈希值和一个日期/时间记录进行签名，生成时间戳。

（4）时间戳数据和文件信息绑定后返还，用户进行下一步操作。

（二）数据库数据加密注意要点

1. 加密层次

可以考虑从操作系统（operation system，OS）、数据库管理系统（database management system，DBMS）内核层和 DBMS 外层实现对数据库内数据的加密。下面以表 9-5 的形式对三种层次的进行比较。

表 9-5 三层加密方式对比

	描述	优缺点
OS 层	该层次无法辨认数据库文件中的数据关系，对数据库加密的一种可能方式是一种文件级的加密	性能消耗非常大，需要反复使用密钥进行加密解密，并且其可靠性也是值得商榷
DBMS 内核层	数据在物理存取之前在由 DBMS 内部标准组件完成加/解密工作	优点：保证 DBMS 安全性的同时即也保障了加（解）密系统的安全；缺点是在服务器端进行加（解）密运算，加重了数据库服务器的负载
DBMS 外层	将数据库加密系统做成 DBMS 的一个外层工具，以中间件的形式出现	可扩充性强，数据库的加解密系统可以独立于 DBMS 的平台不需要数据库供应商进行技术支持 另外加密模块对用户是透明的，用户操作方便；缺点是数据库的功能和查询效率会受一些限制

2. 加密粒度

一般来讲，数据库加密的粒度可以有 3 种：表级、记录级和数据项级。

（1）表级加密。表级加密是在表一级进行加密，加密解密的对象是整个表。这种加密方法完全是照搬操作系统中文件的加密方法，用于数据库的加密显然是不合适的。

（2）记录级加密。它将数据库中的记录看成操作对象，统一作加密解密处理。这种方法比第一种能更好地保证数据的安全，使用时较为方便，但其灵活性不高。

（3）数据项加密。第三种方法则是直接对数据库记录中的各个数据项进行加密，即数据项加密，此方法的安全性和灵活性最高，但是也最为复杂。并且相比于记录加密，数据项加密具有较高的效率，首先在记录加密中，若要对某个属性进行操作，需要对整条记录进行脱密，这将影响数据库操作的性能。而在数据项加密中很显然不存在此问题。

3. 加密算法的选择

密码技术最早是因通讯保密的需要而产生的，现有的加密算法几乎都是针对通讯的特点进行设计，还未有人专门研究用于数据库加密的加密算法。我们只有根据数据库系统的特点，将现有的加密算法应用到数据库数据加密中去。前面详细介绍了两种加密算法，下面主要分析这两个算法的优缺点，再结合数据库的特点，进而决定选择哪种方式的加密方式。

（1）DES 加密算法。DES 加密算法是一种对称加密算法，由于算法过程中都是一些简单的比特位运算（异或、左移、膨胀、压缩、替换），所以整个算法的效率非常高，但是该算法过程比较复杂不易于理解，并且没有得到数学上理论支持，无法估计数据保密的有效周期，其最大的问题还在于密钥管理困难，其实这也是对称加密技术的通病。

（2）RSA 公开密钥算法。RSA 算法是目前最具代表性的非对称加密算法，具有很强的灵活性，可以产生很多的公开密钥 E 和私钥 D 的组合给不同的加密者使用；并且可靠性强，公开密钥方法保证产生的密文是统计独立而且分布均匀，即不论给出多少份明文和对应的密文，也无法根据已知的明文和密文来破译下一份密文；更具公开性，算法中的加密参数 N 和公钥 E 可以公开给任何人加密使用，但是只有掌握私钥 D 的人才可以解密，即使加密者本身也是无法解密的，也就是说即使加密者透露了公钥，整套密码系统仍然是安全的；原理描述简单，易于理解。但是 RSA 算法的时间效率差，不适合大量的数据加密。

由于对称加密技术与对称加密算法的这些局限性，也决定了我们不可能单独使用一种加密算法就可以安全、方便地将数据库中的机密数据有效管理起来。对称加密技术有一个明显的优势，就是加/解密速度快，适合于大量的数据加密，而密钥管理非常困难，所以在加密数据库的加密机制中，也可以考虑用非对称加密来对所谓的数据密钥进行加密保护，所以通常情况下，DES 与 AES 算法用于明文加密，而 RSA 用于 DES 及 AES 密钥的加密。

4. 当前数据库加密存在的问题

（1）时空开销。对数据库加密带来的最大不利因素就是降低了数据库系统的运行效率，数据库系统的最大特点是对数据要进行频繁的检索，并且查询速度要快。而数据库加密后，频繁的数据查询操作将导致需要不断对数据项进行脱密，从而使查询速度下降，如果处理不当，会使得数据库的响应时间变得无法忍受，数据库加密也就失去了意义。另一方面，数据加密后，有可能造成密文空间的扩展，同时，密钥的存放也需要占用一定的存储空间，这些都给系统带来了空间上的额外开销。事实上，效率问题，特别是时间开销问题，是影响数据库加密的最重要的因素。目前，解决该中问题研究主要有两个：一是密文字段索引表技术建立密文字段索引提高查询效率，另一个是秘密同态技术。

（2）密钥管理。加密数据库是由密钥、密文、明文三部分组成，密钥是数据加密至关重要一部分，关系着整个数据库的安全，特别是数据库中数据是长期存放的，数据的加密密钥不可能随用随清，所以需要对密钥进行有效管理。如何产生和保护这些密钥，做到在从产生到消亡这段长时间内确保不会被泄露，这就对密钥的管理提出了更严格的要求。

目前针对数据库加密体系中密钥管理的应用和研究大多是以"可信第三方"为基础。这种基于"可信第三方"的密钥管理方法，认为存在一个可信任的第三方 [如：PKI（public key infrastructure）体系中的 CA，DBMS 中的 DBA 等]，并将用户密钥交互于他保管，"可信任第三方"拥有获取和更改用户密钥的权利。这种方法相对来说比较灵活，比如：当用户忘记了自己的密钥，可以由"可信第三方"帮其恢复，并且对于抵御来自外部的攻击是非常有效的。但是，这种密钥管理方法与密码学中用户本人以外的任何人都不可信的理念相悖。也就是说整个加密系统的安全性是建立在"可信第三方"的可信度基础上的，一旦可信第三方变为"不可信"，整个加密系统的安全性将会受到很大威胁。研究表明目前数据库安全的主要威胁是来自与系统内部而不是外部。如果密钥交于用户自主管理，同样存在如可靠性和可操作性差等问题。

一种易用且不失安全的方法是利用非对称加密算法对数据密钥进行加密，然后存入数据库，那么数据加密解密的过程可以有如下操作完成：

1）数据库用户 i 从加密数据库中取出自己对于加密字段的数据密 $En(K, K_{ui})$（其中 En 非对称对称加密算法，K 为对称加密算法的密钥，K_{ui} 为用户 i 的公钥），然后用自己的私钥 K_{Ri} 作为解密密钥，调用不对称解密算法 De 对 $En(K, K_{ui})$ 进行解密，可以取回该加密字段的数据密钥 K。

2）（加密）K 作为对数据加密的对称密钥，使用对称加密算法 En 对 a 加密，得到 a 的密文形式 $En(a, K)$。把 $En(a, K)$ 存入数据库中，代替原来的明文数据 a。

3）（解密）加密数据库中取出 $En(a, K)$。然后用 K 作为解密密钥，调用对称加密算法对 $En(a, K)$ 解密，就可以取回原文数据 a。

以上操作还缺乏对非对称算法私钥的保护，一般可以通过设置账户口令的形式来保护私钥或者是物理介质来保存私钥。

三、数据库数据水印技术

（一）数字水印技术的基础概念

1. 数字水印技术的概念

数字水印技术就是将代表数字媒体著作权人的身份的特定信息、用户指定的标志或者序列码等，按照某种方式嵌入被保护的信息中，在产生版权纠纷时，通过相应的算法提取出该数字水印，从而验证版权的归属，确保著作权人的合法利益，避免非法盗版的威胁。目前数据库水印技术多应用于多媒体，如软件、图像、音频、视频或一般性的电子文档。

从技术上讲，数字水印技术的基本思想来源于信息隐藏技术——利用载体信息中冗余信息部分，将重要信息嵌入其中而不被发现。但信息隐藏技术只是强调信息的隐藏，而数字水印技术不仅强调信息的隐藏，而且强调隐藏的信息不被人篡改或者去除，或者在一定程度的篡改或者去除后，仍能提取出原来隐藏的信息内容。

2. 数字水印技术的工作原理

数字水印技术主要包含两个过程：水印的嵌入和提取，嵌入过程是将水印信号添加到原始图像或其他载体中，而提取过程是指从已经存在水印信息的载体中得到数字水印信息，具体情况如图9-5、图9-6所示。

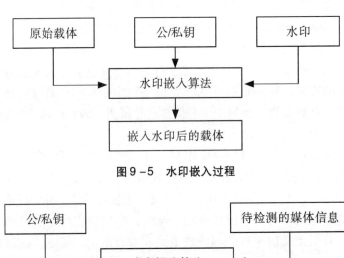

图9-5　水印嵌入过程

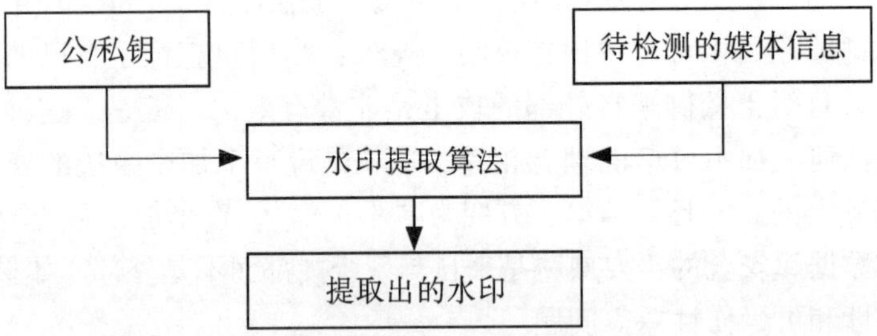

图9-6　水印提取过程

3. 数字水印的典型算法

水印算法基本上可分为两大类：一类方法是将数字水印按某种算法直接叠加到原始户数的时间或空间域（spatial domain）；另一类方法是先将原始数据做某种变换（特别是正交变换），然后把水印嵌入到图像的变换域（transform domain）。下面将简单地介绍几种典型的水印算法。

（1）时空数字水印。时空域数字水印算法，就是将水印信息嵌入到原始数据的时间域或者空间域中，即将数字水印直接叠加到原始数据的时间域或空间域中，从而获得水印载体数据。其中，经典的算法是最低有效位算法（LSB）和PatChwork算法。

（2）变换域数字水印。变换域数字水印算法的实现是先将原始数据做某种变换，然后将数字水印序列嵌入到其域内。目前使用最广泛的是基于离散余弦变换（DCT）的频域水印算法和基于小波变换（WT）的水印算法。

（3）多重数字水印。多重数字水印是指在原始数据中嵌入二重或者更多重的数字水印。其优点是：综合不同类型水印的优点，在原始数据中嵌入多种类型的水印信息，更有效的对版权进行保护；另外，对于多人共享版权的数据可以同时嵌入多个所有者的不同水印信息。目前应用较多的是鲁棒性和脆弱性相结合的双重水印的算法，前者用于对原始数据进行版权认证，后者用于对原始数据进行完整性认证。

（4）零数字水印。零数字水印是指不修改任何原始数据，而是利用原始数据的某些重要特征来构造水印信息。零数字水印能够很好地解决不可见数字水印的可感知性和鲁棒性之间的矛盾。

（二）数据库水印一般技术

1. 数据库水印技术的概念和原理

数据库数字水印是指在不破坏关系数据库数据可用性的前提下，在数据库的冗余空间中嵌入水印信息，实现保护关系数据库版权保护或判断是否遭到恶意篡改的目的。

数据库数字水印技术包含两个部分：数据库水印嵌入系统和数据库水印提取和检测系统。

数据库水印嵌入过程的输入信息是被保护的原始关系数据库、水印信息和密钥；输出信息是嵌入了数字水印信息的水印数据库。水印信息且嵌入之前都必须经过合理的转化成能够嵌入到关系数据库中的形式。数据库的水印嵌入系统仍然通过密钥来确保水印关系数据库的安全性和可靠性。

2. 数据库水印技术的挑战

关系数据库中的数据与多媒体数据相比，具有以下的特征：

（1）数据库数据量大，但数据冗余小。在多媒体中，一般是数据冗余大，这使得水印可以很好地隐藏；但在数据库中，数据冗余小，水印的隐藏是一个非常具有挑战性的问题。

（2）数据库中数据的无序性。多媒体媒体中的数据一般是有序的，而且相邻数据往往具有较强的关联性，但数据库中的数据一般是无序的，是可以按照一定的规则，重新排列次序的。

（3）频繁的操作性。多媒体的数据通常是静态的；但数据库中的数据往往要进行逻辑或算术等运算。

3. 数据库水印算法的一般过程

虽然数据库数字水印技术在不断的更新发展，但是它的研究最初还是基于数值型的，所以这里主要是围绕数值型属性进行描述。数据库水印的构造过程大体由以下几个部分构成，分别是数据库水印信息的生成、数据库属性的选择、数据库元组的标记、数据库水印的嵌入、数据库水印的检测和提取

（1）数据库水印信息的生成。目前使用最广的水印生成方式有两种，一种是利用被称为数论五大理论之一的中国剩余理论来生成水印信息，作为数据库水印，还有一种是将水印信息映射为位信息，然后在数据库中的多处重复嵌入水印信息。因为数据库版权信息可以是图像、文字、识别码或其他编码的形式，在水印嵌入过程中，都将其视为二进制比特流。因此，可以将要嵌入的水印信息映射成二进制串，生成水印位信息（watermark position，WP）。然后再将 WP 重复嵌入到数据库的多处数据中。检测的时候根据提取出的水印信息位重新组合形成完整的水印信息。

（2）数据库属性的选择。由于数据库中数据量大，但冗余小，而且要求嵌入的水印数据应该完全和数据库中的数据融合在一起，满足可操作性和可管理性，这就为水印信息的嵌入位置提出了很难解决的问题。一般水印信息嵌入的位置数据项应满足条件：在误差的允许范围内，这些数据的微小修改不会影响数据的有效使用，包括语义的使用。

（3）数据项的标记。数据库水印信息嵌入到数据库时要求均匀的分散地嵌入到数据库中，而且当水印信息的某一特定位要嵌入在特定的元组属性值里后，在检测和提取水印时需要找到嵌入水印时所用的那些元组，并记录嵌入在该元组属性值中的水印位 WP 在整体水印信息中位置，因此，需要建立一种水印信息位与元组属性值的映射关系。要对元组进行标记 L，即对每个元组赋予一个唯一的标记 L，这个标记应取决于其属性值名以及所属元组的主键，一旦建立即可建立唯一标记 L 与水印位一种映射关系。元组标记的建立通常使用哈希算法也称作单向散列算法，可以将以任意长度的数据映射

为固定长度的散列值，并且整个映射过程具有不可逆性、抗冲突性以及映射值的分布均匀性，常见的哈希算法有第二小节介绍的 MD5 和 SHA 算法。

（4）数据库水印的嵌入。根据以上几点的描述，数据库水印嵌入的一般过程可以简单描述如下：

第一步，搜索数据库，寻找可以嵌入水印信息的数据。在搜索数据库时，把满足允许预设定误差的 δ 列为可嵌入数据。

第二步，对于可嵌入数据进行标记并分组（为了提高嵌入和提取的算法效率），数据元组标记是根据前面介绍的哈希函数的方法来标记的。设数据元组所在的属性为 A_i，主键为 primKey，嵌入密钥为 K_s，标记为 L，水印信息的总长度为 len，则：

$$L_i = Hash(K_s, PrimKey_i, A_i), \quad G_i = L_i \bmod len$$

第三步，在元组分组中根据嵌入参数进行水印的嵌入操作。第四步，根据允许误差判断嵌入水印后的数据是否在误差允许范围之内，如果在允许范围之内，则水印嵌入成功，如果超出允许范围，则将水印嵌入过程回滚，对该数据不嵌入水印。

（5）数据库水印的检测和提取。检测和提取过程其实就是水印的恢复过程。其主要过程如下：

第一步，和嵌入类似，搜索待检测的数据库，找出所有可以嵌入水印的数值型数据。

第二步，恢复这些数值型数据的元组标记 L 和分组信息。即重新计算哈希值，并求哈希值对水印信息总长度的模，获得该分组中嵌入的水印位置。

第三步，在分组中提取水印信息位。读取分组中嵌入位的信息，并保存到 watertemp[i]。根据多数选举法对 v 进行统计分析，并将结果保存在水印信息分组 water[i] 中。

第四步，还原 water[i] 中的信息，得到原始的水印信息。

第三节　数据库访问控制

访问控制是最基本、最核心的数据库安全技术，通过某种途径来准许或限制用户的访问行为，防止合法用户不慎操作或非法用户侵入所造成的破坏。

访问控制就是在用户、进程等作为主体对数据库中的数据、表、记录、字段等客体进行存取访问时，系统根据主体属性（包括用户标识符、组标识符、安全级别、特权等）和客体属性（包括安全级别、访问权限）以及访问规则，来判断主体对客体的存取访问请求（增加、删除、修改、查询等操作）是否被允许。

自主访问控制（discretionary access control，DAC）和强制访问控制（mandatory access control，MAC）是两种传统的访问控制机制。在 DAC 机制中，客体的所有者负责管理该客体的访问授权，发布和修改该客体的相关信息。利用 DAC 机制，用户可以有效地保护自己的资源，防止其他用户的非法读取。MAC 机制是基于多级安全标志的一种访问控制方法，特别适用医疗应用中的多层次安全需要。利用 MAC 机制可提供更强的安全保护，用户无法通过意外事件和有意识的误操作来逃避系统的安全控制。

近年来，基于角色的访问控制（role-based access control，RBAC）得到了越来越多关注。RBAC 的核心思想是给用户分配合适的角色，将角色与访问权限相关联。角色可根据医院内部不同的任务或用户在医院的职权和责任来设置。系统可以添加、删除角色以及角色相关的权限。RBAC 有助于医院在接近组织结构的自然层面上管理系统的安全性。

2002 年，George Mason 大学著名的信息安全专家 Ravi Sandhu 教授和 Jaehong Park 博士首次提出使用控制（usage control，UCON）的概念，对传统的存取控制进行了扩展，定义了授权（authorization）、义务（obligation）和条件（condition）3 个决定性因素，同时提出了存取控制的连续性（continuity）和可变性（mutability）两个重要属性。UCON 集合了传统的访问控制、信任管理以及数字版权管理，用系统的方式提供了一个保护数字资源的统一标准的框架，为现代访问控制机制提供了新的思路。

一、自主访问控制

自主访问控制（discretionary access control，DAC）最早出现在 20 世纪 60 年代末的分时操作系统中，是操作系统和数据库管理系统的基础，至今已经研究了很长世间，它是一种基于客体——主体所属关系的访问控制，规定了用户必须获得某种权限才能进行相应的操作，并允许主体对其他用户授予或回收访问权限。委托授权规则是自主访问控制中的一个重要属性。大部分系统中的 DAC 通常使用访问控制矩阵（access control matrix）来实现，访问控制矩阵中的每行表示一个主体，每列则表示一个受保护的客体，矩阵中的元素表示主体可对客体进行的访问模式，如表 9-6 所示。

表 9-6 访问控制矩阵

主体（Subject）	客体（Object）			
	O_1	O_2	...	O_n
U_1	Read/Write		Read	
U_2	Read	Read		
...		Write		Own/Read/Write
U_m	Own/Read/Write			Read

访问控制矩阵可以用一个三元组（S，O，M）表示，即主体 S 可以对客体 O 进行 M 操作，其中 M 表示访问模式（如读、写、添加、拥有等，也可以是这些操作的组合）。访问控制矩阵的体积比较大，为了提高效率，系统一般使用访问控制表（ACL），容量表（CL）来代替访问控制矩阵的实现。

由于访问控制矩阵不能控制主体对客体的间接访问，因此不能满足与客体内容有关的访问控制，也不能表示主体对客体的授权和主体对授权的转移，必须扩展该模型。目前，DAC 系统已经发展为支持以下特征的系统。

1. **条件（conditions）**

为了确保授权的精确性，目前 DAC 系统都增加了与权限相关的约束条件。例如，增加一个断言 P（predicate）来表示客体内容的访问规则，用四元组（S，O，M，P）描述扩展的访问控制矩阵，标识只有断言 P 为真时，主体 S 才能对相应的客体 O 进行访问模式为 M 的操作。

2. **抽象（abstractions）**

为了简化授权界定的过程，DAC 同样支持进行等级划分的用户组和客体类。将授权指定为用户组和客体类，再根据不同的传播策略将授权传播给其所有成员。例如，图 9-7 所示为用户组层次图，指定给 Nurse 的授权将传播给 NurseA 和 NurseB。

3. **例外（exceptions）**

抽象的定义要求系统提供对例外情况的处理。例如，假定一个用户组中除了用户 u 其他用户都能访问资源 r。如果系统不支持例外情况，此时，必须要针对用户组中除 u 之外的其他用户一一授权，而不能利用制定给组的权限。系统可通过提供肯定和否定两种授权机制解决该类问题，即肯定权限指定给组，否定权限指定给用户 U。但是引入肯定否定授权机制又产生了一下两个问题：不一致性，相冲突的授权同时指定给上述层次途中的同一元素；不完全性，一些访问请求即不被允许，也不被拒绝。

为了解决不一致性问题，目前已经提出一些解决冲突的策略。例如：①无冲突——将所有相冲突的授权视为错误；②否定优先；③肯定优先；④最具体优先——即发生冲突时，授权传播路径越越深的权限优先。

虽然 DAC 作用于每个用户，实现了一定程度上的权限隔离和资源保护，但也存在不足，首先，

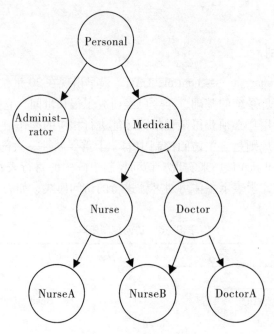

图9-7 用户层次图实例

自主访问控制模型需要访问控制列表来实现，当用户数量非常多且人员权限变化较大时，访问控制列表就不易维护。其次，由于自主访问控制机制中的数据没有安全性标记，仅通过对数据的操作权限进行控制容易受到特洛伊木马的攻击，利用强制访问控制可以解决该类问题。

二、强制访问控制

强制访问控制（mandatory access control，MAC）最早出现在20世纪70年代，是美国政府和军方为防止特洛伊木马之类的攻击以满足信息机密性的要求而研发的机制。MAC是一种基于安全级标记的访问控制方法，他是多级安全的标志。在MAC中，DBMS为每个主体和客体的实例指派一个安全级（由安全级别和范畴两部分组成）。级别是按机密程度高低排序的线性有序的序列（如：最高秘密级＞秘密级＞机密级＞无级别级），范畴是一个集合。系统根据主客体安全级标记来决定访问模式。访问模式包括：

下读（read down）：用户级别大于数据级别的读操作。

上写（write up）：用户级别小于数据级别的写操作。

下写（write down）：用户级别等于数据级别的写操作。

上读（read up）：用户级别小于数据级别的读操作。

MAC策略可以分为基于保密性强制策略和基于完整性强制策略两类。

基于保密性强制策略（secrecy-based mandatory policy）主要目标是保护数据的机密性。因此，客体安全级的级别表示其内容的敏感性，而主体安全级的级别（也称许可证，clearnace）表示主体不泄露敏感信息的信任度。主题和客体的范畴集合分别定义了主体所能访问范围及客体所包含的数据范围。

基于保密性强制策略依据以下两条原则来控制主体对客体的访问：

（1）不能向上读（no-read-up）。如果主体S的安全级大于等于客体O的安全级，主体S可读客体O。

（2）不能向下写（no-write-down）。如果客体O的安全级大于等于主体S的安全级，主体S可写客体O。

如图9-8所示，信任级别低的用户不能读取高敏感度的信息，同时，高敏感度的信息不能写入低敏感度的区域，从而禁止信息从高级别向低级别流转。强制访问控制通过这种梯度安全标签实现信息的单向流通。然而，这两个原则限制太过严格，随着应用环境的变化，有些数据可能需要降级，为了解决该类问题，强制访问控制模型允许一些可信进程来处理该类问题。

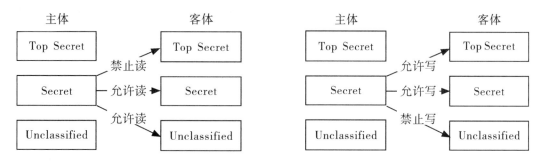

图9-8　Bell-Lapadula 安全模型

基于完整性强制策略目的是防止主体间接更改其不能写的信息。如图9-9所示，用户完整性级反映了用户进行插入和修改敏感信息的可信度。客体的完整性级别表示客体中存储信息的可信度以及由未授权的信息修改所导致的危害程度。主体和客体的范畴集合分别定义了主体所能访问集合及客体包含的数据集合。

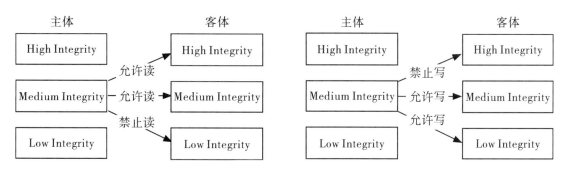

图9-9　Biba 安全模型

基于完整性的强制控制策略依据以下两条原则控制主体对客体的访问请求：

(1) 不能向下读（no-read-down）。主体 S 可读客体 O，当且仅当客体的完整性级大于等于主体的完整性级。

(2) 不能向上写（no-write-up）。主体 S 可写客体 O，当且仅当主体完整性级大于等于客体的完整性级。

基于完整性强制策略模式组织信息从低级别的客体流向高级别的客体，主要用于避免应用程序修改某些重要的系统数据库或系统程序。该模式最大的局限性在于进解决了由不正确的信息流导致信息完整性破坏的问题，然而信息完整性是一个广泛的概念，还有许多其他问题需要考虑。

基于机密性强制控制模型和基于完整性强制控制模型不是相互排斥的，两者结合起来可以保护信息的机密性和完整性。这种情况下，主体和客体都需要被赋予一个安全级别和一个完整性级别。

经典的 MAC 模型有 Bell-LaPadula 模型、Biba 模型和 Dion 模型。Bell-Lapadual 模型具有只允许向下读、向上写的特点，可以有效防止机密信息向下级泄露。Biba 模型则具有不允许向下读、向上写的特点，可以有效保护数据的完整性。Dion 模型结合 Bell-LaPadula 模型中保护数据机密性的策略。

虽然强制访问策略实现了只允许信息从上流向下，可防止高机密信息的泄漏，但 MAC 中不能回避的访问限制，可能影响系统的灵活性，对实际的应用产生了重大阻碍。同时，MAC 实现单向信息流的前提是系统中不存在逆向潜信道，逆向潜信道的存在会导致信息违反规则的流动，而现在计算机系统中这种潜信道是难以去除的，如大量的共享存储器以及为提升硬件性能而采用的各种 Cache 等，增加了系统安全性漏洞。因此，强制访问控制对专用的或简单的系统是有效的，但对通用、大型系统并不那么有效。一般强制访问控制采用以下几种方法：

（1）限制访问控制。一个特洛伊木马可以攻破任何形式的自主访问控制，由于自主控制方式允许用户程序来修改他拥有文件的存取控制表，因而为非法者带来可乘之机。MAC可以不提供这一方便，在这类系统中，用户要修改存取控制表的唯一途径是请求一个特权系统调用。该调用的功能是依据用户终端输入的信息，而不是靠另一个程序提供的信息来修改存取控制信息。

（2）过程控制。在通常的计算机系统中，只要系统允许用户自己编程，就没办法杜绝特洛伊木马。但可以对其过程采取某些措施，这种方法称为过程控制。例如，警告用户不要运行系统目录以外的任何程序。提醒用户注意，如果偶然调用一个其他目录的文件时，不要做任何动作，等等。需要说明的一点是，这些限制取决于用户本身执行与否。

（3）系统限制。要对系统的功能实施一些限制。比如，限制共享文件，但共享文件是计算机系统的优点，所以是不可能加以完全限制的。再者，就是限制用户编程。不过这种做法只适用于某些专用系统。在大型的通用系统中，编程能力是不可能去除的。

强制访问控制根据主客体的信息敏感标记级别进行限制，主体客体有一个程序不能修改的固定安全属性供系统判断访问操作是否被允许，可以有效阻止进程和共享文件之间的信息传递。

三、基于角色的访问控制

DAC和MAC等传统的访问控制中，主体与用户、用户与访问权限始终都是一一对应。当用户发生变动时，需要修改大量的授权工作。当需要增加大量用户时，每一个用户也要单独地进行授权工作，工作量巨大。因此自主访问控制和强制访问控制难以满足数据库系统的日常工作的需要。20世纪90年代以来，随着对在线的多用户、多系统的研究不断深入，角色的概念逐渐于是提出了基于角色的访问控制（role based access control，RBAC），有效地克服了传统访问控制技术中存在的不足之处，借助于角色这个主体，用户通过角色访问资源，大大提高了管理的效率，减少授权管理的复杂性，降低管理开销，而且还能为管理员提供一个比较好的管理环境，为网络安全中的访问控制提供了一个高效、方便、易用的模型，具有很广阔的应用发展前景。

在RBAC模型中，角色作为基本语义实体，不仅仅是用户的集合，也是一系列权限的集合，其核心思想是将权限和角色关联，通过赋予用户相应的角色来完成授权，将用户所有角色的权限并集作为用户所拥有的权限。通过灵活地将用户角色转移和角色重新授权两种方式使系统可以适应组织机构的职能变化及用户权限的转化，降低管理复杂度。

RBAC核心的模型元素以及相互关系包括6种基本的数据：用户集、角色集、客体集、操作集、特权集和会话集（运行时动态维护的集合）。其中，用户集是系统中可以执行操作的用户（可以是人、机器、网络等）；客体集是系统中需要被保护的实体；操作集是定义在客体上的一组操作，如在一个数据库管理系统中执行插入、删除、添加、更新等操作；特权集是针对不同角色的一组特定的操作；角色集是通过用户分配（UA）和特权分配（PA）等关联建立起主体和特权的关联。

角色关系是RBAC的重点，图9-10描述了用户和权限赋值之间的关系——用户与角色多对多关系为权限到角色、用户到角色提供了灵活的分配机制。

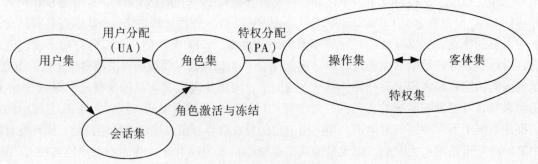

图9-10　RBAC核心模型

在 RBAC 核心模型的基础上发展了不同程度的多种模型，如 RBAC96/ARBAC97/ARBAC02 模型族、角色图模型、NIST 模型、OASIS 模型和 SARBAC 模型等。RBAC 是兼顾 DAC 和 MAC 的策略中立型访问控制模型。由于 RBAC 引入角色的概念，能够有效地缓解传统安全管理权限的问题，适用于大型组织的访问控制。但在大型开放式分布是网络环境下，通常无法确知网络实体的身份真实性和授权信息，而 RBAC 无法实现对未知用户的访问控制和委托授权机制，从而限制了 RBAC 在网络环境下的应用。

四、基于证书的访问控制

近年来，公钥基础设施（public key infrastructure，PKI）和授权管理基础设施（privilege management infrastructure，PMI）发展较为迅速。公钥基础设施 PKI 基于非对称密码体制，利用证书将用户的公钥与其他信息绑定在一起，由可信的第三方机构向外界签发证书以保证证书中信息的真实性。PKI 提供了身份认证的功能，可以提供网络身份认证、不可否认性、保密性、完整性等安全服务，可用于虚拟专用网、安全电子邮件、单点登录、电子印章、处方无纸化、病历无纸化、医嘱签名等方面。授权管理基础设施 PMI 构建在 PKI 的基础之上，提供授权管理的功能，是 RBAC 的一种访问控制系统，利用属性证书（attribute certificate，AC）记录用户所属的角色，通过角色分配用户所具备的权限。图 9-11 为 X.509 V4 属性证书的格式。PKI、PMI 技术自提出后获得了深入的研究和普及，已经成为很多网络系统中必不可少的安全基础设施。

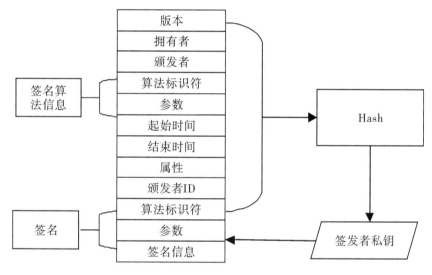

图 9-11　X.509 V4 属性证书格式

数字证书又称为数字标识，它提供了一种在网络上身份验证的方式，是用来证明通信双方身份的数字信息文件。数字证书件包含签发该证书的权威机构对该证书的签名，通过这个签名保障证书的合法性和有效性，同时也保障了证书中公钥和其他相关信息的真实性和完整性。通过证书可以方便地把公钥传递给一个证书的使用者，公钥通常用来加密数据或验证签名。

大多数证书系统采用的是国际电信联盟 ITU 定义的 X.509 系列标准，由版本、序列号、签发者签名算法、签发者名称、有效期、主体名、主体公钥信息、数字签名和扩展字段等信息组成。

在任何应用系统中使用数字证书，必须要验证证书的有效性。对证书有效性的验证一般包括以下几个方面：

（1）证书是否被撤销。由于某些原因，如怀疑私钥泄漏或证书载体丢失，证书需要挂起，签发机构不对这些证书的安全性提供保证。检验证书的有效性首先要检查证书的序列号是否在证书撤销列表（CRL）中，如果证书被撤销，则认为该证书是无效的。

（2）证书是否被篡改。通过检验证书的数字签名来验证证书的完整性，即验证该证书是否由某个机构签发且内容没有被篡改。

（3）证书是否在有效期内。证书都有生命周期，签发机构不对安全期外的证书的安全性提供保证，如果当前时间不在证书的有效期内则认为该证书是无效的。

数字证书的应用系统通常通过在线证书查询协议（OCSP）来查询以上3项内容以确认证书状态，部分系统仅验证完整性和有效期未验证是否撤销，存在安全隐患。然而即便使用OCSP协议来检验证书的有效性，并且对CRL信息进行实时更新，也不是绝对安全的。许多证书应用系统出于证书的可扩充性、互操作性和访问控制方面的先天不足考虑，放弃使用具体应用环境来限制证书使用的原则，出现了多个应用系统使用同一个数字证书（一个合法的数字证书能够登录多个系统），这显然与最小授权原则以及相关的保密规定相冲突。因此，必须限制证书所有者的使用范围，在数字证书身份认证的基础上建立访问控制机制。

PMI 在 PKI 的基础上通过签发属性证书对访问受保护的对象和服务的终端实体进行授权管理。属性证书遵循 X.509 V4 标准，和数字证书一样，属性证书也是数字签名的证书，它是经过属性权威机构的私钥进行的数字签名来实现实体与权限的绑定。在具体应用中通常采用数字证书确认身份和属性证书验证访问权限的方法将数字证书和属性证书结合使用，如图 9-12 所示。

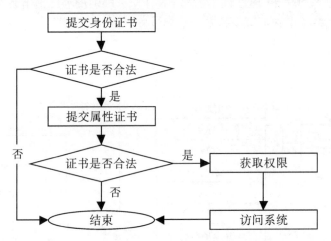

图 9-12 基于数字证书/属性证书的访问控制

PKI 结合 PMI 可以实现一些细粒度的访问控制，能够较好地满足当前各类应用系统的访问控制需求。但是需要增加额外的软硬件和管理人员，并且需要对管理人员进行相关培训。此外，PKI 和 PMI 如何进行耦合也是需要探讨的问题。

五、数字版权管理

随着网络通信技术、移动医疗应用、医院无纸化进程的普及，许多传统的信息资源被转变成数字内容在网络上迅速传播使用，这为提高医疗日常工作效率起到很大的推动作用。但是医疗数据、患者隐私等保护制度受到前所未有的冲击，数字版权管理（digital rights management，DRM）的提出可以满足这一需求，保护信息资源免受未授权的非法传播或复制。

DRM 通过对内容的加密和附加使用规则等在信息分发、传输和使用等环节进行控制，其中，使用规则用于判断用户是否符合数字内容的获取条件，包括被授权使用的用户和终端设备、授权使用的方式（如读取、复制等）和授权使用期限等规则信息。一般以加密文件形式伴随数字资源的下载自动冗余在用户终端设备的受保护存储区内，当数字内容使用时操作系统和应用中间件负责解密并强制执行使用规则监测工作，防止数字内容被任意地使用。防止内容被任意分发的主要方法是：对数字内容进行加密，只有授权用户才能得到解密的密钥，而且密钥是与用户的硬件信息绑定的。加密技术加上硬件绑定技术进一步实现了版权保护的目的。

目前，DRM 已经得到了一定的发展，Microsoft、RealNetwork 等公司推出了各自的 DRM 解决方案。但 DRM 是一个相当庞大的领域，涉及密码学、数字签名、数字水印和权限描述语言、法律和商业规范等，因此，DRM 还不够完善，作为针对客户端的数据内容进行权限管理，只是解决了访问控制领域中的一部分问题。

传统访问控制技术使用监控程序和授权规则针对已知的用户属性来保护闭环系统中的内容，但无法处理开放系统的未知用户授权问题；数字证书通过赋予用户能力和属性弥补了这一不足，但仅仅是对服务的内容进行保护，当内容下载到客户端后，需要对客户端的使用进行控制，数字版权管理则填补了终端使用控制的空白。虽然众多的访问控制机制解决了各个领域的问题，但仍缺乏一个综合、统一的访问控制机制来适应信息化的要求。

六、使用控制

使用控制（UCON）是 George Mason 大学著名的信息安全专家 Ravi Sandhu 教授和 Jaehong Park 博士于 2002 年首次提出的概念，对传统的存取控制进行了扩展，定义了授权（authorization）、义务（obligation）和条件（condition）三个决定性因素，同时提出了存取控制的连续性（continuity）和可变性（mutability）两个重要属性。UCON 不仅集合了传统的访问控制、信任管理以及数字版权管理，并且超越了它们的定义和范围，实现了数字化对象特权管理较为完备的体系架构及其相关理论模型，系统地提供了保护数字资源的统一框架，更好地满足现代信息系统保护数字资源的要求，为现代存取控制机制提供了新的思路。

UCON 引入了两个新的重要特征：连续性和可变性。在现代访问控制中，访问请求对资源是相对长期持续的使用或撤销资源的使用，这些需要在整个资源的使用过程中对访问请求进行实时监控，这一特征称为连续性。可变性是指在现代访问控制中，主客体的属性随着主客体的行为而改变，例如在医嘱执行的工作流中，医嘱的状态随着医生、护士、医技人员的操作而改变，这种状态的改变影响着其他人员的访问。在 UCON 模型中，将属性分为不变属性和可变属性，不变属性是通过管理员确定或者修改的属性，如用户密码等。可变属性是主体在权限使用之前、使用过程中或者使用之后对属性进行更新，这种更新会对本次或者下次权限的决策起重要依据作用。

1. $UCON_{ABC}$ 核心模型

$UCON_{ABC}$ 模型是 UCON 访问控制的核心模型，它阐述了使用控制 UCON 中最基本的问题。$UCON_{ABC}$ 模型将授权、义务、条件以及连续性和可变性整合在一个统一的结构中，包含了传统访问控制、数字版权管理和其他现代访问控制机制。$UCON_{ABC}$ 模型为下一代访问控制奠定了基础，迎合了现实世界信息和系统安全的需要。

$UCON_{ABC}$ 模型由 8 个核心元素组成，分别是主体、主体属性、客体、客体属性、权限、授权、义务和条件，其中义务和条件是新的概念，它们同授权一起是使用控制中必须要考虑的元素。图 9-13 和图 9-14 分别为传统访问控制模型的组成和 $UCON_{ABC}$ 模型的组成。

$UCON_{ABC}$ 模型中的主体、主体属性、客体和客体属性的概念都来自于传统访问控制模型，它们的应用方式也和传统访问控制中类似。主体（subject）是具有某些属性，对客体拥有某些使用权限的主动的实体，简记为 S。主体属性（subject attribute）标识了主体能力和特征，是权限决策过程中的重要参数，简记为 ATT（S）。客体（object）是按权限集合的规定接受主体访问的被动的实体，简记为 O。客体属性（object attribute）是标识客体的重要信息，简记为 ATT（O）。

权限（rights，R）：权限是主体可以对客体访问的动作集，这一集合定义了主体对客体的作用行为。在传统访问控制中，权限就是通过一个具体的方式来实现主体对客体的访问，例如读、写。$UCON_{ABC}$ 模型中权限在本质上和传统访问控制中的权限一致，但是仍存在差别，$UCON_{ABC}$ 模型任务权限不是存在于某个独立于主体行为的访问矩阵中，而是在主体试图进行访问的时候决定的。

授权（authorization，A）：授权是使用决策中必须被评估的功能谓词，它返回主体是否可以对客

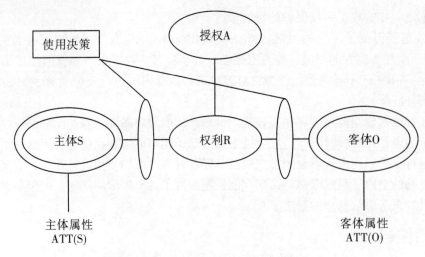

图9-13 传统访问控制模型的组成

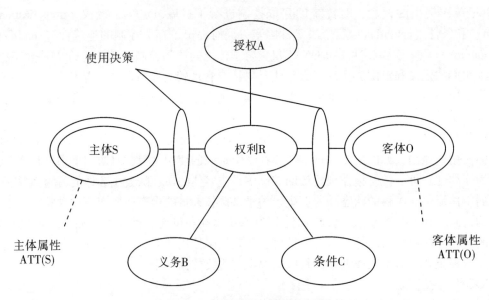

图9-14 UCON$_{ABC}$模型的组成

体进行操作的权限。授权是传统访问控制模型中唯一的权限决策因素,也是UCON模型中重要的组成部分。授权通过授权规则来评估主体属性、客体属性和所请求的权限。授权可分为提前授权和操作中授权。大部分传统访问控制模型都是采用提前授权,而使用中授权并不常用。执行授权可能会引起主客体属性的变化,进而会对本次或者其他的访问决策产生影响。这些更新操作既可以发生在操作前,也可以发生在操作中或者操作后。

义务(obligation,B):义务是主体为得到客体的访问权限必须履行的强制要求,在一个使用操作执行前或者执行中来验证一个主体必须要执行的强制要求。义务可以是执行前义务也可以是执行中义务。执行前义务是指利用一些历史操作来检查是否某个操作已经被执行并返回结果,例如在安装软件前要阅读安装说明。操作中义务是指在应用某些权限的过程中要连续或者周期性的履行某些行为。义务使用或者不使用主客体属性都是可以的。主客体的属性可以用来决定允许使用时需要履行哪些义务。主体履行哪种义务不是由系统管理员预先静态设置的,而是根据运行上下文环境动态确定的。义务的履行可以更新主客体属性,而这些更新会影响到当前或者以后的使用决策。

条件(condition,C):条件是面向环境或者系统的决策因素。条件是评估当前环境或者系统状况,来检查是否满足要求并返回结果的谓词。与授权和义务不同,由于条件不受主体直接控制,所以条件是不变的,但是条件的评估并不改变任何主体或客体的属性。在实际应用中,要求条件的例子也不少,例如对访问时间的要求、访问地点的要求、系统负荷等。

2. UCON$_{ABC}$模型的定义与逻辑描述

基于上述 UCON$_{ABC}$ 模型组成元素,以及主客体属性在访问期间的延续性和可变性,UCON$_{ABC}$ 模型的核心组件可以组合成各种复杂的模型。UCON$_{ABC}$ 模型中假设有一个访问客体资源的请求,请求的权限可在使用该权限之前或者使用过程中判断,但却不能在使用后判断,因为这时候判断毫无意义。可变性属性是使用资源的结果,表现为主客体属性的更新,如果没有更新则用"0"来表示,使用前(pre)、使用时(ongoing)、使用后(post)分别标记为"1、2、3"。基于以上标准,UCON$_{ABC}$模型可分为16种子模型,如表9-8所示。

表9-8 UCON$_{ABC}$模型的16种子模型

决定因素	0	1	2	3
preA	Y	Y	N	Y
onA	Y	Y	Y	Y
preB	Y	Y	N	Y
onB	Y	Y	Y	Y
preC	Y	N	N	N
onC	Y	N	N	N

表9-8是授权、义务和条件这三个决定因素的各种可能模型,在实际应用中出现的情况记为"Y",实际应用中不会出现则记为"N"。对于 preA 而言,权限执行前前后可能发生属性更新,但执行时不可能发生,所以在执行时(栏目2)记为"N",其他标记为"Y"。同理,PreB 也是如此。对于条件评估 preC 只对当前应用程序的上下文环境做简单检测,不改变主体和客体属性,因此栏目0记为"Y",其他记为"N"。同理,onC 也不能在执行前、中、后等阶段变更属性,onC 的栏目0记为"Y",其他记为"N"。对于 onA 和 onB 而言,属性既可以不更新,也可以在执行前、中、后三个阶段中发生更新,因此全部记为"Y"。以上简单的模式分析,在实际的应用系统中可以根据不同需要来组合模型,如 UCONpreBpreA 表示执行前检测义务并更新属性,然后授权执行并在执行后更新属性。具体的模型组合如图9-15。

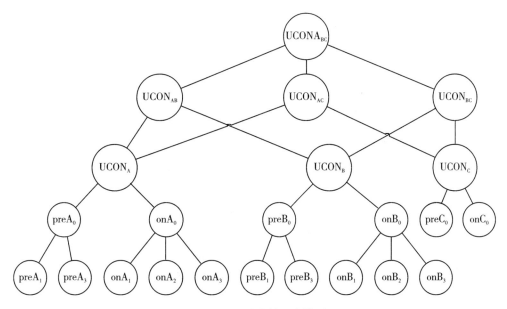

图9-15 ABC 的组合模型

（1）UCONpreA 预先授权模型。传统访问控制主要研究预授权领域，在请求操作之前预先定义权限，如果请求的主体满足授权要求，系统允许主体对客体的操作，否则拒绝该请求。在 UCON 模型中，引入了连续和可变概念，UCONPreA 中的 preA 可分为 preA0、preA1 和 preA3。其中 UCONpreA0 是属性不可变的预授权模型，不需要任何更新操作。UCONpreA1 是带有使用前更新属性的预先授权模型。UCONpreA3 是带有使用后更新属性的预先授权模型。

（2）UCONonA 使用中授权模型。UCONonA 模型在权限使用过程中连续或定期地对访问请求进行权限仲裁，在使用中出现不满足授权要求时收回使用权限。它不需要任何预先授权的允许，而是在整个使用过程中进行监视。UCONonA 中的 onA 可分为 onA0、onA1、onA2 和 onA3。其中 UCONonA0 是属性不变的使用中授权模型，它不涉及任何更新操作，UCONoA1 是带有使用前属性更新的使用中授权模型，UCONonA2 是带有使用中更新属性的使用中授权模型，UCONoA3 是带有使用后更新属性的使用中授权模型。

（3）UCONPreB 预先义务模型。义务用于判断主体是否拥有操作权限并检测主体是否按权限规定完成操作，是 UCON 模型仲裁权限的一个重要因素。

UCONPreB 预先定义了义务谓词，规定主体在请求时和访问前必须履行的义务。通过检测特定的义务是否已履行来仲裁主体是否具有操作权限。例如，某用户要在某个网站注册时，他必须先同意该站点的会员规则，才能继续注册的操作，否则不能注册。实现 UCONpreB 模型有两步：第一步是根据请求和主客体属性得到需要执行的义务。第二步是判断义务是否被执行。UCONpreB 模型中的 preB 可分为 preB0、preB1 和 preB3 三个具体模型。其中，UCONpreB0 是不更新主客体属性的预先义务模型，UCONpreB1 是访问前更新主客体属性的预先义务模型，UCONpreB3 是访问后更新主客体属性的预先义务模型。

（4）UCONonB 使用中义务模型。UCONonB 模型通过引入时间间隔参数 T 来定期或者连续地执行义务判断，模型中假定 onB 一定为真，如果为假则立即回收权限。例如，每 10 分钟弹出提醒消息，用户必须点击消息才能继续当前操作，否则后续的访问操作将被拒绝。UCONonB 模型基于可变性可分为 onB0、onB1、onB2 和 onB34 个具体模型，它们分别代表不更新主客体属性、使用前更新主客体属性、使用中更新主客体属性和使用后更新主客体属性。

（5）UCONpreC 预先条件模型。条件是 UCON 模型中除了授权和义务的另一个重要的权限仲裁因素，定义了一些不与主客体直接关联的环境约束，在使用时根据主客体的属性来判断需要满足哪些条件要求才能获得操作权限。与授权和义务模型不同，条件模型是不可变的。UCONprec 模型在使用预先条件作为决策判断，即在访问前执行 preC 的条件判断，并返回结果。UCONpreC 模型也由两步组成：第一步是根据访问请求、主体属性和客体属性得到需要满足的条件元素；第二步是检查这些条件元素是否已被满足，并返回结果。由于条件模型不能改变主客体属性，因此 UCONpreC 模型只有 UCONreC0 不变属性预先条件模型。

（6）UCONonC 使用中条件模型。UCONonC 模型它并不要求在请求开始使用之前符合条件约束，而是要求在使用过程过程中定期检验某些条件约束，如果满足则继续使用，否则收回权限。同 UCONpreC 一样，UCONonC 也不能改变主客体属性，所以也只有一种子模型 UCONonC0。

以上的 $UCON_{ABC}$ 模型介绍中，实际上涵盖了传统访问控制模型，比如 MAC、DAC、RBAC 等。例如，用 UCONpreA。来实现 RBAC 模型，其中用户角色分配看成客体属性，权限角色分配可以看成是对象和权限属性，描述如下：

P = {（o, r）}：表示权限集合，记录对每个客体资源可执行具体操作的集合；

ROLE 表示角色，用 ≥ 符号表示有序角色集；

ActRole：S（2^{Role}：ActRole 激活角色实现用户与角色之间的映射关系；

Prole：P（2^{Role}：实现权限集合与角色之间的映射关系；

ATT（S）= {ActRole}；

ATT（O）= {Prole}；

Allowed (s, o, r) = > ∋Role ∈ ActRole (s) ∧∋Rile′∈ prole (o, r) ∧≥Role′,

即如果存在一个权限角色（Prole (o, r)）其偏序关系≤激活角色（ActRole (s)），则请求被允许。

3. UCON 模型的使用范围

UCON 模型主要保护数据资源，也可以针对具体的应用需求配合其他相关技术达到资源保护的目的。UCON 既可以保护服务器端的数据，也可以保护客户端下载后的数据，如对使用期限、次数和防拷贝等进行控制。UCON 主要用于防止不安全的数据操作，实现安全性的预防目标。

4. UCON 的优点及不足

UCON 实现了传统访问控制、信任管理和数字版权管理，引入了授权连续性、属性易变性、义务、条件等概念，将多个因素集成到一个统一框架中来克服传统访问控制模型的不足，用系统化的方式实现现代访问控制和数字权限管理的结合。

UCON 虽然从理论上解决了以往访问控制中存在的问题且具有很好的理论模型。但是目前的研究大多集中在理论层面，面向应用的研究不足，未能给出 UCON 应用的具体模型，以及针对具体问题的解决方案。

第四节 数据库审计

一、数据审计的重要性

（一）数据审计定义

数据审计是根据公认的标准和指导规范，对信息系统及其业务应用的效能、效率、安全性进行监测、评估和控制的过程，以确保预定的业务目标得以实现。数据审计系统最基本的技术是利用数据库触发器实现数据修改的自动记录，其特点是：①它与应用系统的动态用户信息进行了有效的关联，对触发器的管理和日志的检索实现了自动化，操作简便，控制灵活，避免了传统日志的分析难、管理难的缺点；②减轻数据库管理员的工作压力；③数据库后台操作，完全脱离前台系统的限制。审计能够分为用户级别和系统级两种，用户级审计是任何用户可以设置的审计，主要是用户针对自己创建的数据库表或视图进行审计，记录所有用户对这些表或视图的一切成功或不成功的访问要求以及各种类型的 SQL 操作；系统级审计职能由 DBA 设置，用户监测成功或失败的登录要求、监测 GRANT 和 REVOKE 操作以及其他数据库级权限以下的操作。

数据审计是安全的数据库系统不可缺少的一部分。

（二）数据审计技术

在信息系统建设中，设置了各类保证系统安全稳定运行的措施。例如，我们已经通过权限管理解决了"允许谁修改什么数据"的问题。但是，当多人同时具有一份数据的修改权，或者有人窃取用户口令修改了数据，或者软件运行发生了错误时，如何迅速、准确地掌握到底是谁、什么时间、利用什么手段、把哪个数据、从什么值修改为什么值等一系列细节呢？数据审计系统就是要解决这些问题，它像一架"数据摄像机"，第一时间、翔实准确地对数据的变更进行自动记录，成为应用系统运行分析和责任追究的重要手段，有效震慑恶意修改数据的有害行为，同时对软件系统并发运行错误的诊断能够提供可靠的依据。

安全审计技术是入侵检测技术的前身，通过分析事件记录检测并调查试图或已突破系统安全屏障的非法行为和事件。安全审计是信息安全的一个重要环节，它根据一定的策略检测和记录信息系统的各种事件及行为，譬如记录用户登录账号、登录时间、终端以及所访问的文件、存储操作等，并以系统日志的形式进行保存。通过分析记录的审计数据，安全审计可以发现和判定信息安全事件，如多次使用错误口令登录系统的尝试，并针对特定事件及行为采取相应的响应动作，如切断网络和报警。

数据审计体系是防范、发现和追查网络与计算机恶意活动的有力工具，从而对潜在外部入侵以及内容人员的恶意行为产生巨大的震慑或警告作用。

（三）医疗数据审计面临的挑战

医院的信息化建设，也一直注重信息安全建设，很多医院已经建设了防火墙、防病毒软件、防攻击软件、CA认证系统、灾备系统等。这些系统构成的体系有效地保障了医疗系统不受外部攻击和数据的可靠性。但这些传统的安全技术手段只能阻挡部分从外部到内部的攻击，但对来自内部的信息窃取、信息外泄等却完全无能为力，导致了患者的私密信息被泄露，医院数据审计系统是针对数据库安全进行加固的软件，通过该软件，可以防止非法用户绕过防火墙进行外部数据攻击、防止内部高权限用户内部数据窃取，维护患者和医疗机构及其工作人员的合法权益，建立防控医药购销领域商业贿赂的长效机制。

医院现有的医疗信息系统体系下，数据存储着患者的疾病诊断、诊疗方案、检验检查结果、处方等敏感信息，这些信息的非法访问和修改将会造成重大的医疗纠纷和经济损失；医疗数据库安全审计为安全事件追踪和责任追究有着监视并记录对数据库服务器的各类操作行为，通过对网络数据的分析，实时地、智能地解析对数据库服务器的各种操作，并记录审计数据库中以便进行查询、分析、过滤，实现对目标数据库的用户操作的监控和审计，因此，开发并设计一套有效医疗数据审计行为发生的系统十分重要，可以作为系统管理员提供系统运行的统计日志，并根据日志数据分析网络或系统的安全，输出安全性分析报告。

二、医疗安全审计建设目标

（一）有效获取所需数据

审计系统如何获取所需的数据通常是最关键的，数据一般来源于以下几种方式：①来自网络数据截获，如各类网络监听型的入侵检测和审计系统；②来自系统、网络、防火墙、中间件等系统的日志；③通过嵌入模块，主动收集系统内部事件；④通过网络主动访问获取信息；⑤来自应用系统、安全系统的审计。

（二）提供事件分析机制

审计系统需具有分析异常、违规的操作活动能力。一个没有分析机制的审计系统虽然理论上可以获取和记录所有的信息，但实际上在需要多层次审计的环境中不能发挥作用的。审计系统的分析机制通常包括实时分析和事后分析两种。实时分析指提供或获取数据的机构对审计记录的设备和软件应具备预分析能力，进行第一道筛选；事后分析指维护审计数据的机构对审计记录的事后分析。事后分析通常包括统计分析和数据挖掘两种技术。

（三）保证审计不被绕过

选用各种加固审计系统的防绕性，选用以下手段增强审计系统的防绕性：①通过技术手段保证的强制审计；②通过不同审计数据的相互印证，发现绕过审计系统的行为；③通过对审计记录的一致性检查，发现绕过审计系统的行为；④采用相应的管理手段，从多角度保证审计措施的有力惯窃。

（四）有效利用审计数据

如果一个审计系统，缺乏对审计数据的深度利用将无法发挥审计系统的作用。通常可采取以下的措施有效利用审计数据：①根据需求进行二次开发，对审计数据进行深入的再分析，充分凌成熟的分析系统，实现关联分析、异常点分析、宏观决策支持等高层审计功能。②对审计系统中安全事件建立相应的处理流程，并加强对事件处理的审计与评估。③根据审计数据，对不同的安全部件建立有效的响应与联动措施。④针对审计记录，有目的地进行应急处理以及预案和演习。⑤建立相应的管理机制，实现技术和管理的有机结合。

（五）审计系统透明性

如何在实现审计的同事确保原有的系统正常运转时审计系统构建的关键，要尽量做到最小修改和影响系统性能最小。主要分为完全透明型、松散嵌入型和紧密嵌入型三类。完全透明型，原有系统根本察觉不到审计系统的存在；松散嵌入型，基本上不改变原有系统；紧密嵌入型，需要原有系统的平台层和部分应用做出较大改变；一体化设计，系统设计之初就考虑审计功能。所有模块都有与审计系统的接口。加密敏感数据（对数据库中不同类型进行加密）、需要提升现有运行操作系统和数据库系统进行安全控制级别、用户对数据加密维护方便（具有透明性）、分级管理（对于不同权限人员访问不同级别数据）、加强数据库审计能力（事前、事中、事后，做到发生问题时，有据可查）。

（六）医疗反"统方"审计

自改革开放以来，长期存在医务人员及医院相关工作人员收受医药企业药品回扣现象，被称之为医疗行业的"潜规则"，致使医生在对患者药物治疗方案中夹杂了过多的不合理用药，导致患者就医费用居高不下。更严重的是，抗菌药物的滥用引起耐药菌的产生，新的抗菌药物不断涌现，但感染性疾病却越来越难以控制；滥用抗菌药物还易引起菌群失调，导致二重感染，加大了有效控制感染的难度；而且联合用药过多，这些行为导致了耐药病菌的产生，对患者的疾病治疗造成了影响，还会加重患者和社会的经济负担。

一个药品要能在医院使用，首先必须进入政府阳光采购平台里，然后由医院药事委员会进行投票选择是否进入医院使用，进入医院后，医生就可以通过开处方的形式对相关患者使用这个药品，医药代表再通过某种途径能得到在某个固定时间统计出每个医生对这种药品的用量，然后根据这个用量按比例折算成回扣，以现金的形式发放给医生，这就是所谓的"统方"，而"统方"的主要方法就是对HIS数据库进行相关表的记录查询，如何及时发现此类数据查询，是医院数据库审计所面临的挑战之一。

三、医疗安全审计实现

（一）基于误用的检测方法

基于误用的检测方法也叫基于特征的检测或基于知识的检测，其工作原理是：通过分析已知的各种攻击数据，提取出能够代表其攻击行为的特征，建立特征库。将现有的数据与特征库进行匹配，来判定用户操作是否违法。对已知的攻击手段，采用误用的检测方法其有较高的准确率，但对未知的攻击手段显得无能为力，且特征库的维护较困难。

1. 基于模式匹配的检测

使用自定义的描述语言，并预先设定好规则库，通过提取现有审计数据的模式信息与规则库中的模式进行逐一匹配，从而判断是否存在违法行为。采用模式匹配的检测，方法实现简单，且检测效率比较高。

2. 基于规则的专家系统

基于规则的专家系统，用 if …then…的规则来描述解决问题的方法。采用这种方法将专家的经验录入设计好的规则库中，通过抽取用户的操作特征，与规则库中的各个规则进行比对，从而检测出用户是否存在违法操作。当与规则库中的记录匹配成功时，系统就认为这种行为是违法行为。反之，则认为用户行为正常。

3. 基于状态转换的检测

基于状态转换的检测是采用状态转移图来表示和检测已知攻击模式的检测技术，在状态转换的检测中，通过初始状态和危害状态来分别描述系统状态的改变前后。状态转换考虑用户操作的每一步对系统状态的影响（即转换频率）。如果转换频率过大，则被认为是违法操作。

（二）基于异常的检测方法

基于异常的检测方法是通过建立一个主体的正常行为模型，从而发现异常的行为，达到对未知攻击进行检测的目的。异常检测方法的建立，来源于用户的操作行为、操作对象、操作时间都表现出紧密的相关性。

1. 基于数理统计的审计

采用数据统计的审计是通过数据统计的检测方法来进行量化、分析用户的行为特征是否在正常范围内。如果偏差很大，则认为用户操作异常。采用数理统计的方法比较典型的模型包括以下几种：

（1）平均值和标准差偏差模型。通过平均值、方差来统计出正常情况下特征量的数值，并以此来判断其后的用户操作是否正常。

（2）可操作模型。通过预先设定"阀值"，将审计处理的度量值与该阀值进行比较，若度量值超出阀值，则认为用户操作依次。

（3）多变量模型。是上述两种模型的扩展，采用两个或多个变量量衡量用户的行为。

2. 基于神经网络的检测

神经网络是一种模拟人思维的分析技术。基于神经网络检测的基本思想为：采用一系列的实验数据来训练神经单元，使其在学习或训练的过程中自动改变突触权重值，以适应周围环境的要求。基于神经网络的审计模型是采用自适应方式来提取用户正常的行为的模式。在数据审计过程中，通过提取待审计信息的行为特征与正常的行为模式进行对比，从而判断用户行为是否异常。

3. 基于遗传算法的检测

基于遗传算法方法的检测，是一种模拟自然进化过程搜索最优解的方法。它是模拟达尔文生物进化论的自然选择和遗传学机理的生物进化过程的计算模型。

4. 基于数据挖掘的检测

基于数据挖掘的检测，是通过从大量的数据中自动搜索隐藏在其中的有着特殊关系性的信息，提取这些信息的特征模型，然后根据这些特征模型判断当前的用户行为是否合法。采用基于数据挖掘的检测可以全面的检测用户的异常行为，其在审计数据的处理上，常用的方法主要有以下几种：

（1）关联分析（association analysis）。关联分析是从大量的数据中挖掘出有价值的项集之间相互关系。关联分析广泛用于事务数据分析。关联规则算法主要有逐层搜索迭代产生频繁项集算法，不产生候选频繁项集算法 FP-Grown、基于图的关联规则挖掘算法等。

（2）分类分析（classification analysis）。分类分析是找出能够描述数据类型或概念的模型（或函数），通过这种模型预测类标记对象类。分类分析模型的建立：通过对用户或应用程序的异常或正常的数据集的分析，提取数据集的特征，用分类算法对审计数据进行分析，建立分类模型。通过分类分析，可以有效地反映事物间的差异特征和共性特征。

（3）聚类分析（clustering analysis）。聚类是将物理对象或抽象对象的集合分为几个群体，我们称这些群体为簇，相同簇之间具有较高的相似性，不同的簇之间具有较低的相似性。聚类分析可以有效减少待审计对象的数量，从而提高系统的效率和速度。聚类分析与分类分析的不同在于，聚类分析所要求划分的类是未知的。

（4）孤立点分析（outlier analysis）。孤点分析也叫局外者分析。其算法的基本思想为：根据数据集的特性事先假定数据的概率分布模型，然后根据模型的不一致性来确定异常。对孤立点分析的应用是基于异常行为相对于用户正常行为来说，孤立点数据相对整个数据集来看是个别数据，通过偏差的方法判断用户行为是否异常。

（三）基于用户行为分析

如何判断数据库用户操作行为是否正常，这里通过建立用户的正常行为模式来对数据库操作行为进行判断。用户正常行为模式是指用户正常操作数据库过程中用户的操作行为与用户的操作对象所体现出的某种关系。鉴于此，对用户行为审计的分析采用关联规则算法，挖掘出事物集之间的强关联规则，建立用户的正常行为规则库。提取待审计数据的行为模式与规则库进行匹配，来判断用户是否出现了某种异常。这里的异常并不一定意味着攻击行为，但通过这种方式可以极大地发现并避免存在的隐藏危险。

对于基于内容的审计可以使用触发器，触发器一般由触发事件与结果过程两部分组成，其中触发事件给出了触发条件，当触发条件一旦出现，触发器则立刻调用对应的结果过程对触发事件进行处理。例如，Oracle 不但提供了 DML 触发器、DDL 触发器，还提供了 logon、log off、startup、shutdown、servererror 数据库事件触发器。触发器审计提供了透明的审计方法，审计时不必修改应用程式，应用程序也感觉不到触发器审计操作。缺点是不支持 SELECT、TRUNCATE 等操作的审计，能够审计的信息比较少，而且对于每一行或每一条语句都进行审计，比较消耗系统资源。利用触发器审计首先需要创建审计表，用来存审计信息；其次创建更新审计表的过程和创建执行审计的触发器。

（四）医疗反统方审计实现

1. 设定规则，形成审计知识库，并进行阻断

用户在信息系统界面上进行的任何操作在数据库中都是一条条的 SQL 语句，这些语句通过特殊技术手段是可以捕获到的。审计监视服务器中设定规则库，将所有可疑的 SQL 语句添加到规则库中，形成审计知识库，并运用审计知识库，定位非法行为，找出非法的对象。实际运行过程中用户发起数据请求，系统利用旁路镜像技术，将请求 SQL 数据复制到监视服务器，接着监视服务器对请求 SQL 进行解析，没有异常后接着进行数据库自身处理环节，在返回 SQL 结果之前再次对数据进行检查，通过多重关卡对信息系统的数据操作进行监控。一旦发现有与知识库匹配的条目，系统自动弹出对话框，提醒用户非法操作并阻断当前操作，这样审计数据不会被窃取，对于操作人员来说也是一种保护。

2. 将对数据库的每一个操作记录成日志

不管是操作人员在界面上进行操作还是开发人员、维护人员直接在数据库进行操作都会在数据库中留下相应的痕迹，如果将整个事件中的 Who、When、Where、What、How 五元素记录下来，该记录不论是用于证明清白还是作为犯罪的证据都有极大的说服力。

3. 查询敏感数据需要领导审批

医院管理和科研等项目需要信息中心提供合法数据的时候，应该依照制定的流程，请科主任审核，然后上报院领导审批，将整个流程记录下来，形成文档让当事人签字确认，这样能使信息中心的合法操作得到保护，另外特殊情况没有留下文档可查的时候，也需要能调出数据库操作记录，证明清白。

4. 实时预警

监视服务器对应用系统的数据操作进行实时监控，一旦发现有与配置策略一致的数据操作，则通过发送短信或电子邮件的方式，让管理人员第一时间知晓，然后采取措施，避免事件到达不可收拾的地步。

四、数据安全审计系统

（一）审计系统功能

1. 安全审计数据产生

安全审计数据产生是指对在安全功能控制下发生的安全相关事件进行记录，包括审计数据的产生和用户相关标识连个组件定义。审计数据产生是定义审计事件的登记，规定了每条记录包含的数据信息产生的审计数据有对敏感数据项的访问、目标对象的删除、访问权限或能力的授予、改变主体或客观的安全属性、标识的定义和用户授权认证的使用、事件发生的间隔、事件类型、主标识、事件结果等。用户相关标识定义了规定将可审计事件和用户联系起来，数据产生能够把可审计事件和产生此事件的用户标识关联起来。

2. 安全审计自动响应

安全审计自动响应是指当审计系统检测出一个安全违规事件时采取自动响应的措施，响应包括报警或行动，例如实时报警的生成、违例进程的终止、中断服务、用户账号的失效等及时通知管理员系

统发生的安全事件。

3. 安全审计分析

安全审计分析是指对系统行为和审计数据进行自动分析，发现潜在的或者实际发生的安全违规。安全审计分析的能力直接关系到能否识别真正的安全违规，包括：潜在违规分析、基于异常检测的描述、简单攻击试探法以及负责攻击试探法。

4. 安全审计浏览

安全审计浏览是指经过授权的管理人员对审计记录的访问和浏览。安全系统需要提供审计浏览的工具，通常审计系统对审计数据的浏览有授权控制，审计记录只能授权的用户有选择地浏览，包括一般审计浏览、受限审计浏览、可选审计浏览。系统应当对审计数据提供逻辑关系上的查询排序等能力。

5. 安全审计事件选择

安全审计事件选择是指管理员可以从审计的事件集合中选择接受审计的事件或不接受审计的事件。一个系统通常不可能记录和分析所有的事件，因为选择过多的事件将无法实时处理和存储，所以安全审计事件选择的功能可以减少系统开销，提供审计的效率。此外，因为不同场合的需求不同，所以需要为特定场合配置特定的审计事件选择。安全审计系统能够维护、检查、修改审计事件的集合，并能够通过选择性审计组件能够选择对哪些安全属性进行审计。例如，从可审计事件集合中选择接受审计的时间或者不接受审计的事件；从可审计事件集合中按照对象标识、主体标识、主机标识、事件类型等属性选择接受或不接受审计的事件。

（二）审计系统构成

1. 审计构成

数据审计系统是一款数据库安全加固系统，该系统能够实现对数据的加密存储、增强权限控制、敏感数据访问的审计，防止绕过防火墙的外部数据攻击、来自于内部的高权限用户的数据窃取，以及由于磁盘、磁带失窃等引起的数据泄密。数据审计方案共包括三个部分，一是前台管理程序，二是后台自动数据跟踪系统，三是应用系统用户登录信息采集接口。数据审计系统通过触发器实现对数据的跟踪，通过一个公用的软件包实现对日志数据的记录。这样既避免了用户直接修改日志，也减少了权限设置的复杂程度，又增加了系统的安全与稳定。

前台管理程序实现。自动生成和维护后台数据库用到的软件包、触发器等；启动和关闭相应事务的跟踪记录；检查后台跟踪系统的运行情况；修改日志的浏览格式；手工归档日志；浏览所有的在线用户及操作情况。

后台自动跟踪系统实现。自动跟踪数据库变化，记录详细的操作日志；定时自动将日志进行归档，并记录归档日志。系统后台设计考虑到数据日志有可能被非法管理员修改的可能，因此系统设置被管理跟踪的用户不得有修改本系统所属用户数据的权限，被监测用户根本不需要对数据审计用户表有操作的权限，用户是不可能直接修改操作日志的，从这方面保证了数据日志的安全性。另外，触发器是配置在数据审计用户下，业务用户也不可能修改或删除数据审计触发器，这样就等于又增加了一层安全保障。

2. 数据采集

应用系统登录信应用系统登录息采集接口实现：采集用户登录的动态信息，包括用户名、角色、SESSION号、数据库连接用户、数据库连接号、终端计算机IP、终端软件名称等，统一存储在数据审计系统的应用系统运行表中，用于在每一次数据修改时进行动态用户信息关联。敏感数据分类，以表格为单位，以表格性质以及敏感程度进行分类，每类表格进行相同安全策略管理。

3. 审计权限

权限管理：数据访问的基础部件，必须授予敏感数据访问权限才可以进行访问敏感数据。为了简化管理，权限管理以表格分类为最小单元进行。

规则管理：规则是审计安全系统核心基础模块，身份和授权操作本身最后都演变为规则。规则的最大好处就是提供了系统灵活性，使审计安全系统可以脱离数据库用户的限制：使其实现基于 IP 地址，应用程序等不同要素的访问控制管理。

数据加密：数据加密是防止非 HIS 系统审计的关键措施，同时要保证 HIS 系统可以正常访问敏感数据。

身份标记：身份标记为授权的对象，通过身份标记完成对于数据库用户的扩展，使授权的用户可以扩展为 IP 地址，应用程序，时间段等不同的要素。

访问控制：访问控制使审计的核心模块，实现真正的事前控制。访问控制确定什么人可以访问敏感数据，什么人不可以访问敏感数据，对于不能访问敏感数据的人访问了敏感数据事件拒绝访问，并且记录高危险事件。

事件审计：根据审计规则配置并记录用户访问敏感数据的事件驱动活动。

（三）医疗反统方系统

针对医疗卫生行业存在的数据审计混乱的现象，基于数据库安全审计技术构建审计系统，设计了医疗审计系统模型，基于该安全审计模型设计了适用于不同 HIS 厂家和多类型数据库的审计系统，一条 SQL 指令是否触发规则需要通过语法分析提取的表和字段、操作类型、查询条件和字段、返回结果的行数等工作来智能判断，如触发规则通过多种告警方式提醒安全审计人员介入调查。根据以上对审计系统模型的分析，图 9-16 反统方审计系统功能结构图，从功能上可以将审计系统划分为以下功能模块：系统配置、审计管理、策略管理、风险管理、报表管理、日志管理、用户管理和别名管理八大部分。

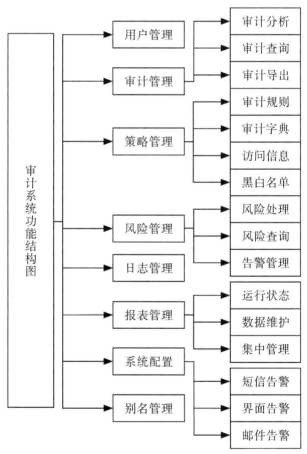

图 9-16 反统方审计系统功能结构

反统方审计将事后追查改为主动防御，事后追查效果难以预料、后果也难以弥补，即使能够审计，也无法阻止事件的发生，最终还是会给医院和相关人员造成不好的影响。而主动防御能详细记录非法操作的操作流程，主动防御和阻断并不能百分之百地将可疑操作拦截下来。为了杜绝下一次类似情况的发生，就必须将相关人员和事件查出来，相关人员往往会在事前进行相应的保密工作。为了防止"抵赖"的发生，必须详细记录操作人员的每一步操作，留存证据使其无法抵赖。关于信息中心工作人员的自我保护问题，一般医院HIS系统数据库都在信息中心，信息中心工作人员可以很方便地通过查询数据库相关数据表得到敏感数据，有时候医院管理或科研项目需要的统计数据都会让信息中心进行提供，怎样消除信息中心的非法审计嫌疑也是防范审计实施过程中的一个难题。应对信息系统进行优化，断绝一切可能形成非法审计的操作信息。系统开发商设计系统的时候，一般会考虑非法审计的问题，尽量保证系统中不会存在相关的漏洞。但是漏洞不可能完全堵住，这就需要在系统中针对"合法"、"非法"划定一个标准，然后依照这一标准逐步完善系统、堵住漏洞。

第五节　医疗数据隐私保护

一、概述

（一）医疗隐私保护的意义和发展

随着医院信息化的不断深入以及各种数据搜集，医院数据库中积累了大量的患者信息、医疗记录。越来越多的个人信息，甚至私人的就医档案和医疗病历记录等高级别的个人隐私都在被不同的组织和机构（如统计分析机构、保险公司等）捕捉、留档、公开或使用。这些带着强烈个人隐私的信息通常会被以合作和共享的方式在行业内外流通。同时，医院数据库也保存有药品、医疗器械、出入库记录、处方信息等敏感运营数据，此类数据对于患者或者医院极其重要，一旦被泄露或者盗用，将给患者、医院带来无法估量的损失和不可预计的法律纠纷。不法分子可以利用信息的易获取性，让存储个人隐私信息的数据库系统面临更多的安全威胁，并可能被有心人士加以利用，成为从医疗数据库中辨识特定身份的信息来源。当特定身份人士的健康信息被泄漏，它可能成为竞争者甚至政治立场相对立的一方攻击的焦点。药品业务员可能根据获取的相关疾病的患者名单将患者变成其药品的定向推销对象。保险公司取得患者的健康档案或医疗记录，使得保险公司可能重新评估被保险者的风险。有些病症可能是社会上的忌讳话题，医疗记录若缺乏隐私保护将可能导致失业、"受歧视"、身份被盗用或发生其他令人难堪的情况。因此，如何对这些包含敏感信息的数据进行有效的保护，以及如何将对外发布数据的真实性与防止隐私信息泄露的数据发布机制结合起来，将成为数据库安全中隐私保护技术面临的重大挑战。特别是在日益追求尊重人权的时代，如何构建一个集宏观、微观于一体的医疗数据隐私保护体系，以及如何有效地保护医疗过程中个人数据隐私权，是急需解决的一个长期而艰巨的课题。

医疗安全的需求驱动着隐私保护数据库技术发展，目的是为更好地支持医疗信息数据库隐私信息存储和保护。随着技术的发展、医疗信息化的持续深入，医疗机构的生产和运维越来越依赖信息系统，医疗业务系统数据库已成为医疗机构日常业务活动和管理决策首选的数据管理技术。同时，社会的发展使人们对隐私信息的利用与管理给予了高度关注。基于Web应用的普及，特别是跨医疗机构间的区域化医疗平台的出现，给医疗数据库系统带来了越来越多信息泄露的途径和威胁，让整个社会都越来越关注数据的安全性和隐私性问题。因此，应寻找一个平衡点，使得资料库中关于个人隐私或是可能对特定个体产生负面影响的信息得到合理的保护，在个人隐私不被侵犯的前提之下，尽量满足公众利益的所需，同时避免隐私泄露造成的不必要的伤害。

与患者相关的最隐私的医疗数据中，大部分保存在医疗机构数据库中，这是整个医疗卫生行业数据的基本特征。因为信息的不对称，人们对医疗数据中的隐私数据的管理和使用产生了强烈的关注，于是产生了各种针对医疗隐私数据保护的法案。这些法案强调了健康信息使用与防止泄露的规范，所以如何遵循这些准则已成为一项重要的已达成共识的研究课题。移动、互联网等新的医疗服务方式的出现和发展，特别是虚拟医院、区域医疗的深入发展，同时管理或者运营上对数据的汇总与发布，以及以网络为基础的 Web 随访系统、移动医疗等特色服务的高速发展，使建立安全高效的医疗隐私保护机制、发明成熟稳定的隐私保护支持技术成为医疗信息化进一步研究的热点。

（二）医疗隐私泄露的途径

医疗数据隐私泄露的途径很多，在日常的医疗行为中就存在许多导致患者隐私泄露的环节，通常此类行为是在诊疗活动过程中发生的个人行为。较为常见的方式如下：出于某种目的将患者隐私泄露给商业保险、商品推销员；实习学生的临床见习、实习中因保护意识不足或者在教学及讨论过程中未采取足够的保护措施导致数据泄露；向患者及家属交代与说明病情时不经意间泄露；医生办公室和护士站使用的有关患者列表、患者床位信息卡、费用列表等信息文件、数据表格等日常诊疗活动中信息泄露；医疗机构学术会议、学术论文发表、专业学术报告等泄露；体检与医疗司法鉴定中的泄露；医疗相关重要文件丢失、疏于保护导致泄露；临床进行试用药、器械时导致泄露；人性化、个性化服务设施不完备导致隐私数据的泄露；等等。

以上各种方式基本包含了医疗行为中导致的医疗数据隐私泄露，此类途径主要是由于诊疗行为导致的泄露，往往受限于客观的硬件环境，通常有明确的受害个体，而更加严重的泄露往往存在后台的数据库患者数据泄露。

医疗数据库隐私数据泄露往往是批量的，覆盖面极广，影响面大，一旦被非法利用，将产生大范围的恶劣影响及严重后果。医疗数据库隐私数据泄露的主要渠道有以下 4 种，如图 9 - 17。

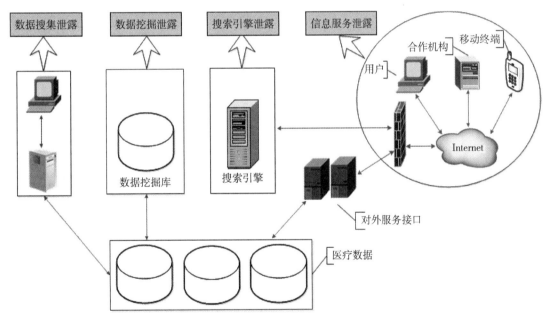

图 9 - 17 医疗数据泄密的主要途径

1. 数据搜集

医疗数据库中存储了大量的患者资料信息，由于医疗机构信息化、互联网化以及与各政府机构、第三方合作机构的交流，并且在互联网上为患者提供的各种便捷服务，使得患者信息存在互联网上流传的机会。在这种条件下，可利用用户的 IP 地址、Cookies 技术等各类技术手段、方法或者途径下载、收集患者的诊疗记录等信息、数据，进行整理和二次编辑，进一步可用于商业领域的竞争或者其他不可告人的用途。因特网服务提供商可在第一时间收集和存储各类用户、机构在试用互联网提供的服务时，在各种行为中有意或无意泄露出来的患者隐私数据，从而导致患者的隐私数据成为他人的资源，损坏了患者的隐私权益。

2. 数据挖掘

将大量无序的、不完整的及随机性的业务数据根据指定的规则或者目的经行整理和分析，从而提取出可读的、有用的，带有非预先知道的知识或者规律的过程称为数据挖掘。在医疗行业中，因医疗机构的运维和管理需要，数据挖掘已经成为广泛应用的技术和管理手段。医疗数据挖掘的应用和技术的发展为医院的发展决策提供了有力的支持，医院利用数据挖掘技术从医疗数据中抽取未预见的、有规律性的、具有潜在使用价值的信息的应用变得越来越广泛，给医院提供了越来越多的管理便捷和发展指导意见，但是同样使得医疗数据隐私泄露。数据挖掘在为系统提高决策支持能力的同时，也带来了医疗隐私保护的问题。

3. 信息服务

医疗机构越来越多地在网络信息服务致力于用户定制和便捷化、智能化、个性化、特色化需求的开发，直接面向患者，针对患者需求的各种反应，如个人喜好、需求、特别关注等，为他们定制或提供相应的信息和服务，维系着实体和远程信息资源的链接，满足了患者个性化需求的信息服务。而这些特色的服务前提，需要患者在医疗机构中存在的个人医疗数据作为支撑条件，在服务的过程中，患者的隐私数据有可能因为各种原因而被他人获取，从而导致医疗数据隐私泄露。

4. 搜索引擎

搜索引擎覆盖范围巨大，强大的搜索功能以及丰富的查询结果成为网络检索的必备工具，深受用户的喜欢。但医疗数据库中的患者隐私数据，在医院向患者提供网络服务的同时，也在搜索引擎的覆盖范围之内，从而被搜索引擎捕捉并存储，成为面向所有用户的公开信息。而搜索引擎公司无法对自己搜索到的网页数据库信息进行监管，不会对搜集到的信息内容负责，其中的医疗数据隐私泄露导致的后果将由患者或医疗机构买单。

二、医疗数据隐私保护的设计和技术

（一）数据库隐私保护设计原则

数据库隐私保护的设计基本要求是在保障数据库系统安全稳定运行的情况下同时具有灵活高效的数据隐私保护功能，同时对系统的可用性有明显的提高。医院的医疗数据库也可以对研究机构提供经过隐私保护处理的病历信息、诊疗记录而不会侵犯隐私。因此，在数据库的设计阶段，就应该遵循隐私保护的设计原则。

（1）用途定义：对收集和存储在数据库中的每一条个人信息都应该给出相应的用途描述。

（2）提供者同意：每一条个人信息的相应用途都应该获得提供者的同意。

（3）收集限制：对个人信息的手机应该限制在满足相应用途的最小需求内。

（4）使用限制：数据库仅运行和搜集信息的用途相一致的查询。

（5）泄露限制：存储在数据库中的数据不允许与外界进行信息提供者同意的用途不符的交流。

（6）保留限制：个人信息只有为完成必要用途的时候才加以保留。

（7）准确：存储在数据库中的个人信息必须准确，并且是最新的。

（8）安全：个人信息有安全保护措施，以防被盗或者挪作他用。

（9）开放：信息拥有者应该能够访问自己存储在数据库中的所有数据。

（10）遵从：信息拥有者能够验证以上规则的遵从情况，相应地，数据库也应该重视对规则的执行。

（二）访问控制技术

访问控制和授权管理指的是根据用户的需求和系统管理的要求，对用户开放并允许操作系统资源的权限控制。其中包含了对合法用户的管理，也包括防止未获授权的用户访问，拒绝非法用户对系统资源的使用。自主访问控制、强制访问控制、以角色为基础的访问控制是三种基本的访问控制和授权技术手段。

结合医疗行业面向全体公众服务的实际业务要求，应首选以角色为基础的权限控制访问机制。以角色为基础的权限控制访问机制对不同的角色分配相应的操作权限，对角色经行管理，当用户发出访问请求时，系统根据规则将访问者分配到对应的角色从而实现对其权限的控制，这种机制把对访问者的权限控制精细化，相对于分成了两个管理阶段。系统资源管理者只需对角色经行授权，由角色来对用户赋予权限。用户、角色、权限两两多多关系，一个用户可以拥有多种角色，一类角色可包含多个用户；对与权限来说，一类角色拥有多种权限，而每个权限也可以被多种角色所拥有。角色之间也可以存在继承，当一个角色继承另外一个角色时，继承角色将拥有被继承角色的权限。角色继承很好地解决了相同权限的分配问题，可快速的分配或者剥夺用户的访问权限，也可以方便地对特殊用户分配特别的访问权限，对用户的权限扩充、缩小均提供了快速高效的管理手段，体现了以角色为基础的权限控制的优越性。以角色为基础的权限控制是以用户为中心的授权模型，以角色作为权限控制的媒介，实现用户访问权限与资源的分配关系，有效地降低了权限控制的复杂度、大大提高了管理的效率。基于角色的权限控制的逻辑结构如图9-18所示。

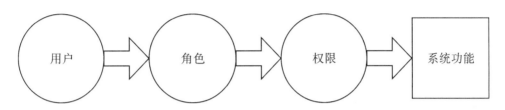

图9-18 角色权限访问控制

访问控制的基本思想和操作流程是：首先在线下对用户进行实名认证→在应用系统中添加经过认证的用户→给用户分配对应的角色→对角色进行授权。此过程中，可以根据实际情况创建新的角色，并对角色经行分配权限，根据实际需要对将用户分配角色，实现用户权限精细化管理。对角色进行授权时，可根据不同角色分配指定的、加密访问地址和端口，同时分配独有的、加密用户账号和密码，一旦这些信息与服务端不符，应用程序拒绝该用户的访问请求。同时，可在服务端设置黑名单及用户操作智能识别功能，将恶意访问的用户拉入黑名单，剥夺访问权限，保证系统稳定运行。

（三）匿名管理技术

数据库安全中隐私保护技术的研究可以分为两类：第一类是基于 k-anonyrnity 模型来达到隐私保护的目的；第二类是指利用扭曲、扰乱和添加噪音等技术，但是这类技术是以破坏数据的完整性和真实性为代价来保持结果的整体统计特性，数据失真度较大。匿名化策略用于生成满足相应匿名策略的具体方法，解决匿名化的安全性问题，包括如何生成等价组和生成何种类型的等价组两个方面。

1. 面向静态数据的匿名策略

面向静态数据的匿名化策略有三个主要特点：①在支持范围方面，此类匿名策略仅对静态数据的发布有效，并不能支持数据的重发布。②在保护粒度方面，此类匿名策略只提供表级别的保护粒度。③在属性的重要性方面，此类匿名策略默认表中所有属性的重要性均相同。

根据提供保护粒度的大小和能够抵制链接攻击的类型，本研究将针对静态数据的匿名策略分为四类：记录链接模型、属性链接模型、表链接模型以及其他模型。根据维度的区别，匿名技术也分为单维匿名和多维匿名得两大类。如果每个值只有一种泛化类型，则称为单维匿名；如果一些值能被泛化为多种类型，则称为多维匿名。相比单维匿名，多维匿名可以提供更好的隐私保护。

2. 面向动态数据的匿名策略

在实际应用中，随着时间的推移，一些数据表中的记录不仅经常被更新、增加、修改或删除，而且更新速度也可能变得越来越快。当数据表被更新之后，如果还按照之前的匿名策略进行重发布，那么发布的多个版本之间就很可能形成推理通道，从而造成隐私信息的泄漏。传统的匿名化这种情况下持续发布的数据提供隐私保护就比较困难。当前的匿名策略都是面向静态数据的发布，并不支持动态数据的发布。动态数据的匿名策略是在确保较高质量数据的前提下提出了可以对持续增长的数据集进行安全匿名的新方法。当表中增加新数据时,并不是将其直接添加到某个等价组中,而是等到新增加的数据到达一定数量才能满足某个匿名规则,才将其添加到下一次发布的数据表中,这样降低了攻击者通过比对前后两个版本的数据表,利用表之间的差异来获取隐私信息的可能性。但是该解决方案对动态数据集的处理只局限于新数据的插入,即增量数据集,并不能处理数据删除或属性值更新的情况。

3. 泛化和隐匿

泛化和隐匿是实现匿名化使用最为广泛的技术,它们的特点是能够保持数据的真实性,k-anonymity 主要通过泛化和隐匿这两种技术来实现。泛化技术是用不具体的信息来代替一些比较敏感、具体的信息,使其表示的意义变得更为广泛。值泛化和域泛化是泛化的基本概念。域泛化指的是将一个给定的属性值集合泛化成一般值集合。例如,通过去掉最右边的数字将原始诊疗卡号域 {19067800001234,19067800001235,19067801111236,19067801211237},泛化成 {1906780000*,19067801*},其在语义上表示了一个较大范围,该范围称为泛化域。泛化域本身包含各自泛化之前的值,并且使得泛化后的值与先前的值之间存在着一一对应的关系。域泛化分为全域泛化和局部泛化两种。全域泛化对整个属性列进行处理,缺点是可能会导致一些不必要的信息损失。局部泛化则比较灵活,通过在域泛化层的子树中搜索局部最小匿名来达到泛化的目的,即只泛化给定属性列中的某些单元。现有方法大都采用隐匿技术来减轻泛化程度,但是采用隐匿技术也会或多或少的造成信息的丢失,降低了数据的可用性,在医疗数据库中某些对数据完整性要求较高的领域应谨慎考虑此类风险。

(四)逻辑推理技术

逻辑推理指的是根据易获取的低等级保密数据,通过对数据模式的完整性约束推导出高等级保密的数据,从而导致权限控制之外的数据暴露。这种推理的路径称为推理通道。常见的推理通道有四种:

(1)执行多次查询。利用查询结果之间的逻辑关系经行推理。通过利用多次查询返回的结果,在综合分析的基础上,推断出敏感的隐私数据信息。

(2)利用不同级别的数据之间的函数依赖进行推理分析。数据库表的属性之间通常存在一种函数依赖和多值依赖,这种依赖关系可能产生推理关系。如,同一个病房的患者可能患的是相同的病。

(3)利用数据完整性约束进行推理。通过数据完整性的约束和键值的互斥,低级别用户可以通过插入低密级数据推出高安全级别数据的存在。

(4)利用分级约束进行推理。如果数据等级分配规则被第三方获取,有可能根据等级的约束规则分析出具有敏感信息的数据。

推理控制是指推理通道的监测和消除,当前常用的方法有五种:

(1)语义数据模型方法。根据语义以点线的方式构建关系图,数据项为节点,连线反映数据库的推理,当两个数据项即节点间存在两天连线,同时从其中一条线能看到所有的边,而从另一条线则不能,说明存在推理通道的可能。利用此方法,可以通过升级关系的等级的手段,使得所有的推理通道都不存在。

(2)形式化方法。指的是消除函数依赖和多值依赖推理的形式化算法。提高属性安全级别的算法可以有效杜绝函数依赖的推理,升高数据库实例中的特定元组的安全级别可以消除多值依赖推理。

(3)多实例方法。把安全级别作为数据库中元组主键的一部分,使得数据库表中存在相同关键字的元组,这些元组通过安全级别区分。这样的数据库,存在高安全等级的数据元组的同时允许插入低安全等级的数据。这种手段杜绝了利用元组主键的完整性进行推理的问题,缺点是破坏了数据库的实体完整性,增加了数据库中数据关系的复杂性。

(4)数据修改法。选定特定的数据,基于启发性规则不断经行修改和调整,其用途是在保护隐私的前提下,将数据的效用性降到最小。数据修改的方法主要包括:扰动、屏蔽、聚集或归并、交换、取样。

（5）查询限制方法。用户对数据库系统提出查询要求时，系统根据查询的要求先判断是否存在对敏感信息推理的可能性，一旦存在可能，系统便将查询请求进行处理，杜绝敏感信息的被推导。

以上几种方法可以综合运用，可以根据实际数据库情况和运维环境，采取一种或者多种方法来监测和消除推理通道，进而保护医疗数据的隐私数据。

（五）加密技术及密码协议

为防止数据库的隐私数据被截获或盗用后轻易地成为他人的可读性信息，可采取加密技术对关键信息经行加密存储，在传输过程中也可对医疗隐私数据进行加密传输，只有拥有相应密钥的人员才能正确获取数据。同时，也应利用密码和密码协议的安全性来保护医疗隐私数据，结合医疗行业的运维特点，加密技术是通常选用方便、易用的对称加密技术，比如日常中广泛应用的安全多方计算、盲签名等。

1. 对称加密技术

对称加密即单密钥密码加密，通过使用相同的密钥进行加密和解密，任何人拥有密钥就可以对加密数据进行解密，就好比一把钥匙开一把锁，其工作原理如图9-19所示。根据对称加密技术的特性，使用对称加密技术进行信息交换的双方不必交换加密算法，所以可以简化加密的运算处理过程，因此这种技术的运算比较简单。对称加密技术运算简单，但缺乏灵活，难于扩展：如果进行信息交换的一方存在多个的交换对象，那么就需要维护多个私有密钥，占用了系统资源，且在加密之前通信双方必须先通过一个安全连接用来交换密钥；因为交换的双方共享一把密钥，所以任何的信息都是通过相同的密钥加密后传输给对方，这就难以保障信息的机密性和报文的完整性。

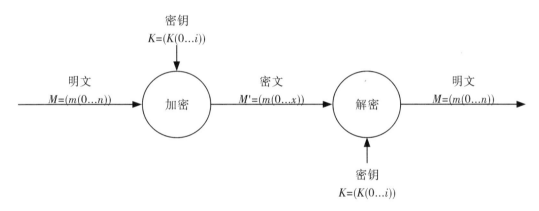

图9-19 对称加密原理

2. 安全多方计算

目前有许多种安全多方计算协议，概括起来大致有如下4种：基于OT的安全多方计算协议、基于VSS的安全多方计算协议、基于同态门限加密的安全多方计算协议、基于Mix-Match的安全多方计算协议。

安全多方计算有多种计算协议实现方式，以下将简单介绍各自计算协议的基本思想。确定一种适当地秘密分享方案：使用这种秘密分享方案，使得在秘密恢复阶段，只有满足条件的参与者集合才能恢复秘密，而其他的参与者集合不能得到秘密的任何信息。协议执行该原子运算后，对应的输出仍然采用该确定的秘密分享方案分享在参与者中，满足条件的参与者集合可以恢复输出，而其他的不满足条件的参与者不能得到输出的任何信息。为了防止某些参与者在协议执行中捣乱，需要强制各参与者正确地执行协议：保持各原子计算的输入与上一个原子运算的输出或原始输入一致；在需要输入，确定各参与者及时提供输入；在发现任意参与者有捣乱行为时：

（1）将捣乱者逐出协议，整个协议停止并重头开始。

（2）其他参与者利用秘密分享方案恢复捣乱者的输入，并将该输入代替本应由捣乱者提供的输入，继续进行协议，在后来的协议中，秘密分享将不再考虑捣乱者。为了达到这一目的，需要在协议执行的每一步时，进行相关的验证，而验证必须保证不泄漏各个参与者的秘密，这就需要用到零知识证明协议，可能还要涉及承诺协议等。

3. 盲签名

盲签名技术是一种特殊的数字签名技术，具有匿名性，是为保护用户隐私而产生的，是一种不保留过程痕迹的签名技术，一般满足以下两个需求：

（1）消息拥有者对消息进行盲化处理，签名者无法获知所签消息的具体内容。

（2）消息拥有者可以对盲签名结果进行脱盲处理，从而得到原始消息的数字签名，而签名者无法将该脱盲后的消息与自己签署的消息相对应。

一个普通的盲签名过程如图 9-20 所示，主要包括以下几个步骤：

（1）盲化。A 使用盲因子 A 对待签名消息 M 进行盲变换，变为然后将盲消息 M' 发送给 B。

（2）签名。B 对消息 M' 签名，并将其签名结果发送给 A。

（3）脱盲。A 对签名信息进行脱盲处理，得到原始消息 M 的签名。

作为一种特殊的数字签名技术，除了满足普通数字签名的性质之外，盲签名还必须满足以下两条特性：

（1）盲性。签名者无法得知消息 W 的具体内容。

（2）不可追踪性。签名者无法把保留的信息和最终的签名对应起来。

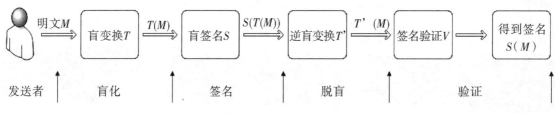

图 9-20 盲签名过程

三、医疗数据隐私保护的实现

（一）医疗数据隐私等级分类和趋势

医疗行为中产生了大量特有的、个人私密性极高的专业性数据信息，此类数据既是医院的医疗业务数据，也是医疗知识积累的反映，更是患者最隐私的秘密。这些数据最真实最原始地反映了医院的业务运转现状、医院医疗水平、患者自身的健康状态以及患者有可能继续治疗的方向或需求。

1. 医疗原始数据的隐私可分类

医院业务系统数据库中存储的都是医院最原始的数据，从数据的最基本信息功能上分析，医疗原始数据的隐私可分为以下两类：

（1）原始数据本身具有的。原始医疗数据是医疗行业最纯粹的状态信息，通常指的是医疗机构业务中产生的存储在信息系统数据库中的基本业务数据，其中包括个人（患者）、企业（医院）等最细微、最准确的医疗活动数据，同时也是人们最关注的原始隐私，如患者的个人信息、就诊记录、体检结果，医院的收入情况、运营状态等。

（2）原始数据隐含的信息。如医院患者的类型特征、年龄分布、区域来源等，这些信息对医院的未来发展、规划和核心竞争力具有极其重要的参考作用，如被他人非法取得，有可能造成不必要的损失。

2. 医院未来发展趋势和数据隐私保护需求

在日常的医疗行为和业务交流过程中可能导致上面两种类型的医疗数据隐私泄露。出于对医疗数据隐私泄露的顾忌，在构建医疗信息系统数据库时，人们有可能由于担心隐私被泄露而拒绝提供任何医疗数据信息，但这就制约了人们从原始数据中获取有用的信息，使得原始数据失去了更进一步利用的价值。随着医疗行业的发展，从医疗数据中进行数据挖掘能提供的行业好处越来越多，其已经成为医院进行未来规划的重要参考来源。因此，只有在数据采集和处理过程中积极做好相应的医疗数据隐私保护措施，才能更进一步享受医疗数据挖掘的益处，同时又能很好地保障医疗隐私数据的安全。能否在做好医疗数据隐私保护的同时，为数据挖掘提供足够的、真实的信息，关系到挖掘出来的信息是否可靠有用，是否能为医院的运营、发展提供足够的决策支持。现实中对医疗数据隐私的保护，主要是根据医疗数据的特点和隐私等级分类进行对应的隐私保护，从而取得较好的隐私保护效果和令人满意的数据深度使用效果。

从医院业务互联网化的趋势上看，医院与第三方、患者之间非接触式的医疗或者合作关系越来越频繁，也越来越重要，在这些交互过程中，许多隐私数据在互联网上流通。做好对数据的保护、避免被他人非法获得，同时又要保证合作的第三方不会非法使用或泄露隐私数据，这成为医院安全保障的一部分。既能保护医疗隐私数据、又能满足医院快速发展的网络医疗的业务延伸是未来医院发展的需要。

（二）医疗数据隐私保护的实际应用

1. 医疗数据日常使用的隐私保护

在医疗业务的日常过程中，不断产生原始医疗数据，同时又不断使用各种已存在的数据，在对外合作的交互过程中，数据交换是最主要的通信方式。在这些过程中，很容易产生数据的泄露，从而导致各类隐私泄露。从使用类型上说，隐私泄露通常有医院内部使用泄露和对外合作交互泄露两种，应根据两种类型的特点分别进行隐私保护。

如今的医院，或多或少都在使用各种类型的业务系统，经过多年的信息化发展，业务系统累积的原始数据越来越多，渐渐形成了信息孤岛，为了使各系统间业务顺畅并实现数据共享，同时节省存储资源，各业务系统之前通过技术手段实现数据共享，逐步消除信息孤岛，使得医院业务实现全流程数据流畅通，打破数据共享瓶颈。数据的流动和使用使得数据出现了暴露，从而有可能泄露，应采取保护措施，防止数据泄露发生。

（1）医疗业务系统原始数据保护。医疗业务系统原始数据保护主要是针对医院内部对数据的使用行为，从医疗数据的采集和使用途径上进行隐私保护。在数据库的设计阶段，就应根据上文所提到的隐私保护数据库的设计原则进行数据库设计，使数据满足隐私保护的基本要求。建立保护隐私数据的逻辑推理模型，数据结构的设计必须所建立的推理模型。详细设计数据库时，数据库每个元组信息的用途必须明确并且有详细描述，为以后的数据使用提供范围限定。对于敏感信息的表或者字段，采用加密手段存储。

在业务系统采集医疗数据时，应在条件允许的情况下，取得信息提供者的同意，并且只收集满足用途的最小范围的信息，并明确规定数据的使用用途。任何客户端、用户对业务数据的访问请求都必须配置相关的权限。用户的权限粒度应细化到数据库表，甚至精细到相应的数据元组，任何不符合权限的访问系统不予相应。在业务系统使用过程中，对数据的呈现只提供满足工作要求的最小范围内的信息，不暴露与当前业务相关的信息。同时，严格控制业务系统对与数据的导出和打印，如非必要，禁止直接打印或导出数据，并且在管理上严格遵循先申请登记，获得允许后方可打印的原则，杜绝以业务用途为借口的人为隐私数据泄露。

在技术上，通过堡垒机及数据库安全保卫等工具或技术手段，对业务数据库实行监控，设置数据库查询访问规则，对敏感数据重点监控，任何非法查询直接拒绝响应。合法的查询访问，根据规则监控其查询过程并记录访问日志，如在查询过程中发现有不符合规定的行为，直接终止其查询操作。数据安全审核部门也可以通过对数据库访问日志的分析，对数据库的查询行为进行事后审阅，进一步加强对数据查询监管。通过上述设计上、技术上、管理上的各种业务数据库使用措施，可有效防止医疗隐私数据泄露，甚至能杜绝诸如患者信息被贩卖、统方等现象。

（2）对外交互中的隐私数据保护。互联网时代给医疗行业带来了新业务拓展途径，互联网医院、移动医疗已成为越来越常见的业务应用，同时政策上向上级主管部门上传必要业务数据也成为医院运营的日常工作。在进行此类业务拓展或者工作时，不可避免地与互联网用户、第三方合作机构、上级机构进行数据交互，这就带来了数据泄露的风险。应通过物理保护、数据加密、身份认证、访问控制、指定用途等手段来保护数据安全。

对外交互的网络结构的设计上要从物理和逻辑结构上都要保证信息通信的安全，杜绝外部对医院内部网络的攻击导致数据被盗取。在网络设计上，业务数据库服务器处于最核心最底层的网络中，只有内网中的核心的业务服务器能访问数据库服务器，严格控制对数据库服务器的访问。同时医院内网服务器严禁与外网通信，医院内部业务服务全部部署在内网服务器中，只提供内部使用。专门部署一组对外交互的服务器连接互联网，作为医院与用户、外部机构通信的载体，与外部交互的通用接口部署在这些服务器上。外网服务器只能通过物理防火墙设定的通道访问安全网关，并通过安全网关规定的链路与内部网络通信。只有同时满足防火墙要求和安全网关规则的访问才能到达内网，非法访问将直接抛弃。内部网络处于安全网关和防火墙的双重保护，杜绝外部网络对内部的直接攻击，保证内网稳定、安全。对外数据交互的网络结构见图9-21。

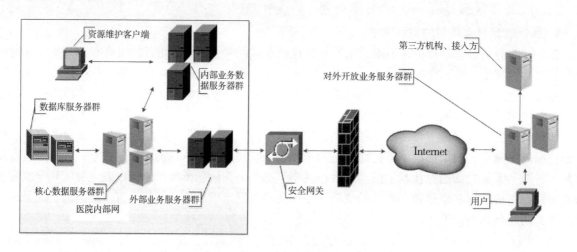

图9-21 对外数据交互网络结构

在安全的硬件和网络环境下，采取身份认证、访问控制等技术手段保障对外交互的安全和稳定。为保证每一个与医院交互的访问的合法性，应采取以下安全措施：①对每个接入方分配特有的身份标识，每次访问必须符合身份认证的要求。②对每个接入方分配特定的接入地址和端口，并用对称加密的方式进行加密。③对每个接入方分配账号、密码，并用对称加密的方式进行加密。④将接入方加入特定的用户角色，该角色仅能访问特定的资源。⑤接口通信数据必须才去对称加密等加密处理，防止数据被非法获取。⑥所有接入方必须签署保密协议，禁止泄密。

医院内部网络防火墙、安全网关及对外接口服务，均对外部的访问请求进行监控，只允许合法的通信请求，杜绝非法访问。建立黑名单监控机制，对已有的交互对象进行安全监控，如非法操作达到触发条件，则自动将该对象者加入黑名单，阻断其所有访问要求。在接入方安全、合法的情况下经行数据交互，从而保障隐私数据的安全。

2. 医疗数据挖掘应用的隐私保护

数据挖掘是一门新兴技术，甚至可以说是一门新兴的交叉性学科，它吸收了多个学科的特性和优点，发展成为了有特殊研究价值的技术手段。数据挖掘的主要思想是对海量的原始数据经行收集、筛选、提炼和分析，从中获取未曾发现或者预测到的新的规律、发展趋势和模式。数据挖掘在发展和应用的过程中，在理论研究和实际应用都产生了客观的成果，得到了越来越多的重视和肯定。但在数据挖掘产生知识的同时，也带来了隐私泄露的问题。随着医疗行业的发展，数据挖掘能提供的行业好处越来越多，其已经成为医院进行未来规划的重要参考来源。因此，只有在数据采集和处理过程中能积极做好相应的医疗数据隐私保护措施,才能更进一步享受数据挖掘的益处同时有能很好的保障医疗隐私数据的安全。能否在做好医疗数据隐私保护的同时,为数据挖掘提供足够的、真实的信息,关系到挖掘出来的信息或知识是否可靠有用,是否能为医院的运营、发展提供足够的决策支持。

(1) 隐私保护的数据挖掘方法。医疗数据挖掘的应用越来越广,而其导致的隐私泄露也越来越受到人们的高度重视,研究和使用具有隐私保护的数据挖掘方法也成为发展的趋势和热点,从而也产生了一些具有隐私保护功能的新方法。

1)数据预处理。针对数据库系统中的数值经行变换处理的方法,以防止对数据的过分挖掘。主要包括对数据经行增加噪声、消除数据中的附加信息、故意增加错误数据等。对数据增加噪声的基本思想是通过对数值经行修改,使得对这些被修改的数据进行的数据挖掘难以取得有用的结果。而消除数据中的附加信息主要的是对数据中隐含的其他信息进行处理,尽量减少数据所隐含的附加信息,让数据看不到其来源和其他趋势,使得挖掘后其使用不至于偏离其本来的用途。故意增加错误数据,就是在原有的数据中有意识有目的地引入一些错误的数据。主要思想是在正常业务生产过程中产生的数据中加入一些具有误导性的数据,这些数据在正常的业务系统中是不会产生的,将这些数据混杂在正常的业务数据之中,是其在不合适的查询中遇上,它们起到误导攻击者或者非法获取数据者的作用。

2)数据安全分级。对医疗数据库中的数据按照其中的信息敏感度进行分级,不仅可以满足数据库系统对数据安全的直接要求,还可以防止推理攻击和聚集攻击。数据安全级别分级的原则是:单个数据对象必须满足有系统安全策略所明显表达的安全要求,又有针对数据对象集合的关联约束和针对不同数据对象的安全级别之间所存在的逻辑关系的推理约束,每个或每组数据对象必须满足信息敏感度级别的最低要求。

3)保护隐私的数据挖掘算法。在实际的数据挖掘过程中,为达到保护医疗数据隐私的目的,应采用具有保护隐私功能的数据挖掘算法。目前常用的隐私保护数据挖掘算法有以下几类:

a. 数据分布方式。有的研究集中式数据库,有的研究分布式数据库。

b. 数据修改方法。现有的四种数据修改方法:按不可倒推的方法修改数据为一个新值;用符合代替存在的值,以保护敏感数据和规则;合并和抽血详细数据为更高层次的数据;对数据进行抽样。

c. 数据挖掘算法。适用于不用知识的挖掘算法,如关联规则、分类、聚类、孤立点挖掘等。

d. 隐私保护的对象。隐藏原始数据或其隐含的规则。规则比原始数据的层次更高,通过保护敏感规则,同样可以保护重复的原始数据。

e. 隐私保护技术。即修改原始数据所采用的技术。

(2) 隐私保护的数据挖掘技术。隐私保护数据挖掘技术主要有启发式技术、重构技术、密码技术三类。

启发式隐私保护技术的思想如下:假设有源数据库 S,M 是能从 S 中挖掘出的重要的频繁模式,MR 是 M 中需要隐藏的规则,MP 是需要隐藏的模式,NP 是可公开的非限制模式。MP = R,则当且仅当 MP 能够推导出 MR。为达到将 M 转换为想外界公开的 S',同时也能从 S'中挖掘出除了 MR 以外的所有规则的目的,必须有选择地修改数据,使得敏感规则的支持度降低。数据处理的方法是从 S 中找出所有 M,将 M 根据安全规则分成 NP 和 MP,在根据检索引擎将 S 中的敏感规则找出来,运行删除限制模式的处理算法,找出 S'。重构技术都是针对集中式分布的数据库。主要思想是利用离散化的方法与值变形的方法,通过添加随机偏移量来修改原始数据,然后用重构算法构造原始数据的分布,或者利用随机化技术对部分数据经行修改的关联规则挖掘算法。此类方法既保证了数据的使用率又达到了隐私数据保护的目的。基于密码技术的隐私保护技术针对的数据对象是分布式的。它包含分布式数据的垂直分割和水平分割两种情形。在垂直分割的情况下,主要的思想是使用计算手段经行转换,主要是将普通的计算转换为安全多方计算,是一种通过随机向量计算经行转换的方法。在水平分割的情况下,主要是利用不经意求值协议依赖来找出一个半可信的第三方,双方通过调整、磨合找出一颗判断树,判断树是由站内的最佳属性组成。

第六节 数据库容灾

一、数据库容灾方案需要考虑的问题

（一）"坏块"问题

数据库"坏块"问题是建设容灾系统必须要考虑。数据库"坏块"有时会导致数据库崩溃掉并无法正常重新启动。数据库"坏块"基本分为两类，一类是该数据块完全无法被数据库系统所识别，原因是该数据块所在的物理存储出现故障。另一类是数据库能够识别该数据块，但是里面存放的数据的校验和不正确，所以数据库无法确认该数据块里面存放的数据是否正常。前者通常被称为"物理坏块"，后者被称为"逻辑坏块"。"物理坏块"通常是存储本身造成的，一般不会影响容灾端的数据。经验表明，大多数情况是"逻辑坏块"，"逻辑坏块"多数是由于主机内存问题、CPU问题或者数据库软件BUG问题导致的，所以，"逻辑坏块"是被"写"坏的。如果容灾系统是利用磁盘阵列数据同步方式建立的，或者是通过镜像主机的 I/O 实现的，"逻辑坏块"都会被复制到容灾端的数据文件中。换句话说，对于这类容灾系统来讲，它们无法解决"逻辑坏块"问题。

（二）数据同步延迟问题

容灾端紧紧跟随生产数据变化可以极大地减少启用容灾端数据库所需的时间。这个时间通常被称为业务中断时间（recovery time objective，RTO）。还要考虑到生产数据库可能存在"误操作"删除数据的情况，如果容灾数据库紧紧跟随生产数据库的数据变化，这个"误操作"会很快传播到容灾端数据库中。你就不得不花时间从备份系统中恢复数据了。如果把容灾端的数据状态与生产数据库的数据状态设置一个间隔，如6 h，那么，只要在6 h 内，用户感知到了"误操作"，可以立即终止数据同步过程，然后将容灾数据库临时打开，将受影响的数据先导出来，再把这些数据恢复到生产数据库中，等我们处理完这个"误操作"的善后，再继续同步容灾端的数据库的数据变化。这样就无须动用备份系统做恢复操作。至于容灾端与生产端的时间间隔应该设为多少，没有固定的公式，主要是要满足 RPO 的要求，因为如果时间间隔太久，将容灾端数据库恢复至最新状态的时间也越长。这个时间间隔只能根据具体情况来定。

（三）对生产数据库是否有影响

实际经验表明，如果为了做一件事，而要在原来的系统上安装额外的软件或要改变原有的体系架构，都会给生产系统带来更多的风险。所以，强烈不建议在建设容灾系统时，在生产系统上安装插件或更改生产系统的存储体系架构等重大操作。建议医院信息系统尽量选择那些对生产系统改动很小或根本不用做改动的容灾方案。例如：在 SAN 交换机层面做 I/O 镜像就比直接在主机操作系统层面做镜像要好得多，因为在 SAN 交换机层面做的操作对主机层面是完全透明的。然而在主机层面做镜像势必要安装 I/O 插件，甚至要改变原有的磁盘卷管理系统。这些操作本身的风险都是非常大的。

二、数据库系统的容灾方案

市面上的容灾产品五花八门，如果没有理清思路，很难决定要采用哪款产品。整个 IT 体系架构从最底层的磁盘阵列一直到最高层的应用软件，每个层次都有相应的容灾产品。这些产品并无优劣之分，关键是要选择适合自己要求的产品。有一点是很清楚的，没有任何一款容灾产品可以像瑞士军刀一样能对所有的问题都应对自如。我们先从底往上逐层分析这些容灾产品的优势和劣势。

（一）磁盘阵列层容灾

这个层次的容灾产品早在十多年前就已经流行了。各大存储厂家都有相应的解决方案。它的主要架构是在生产和容灾两端的磁盘阵列之间进行数据同步复制。一旦生产端的存储出现故障，立即启用容灾端的数据库和应用系统。这种方案的优点是维护简单。但是也有很多值得注意的缺点：

（1）这种方案无法避免数据库"逻辑坏块"问题。而且由于磁盘阵列本身不能理解数据块的内容，所以不到最后一刻，无法知道容灾端的数据库能不能正常打开。

（2）这种方案对磁盘阵列之间的通信网络要求很高，往往容灾方案的主要费用都用在了通信网络上面。这个价格是非常高昂的，即使是目前的电信行业也难以大规模使用这种容灾方案。

（3）最致命的一点，这种方案要求生产和容灾端的磁盘阵列的型号要一样或相近。至少不能是不同厂家的产品。这个限制是非常严格的。一旦市面上出现了可以替代的方案，用户就会毫不犹豫地放弃这种基于磁盘阵列的容灾方案。

（二）SAN 交换机层

这个层面的容灾方案其实是利用存储虚拟化技术，能够进行存储虚拟化的交换机被称为智能交换机，它把底层的磁盘阵列与上层的主机隔离。这样，主机下发过来的 I/O 操作可以被智能交换机复制到多个存储设备上，从而达到数据容灾的目的。比如：主机操作系统上看到了 1 个磁盘，但是在智能交换机后面对应了 2 个 LUN，而这两个 LUN 分别在不同的存储设备上。这种方案有以下优势：①采用常规的光纤网络；②用来做容灾的磁盘阵列可以与生产用的磁盘阵列不是同一个厂家的产品；③无须在主机层面做体系架构方面的更改；④可以对智能交换机做冗余，提高容灾产品本身的安全性。

如果生产端仅仅是存储设备发生故障，应用系统无须切换到容灾端。因为生产端的主机产生的 I/O 会被传递到容灾端的存储设备上，而且生产端的主机其实是感知不到生产端存储发生的故障。这一点是基于 SAN 交换机层面的容灾方案的最大的一个优势。因为容灾端的主机性能往往达不到生产端主机的性能要求。

基于存储虚拟化技术的容灾方案同样不能解决数据库"逻辑坏块"的问题。并且，这种方案同样要求容灾端的主机操作系统类型与生产端一样。如果生产端是 IBM 的小型机，那么容灾端也必须配置 IBM 的小型机，无法采用性价比更高的 PC 服务器。实际经验表明，基于 SAN 交换机层面的利用存储虚拟化技术实现的数据容灾方案维护较为简单，基本无须很多的人工维护工作量。

（三）主机操作系统层

主机操作系统层次的数据容灾方案的原理都是在操作系统中实现 I/O 的冗余，其主要方式是在 I/O 驱动方面实现的。例如，利用卷镜像或 I/O 捕获插件将上层应用发出的 I/O 操作，同时将该 I/O 操作复制一份到另外一个存储设备中。

这种方案的优势是不需要价格较高的 SAN 交换机，但是也失去了 SAN 交换机层面带来的灵活。同样是镜像 I/O，在主机层面必须安装额外的插件或软件，有时不得不改动用户原有的系统架构。例如，有的厂家的基于卷镜像的容灾软件就要求用户的数据库系统一定要创建在该厂家自己的卷管理系统上面。但是对于像 Oracle 这样有自己专门针对数据库优化过的存储管理软件的数据库系统来讲，这种大规模的改动明显是不合适的。而且生产和容灾端的数据同步是基于 IP 网络的，这也会占用大量的生产系统的 IP 网络流量带宽。实际情况也表明，这种在主机操作系统层面做的容灾方案并没有得到很广泛的应用。

（四）数据库层

在数据库层次做的容灾方案都是在数据库产品本身的功能基础上做的，其原理无非是把生产数据库系统产生的日志文件传到容灾端数据库，然后通过不断在容灾数据库中应用这些日志文件而达到同步数据的目的。这种方案的优势是：①准确可靠，是数据库厂家自己的技术，不存在兼容性问题。②管理简单，用户只需定时检查日志文件的传递和应用情况即可。③日志文件数量不大，只要定时传到容灾端即可。即使出现网络故障，也可以等网络修复后继续传递日志文件。④不涉及数据操作，无须应用开发人员介入。

基于数据库层次的容灾方案带给客户最大的价值是能够应对生产数据库的"逻辑坏块"问题。即使在生产系统上产生了"逻辑坏块"，也不会影响到容灾端数据库系统。因为传递到容灾端数据库的是日志文件,容灾端数据库是把日志文件中的事务重新应用到各个数据块中。所以不会有"逻辑坏块"出现。如果日志文件本身是有"坏块"的,在容灾端数据库应用该日志文件的内容时会报错,但是也不影响此时容灾数据库的数据一致性和完整性。虽然生产系统可能不至于因为日志文件损坏而崩溃,这个报错也是对生产系统的一个告警,提醒用户需要检查生产系统是否存在安全隐患。

当然,这类容灾方案也有它的弱点,就是不能跨操作系统平台和数据库平台。并且对生产和容灾两端的数据库版本要求比较严格,要严格一样才能做容灾。

(五)应用层

这个层次的容灾方案有两种。一种是找两个不同的应用开发商,按照相同的业务流程开发出两个不同的应用系统,然后在正式运营时,两套业务系统同时运行。这种模式容灾方案应用在某些很重要的行业,如电力系统。但是对于医院信息系统来讲,这种模式的代价太高,并且难以运维。

另一种,是把数据库的日志文件内容反向解析成 SQL 操作指令,然后把这些 SQL 操作指令传到容灾端数据库系统上重新做一遍。这种技术的最大优势是非常灵活,对生产和容灾两端的数据库、操作系统没有任何限制。对底层硬件更是没有要求。比如:生产系统可以采用较为昂贵的小型机,容灾端可以采用相对便宜很多的 PC 服务器。其实,由于这种反向解析数据库日志信息的解决方案对数据库没有限制,可以把 Oracle 数据库的数据同步到 SQL Server 数据库。

目前,市场上有 Oracle GoldenGate、Quest Shareplex 等产品;SQL Server 则有其自带的 Alwayson;DB2 有 Q 复制等技术。其中,Oracle 以 GoldenGate 最受欢迎。这也是有原因的,因为解析数据库日志文件的操作属于反向工程,要求厂家对数据库产品的底层核心技术非常了解。而数据库厂家都会把其日志文件格式作为技术机密保护起来,一般不会授权给其他公司使用。并且日志文件的格式可能随着数据库不断升级而变动,因此,此类产品也必须不断更新。是否能够准确识别数据库日志信息成为客户对此类产品的合理质疑。

GoldenGate 软件在 2009 年之前不是 Oracle 公司所有的,属于 GoldenGate 公司的产品。该公司购买了 Oracle、DB2、SQL Server、Sybase 等流行数据库产品的底层 API 使用许可。Oracle 公司看到 GoldenGate 在市场上的良好表现后,在 2009 年收购了 GoldenGate 公司。依靠 Oracle 公司的强大实力,GoldenGate 消除了大多数客户对其兼容性的疑虑。

这种基于数据日志文件解析的技术方案还有一个其他解决方案没有的巨大优势:容灾端的数据库系统是处于打开状态的,容灾端的数据库是可以使用的。用户可以在容灾端数据库运行报表或其他业务,不用担心影响到生产系统。

然而,任何事物都是有两面性的,一旦它过于灵活,一定有其局限性。应用层面的数据库容灾产品有以下三个值得注意的问题:

(1)难以验证同步过去的数据是否正确。因为无论是 Oracle 数据库层面、操作系统层面还是底层硬件层面的容灾方案都不涉及具体的数据,只是对数据块进行复制操作,相对来讲要安全一些。一旦涉及对数据的操作,就要有一定的验证机制。实际上很难去验证 GoldenGate 此类产品同步的数据是否完全正确,因为生产端的数据不断在发生变化,难以划定一个时间线进行数据比对。GoldenGate 也的确提供了一个模块用来进行数据比对,但是它也只是对两边的数据进行全部扫描后再比对校验值是否一样。这种比对方法既不实时,也对生产系统产生很大负载压力。常用的方法反而是利用客户已有的报表系统在两边各自生成报表,然后比对报表的数据是否一样。但是无论怎样,难以验证数据的准确性是此类产品的一个弱点。

(2)需要维护人员非常了解数据库系统。因为是反向解析数据库日志文件,一旦同步过程中出现问题,用户的技术人员不仅要熟悉容灾产品,还必须对数据库系统非常精通。因为有的错误并非由容灾产品造成的,可能是数据库中的某个操作引起的,要解决这些问题就要求对数据库系统非常精通。

(3)对数据库 DDL 及数据类型的支持有限。由于 DDL 语句比较特殊,相对常见的 DML 语句也难以准确解析。所以即使是 GoldenGate 工具对 DDL 也不是全部支持,如果涉及分区表的 DDL 操作会更加麻烦。对于常见的 VARCHAR，NUMBER 等常见数据类型是完全支持的，但不是支持所有的数据类型。不支持全部的数据库操作就意味着有些生产数据库中的操作必须想办法手工方式解决，因为容灾的一个重要的要求就是必须把生产系统上所有的操作都要原封不动地同步到容灾端。

类似 Oracle GoldenGate 的产品不仅可以支持一对一的数据库容灾，还能做一对多的数据分发以及多对一的数据集中方案。由于容灾对数据的准确性要求非常严格，所以类似 Oracle GoldenGate 的产品反而在数据分发领域得到广泛的应用。因为数据库之间的数据分发并不要求把数据库中的所有操作都同步过去，是有选择的。这种需求场景就非常适合基于数据库日志信息解析的产品。

三、数据库容灾方案的选择策略

医疗行业信息系统运维的特点是：技术人员数量有限、硬件环境复杂，可能有各种不同类型的硬件、资金投入有限、风险不仅来自于硬件，还有软件和人为"误操作"

对于三甲医院，由于等级保护要求必须要有容灾系统。可以采用基于 SAN 交换机层面和数据库层面的容灾产品作为数据库的容灾方案。这样选择的好处是：

（1）系统架构灵活，不必受限于存储设备的厂家和型号。
（2）不仅能应对硬件故障，还能应对"误操作"和数据库"坏块"的风险。
（3）投资不多，尤其是数据库层面的容灾产品的费用大多已经含在了数据库产品的许可费用中。
（4）维护简单，无须过多的人工干预。

对于小型的二甲医院，由于投资非常有限，可以只选择数据库层面的容灾产品。这样的方案可靠、方便、便宜。

（吴庆斌　钟军锐　傅廷君）

第十章 医疗大数据与 Hadoop

Hadoop 是 Apache 软件基金会发起的一个完全开源的项目，其创建灵感来源于 Google 发布研究海量数据处理的学术论文。Google 是大数据的奠基者，为应对海量数据的处理需要，开发了 GFS、MapReduce 和 BigTable。虽然 Google 没有公布这三个产品的源码，但是他发布了这三个产品的详细设计论文。Hadoop 这个项目的创始人 Doug Cutting 因此受启发开发了这个项目并命名为 Hadoop。Hadoop 这个名字不是一个缩写，而是一个虚构的名字。在大数据分析以及非结构化数据蔓延的背景下，Hadoop 受到了前所未有的关注。事实上，全球已经安装了数以万计的 Hadoop 系统，不仅高校和小企业使用 Hadoop，连 Facebook、淘宝、奇虎这样的知名企业也在大规模地使用 Hadoop。

第一节 概 述

一、大数据的定义

随着社会化网络的兴起以及云计算、移动互联网和物联网等新一代信息技术的广泛应用，全球数据量呈现出前所未有的爆发增长态势。大数据带来的信息风暴正在逐渐改变我们的生活环境、工作习惯和思维方式。我们看到在商业、经济、医药卫生及其他领域中决策正日益基于数据和分析而做出，而并非仅仅基于经验和直觉。大数据是近年来科学研究的核心所在，其已成为信息时代新阶段的标志，是大型信息系统和互联网的产物，是实现创新驱动发展战略的重要机遇。大数据的发展与应用，将对社会的组织结构、国家治理模式、企业的决策机构、商业的业务策略以及个人的生活方式产生深刻的影响。2012 年 3 月，美国政府将"大数据战略"提升为最高国家发展策略，将大数据定义为"新石油"，对数据的占有与控制作为陆海空权之外的新国家核心能力。

对于"大数据"（big data），研究机构 Gartner 给出了这样的定义：大数据是需要新处理模式才能具有更强的决策力、洞察发现力和流程优化能力的海量、高增长率和多样化的信息资产。大数据有 4 个"V"，或者说其特点有四个层面：①数据体量巨大，从 TB 级到 PB 级。②数据类型繁多，如前面提到的网络日志、视频、图片、地理位置信息等。③处理速度快，1 秒定律，可从各种类型的数据中快速获得高价值的信息，这一点也是和传统的数据挖掘技术有着本质的不同。④只要合理利用数据并对其进行正确、准确的分析，将会带来很高的价值回报。业界将其归纳为 4 个"V"——Volume（数据体量大）、Variety（数据类型繁多）、Velocity（处理速度快）、Value（价值密度低）。如图 10 - 1。

从认识论的角度说，科学始于数据。人类历史上的大数据，源于科技领域，确切地说源于大科学研究。位于瑞士的欧洲核子研究中心、由全球逾 8 000 位物理学家合作兴建的大型强子对撞机，2008 年试运行后，数据量即达 25 PB/年，2020 年建成后将达 200 PB/年，因此他们率先创建了"大数据"的概念。旨在测定人类基因组 30 亿碱基遗传密码的基因组计划，进行个体基因组测定时数据量即已高达 13PB/年。而此计划后，学界受其鼓舞开展了一系列遗传背景迥异、不同疾病群体以及大量其他物种的基因组测序，数据量迅速逼近 ZB 级（是 PB 的百万倍），不约而同地创造了"大数据"概念。今天人们常用的互联网最初就是这些领域的科学家为解决海量数据传输而发明的。

传统哲学认识论是以人为主体，而在大数据的背景下的认识论主体发生了分化，即认识论主体的

体量 Volume	非结构化数据的超大规模和增长 总数据量的80%~90% 比结构化数据增长快10倍到50倍 是传统数据仓库的10倍到50倍
多样性 Varity	大数据的异构和多样性 很多不同形式（文本、图像、视频、机器数据） 无模式或者模式不明显 不连续的语法或者句文
价值密度 Value	大数据的不相关信息 对未来趋势与模式的可预测分析 深度复杂分析（机器学习、人工智能vs传统商务智能）
速度 Velocity	实时分析而非批量式分析 数据输入、处理与丢弃 立竿见影而非事后见效

图 10-1　大数据的特点

意向方和实施方分离，意向方仍然是人类，而实施方则由人类变成了机器，意向方和实施方各自承担着自己的需求职责，认识的动机和目的发生了相应的变化，任何人只关注对自己有用的信息，而机器提供可视化分析，形成大数据认知外包的特性。

大数据通过海量数据来发现事物之间的相关关系，通过数据挖掘从海量数据中寻找蕴藏其中的数据规律，并利用数据之间的相关关系来解释过去、预测未来，从而实现新的数据规律对传统因果规律的补充。大数据能预测未来，但作为认识论主体意向方的人类只关注预测的结果，而忽视了预测的解释，这就造成预测能力强解释能力弱的局面。

大数据模型和统计建模有本质的区别。就科学研究中的地位来说统计建模经常是经验研究和理论研究的配角和检验者；而在大数据的科学研究中，数据模型就是主角，模型承担了科学理论的角色。就数据类型来说，统计建模的数据通常是精心设计的实验数据，具有较高的质量；而大数据中则是海量数据，往往类型杂多，质量参差不齐。就确立模型的过程来说，统计建模的模型是根据研究问题而确定的，目标变量预先已经确定好；大数据中的模型则是通过海量数据确定的，且部分情况下目标变量并不明确。就建模驱动不同来说，统计建模是验证驱动，强调的是先有设计再通过数据验证设计模型的合理性；而大数据模型是数据驱动，强调的是建模过程以及模型的可更新性。

大数据不是单纯的新技术，而是继云计算、物联网之后 IT 产业又一次颠覆性的技术革新。要理解大数据，需要从数据、思维、技术三个方面进行：从数据上来理解，大数据是海量数据的加强版，海量数据常常指数据的规模（volume）和数据多样性（variety），而大数据在强调数据规模和多样性的同时，也考虑数据产生和变化的速度（velocity）以及数据的价值密度（value），即大数据的"4V"特性。

大数据思维是指一种意识，认为公开的数据一旦处理得当就能为千百万人急需解决的问题提供答案。量化思维，大数据是直觉主义到量化思维的变革，在大数据量化思维中一切皆是可量化，大数据技术通过智能终端、物联网、云计算等技术手段来"量化世界"，从而将自然、社会、人类的一切状态、行为都记录并存储下来，形成与物理足迹相对应的数据足迹。全局思维，是指大数据关注全数据样本，大数据研究的对象是所有样本，而非抽样数据，关注样本中的主流，而非个别，这表征大数据的全局和大局思维。开放共享，数据分享、信息公开在分享资源的同时，也在释放善意，取得互信，在数据交换的基础上产生合作，这将打破传统封闭与垄断，形成开放、共享、包容、合作思维。大数据不仅关注数据的因果关系，更多的是相关性，提高数据采集频度，而放宽了数据的精确度，容错率提高，用概率看待问题，使人们的包容思维得以强化。关联思维，轨迹思维：每一天，我们的身后都拖着一条由个人信息组成的长长的"尾巴"。我们点击网页、切换电视频道、驾车穿过自动收费站、用信用卡购物、使用手机等行为——这些过去完全被忽略的信息——都通过各种方式被数据化地记录下来，全程实时追踪数据轨迹，管理数据生命周期，保证可靠的数据源头，畅通的数据传递，精准的数据分析，友好可读的数据呈现。预测思维：预测既是大数据的核心，也是大数据的目标。

从技术上理解，大数据是一次技术革新，对大数据的整合、存储、挖掘、检索、决策生成都是传统的数据处理技术无法顺利完成的，新技术的发展和成熟加速了大数据时代的来临，如果将数据比作肉体，那技术就是灵魂。大数据时代，数据、技术、思维三足鼎立。《大数据时代》作者维克托认为大数据使我们真正拥有了决定性的价值资源，它是新的黄金。这里值得注意的是，大数据的意义不在于掌握海量的数据，而是通过数据挖掘等手段对其进行专业的分析来实现数据的"增值"。

大数据可分成大数据技术、大数据工程、大数据科学和大数据应用等领域。目前人们谈论最多的是大数据技术和大数据应用。工程和科学问题尚未被重视。大数据工程指大数据的规划建设运营管理的系统工程；大数据科学关注大数据网络发展和运营过程中发现和验证大数据的规律及其与自然和社会活动之间的关系。

物联网、云计算、移动互联网、车联网、手机、平板电脑、PC以及遍布地球各个角落的各种各样的传感器，无一不是数据来源或者承载的方式。

核心价值在于对于海量数据进行存储和分析。相比起现有的其他技术而言，大数据的"廉价、迅速、优化"这三方面的综合成本是最优的。大数据必将是一场新的技术信息革命，我们有理由相信未来人类的生活、工作也将随大数据革命而产生革命性的变化。

二、医疗大数据的定义

医院信息化应用的20～30年间，医院信息系统已经积累了大量的数据，包括电子病历数据、PACS影像数据、病理分析业务等非结构化数据。这些数据是典型的大数据，其具有四大特征：①海量的数据规模（PB、EB级），由于财务数据、医疗影像、手术录播、视频、健康档案等数据的长期保存，结构化及非结构化数据的超大规模增长。②快捷的数据流转和动态的数据体系以健康档案、电子病历为核心的信息共享体系是实时动态的数据体系。③多样的数据类型，文件、电子邮件、视频、图片、音频等非结构化信息约占未来十年数据产生量的90%。④巨大的数据价值，对未来、医疗行为模式等的预测分析具有巨大的应用和分析价值。

医疗行业是一个包含多个重要生态系统角色。作为医疗服务提供方的公私立医院、社区医院等医疗机构，作为医疗服务和产品的支付方的商业保险公司以及社会保险，还有作为医疗政策的制定和监管方的各级政府卫生部门，如卫计委和地方各级卫生厅局，以及作为医药和医疗产品生产和销售方的各个相关企业，他们研发、生产或者销售各类药物以及医疗器械产品。除了以上传统角色，随着可穿戴技术的成熟和逐步市场化，目前医疗行业还出现很多面向消费者健康以及运动的产品和基于数据的服务。通过可穿戴设备记录和检测消费者的日常活动和生理指标，也成为医疗行业中不可或缺的一员，并逐步成长为大数据的拥有者。医疗生态环境在其运转过程中产生了大量数据的来源主要包括以下几类：

（1）制药企业/生命科学。药物研发是密集型的过程，对于中小型的企业产生的数据也在TB以上。在生命科学领域，随着计算能力和基因组测序能力逐步增强，产生个人基因图谱的花费在几万到几十万不等，越来越多的人将拥有个人基因图谱，一个基因组序列文件大小约为750 MB。

（2）临床医疗/实验室数据。临床和实验室数据整合在一起，使得医疗机构面临的数据增长非常快。一张普通CT图像含有大约150 MB的数据，一个标准的病理图则接近5 GB。如果将这些数据量乘以人口数量和平均寿命，仅一个社区医院累计的数据量就可达到TB甚至PB之多。

（3）费用报销/利用率。患者就医过程中产生的费用信息、报销信息、新农合基金使用情况等。

（4）健康管理/社交网络。随着移动设备和移动互联网的飞速发展，便携化的生理设备正在普及，如果个体健康信息都能连入互联网，由此产生的数据量不可估计。

谈到医疗大数据的特点，我们不必局限于其"大"，更要把握其特征，大是相对的，其特点可以归纳为六个字：全、多、快、联、冗、低。全即全数据样本而非抽样，涉及全过程，贯穿全周期。多即内容多元数据多态，快是指数据的产生速度快，采集及处理的实时性要求，联是指挖掘数据内部的关联模式和外部关联模式，低是指价值密度低。

从呈现的角度来说，医疗大数据是指以创新方式（技术、工程和科学）对人类医疗和健康相关数据进行获取、存储、搜索、共享、分析和呈现后的信息资产。其目的是对数据进行拓展、整合和优化，对数据的行为进行可控化、规则化和智能化，从而获得更强的决策力和洞察力，服务于医疗与健康产业。

医疗健康领域产生海量的数据，但和其他领域相比，相应的数据处理却显得严重滞后。为提高医疗健康水平，医疗健康界需要找到一个能够有效处理大数据的方法。实践证明对医疗健康数据应用数据挖掘是一条正确且高效的途径，事实上，数据挖掘可以在医疗实践的各个方面发挥作用。

三、大数据分析平台

大数据技术的战略意义不在于掌握庞大的数据信息，而在于对这些含有意义的数据进行专业化处理。换言之，如果把大数据比作一种产业，那么这种产业实现盈利的关键，在于提高对数据的"加工能力"，通过"加工"实现数据的"增值"。人们常说：数据隐含价值，技术发现价值，应用实现价值。问题的关键是大数据怎样才能被有效地利用，以促进诊疗水平的提高和医疗服务的改善。医院运行管理中越来越多地应用大数据，每日激增的医院电子病历数据和社会电子健康档案等都呈现了大数据的不断增长的多样性和复杂性，大数据分析方法显得尤为重要，可以说是决定最终信息是否有价值的决定性因素。

大数据分析可以沿用传统数据分析算法，一般性描述统计、时间序列分析、线性回归分析、曲线回归分析、多目标分析、序贯分析、仿真分析和包括在数据挖掘中的聚类算法、分类算法、关联规则和人工神经网络等，这些方法都可以都可以在一定程度上对数据进行处理。考虑到大数据的流动性和异动性，利用新的大数据算法分析不管是在成本和效率上都更显优势。下面将介绍一些大数据分析挖掘的平台。

（一）商用大数据分析平台

开源的大数据分析平台一般来说对技术要求高，实时性比较差，而商用的大数据分析平台费用昂贵，但是能为客户提供技术支持。常用的商用大数据分析平台有以下几类。

1. 一体机

一体机是指通过标准化的架构集成了服务器、存储、网络、软件等配置，简化了数据中心基础设施部署和运维管理的复杂性的一体化设备。大数据一体机（big data appliance）即通过一体机的产品形态，解决了大数据时代基础设施的持续扩展问题、数据处理的个性化和一体化需求问题、海量数据的存储成本问题。

大数据一体机是一种专为大量数据的分析处理而设计的软、硬件结合的产品，由一组集成的服务器、存储设备、操作系统、数据库管理系统以及一些为数据查询、处理、分析用途而特别预先安装及优化的软件组成，为中等至大型的数据仓库市场（通常数据量在 TB 至 PB 级别）提供解决方案。

从技术特点上看，大数据一体机的主要特征有：

（1）采用全分布式新型体系结构，突破大数据处理的扩展瓶颈并保障可用性。采用全分布式大数据处理架构，将硬件、软件整合在一个体系中，采用不同的数据处理的架构来提供对不同行业应用的支撑。通过全分布式大数据处理架构和软硬件优化，使得平台能够随着客户数据的增长和业务的扩张，可通过纵向扩展硬件得到提升，也可通过横向增加节点进行线性扩展，即使在达到 4 000 个计算单元重载节点情况下，也还能够实现相接近线性的扩展性和低延迟、高吞吐量的性能，同时保证业务的连续性。

（2）覆盖软硬一体全环节，满足个性化定制需求。采用软硬件一体的创新数据处理平台，针对不同应用需求融合硬件到软件的一系列的手段实现数据采集、数据存储、数据处理、数据分析到数据呈现的全环节覆盖，为用户提供整体方案，用户可以根据各自应用特点选择不同系列的产品，实现按需定制。

除了以上两点之外，由于大数据产品的专业性和其不同于传统的解决方案，产品提供商针对用户在整个数据处理环节提供全方位的专业化的服务，帮助用户明确应用需求，选择适合的软硬件架构，提供开发方面的支持，并帮助客户把程序从原有的模式移植到大数据处理模式下，从调优直至上线应用提供整体一条龙的服务。

目前，大数据一体机市场已经形成了供应商百花齐放的局面。IBM、Oracle、EMC、浪潮等都推出了面向大数据的一体化产品和解决方案，如 IBM PureData（Netezza）、Oracle Exadata、SAP Hana 等。

2. 数据仓库

数据仓库由数据仓库之父比尔·恩门（Bill Inmon）于 1990 年提出，主要功能仍是将组织透过信息系统的 OLTP 经年累月所累积的大量资料，透过数据仓库理论所特有的资料储存架构，作一有系统的分析整理，以利各种分析方法如 OLAP、DM 的进行，并进而支持如决策支持系统（DSS）、主管资讯系统（EIS）的创建，帮助决策者能快速有效的从大量资料中，分析出有价值的信息，辅助决策拟定及快速回应外在环境变动，帮助建构商业智能（BI）。如 Teradata AsterData、EMC GreenPlum、HP Vertica 等。

数据仓库是在数据库已经大量存在的情况下，为了进一步挖掘数据资源、为了决策需要而产生的，它并不是所谓的"大型数据库"。数据仓库的方案建设的目的，是为前端查询和分析作为基础，由于有较大的冗余，所以需要的存储也较大。数据仓库往往有如下几个特点：

（1）效率足够高。数据仓库的分析数据一般分为日、周、月、季、年等，可以看出，日为周期的数据要求的效率最高，要求 24 h 甚至 12 h 内，客户能看到昨天的数据分析。由于有的企业每日的数据量很大，设计不好的数据仓库经常会出问题，要延迟 1~3 日才能给出数据，这样显然是不行的。

（2）数据质量。数据仓库所提供的各种信息，肯定要准确的数据，但由于数据仓库流程通常分为多个步骤，包括数据清洗、装载、查询、展现等，复杂的架构会更多层次，那么由于数据源有脏数据或者代码不严谨，都可以导致数据失真，客户看到错误的信息就可能导致做出错误的决策，造成损失。

（3）扩展性。之所以有的大型数据仓库系统架构设计复杂，是因为考虑到了未来 3~5 年的扩展性，这样的话，未来不用太快花钱去重建数据仓库系统，就能很稳定运行。主要体现在数据建模的合理性，数据仓库方案中多出一些中间层，使海量数据流有足够的缓冲，不至于数据量大很多就无法运行。

3. 数据集市

在为企业建立数据仓库时，开发人员必须针对所有的用户、从企业的全局出发，来对待企业需要的任何决策分析。这样建立数据仓库就成了一个代价高、时间长、风险大的项目。因此，更加紧凑集成、拥有完整应用工具、投资少、规模小的数据集市（data mart）就应运而生。

数据集市是一种更小、更集中的数据仓库，它是具有特定应用的数据仓库，主要针对某个具有战略意义的应用或具体部门级的应用，从范围上来说，数据是从企业范围的数据库、数据仓库，或者是更加专业的数据仓库中抽取出来的。它支持客户利用已有的数据获得重要的竞争优势或找到进入新市场的解决方案，是为企业提供分析商业数据的一条廉价途径。数据集市的特征有：①规模小，面向部门，而不是整个企业。②有特定的应用，不是满足企业所有的决策分析需求。③主要由业务部门定义、设计和实现。④可以由业务部门管理和维护。⑤成本低，开发时间短，投资风险较小。⑥可以升级到企业完整的数据仓库。

（二）开源大数据生态圈

Google 作为全球最大的搜索引擎和云计算服务提供商，率先遇到了 PB 级海量数据的处理问题。它没有采用传统的存储和高性能计算技术，而是独辟蹊径地创造了 GFS 分布式文件系统和 MapReduce 分布式计算框架，通过聚合数以万计普通服务器的存储和计算资源，实现了超大规模数据集的高效处理，取得了巨大的成功。Apache Hadoop 项目则是 GFS 和 MapReduce 的开源实现，其符合大数据环境的开发受到青睐，目前已成为世界上最有影响力的开源云计算平台和大数据分析平台，得到了广泛的应用，全球已经安装了数以万计的 Hadoop 系统。Hadoop 实现分布式存储和处理器数据有五大优势：

（1）高扩展性。Hadoop 是一个高度可扩展的存储平台，因为他可以存储和分发横跨数百个并行操作的廉价的服务器数据集群。不同于传统的关系型数据库系统不能扩展到处理大量的数据，Hadoop 是能给企业提供涉及成百上千 TB 的数据节点上运行的应用程序。

（2）成本效益。Hadoop 还为企业用户提供了极具成本效益的存储解决方案。传统的关系型数据库管理系统的问题是，它并不符合海量数据的处理器，不能够符合企业的成本效益。许多公司过去不得不假设哪些数据最有价值，然后根据这些有价值的数据设定分类，如果保存所有的数据，那么成本就会过高。虽然这种方法可以短期内实现工作，但是随着数据量的增大，这种方式并不能很好地解决问题。Hadoop 的架构则不同，其被设计为一个向外扩展的架构，可以经济地存储所有公司的数据供以后使用，节省的费用是非常惊人的，Hadoop 提供的是数百 TB 的存储和计算能力，而不是几千块钱就能解决的问题。

（3）灵活性更好。Hadoop 能够使企业轻松访问到新的数据源，并可以分析不同类型的数据，从这些数据中产生价值，这意味着企业可以利用 Hadoop 的灵活性从社交媒体、电子邮件或点击流量等数据源获得宝贵的商业价值。此外，Hadoop 的用途非常广，诸如对数处理、推荐系统、数据仓库、市场活动进行分析以及欺诈检测。

（4）速度更快。Hadoop 拥有独特的存储方式，用于数据处理的工具通常在与数据相同的服务器上，从而导致能够更快地处理数据，如果用户正在处理大量的非结构化数据，Hadoop 能够有效地在几分钟内处理 TB 级的数据，而不是像以前那样处理 PB 级数据都要以小时为单位。

（5）容错能力强。使用 Hadoop 的一个关键优势就是它的容错能力。当数据被发送到一个单独的节点，该数据也被复制到集群的其他节点上，这意味着在故障情况下，存在另一个副本可供使用。

对于商用大数据分析工具，会在其他章节详细介绍，在这里并不深入说明，下面介绍开源大数据分析框架 Hadoop。

四、关系数据库与非关系数据库

过去我们只要学会使用一种关系型的数据库就能做所有数据库应用的开发，因为成熟稳定的数据库系统屈指可数，大多数公司会选择开源免费的 MySQL 数据库。但随着 Web 2.0 时代的到来，关系数据在性能、扩展性、关系数据库、数据恢复备份、满足需求的易用性等方面并不能很好地满足用户的需求，我们会根据业务场景选择合适的数据库，以及进行多种数据库的融合应用。

然而，在 Web 2.0 网站中，关系数据库大部分都出现了瓶颈，在磁盘 IO、数据库扩展等工作花费了开发人员相当多的精力来优化，且需要的技术能力越来越高也越来越具有挑战性，那么这个时候可以尝试 NoSQL 数据库。

随着 Web 2.0 的快速发展，非关系型、分布式数据存储得到了快速的发展，NoSQL 概念在 2009 年被提了出来。NoSQL 最常见的解释是"non-relational"，"Not Only SQL"也被很多人接受。NoSQL 仅仅是一个概念，泛指非关系型的数据库，区别于关系数据库，它们不保证关系数据的 ACID 特性。NoSQL 是一项全新的数据库革命性运动，其拥护者们提倡运用非关系型的数据存储，相对于铺天盖地的关系型数据库运用，这一概念无疑是一种全新的思维的注入。NoSQL 有如下有点：易扩展，NoSQL 数据库种类繁多，但是一个共同的特点都是去掉关系数据库的关系型特性。数据之间无关系，这样就非常容易扩展。无形之间也在架构的层面上带来了可扩展的能力。大数据量，高性能，NoSQL 数据库都具有非常高的读写性能，尤其在大数据量下，同样表现优秀。这得益于它的无关系性，数据库的结构简单。一般 MySQL 使用 Query Cache，每次表的更新 Cache 就失效，是一种大粒度的 Cache，在针对 Web 2.0 的交互频繁的应用，Cache 性能不高。而 NoSQL 的 Cache 是记录级的，是一种细粒度的 Cache，所以 NoSQL 在这个层面上来说就要性能高很多了；灵活的数据模型，NoSQL 无须事先为要存储的数据建立字段，随时可以存储自定义的数据格式。而在关系数据库里，增删字段是一件非常麻烦的事情。这点在大数据量的 Web 2.0 时代尤其明显；高可用，NoSQL 在不太影响性能的情况，就可以方便地实现高可用的架构。例如 Cassandra、HBase 模型，通过复制模型也能实现高可用。

NoSQL 数据库根据数据的存储模型和特点可以分为很多种类。如表 10 – 1 所示。

表 10 – 1 NoSQL 数据库类型

类型	部分代表	特点
列存储	HBase Cassandra Hypertable	顾名思义，是按列存储数据的。最大的特点是方便存储结构化和半结构化数据，方便做数据压缩，对针对某一列或者某几列的查询有非常大的 IO 优势
文档存储	MongoDB CouchDB	文档存储一般用类似 json 的格式存储，存储的内容是文档型的。这样也就有有机会对某些字段建立索引，实现关系数据库的某些功能
key-value 存储	Tokyo Cabinet / Tyrant Berkeley DB MemcacheDB Redis	可以通过 key 快速查询到其 value。一般来说，存储不管 value 的格式，照单全收。（Redis 包含了其他功能）
图存储	Neo4J FlockDB	图形关系的最佳存储。使用传统关系数据库来解决的话性能低下，而且设计使用不方便
对象存储	db4o Versant	通过类似面向对象语言的语法操作数据库，通过对象的方式存取数据
xml 数据库	Berkeley DB XML BaseX	高效的存储 XML 数据，并支持 XML 的内部查询语法，比如 XQuery，Xpath

如此多类型的 NoSQL，而每种类型的 NoSQL 又有很多，到底选择什么类型的 NoSQL 来作为我们的存储呢？影响我们选择的因素有很多，而选择也可能有多种，随着业务场景，需求的变更可能选择又会变化。我们常常需要根据如下情况考虑：

（1）数据结构特点。包括结构化、半结构化、字段是否可能变更、是否有大文本字段、数据字段是否可能变化。

（2）写入特点。包括 insert 比例、update 比例、是否经常更新数据的某一个小字段、原子更新需求。

（3）查询特点。包括查询的条件、查询热点的范围。比如用户信息的查询，可能就是随机的，而新闻的查询就是按照时间，越新的越频繁。

关系数据库很强大，但是它并不能很好的应付所有的应用场景。其扩展性差（需要复杂的技术来实现），大数据下 I/O 压力大，表结构更改困难，正是当前使用关系数据库开发人员面临的问题。单从功能上讲，NoSQL 数据库的所有功能都被关系数据库覆盖，只是作为关系数据库在性能或是扩展性方面的弥补，所以，将 NoSQL 和关系数据库进行结合使用，各取所长，由关系数据来满足关系特性，需要使用 NoSQL 特性的时候就用 NoSQL 来满足，各取所得。

五、Hadoop 的版本

Apache Hadoop 版本衍化分为两代，第一代 Hadoop 为 Hadoop 1.0，第二代为 Hadoop 2.0。如表 10 – 2 所示。

表 10-2　Hadoop 版本

版本	说明	是否稳定版
0.20.2	第一次包含的所有特性均可用	是
0.21.0	包含 append，RAID 和 symlink，NameNode HA 特性，但不包含 security	否
0.20.203	包含 security，但不包含 append，RAID 或者 NameNode HA	是
0.20.205（发展为现在的 1.0 版本）	包含 append 和 security、但不包含 symlink，RAID，NameNode HA	是
0.22.0	包含 append、HDFS security，RAID，symlinks，NameNode HA，但不包含 MapReduce security 和其他一些优化	否
0.23.0	下一代 Hadoop，包含 HDFS Federation 和 YARN	否
0.23.1 - 0.23.5	0.23.0 版本的修复和性能改进	否
1.0.1 - 1.0.4	1.0.0 版本的修复和性能改进	是
2.0.0 - alpha - 2.0.2 - alpha	下一代 Hadoop，比 0.23.0 多出 NameNode HA 和 Wire - compatibility	否

　　第一代 Hadoop 包含 3 个大版本，分别是 0.20.x，0.21.x 和 0.22.x，其中，0.20.x 最后演化成 1.0.x，变成了稳定版，而 0.21.x 和 0.22.x 则增加了 NameNode HA 等新的重大特性。第二代 Hadoop 包含两个版本，分别是 0.23.x 和 2.x，它们完全不同于 Hadoop 1.0，是一套全新的架构，均包含 HDFS Federation 和 YARN 两个系统，相比于 0.23.x，2.x 增加了 NameNode HA 和 Wire-compatibility 两个重大特性。值得一提的是，Hadoop 2.0 主要由 Yahoo 独立出来的 hortonworks 公司主持开发。

　　总结起来，用于区分 Hadoop 版本的特性有以下几个：

　　(1) Append。HDFS Append 主要完成追加文件内容的功能，允许用户以 Append 方式修改 HDFS 上的文件。这个功能可以解决追加日志信息、防止数据丢失等问题。

　　(2) HDFS RAID。Hadoop RAID 模块在 HDFS 之上构建了一个新的分布式文件系统（distributed raid file system，DRFS）。该系统采用了 Erasure Codes 增强对数据的保护，有了这样的保护，可以采用更低的副本数来保持同样的可用性保障，进而为用户节省大量存储空间。

　　(3) Symlink。让 HDFS 支持符号链接。符号链接是一种特殊的文件，它以绝对或者相对路径的形式指向另外一个文件或者目录（目标文件），当程序向符号链接中写数据时，相当于直接向目标文件中写数据。

　　(4) Security。Hadoop 的 HDFS 和 MapReduce 均缺乏相应的安全机制。例如在 HDFS 中，用户只要知道某个 block 的 blockID，便可以绕过 NameNode 直接从 DataNode 上读取该 block，用户可以向任意 DataNode 上写 block。在 MapReduce 中，用户可以修改或者杀掉任意其他用户的作业等。为了增强 Hadoop 的安全机制，从 2009 年起，Apache 专门抽出一个团队，从事为 Hadoop 增加基于 Kerberos 和 Deletion Token 的安全认证和授权机制的工作。

　　(5) MRv1。正如前面所述，第一代 MapReduce 计算框架由三部分组成：编程模型、数据处理引擎和运行时环境。其中，编程模型由新旧 API 两部分组成；数据处理引擎由 MapTask 和 ReduceTask 组成；运行时环境由 JobTracker 和 TaskTracker 两类服务组成。

　　(6) MRv2/YARN。MRv2 是针对 MRv1 在扩展性和多框架支持等方面的不足而提出来的，它将 MRv1 中的 JobTracker 包含的资源管理和作业控制两部分功能拆分开来，分别将由不同的进程实现。考虑到资源管理模块可以共享给其他框架使用，MRv2 将其做成了一个通用的 YARN 系统，YARN 系统的引入使得计算框架进入了平台化时代。

　　(7) NameNode Federation。针对 Hadoop 1.0 中 NameNode 内存约束限制其扩展性问题提出的改进方案，它使 NameNode 可以横向扩展成多个。其中，每个 NameNode 分管一部分目录，这不仅使

HDFS 扩展性得到增强，也使 HDFS 具备了隔离性。

（8）NameNode HA。HDFS NameNode 存在 NameNode 内存约束限制扩展性和单点故障两个问题，其中，第一个问题通过 NameNode Federation 方案解决，而第二个问题则通过 NameNode 热备方案（NameNode HA）实现。

第二节　Hadoop 平台

一、Hadoop 体系结构

在 Hadoop 体系结构中，HDFS 和 MapReduce 共同组成了 Hadoop 的两大核心，是 Hadoop 分布式体系结构的关键。整个 Hadoop 的体系结构主要是通过 HDFS 来实现分布式存储的底层支持，让数据在计算机集群组成的云上高效的存储和管理，提供对文件操作和存储等支持，并且通过 MapReduce 实现分布式并行任务处理的程序支持，MapReduce 能够让 Hadoop 并行应用程序运行得以简化，MapReduce 在 HDFS 的支持下实现了任务的分发、跟踪、执行等工作，并收集结果，此二者相互作用，完成了 Hadoop 分布式集群的主要任务。

Hadoop 已经发展至今已成为包含很多项目的集合，虽然 Hadoop 的核心仍然是分布式文件系统 HDFS 和分布式并行编程框架 MapReduce，但与 Hadoop 相关的其他项目也提供了互补性的服务，在 Hadoop 生态圈中发挥着各自的作用。下面分别介绍 Hadoop 生态圈中的其他子项目。

（一）Common

Common 是一组分布式文件系统和通用 I/O 的组件与接口，为 Hadoop 其他项目提供支持的工具，主要包括 FileSystem、RPC 和串行化库。他们为在云计算环境的搭建提供基本的服务。

（二）Avro

Avro 是一种支持高效、跨语言的 RPC 以及永久存储数据的系列化系统。它提供丰富的数据结构类型、快速可压缩的二进制数据格式、存储持久性数据的文件容器、远程调用 RPC 和简单的动态语言结合功能，这意味着 Avro 和动态语言结合后，读写数据文件和使用 RPC 协议都不需要生成代码，而代码生成作为一种可选的优化只值得在静态类型语言中实现。

（三）Pig

一种数据流语言和运行环境，用以检索非常大的数据集。Pig 运行在 MapReduce 和 HDFS 的集群上，适合于使用 Hadoop 和 MapReduce 平台来查询大型半结构化数据集。通过允许对分布式数据集进行类似 SQL 的查询，Pig 可以简化 Hadoop 的使用。

（四）ZooKeeper

ZooKeeper 是一个分布式、可用性高的协调服务。ZooKeeper 提供分布式锁之类的基本服务用于构建分布式应用。它是一个为分布式应用提供一致性服务的软件，提供的功能包括：配置维护、名字服务、分布式同步、组服务等。

（五）Sqoop

Sqoop 是用于在数据库和 HDFS 之间高效传输数据的工具。可以将一个关系型数据库（如 MySQL、Oracle、Postgres 等）中的数据导入到 Hadoop 的 HDFS 中，也可以将 HDFS 的数据导进到关系型数据库中。

（六）Chukwa

Chukwa 是一个开源的用于监控大型分布式系统的数据收集系统。这是构建在 Hadoop 的 HDFS 和 MapReduce 框架之上的，继承了 Hadoop 的可伸缩性和鲁棒性。Chukwa 还包含了一个强大和灵活的工具集，可用于展示、监控和分析已收集的数据。

二、单机上 Hadoop 安装配置

Hadoop 与生俱来是在 Linux 平台上使用，但是在一些主流的操作系统如 Unix、Windows 和 Mac OS X 系统上时 Hadoop 也同样运行良好。值得注意的是，在各个操作系统上，Hadoop 的安装的方法有所区别，以下将分别介绍在 Linux、Windows 和 Mac OS 上安装 Hadoop 的方法。

截至目前，Hadoop 的最新版本是 2.6.0，读者可从官网上下载 Hadoop2.6.0.tar.gz。下面将介绍在 Linux 系统上安装 Hadoop2.6.0，Linux 系统版本是 Ubuntus114.04 LTS。

在安装 Hadoop 之前，需要先安装 JDK 和 SSH（安全外壳协议），Hadoop 是用 Java 编写的程序，编译以及 MapReduce 的运行都需要使用 JDK，因此在安装 Hadoop 前，必须安装 JDK1.6 或更高的版本，截至目前 JDK 最新的版本的 1.8。安装 SSH 是为了能用 Hadoop 脚本免密登录管理远端 Hadoop 守护进程，如果不配置免密登录，每次启动 Hadoop 都需要输入密码登录到每台机器的 DataNode 上，考虑到集群中可能有成百上千台机器，因此一般来说都会配置 SSH 的免密码登录。

（一）Linux 安装 Hadoop

1. JDK 安装步骤

（1）从 Oracle 官网上下载 JDK1.8 压缩包（文件名类似于 jdk-***-linux-i586.tar.gz），输入如下的解压命令解压缩包：

tar-zxvf jdk-8u25-linux-i586.tar.gz

（2）在 usr 目录下创建一个新的文件夹作为 JDK 的安装目录取名为 java，输入命令：

sudo mkdir /usr/java

（3）将解压后的 Hadoop 文件夹移到/usr/java 目录下，输入命令：

mv jdk-1.8.0_25 /usr/java

（4）修改环境变量，打开/etc/profile 文件，并在该文件的末尾加入以下几行：

JAVA_HOME = /usr/java/jdk1.8.0_25
PATH = $ JAVA_HOME/bin：$ PATH
CLASSPATH = .：$ JAVA_HOME/lib/tools.jar：$ JAVA_HOME/lib/dt.jar
Export JAVA_HOME PATH CLASSPATH

（5）保存退出。

（6）将当前安装的 JDK 设为系统默认 JDK，在终端输入如下命令：

sudo update-alternatives --install /usr/bin/java_java /usr/java/jdk1.8.0_25/bin/java 300
sudo update-alternatives --install /usr/bin/javac javac /usr/java/jdk1.8.0_25/bin/javac 300
sudo update-alternatives --config.java

（7）重启之后可验证 JDK 是否安装成功，输入命令：

java-version

会出现如下 JDK 版本信息：

java version "1.8.0_25"
Java(TM) SE Runtime Environment (build 1.8.0_25-b17)
Java HotSpot(TM) Server VM (build 25.25-b02, mixed mode)

2. SSH 安装步骤

（1）输入命令下载 SSH：

sudo apt-get install ssh

（2）查看 U 用户目录下是否存在.ssh 文件夹，输入命令：

ls-a /home/u

如果没有该文件夹则自己创建一个。

（3）生成密钥，输入如下命令：

ssh – keygen – t dsa – P ' ' – f ~/. ssh/id_dsa

之后会生成 id_dsa 和 id_dsa. pub 这两个文件。

（4）把 id_dsa 追加到授权的 key 中去，输入命令：

cat ~/. ssh/id_dsa. pub > >~/. ssh/authorized_keys

（5）验证 SSH 是否安装成功，以及能否免密登录本机，输入命令：

ssh – version

显示结果：

Bad escape character 'rsion'.

表示 SSH 已经安装成功。输入命令：

ssh localhost

如果无须输入密码就登录成功则表示免密登录配置成功。

Hadoop 有 3 种运行方式：单机模式、伪分布模式与完全分布模式。前两种方式并不能体现云计算的优势，但是它们便于程序的测试和调试，所以还是很有意义的。单击模式的 Hadoop 无须配置，在这种情况下，Hadoop 被认为是一个单独的 Java 进程。

伪分布式的 Hadoop 相当于只有一个节点的集群，这个节点既承担着 Master 的任务，也承担着 Slave 的任务；既是 NameNode 也是 DataNode，既是 JobTracker，也是 TaskTracker。Hadoop 从 1.0 之后的版本变化比较大。下面介绍 Hadoop2. 6.0 的配置步骤：

（1）指定 JDK 的安装位置，进入/hadoop/etc/hadoop 文件夹下修改配置文件 hadoop – env. sh：

export JAVA_HOME = /usr/java/jdk1. 8. 0_25

（2）配置 HDFS 的地址和端口号，在/hadoop/etc/hadoop 文件夹下修改 core – site. xml 文件：

< configuration >

< property >

< name > fs. default. name </name >

< value > hdfs://localhost:9000 </value >

</property >

</configuration >

（3）Hadoop 中 HDFS 的配置，配置的备份默认方式为 3，在单机版的 Hadoop 中要将其改为 1。在/hadoop/etc/hadoop 文件夹下修改 hdfs – site. xml 文件：

< configuration >

< property >

< name > fs. replication </name >

< value > 1 </value >

</property >

< property >

< name > dfs. namenode. name. dir </name >

< value > /home/u/hadoop/dfs/datanode </value >

</property >

< property >

< name > dfs. permissions </name >

< value > false </value >

</property >

</configuration >

（4）Hadoop 中 MapReduce 配置，配置 JobTracker 的地址和端口。在/hadoop/etc/hadoop 文件夹下修改 mapred – site. xml. template 文件：

< configuration >

< property >

```xml
<name>mapreduce.framework.name</name>
<value>hdfs://localhost:9001</value>
</property>
<property>
<name>mapred.system.name</name>
<value>file:/home/u/hadoop/mapred/system</value>
</property>
<property>
<name>mapred.local.dir</name>
<value>file:/home/u/hadoop/mapred/local</value>
final>true</final>
</property>
<property>
<name>mapred.job.tracker</name>
<value>localhost:9001</value>
</property>
</configuration>
```

（5）格式化 Hadoop 的文件系统 HDFS，进入 hadoop 文件夹下，输入命令：

bin/hadoop namenode – format

（6）启动 Hadoop，输入命令：

sbin/start – all.sh

早期的 Hadoop 版本需要在 bin 下启动：bin/start – all.sh。

启动之后可通过 jps 命令查看启动的进程，也可通过 Hadoop 提供的 web 接口访问，打开浏览器，分别输入：

http://localhost:50070（HDFS）

http://localhost:8088（ResourceManager）

http://localhost:19888（MapReduce JobHistoryServer）

MapReduce JobHistoryServer 需要手动启动，进入 hadoop 文件夹输入如下命令启动：

sbin/mr – jobhistory – daemon.sh start historyserver

如果都能查看，说明 Hadoop 已经安装成功。

（二）Windows 安装 Hadoop

（1）安装 Cygwin。Cygwin 是在 Windows 平台下模拟 Unix 环境的一个工具，只有通过它才可以在 Windows 环境下安装 Hadoop。可以通过这个链接下载 Cygwin：

http://www.cygwin.cn/setup.exe

双击运行安装程序，选择 install from internet。

根据网络状况，选择合适的源下载程序。

进入 select packages 界面，然后进入 Net，勾选 openssl 及 openssh。

如果打算在 Eclipse 上编译 Hadoop，还必须安装 "Base Category" 下的 "sed"，勾选 sed；

另外建议安装 "Editors Category" 下的 "vim"，以便在 Cygwin 上直接修改配置文件。

（2）配置环境变量。依次点击我的电脑→属性→高级系统设置→环境变量，修改环境变量里的 path 设置，在其后添加 Cygwin 的 bin 目录和 Cygwin 的 usr\bin 目录。

（3）安装和启动 sshd 服务。点击桌面上的 Cygwin 图标，启动 Cygwin，执行 ssh – host – config 命令，当要求输入 Yes/No 时，选择输入 No。当看到 "Have fun" 时，表示 sshd 服务安装成功。在桌面上的 "我的电脑" 图标上右击，点击 "管理" 菜单，启动 CYGWIN sshd 服务。

（4）配置 SSH 免密码登录。执行 ssh – keygen 命令生成密钥文件。按如下命令生成 authorized_keys 文件：

cd ~/.ssh/

cp id_rsa.pub authorized_keys

完成上述操作后，执行 exit 命令先退出 Cygwin 窗口，如果不执行这一步操作，下面的操作可能会遇到错误。

接下来，重新运行 Cygwin，执行 ssh localhost 命令，在第一次执行时会有提示，然后输入 yes，直接回车即可。另外，在 Windows 上安装 Hadoop 的过程与 Linux 一样。

（三）Mac OS 安装 Hadoop

安装 Homebrew：Mac OS X 上的 Homebrew 是类似于 Ubuntu 下 apt 的一种软件包管理器，利用它可以自动下载和安装软件包，安装 Homebrew 之后，就可以使用 Homebrew 自动下载安装 Hadoop。安装 Homebrew 的步骤如下：

1）从 Apple 官方网站下载安装内置 GCC 编译器——Xcode（现在版本为 4.2）。安装 Xcode 主要是因为一些软件包的安装依赖本地环境，需要在本地编译源码。Xcode 的下载地址为 http://developer.apple.com/xcode/。

2）使用命令行安装 Homebrew，输入命令：

/usr/bin/ruby -e " $ {/usr/bin/curl -fksSL https://raw.github.com/mxcl/homebrew/master/Library/Comtributions/install_homebrew.rb}"

这个命令会将 Homebrew 安装在/usr/local 目录下，以保证在使用 Homebrew 安装软件包时不使用 sudo 命令。安装完成后可以使用 brew -v 命令查看是否安装成功。

3）使用 Homebre 安装 Hadoop。安装完 Homebrew 后，就可以在命令行输入下面的命令来自动安装 Hadoop。自动安装 Hadoop 在/usr/local/Cellar/hadoop 路径下。需要注意的是，在使用 brew 安装软件包时，会自动检测安装包的依赖关系，并安装有依赖关系的包，在这里 brew 就会在安装 Hadoop 时自动下载 JDK 和 SSH，并进行安装：

Brew install hadoop

4）配置 SSH 和使用 Hadoop。

5）接下来需要配置 SSH 免密登录和启动 Hadoop，由于其步骤和内容与 Linux 的配置完全相同。

三、Hadoop 集群搭建

单机上的 Hadoop 有助于与我们学习这些系统，但是在实际应用中，分布式运行才能真正体现 Hadoop 的价值所在。

（一）网络拓扑

通常，Hadoop 集群架构包含两级网络拓扑，如图 10-2 所示，一般一个机架中有几十台机器，这些机器共享一个 1G 带宽的交换机或者路由器。所有的机架共享一个核心交换机或路由器。这个架构的特点是：同一机架内部节点间的总带宽要远高于不同机架间节点的带宽。如果集群中只有一个机架，就不需要进行配置，因为这种情况就是默认情况。但是对于多机架的集群来说，让 Hadoop 清楚节点-机架映射就非常重要，这样的话，当 Hadoop 将 Job 分配到各个节点时，会倾向域内执行机架内数据传输。HDFS 将能更加智地放置副本，以取得性能和灵活性的平衡。

Hadoop 中，网络拓扑结构、机器节点和机架的网络位置定位都是通过树结构描述的。这种树形结构能够体现出个位置之间的距离。NameNode 使用网络位置来确定在哪放置块的副本；JobTracker 根据网络位置来查找最近的副本，将它作为 Map 任务的输入，并调度到 TaskTracker 上运行。

Hadoop 配置通过一个 Java 接口 DNSToSwitchMapping 来记录节点地址和网络位置之间的映射关系，接口定义如下：

public interface DNSToSwitchMapping{

public List<STring> resolve(List<String> name);

}

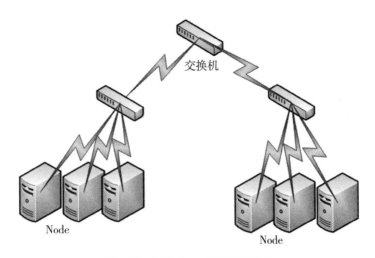

图 10-2 Hadoop 网络拓扑结构

参数 name 是一个 IP 地址列表，resolve 函数的返回值是一个网络位置字符串列表。

在实际应用中，管理员可能不需要手动配置节点映射关系，只需使用默认的 ScriptBasedMapping 实现即可，它运行用户定义的脚本来描述映射关系。脚本的存放路径由属性 topology.script.file.name 控制。脚本必须获取一批主机的 IP 地址作为参数映射，同时生成一个标准的网络位置给输出。

（二）Hadoop 集群的配置

安装和配置 Hadoop 的方法前文已经介绍，但是要在很多机器上安装和维护相同的软件，通常会采用自动安装，可采用一些自动安装工具如 Red Hat Linux 下的 Kickstart 或 Debian 的全自动化安装。这些工具会记录你的安装过程，以及安装选项，根据记录来进行安装，同时这些工具提供的 hook 可在安装过程末期运行用户自定义的脚本。

为了方便阐述，下面以一个具体的小集群搭建为例。假设集群中有 A、B、C 3 台机器，以 A 兼作为 master 和 NameNode，B 和 C 兼作为 slave 和 DataNode。3 台机器的 IP 地址和对应的主机名如下：

A：192.168.1.11——master

B：192.168.1.22——slaveB

C：192.168.1.33——slaveC

（1）创建 hadoop 用户，并使该用户拥有 root 权限：

groupadd hadoop

useradd hadoop – g hadoop

切换到 hadoop 用户，进入 hadoop 用户主目录（在 master 机器上进行）

su hadoop

进入 hadoop 的主目录

cd /home/hadoop

（2）在 3 台主机上配置 hosts 和 hostname。在 /etc/hosts 文件中配置如下：

127.0.0.1 localhost

192.168.1.11 master

192.168.1.22 slaveB

192.168.1.33 slaveC

在 /etc/hostname 文件中加入对本机应主机名。

（3）前面以及介绍过安装 JDK 环境、SSH 免密登录和 Hadoop，安装方式不再赘述，生成密钥并配置 SSH 登录本机，输入命令：

ssh – keygen – t dsa – P ' ' – f ~/.ssh/id_dsa

cat ~/.ssh/id_dsa.pub > > ~/.ssh/authorized_keys

查看是否可以从 Master 主机免密登录 Slave，输入命令：
ssh slaveA
ssh slaveB

（4）配置3台主机的 Hadoop 文件，hadoop – env. sh、core – site. xml 和 mapred – site. xml 着三个文件中的配置和伪分布式的配置相同，但完全分布式还需配置 etc/hadoop/masters 文件和 etc/hadoop/slaves 文件。配置方法是在 masters 文件中加入 master，在 slaves 文件中加入 slaveA 和 slaveB。

（5）启动 Hadoop：
bin/hadoop NameNode – format
sbin/start – all. sh

四、Hadoop 计算模型

在 Hadoop 体系结构中，MapReduce 作为计算模型，以一种可靠容错的方式并行处理大量的数据集，基于它可以将任务分发到由多台机器组成的集群上，实现 Hadoop 的并行任务处理。MapReduce 是一种简单易用的编程框架，开发者可以利用 MapReduce 软件轻松地写出分布式并行程序。除了 Java 语言，也可以使用 Ruby、Python、PHP 和 C++ 等非 Java 类语言编写 MapReduce 程序。

MapReduce 框架是由单独运行在主节点的 JobTracker 和运行在集群每个从节点的 TaskTracker 共同组成，主节点负责调度构成一个作业的所有任务，这些任务分布在不同的从节点上。主节点监控它们的执行情况，并重新执行之前失败的任务，从节点仅负责完成由主节点指派的任务。当一个作业被提交，JobTracker 接收到提交作业及其配置信息之后，就会将配置信息等分发给从节点，同时调度任务并监控 TaskTracker 的执行。

在 Hadoop 中，每个 MapReduce 任务都被初始化为一个 Job。每个 Job 又被分为两个阶段：Map 阶段和 Reduce 阶段，这两个阶段分别用用户自定义的 Map 函数和 Reduce 函数来表示。Map 函数接受一个输入的 key/value 值，产生一个中间 key/value 值的集合，再把所有具有相同中间 key 值的中间 value 值集合在一起传递给 Reduce 函数。Reduce 函数接受一个中间 key 的值和相关的一个 value 值的集合。Reduce 函数合并这些 value 值，形成一个较小的 value 值的集合。一般每次 Reduce 函数调用只产生 0 或 1 个输出 value 值。通常我们通过一个迭代器把中间 value 值提供给 Reduce 函数，这样我们就可以处理大量的 value 值的集合。执行流程如图 10 – 3 所示。

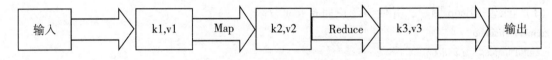

图 10 – 3　数据变化流程

以下一个简单的单词统计程序 WordCount，通过这个程序来介绍 MapReduce 计算模型的执行过程。WordCount 源代码：

```
import java. io. IOException;
import java. util. Iterator;
import java. util. StringTokenizer;
import org. apache. hadoop. *;

public class WordCount
{
public static class Map extends MapReduceBase implements
Mapper < LongWritable, Text, Text, IntWritable >
{
```

```java
private final static IntWritable one = new IntWritable(1);
private Text word = new Text();
public void map(LongWritable key, Text value,
OutputCollector<Text, IntWritable> output, Reporter reporter)
throws IOException
{
String line = value.toString();
StringTokenizer tokenizer = new StringTokenizer(line);
while (tokenizer.hasMoreTokens())
{
word.set(tokenizer.nextToken());
output.collect(word, one);
}
}
}
public static class Reduce extends MapReduceBase implements
Reducer<Text, IntWritable, Text, IntWritable>
{
public void reduce(Text key, Iterator<IntWritable> values,
OutputCollector<Text, IntWritable> output, Reporter reporter)
throws IOException {
int sum = 0;
while (values.hasNext())
{
sum += values.next().get();
}
output.collect(key, new IntWritable(sum));
}
}
public static void main(String[] args) throws Exception
{
JobConf conf = new JobConf(WordCount.class);
conf.setJobName("wordcount");
conf.setOutputKeyClass(Text.class);
conf.setOutputValueClass(IntWritable.class);
conf.setMapperClass(Map.class);
conf.setCombinerClass(Reduce.class);
conf.setReducerClass(Reduce.class);
conf.setInputFormat(TextInputFormat.class);
conf.setOutputFormat(TextOutputFormat.class);
FileInputFormat.setInputPaths(conf, new Path(args[0]));
FileOutputFormat.setOutputPath(conf, new Path(args[1]));
JobClient.runJob(conf);
}
}
```

在这个例子中,它首先将输入文件读进来,然后交由 Map 程序处理,Map 程序将输入读入后切出其中的单词,并标记它的数目为1,形成 <word, 1> 的形式,之后将这些1值加起来,即为单词的个数,最后将这个 <key, value> 对以 TextOutputFormat 的形式输出到 HDFS 中。

1. Job 初始化

首先讲解 Job 的初始化过程。Main 函数调用 JobConf 类来对 MapReduce Job 进行初始化,然后调用 setJobName() 方法命名这个 Job。对 Job 进行合理的命名有助于更快地找到 Job,以便在 JobTracker 和 TaskTracker 的页面对其进行监视。接着就会调用 setInputPath() 和 setOutputPath() 设置输入输出路径。下面会结合 WordCount 程序讲解 Inputformat()、OutputFormat()、Map()、Reduce() 这四种方法的作用。

2. InputFomat() 和 InputSplit

InputSplit 在 Hadoop 中的作用是把输入数据传输给每个单独的 Map,它存储的并非数据本身,而是一个分片长度和一个记录数据位置的数组。InputFormat() 方法是用来生成可供 Map 处理的 <key, value> 对的。Hadoop 预定义了多种方法将不同类型的输入数据转化为 <key, value> 对,它们都继承自 InputFormat,其中 TextInputFormat 是 Hadoop 默认的输入方法。

3. OutputFomat()

对于每一个输入格式都有一种输出格式与其对应。同样,默认的输出格式是 TextOutputFormat,这种输出方式与输入类似。

4. Map() 和 Reduce()

(1) Map() 函数:

```
public static class Map extends MapReduceBase implements
Mapper <LongWritable, Text, Text, IntWritable>
{
private final static IntWritable one = new IntWritable(1);
private Text word = new Text();
public void map(LongWritable key, Text value,
OutputCollector <Text, IntWritable> output, Reporter reporter)
throws IOException
{
String line = value.toString();
StringTokenizer tokenizer = new StringTokenizer(line);
while (tokenizer.hasMoreTokens())
{
word.set(tokenizer.nextToken());
output.collect(word, one);
}
}
}
```

Map() 函数接受经过 InputFormat 处理产生的 <k1, v1>,然后输出 <k2, v2>,Map() 函数继承自 MapReduceBase,并且它实现了 Mapper 接口,此接口有四种类型的参数,分别用来指定 Map() 的输入 key 值类型、输入 value 值类型、输出 key 值类型和输出 value 值类型。在本例中,因为使用的是 TextInputFormat,它的输出 key 值是 LongWritable 类型,输出 value 值是 Text 类型,所以 Map() 的输入类型即为 <LongWritable, Text>。在本例中需要输出 <word, 1> 这样的形式,因此,输出的 key 值类型是 Text,输出的 value 值类型是 IntWritable。

实现此接口类还需实现 Map() 方法,Map() 方法会负责具体对输入进行操作,在本例中,Map() 方法对输入的行以空格为单位进行切分,然后使用 OutputCollect 收集输出的 <word, 1>,即 <k2, v2>。

(2) Reduce() 函数:

```
public static class Reduce extends MapReduceBase implements
```

```
Reducer < Text, IntWritable, Text, IntWritable >
{
public void reduce(Text key, Iterator < IntWritable > values,
OutputCollector < Text, IntWritable > output, Reporter reporter)
throws IOException {
int sum = 0;
while (values.hasNext())
{
sum + = values.next().get();
}
output.collect(key, new IntWritable(sum));
}
}
```

Reduce()函数同样继承自 MapReduceBase,需要实现 Reducer 接口。Reduce()函数以 Map()的输出作为输入,因此 Reduce()的输入类型是 <Text, InWritable>,输出的是单词和数目。因此,它的输出类型是 <Text, InWritable>。Reduce()函数也要实现 Reduce()方法,在此方法中,Reduce()函数将输入的 key 值作为输出的 key 值,然后将获得的多个 value 值加起来,作为输出的 value 值。

5. 运行 MapReduce 程序

运行程序之前,首先需对它进行编译和打包,下面就以 WordCount 为例分别展示编译和打包过程。

先获得 Hadoop 运行的 classpath,执行如下命令:

hadoop classpath

编译命令如下:

javac – classpath xxx /home/u/wordcount.java /home/u/wordcount/ *class

这里的 xxx 就是上一步获得的 classpath,之后能够生成几个后缀为.class 的文件,将这些文件打包成后缀为.jar 的文件,执行如下命令:

jar – cvf ./wordcount.jar

打包完成之后,程序就可以运行了。如果运行在集群上,需要先将输入文件复制到 HDFS 中,然后再执行下面的命令运行程序:

hadoop jar /home/u/wordcount/wordcount.jar InputFile OutputFile

以 InputFile 作为输入,OutputFile 作为输出。

不过在运行之前最好在本地测试无误之后再放到集群上运行。MapReduce 可在 Eclipse 中运行,也可以在命令行中运行,实际应用中还是在命令行中运行比较好。

6. 性能调优

性能调优具体来讲包括两方面的内容:一个是时间性能,另一个是空间性能。衡量标准是能够在正确完成功能的基础上,使执行的时间尽量短,占用的空间尽量小。提高性能可使输入采用大文件、压缩文件、过滤数据和修改作业属性等方法来实现,在这里就不详细介绍。

7. 其他语言支持

前面已经说到,Hadoop 不仅仅可以运行 Java 程序,它还能运行一些其他的高级语言和脚本语言编写的程序,不过需要通过 Hadoop 提供的一些机制实现,如 Hadoop 流和 Hadoop Pipes。

Hadoop 流是 Hadoop 提供的一个用来运行 MapReduce 的 API,它允许你用除 java 以外的语言来编写自己的 map 和 reduce 函数。Hadoop 流使用 Unix 标准流作为 Hadoop 和程序之间的接口,所以可以使用任何语言,只要编写的 MapReduce 程序能够读取标准输入,并写入到标准输出。

Hadoop pipes 允许用户使用 C++语言进行 MapReduce 程序设计。它采用的主要方法是将应用逻辑相关的 C++ 代码放在单独的进程中，然后通过 Socket 让 Java 代码与 C++ 代码通信。从很大程度上说，这种方法类似于 Hadoop Streaming，不同的是，它采用 Writable 序列化方法将数据转化为 byte，然后通过 socket 传给 C++ 进程。

五、Hadoop 数据管理

Hadoop 数据分布主要包括 Hadoop 的分布式文件系统 HDFS、分布式数据库 HBase 和数据仓库工具 Hive。

（一）HDFS 的数据管理

HDFS（Hadoop Distributed File System）是 Hadoop 的分布式文件系统，适合运行在通用的硬件上。它和现有的分布式文件系统有很多共同点，但它和其他分布式文件系统的区别也是很明显的。HDFS 是个高度容错性的系统，适合部署在廉价的机器上。HDFS 能提供高吞吐量的数据访问，非常适合数据集上的应用。

HDFS 通过 3 个重要的角色来进行文件系统的管理：NameNode、DataNode 和 Client。一个 HDFS 集群是由一个 NameNode 和一定数目的 DataNode 组成。NameNode 是一个中心服务器，负责管理文件系统的命名空间以及 Client 对文件的访问。集群中的 DataNode 分布一般是一个节点一个，负责管理它所在节点上的存储，它会将文件系统的 MetaData 存储在内存中，MetaData 主要包括文件系统信息、每个文件对应的文件块信息和每个文件块在 DataNode 中的信息。HDFS 暴露了文件系统的名字空间，用户能够以文件的形式在上面存储数据。从内部看，一个文件其实被分成一个或多个数据块，这些数据块存储在一组 DataNode 上。NameNode 执行文件系统的名字空间操作，比如打开、关闭、重命名文件或目录。NameNode 还负责确定数据块到具体 DataNode 节点的映射，处理文件系统客户端的读写请求、数据库块的创建、删除和复制。HDFS 体系结构如图 10－4 所示。

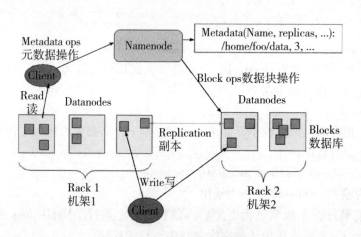

图 10－4　HDFS 体系结构

1. HDFS 操作

HDFS 对数据的管理是通过文件的写入、读取和文件块复制 3 个操作来实现。

（1）文件写入。

1）Client 向 NameNode 发起文件写入的请求。

2）NameNode 根据文件大小和文件块配置情况，返回给 Client 所管理的 DataNode 的信息。

3）Client 将文件划分为多个 Block，根据 DataNode 的地址信息，按顺序将其写入到每一个 DataNode 块中。

（2）文件读取。

1）Client 相关 NameNode 发起文件读取的请求。

2）NameNode 返回文件储相应的 DataNode 信息。

3）Client 读取文件信息。

（3）文件块复制。

1）NameNode 发现部分文件的文件块不符合最小复制这一要求，DataNode 失效。

2）通知 DataNode 相互复制文件块。

3）DataNode 开始相互复制。

HDFS 的操作有以下两种方式：

（1）命令行操作。命令行操作的特点是简单直观，便于使用，可以通过在终端中输入 fs – help 获得 HDFS 操作的详细帮助信息，这里我们介绍一些基本的文件操作，如读文件、创建文件存储路径、专业文件、删除文件、列出文件列表等。

将 Input 目录中的本地文件 text.txt 复制到 HDFS 中 tmp/In/目录下，操作命令如下：

hadoop fs – copyFromLocal Input/test.txt hdfs://localhost/tmp/In/test.txt

将 HDFS 中 tmp/In/目录下的 test.txt 文件复制到本地 Output 目录下，命令操作如下：

hadoop fs – copyToLocal /tmp/In/test.txt Output/test.txt

创建 testDir 文件夹操作命令如下：

hadoop fs – mkdir testDir

查看 HDFS 文件列表：

hadoop fs – lsr tmp

（2）Web 界面操作。部署好 Hadoop 集群后，可以直接通过 http://NameNodeIP:50070 访问 HDFS 的 Web 界面了。HDFS 的 Web 界面提供了基本的文件系统信息，文件系统的基本功能功能还有 NameNode 的日志列表，通过连接就可直接访问。

2. Java API

Java API 负责调节 Hadoop 中不同文件系统之间的交互，下面简单介绍一些常用的 Java API。

要从 Hadoop 中读取数据，最简单的办法就是使用 java.net.URL 对象打开一个数据流并从中读取。在 java.net.URL 不能执行的情况下，就需要使用 FileSystem 的 API 打开一个文件的输入流。

FileSystem API 也提供了创建目录的方法，能按照客户端的要求创建未存在的目录，FileSystem 还有一系列创建文件的方法，最简单的是给拟创建的文件指定一个路径对象，然后返回一个输出流；还有一个用于传递回调接口的重载方法 Progressable，通过这个方法可以获得数据节点写入进度；新建文件也可以使用 append（）在一个文件中追加内容，这个方法对于写入日志很有用，比如可以在之前的日志中追加内容，但并非所有的 Hadoop 文件系统都支持此方法。对于删除文件和目录，FileSystem 提供了 delete（）方法可以使用。

Java API 提供了文件系统的基本查询接口。用户可通过 FileStatus 类访问了文件系统中文件和目录的元数据，其中包括文件长度、块大小、副本、修改时间、所有者和许可信息等；有些情况下我们可能需要进行一个通配符操作，Hadoop 为通配符提供了 globStatus（）方法，它返回其路径匹配所提供的 FileStatus 对象数组，再按路径进行排序。如果通配符不能更精确的定位到要访问的文件集合，可以使用 FileSystem 中的 listStatus（）和 globStatus（）方法提供可选的 PathFileter 对象通过编程的办法控制匹配结果。

3. HDFS shell 命令

Hadoop 提供了一组 shell 命令在命令行终端对 Hadoop 进行操作，包括格式化文件系统、上传和下载文件、启动 DataNode、查看文件系统使用情况、运行 JAR 包等操作。

Java API 对 HDFS 访问模型都集中于单线程的存取，HDFS 提供了 distcp 程序来对文件集集中操作，可以实现 Hadoop 文件系统中并行地复制大数据量文件。distcp 一般适用于两个 HDFS 集群见传送数据的情况，它的操作有很多选项可以设置，比如忽略失败、限制文件或者复制的数据量等。可在命令行中输入指令或者不附加选项来查看使用说明。

值得注意的是，distcp 操作复制大规模数据到 HDFS 时，可能会造成文件系统各节点的失衡，这样会使得复制操作很慢且影响集群的性能。鉴于这样的情况，HDFS 提供了一个工具 balancer 来改变集群中的文件块的存储平衡。

（二）HBase 的集群数据管理

1. HBase 体系结构

在 Hadoop 结构中，HBase 位于结构化存储层，Hadoop HDFS 为 HBase 提供了高可靠性的底层存储支持，Hadoop MapReduce 为 HBase 提供了高性能的计算能力，Zookeeper 为 HBase 提供了稳定服务和 failover 机制。此外，Pig 和 Hive 还为 HBase 提供了高层语言支持，使得在 HBase 上进行数据统计处理变得非常简单。Sqoop 则为 HBase 提供了方便的 RDBMS 数据导入功能，使得传统数据库数据向 HBase 中迁移变得非常方便。

HBase 在分布式集群上主要依靠 HRegion、HMaster、HClient 组成的体系结构从整体上管理数据。如图 10-5 所示。

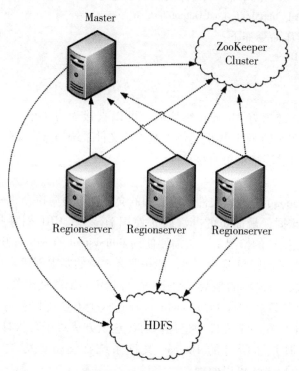

图 10-5 HBase 体系结构

HBaseMater 是 HBase 主服务器，作为 HBase 的中心管理整个集群的所有域，监控每台域服务器的运行情况，一个 HBase 只部署一台主服务器，主服务器承担着初始化集群的任务。当主服务器第一次启动时，会试图从 HDFS 获取根或根域目录，如果获取失败则创建根或根域目录，以及第一个元域目录。在下次启动时，主服务器就可以获取集群和集群中所有域的信息。同时主服务器还负责集群中域的分配、域服务器运行状态监视、表格的管理工作。

HRegionServer 是 HBase 域服务器，它的作用有服务于主服务器分配的域、处理客户端的读写请求、本地缓冲区回写、本地数据压缩和分割域等功能。每个域只能由一台域服务器来提供服务。当开始服务时，HRegionServer 从 HDFS 文件系统中读取该域的日志和所有存储文件，同时还会管理操作 HDFS 文件的持久性存储工作。客户端通过与主服务器通信获取域和域所在域服务器的列表信息后，就可以直接向域服务器发送域读写请求来完成操作。

HBaseClient 是 HBase 客户端，它是由 org.apache.hadoop.HBase.client.HTable 定义的，负责查找用户域所在的域服务器地址。定位用户域后，客户端连接用户域所在的域服务器并发出读写请求。用户域的地址将在客户端被缓存，后续的请求无须重复上述过程。

2. HBase 数据模型

HBase 是一个稀疏的、长期存储的、多维度的、排序的映射表。这张表的索引是行关键字、列关键字和时间戳。HBase 中的数据都是字符串，没有类型。见表 10-3。

表 10-3 HBase 表结构

Row Key	Timestamp	Column Family	
URI	Parser		
r1	t3	url = http：//	title =
t2	host = com		
t1			
r2	t5	url = http：//	content = 每天…
t4	host = com		

Row Key 是行键，Table 的主键，Table 中的记录默认按照 Row Key 升序排序；Timestamp 是时间戳，每次数据操作对应的时间戳，可以看作是数据的 version number；Column Family 是列簇，Table 在水平方向有一个或者多个 Column Family 组成，一个 Column Family 中可以由任意多个 Column 组成，即 Column Family 支持动态扩展，无须预先定义 Column 的数量以及类型，所有 Column 均以二进制格式存储，用户需要自行进行类型转换。

当 Table 随着记录数不断增加而变大后，会逐渐分裂成多份 splits，成为 regions，一个 region 由 [startkey, endkey] 表示，不同的 region 会被 Master 分配给相应的 RegionServer 进行管理。HBase 中有两张特殊的 Table，-ROOT- 和 .META.。.META. 记录了用户表的 Region 信息，.META. 可以有多个 regoin，-ROOT-：记录了 .META. 表的 Region 信息，-ROOT- 只有一个 region。HBase 中 ROOT 表和 META 表的位置存储在 ZooKeeper 中，此外，ZooKeeper 还负责监控各个机器的状态以及故障时 HBase Master 的回复工作，能够保证同一时刻系统中只有一条 HBase Master 提供服务。

3. HBase 的访问接口

（1）HBase Shell。HBase Shell 是 HBase 的命令行工具，为用户提供了非常方便的使用方式，它提供了大多数的 HBase 命令，通过它用户可方便地创建、删除及修改表，还可以向表中添加数据、列出表的相关信息等。进入 HBase Shell，可通过 help 查阅 HBase Shell 所支持的命令。见表 10-4。

表 10-4 HBase Shell 支持的命令

HBase Shell 命令	描述
alter	修改列族模式
count	统计表中行的信息
create	创建表
describe	显示表相关的详细信息
delete	删除指定对象的值（可以为表、行、列对应的值，也可以指定时间戳的值）
deleteall	删除指定行的所有元素
disable	使表无效
drop	删除表
enable	使表有效
exists	测试表是否存在
exit	退出 HBase Shell
get	获取行或单元（cell）的值
incr	增加指定表、行或列的值
list	列出 HBase 中存在的所有表
put	向指定的表中添加值

续表 10-4

HBase Shell 命令	描述
tools	列出 HBase 所支持的工具
scan	通过对表的扫描来获取对应的值
status	返回 HBase 集群的状态信息
shutdown	关闭 HBase 集群
truncate	重新创建指定表
version	返回 HBase 版本信息

（2）Java API。Java API 是最常规和高效的访问方式，适合 Hadoop MapReduce Job 并行批处理 HBase 表数据。当前 Java API 已经比较完善了，涉及的内容大体包括：HBase 自身的配置管理部分、Avro 部分、HBase 客户端部分、MapReduce 部分、Rest 部分、Thrift 部分、Zookeeper 等。其中 HBase 自身的配置管理部分又包括 HBase 配置、日志、IO、Matser、Regionserver、replication，以及安全性。具体实现读者可查阅 API，这里不再详细介绍。

（三）Hive 的数据管理

Hive 是建立在 Hadoop 上的数据仓库基础框架。它提供了一系列的工具，用来进行数据提取、转化、加载，这是一种可以存储、查询和分析存储在 Hadoop 中的大规模数据的机制。Hive 定义了简单的类 SQL 的查询语言，允许熟悉 SQL 的用户用 SQL 语言查询数据。

Hive 优点是学习成本低，可以通过类 SQL 语句快速实现简单的 MapReduce 统计，不必开发专门的 MapReduce 应用，它最大的价值是可扩展性、可延展性、良好的容错性和地约束的数据输入格式，能更好地处理不变的大规模数据集上的批量任务，尤其适合统计分析，它还提供了一系列的工具进行数据提取转化加载，用来存储、查询和分析存储在 Hadoop 中的大规模数据集。

1. Hive 体系结构

如图 10-6 所示，Hive 体系结构的包括以下几部分：

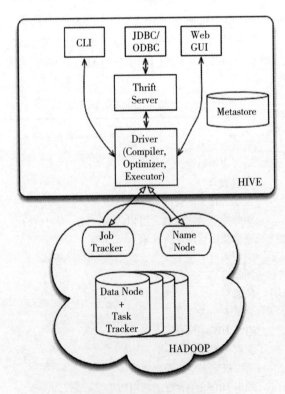

图 10-6 Hive 体系结构

（1）用户接口。主要有 CLI，Client 和 WUI。其中最常用的是 CLI，CLI 启动的时候，会同时启动一个 Hive 副本。Client 是 Hive 的客户端，用户连接至 Hive Server。在启动 Client 模式的时候，需要指出 Hive Server 所在节点，并且在该节点启动 Hive Server。WUI 是通过浏览器访问 Hive。

（2）元数据存储。Hive 将元数据存储在数据库中，如 MYSQL、derby。Hive 中的元数据包括表的名字，表的列和分区及其属性，表的属性（是否为外部表等），表的数据所在目录等。

（3）驱动（解释器、编译器、优化器、执行器）。解释器、编译器、优化器完成 HQL 查询语句从词法分析、语法分析、编译、优化以及查询计划的生成。生成的查询计划存储在 HDFS 中，并在随后由 MapReduce 调用执行。

（4）Hadoop。Hive 的数据存储在 HDFS 中，大部分的查询由 MapReduce 完成。

2. Hive 的数据管理使用层次

（1）元数据存储。Hive 将元数据存储在 RDBMS 中，由 Single User Mode、Multi User Mode 和 Remote Server mode 三种模式连接到数据库。Single User Mode 连接到一个 In-memory 的数据库 Derby，一般用于 Unit Test。Multi User Mode 通过网络连接到一个数据库中，这是最常用的模式。Remote Server Mode 用于非 Java 客户端访问元数据库，在服务器端启动一个 MetaStoreServer，客户端利用 Thrift 协议通过 MetaStoreServer 来访问元数据库。

（2）数据存储。

Hive 没有专门的数据存储格式，也没有为数据建立索引，用户可以非常自由的组织 Hive 中的表，只需要在创建表的时候告诉 Hive 数据中的列分隔符和行分隔符，Hive 就可以解析数据。

Hive 中所有的数据都存储在 HDFS 中，Hive 中包含以下数据模型：表（Table），外部表（External Table），分区（Partition），桶（Bucket）。

Hive 中的 Table 和数据库中的 Table 在概念上是类似的，每一个 Table 在 Hive 中都有一个相应的目录存储数据。例如，一个表 pvs，它在 HDFS 中的路径为：/warehouse/pvs，其中，warehouse 是在 hive – site.xml 中由 ${hive.metastore.warehouse.dir} 指定的数据仓库的目录，所有的 Table 数据（不包括 External Table）都保存在这个目录中。

Partition 对应于数据库中的 Partition 列的密集索引，但是 Hive 中 Partition 的组织方式和数据库中的很不相同。在 Hive 中，表中的一个 Partition 对应于表下的一个目录，所有的 Partition 的数据都存储在对应的目录中。例如：pvs 表中包含 ds 和 city 两个 Partition，则对应于 ds = 20090801，ctry = US 的 HDFS 子目录为：/wh/pvs/ds = 20090801/ctry = US；对应于 ds = 20090801，ctry = CA 的 HDFS 子目录为：/wh/pvs/ds = 20090801/ctry = CA。

Buckets 对指定列计算 hash，根据 hash 值切分数据，目的是为了并行，每一个 Bucket 对应一个文件。将 user 列分散至 32 个 bucket，首先对 user 列的值计算 hash，对应 hash 值为 0 的 HDFS 目录为：/warehouse/pvs/ds = 20090801/ctry = US/part – 00000；hash 值为 20 的 HDFS 目录为：/warehouse/pvs/ds = 20090801/ctry = US/part – 00020。

External Table 指向已经在 HDFS 中存在的数据，可以创建 Partition。它和 Table 在元数据的组织上是相同的，而实际数据的存储则有较大的差异。

Table 的创建过程和数据加载过程（这两个过程可以在同一个语句中完成），在加载数据的过程中，实际数据会被移动到数据仓库目录中；之后对数据对访问将会直接在数据仓库目录中完成。删除表时，表中的数据和元数据将会被同时删除。

External Table 只有一个过程，加载数据和创建表同时完成（CREATE EXTERNAL TABLE … LOCATION），实际数据是存储在 LOCATION 后面指定的 HDFS 路径中，并不会移动到数据仓库目录中。当删除一个 External Table 时，仅删除元数据，表中的数据不会真正被删除。

（3）数据交换。数据交换主要分为以下几部分：

1）用户接口。客户端、数据库接口和 Web 界面，其中最常用的是客户端。Client 是 Hive 的客户端，当启动 Client 模式时，用户会想要连接 Hive Server，这时需要指出 Hive Server 所在的节点，并且在该节点启动 Hive Server。可通过 Web 界面访问 Hive。

2）元数据存储。Hive 将元数据存储在数据库中。Hive 中的元数据包括表名、表列、表分区、表分区的属性、表属性和表数据所在目录等。

3）解释器、编译器、优化器。解释器、编译器、优化器完成 Hive QL 查询语句从词法分析、语法分析、编译、优化到查询计划的生成。生成的查询计划存储在 HDFS 中，并且随后由 MapReduce 调用执行。

4）Hadoop。Hive 的数据存储在 HDFS 中，大部分的查询由 MapReduce 完成。

3. Hive 基本操作

（1）安装配置。安装之前要求机器上已经安装 JDK1.6 以上的版本、Hadoop2.0 以上版本，以下安装配置适用于 Linux 操作系统。

安装打包好的 hive 需要先到 apache 下载已打包好的 hive 镜像，然后解压开该文件，执行如下命令：

```
$ tar – xzvf hive – x. y. z. tar. gz
```

设置 hive 环境变量，执行如下命令：

```
cd hive – x. y. z $ export HIVE_HOME = {{pwd}}
```

设置 hive 运行路径，执行如下命令：

```
$ export PATH = $ HIVE_HOME/bin: $ PATH
```

Hive 运行依赖于 hadoop，在运行 hadoop 之前必须先配置好 hadoopHome。

```
export HADOOP_HOME = < hadoop – install – dir >
```

在 hdfs 上为 hive 创建 \ tmp 目录和/user/hive/warehouse（akahive. metastore. warehouse. dir）目录，在运行 hive 之前设需置 HiveHome。

```
$ export HIVE_HOME = < hive – install – dir >
```

启动 hive，执行以下命令：

```
$ HIVE_HOME/bin/hive
```

（2）基本语法。Hive 支持多种不同长度的整型和浮点型数据，支持布尔型，也支持无长度限制的字符串类型，如 TINYINT、SMALINT、BOOLEAN、FLOAT、DOUBLE、STRING 等基本数据类型。这些基本数据类型和其他 SQL 语言一样，都是保留字。

Hive 中的列支持使用 struct、map 和 array 集合数据类型。大多数关系型数据库中不支持这些集合数据类型，因为它们会破坏标准格式。关系型数据库中为实现集合数据类型是由多个表之间建立合适的外键关联来实现。在大数据系统中，使用集合类型的数据的好处在于提高数据的吞吐量，减少寻址次数来提高查询速度。

使用集合数据类型创建表实例：

```
CREATE TABLE STUDENTINFO
(
NAME STRING,
FAVORITE ARRAY < STRING >,
COURSE MAP < STRING,FLOAT >,
ADDRESS STRUCT < CITY:STRING,STREET:STRING >
)
```

查询语法：

```
SELECT S. NAME,S. FAVORITE[0],S. COURSE["ENGLISH"],S. ADDRESS. CITY FROM STUDENTINFO S;
```

创建分区表：

```
create table employee (name string,age int,sex string) partitioned by (city string) row format delimited fields terminated by '\t';
```

分区表装载数据：

```
load data local inpath′/usr/local/lee/employee′into table employee partition (city = 'hubei');
```

第三节 Hadoop 管理和维护

一、安全性问题处理

Hadoop 能将低廉的机器组织起来构成能执行分布式任务的集群。那么，Hadoop 搭建起来后如何保证它安全稳定的运行呢？Hadoop 1.0.0 之前的版本都没有完善的安全策略，导致 Hadoop 集群面临着很多风险。例如，用户可以以任何身份访问 HDFS 或 MapReduce 集群，可以在 Hadoop 集群上运行自己的代码来冒充 Hadoop 集群的服务，任何未被授权的用户都可以访问 DataNode 节点的数据块等。Hadoop 1.0.0 之后的版本中已经加入最新的安全机制和授权机制，使 Hadoop 集群可以更安全稳定的运行。下面从用户权限管理、HDFS 安全策略和 MapReduce 安全策略三方面简要介绍 Hadoop 的集群安全策略。

（一）用户权限管理

Hadoop 中的用户权限管理主要涉及用户分组管理，为更高层的 HDFS 访问、服务访问、Job 不提交和配置 Job 等操作提供认证和控制基础。

Hadoop 上的用户和用户组名均可由用户自己定义，如果用户没有定义，那么 Hadoop 会获取当前 Linux 系统的用户名和用户组名作为当前用户的用户名，并将其保存在 Job 的 user.name 和 group.name 两个属性中。这样用户所提交的 Job 的后续认证和授权以及集群的服务访问都会基于此用户和用户组的权限信息进行。

Hadoop 集群的管理员是创建和配置 Hadoop 集群的用户，它可以配置集群，使用 Kerberos 机制进行认证和授权。同时，管理员可以在集群的服务授权列表中添加或更改某确定用户和用户组，系统管理员同时负责 Job 队列和队列的访问控制矩阵的创建。

（二）HDFS 安全策略

用户和 HDFS 服务之间的交互主要有两种情况：用户机和 NameNode 之间的 RPC 交互获取待通信的 DataNode 位置，客户机和 DataNode 交互传输数据块。

RPC 交互可以通过 Kerberos 或授权令牌来认证。在认证与 NameNode 连接时，用户需要使用 Kerberos 证书来通过初试认证，获取授权令牌。授权令牌可以在后续用户 Job 与 NameNode 连接的认证中使用，而不必再次访问 Kerberos Key Server。授权令牌实际上是用户机与 NameNode 之间共享的密钥。授权令牌在不安全的网络上传输时，应给予足够的保护，以防被其他用户恶意窃取。需注意的是，每个用户只能通过 Kerberos 认证获取唯一一个新的授权令牌。用户从 NameNode 获取授权令牌之后，需要告诉 NameNode 谁是指定的令牌更新者。指定的更新者在为用户更新令牌时应通过认证确定自己就是 NameNode。更新令牌意味着延长令牌在 NameNode 上的有效期，为了使 MapReduce Job 使用一个授权令牌用户应将 JobTracker 指定为令牌更新者。这样同一个 Job 的多个 Task 都会使用同一个令牌。JobTracker 需要保证这一令牌在整个任务的执行过程中都是可用的，在任务结束之后，它可以选择取消令牌。

数据块的传输可以通过块访问令牌来认证，每一个块访问令牌都由 NameNode 生成，它们都是特定的。块访问令牌由 NameNode 签发被用在 DataNode 上，其传输过程就是将 NameNode 上的认证信息传输到 DataNode 上。块访问令牌是基于对称加密模式生成的，NameNode 和 DataNode 共享了密钥。对于每个令牌，NameNode 基于共享密钥计算一个消息认证码（MAC）。接下来，这个消息认证码就会作为令牌验证器成为令牌的主要组成部分。当一个 DataNode 接收到一个令牌时，它会使用自己的共享密钥重新计算一个消息认证码，如果这个认证码同令牌中的认证码匹配，那么认证成功。

（三）MapReduce 安全策略

MapReduce 安全策略主要涉及 Job 提交、Task 和 shuffle 3 个方面。

对于 Job 提交，用户需要将 Job 配置、输入文件和输入文件元数据等写入用户 home 文件夹下，这个文件夹只能由该用户读、写和执行。接下来用户将 home 文件夹位置和认证信息发送给 JobTracker。在执行过程中，Job 可能需要访问多个 HDFS 节点或其他服务，因此，Job 的安全凭证将以 <String key，binary value> 形式保存在一个 Map 数据结构中，在物理存储介质上将保存在 HDFS 中 JobTracker 的系统目录下，并分发给 TaskTracker。Job 的授权令牌将 NameNode 的 URL 作为其关键信息。为了防止授权令牌过期，JobTracker 会定期更新授权令牌。Job 结束之后所有的令牌都会失效。为了获取保存在 HDFS 上的配置信息，JobTracker 需要使用用户的授权令牌访问 HDFS，读取必需的配置信息。

任务（Task）的用户信息沿用生成 Task 的 Job 的用户信息，因为通过这个方式能保证一个用户的 Job 不会向 TaskTracker 或其他用户 Job 的 Task 发送系统信号。这种方式还保证了本地文件有权限高效的保存私有信息。在用户提交 Job 后，TaskTracker 会接收到 JobTracker 分发的 Job 安全凭证，并将其保存在本地仅对该用户可见的 Job 文件夹下。在与 TaskTracker 通信的时候，Task 会用到这个凭证。

当一个 Map 任务完成时，它的输出被发送给管理此任务的 TaskTracker。每一个 Reduce 将会与 TaskTracker 通信以获取自己那部分输出，此时，就需要 MapReduce 框架保证其他用户不会获取这些 Map 的输出。Reduce 任务会根据 Job 凭证计算请求的 URL 和当前时间戳的消息认证码。这个消息认证码会和请求一起发到 TaskTracker，而 TaskTracker 只会在消息认证码正确并且在封装时间戳的 N 分钟内提供服务。在 TaskTracker 返回数据时，为了防止数据被木马替换，应答消息的头部将会封装由请求中的消息认证码计算而来的新消息认证码和 Job 凭证，congestion 保证 Reduce 能够验证应答消息是由正确的 TaskTracker 发送而来。

二、HDFS 文件结构

作为一名合格的 Hadoop 运维人员，掌握 HDFS 的文件目录组织是很有必要的，这样在遇到问题时，才能够快速找到问题的起因。下面从 NameNode、DataNode 和 Secondary NameNode 三方面介绍 HDFS 的文件目录组织结构。

（一）NameNode 的目录结构

格式化的 NameNode 会创建如下目录结构：

　　　　/current /VERSION
　　　　　　　　/edits
　　　　　　　　/fsimage
　　　　　　　　/fstime

VERSION 中保存的是 HDFS 的版本信息，包括的属性有 namespaceID、cTime、storageType 和 layoutVersion。namespaceID 唯一标识文件系统，cTime 表示 NameNode 存储空间创建的时间，storageType 用来标识此存储目录包含的是 NameNode 还是 DataNode，而 layoutVersion 是一个负整数值，表示 HDFS 持久数据结构的版本。

编辑日志 edits 的作用是记录客户端的写操作并在内存中保存一份文件系统元数据，以提供读数据请求服务。编辑日志会在每次成功操作之后、代码未返回给客户端之前进行刷新和同步。对于要写入多个目录的操作，写入流会刷新同步到所有副本，这就保证了操作不会因为故障而丢失数据。

fsimage 文件是文件系统元数据的持久性检查点。但 fsimage 并不会伴随每次写操作而更新，因为 fsimage 是个大型文件，频繁写入会是系统运行缓慢。它的作用是当 NameNode 发生故障时，元数据的最新状态可以通过将从磁盘中读出的 fsimage 文件加载到内存中进行重建恢复，然后重新执行编辑日志中的操作。

伴随着编辑日志的不断积累，NameNode 重启会花费很长时间来运行编辑日志中的每个操作，所以引入 NameNode 的辅助结构 Secondary NameNode，它从 NameNode 中复制 fsimage 和编辑日志到临时目录并定期合并一个新的 fsimage，随后它会将新的 fsimage 上传到 NameNode，这样 NameNode 就可以更新 fsimage 并删除原来的编辑日志。

检查点的时间表由 fs. check – point. period 和 fs. checkpoint. size 这两个配置参数决定。fs. check – point. period 的值决定 Secondary NameNode 插入检查点的周期，fs. checkpoint. size 是编辑日志的阈值，编辑日志达到这个值，就会缩短插入检查点的周期。

（二）Secondary NameNode 的目录结构

Secondary NameNode 的目录结构如下所示：

```
/current /VERSION
         /edits
         /fsimage
         /fstime
/previcious. checkpoint/VERSION
         /edits
         /fsimage
         /fstime
```

Secondary NameNode 在每次处理过程结束后都有一个检查点。这个检查点可以在一个子目录/previous. checkpoint 中找到。Secondary NameNode 的 current 目录和 previcious. checkpoint 目录和 NameNode 的 current 目录布局相同。这样设计使得它可以作为 NameNode 的元数据备份源。

（三）DataNode 的目录结构

DataNode 数据目录结构如下所示：

```
/current /VERSION
         /blk_ < id_1 >
         /blk_ < id_1 >. meta
         /blk_ < id_2 >
         /blk_ < id_2 >. meta
         /...
         /subdir0/
         /subdir1/
         /subdir2/
         /...
         /subdir63/
```

DataNode 的 VERSION 文件和 NameNode 的非常类似，不同的是 DataNode 多了 namespaceID 和 storageID 这两个属性，namespaceID 在第一次连接 NameNode 时就会从中获取。storageID 用于在 NameNode 处标识 DataNode。

current 目录下其他文件只带有 blk 前缀的是 HDFS 中的文件块本身，存储的是原始文件的内容，带有 blk 前缀又带有. meta 后缀的是块的元数据文件，由一个包含版本和类型信息的头文件和一系列块的区域校验组成。

三、监控

在实际运行中，因为 DataNode 及 TaskTracker 的故障可能随时出现，集群不但要提供额外的功能以应对少部分节点出现的故障。管理员也要定时执行检查任务，以获知集群的运行状态。

（一）审计日志

HDFS 通过审计日志记录文件系统的所有访问请求，审计日志的功能是由 log4j 实现，默认配置下 log 的记录等级在 log4j. property 中被设置为 WARN，表示这个功能是关闭的，只要将 WARN 修改为 INFO，便可打开日志审计功能。关于 log4j 还有其他配置可改，具体操作可查看 Hadoop 的 Wiki：

http://wiki.apache.org/hadoop/HowToConfigure。

（二）监控日志

Hadoop 的所有守护进程都会产生一个日志文件，记录下守护进程的所有动作，对管理员来说，读懂日志文件非常重要。

1. 日志级别

当进行故障调试排除时，可以通过临时调整日志的级别，以获得系统不同类型的信息。按照规定，日志的名称和它所对应的执行日志记录的类名是一样的，可以通过查找源代码找到日志名称。log4j 日志一般包含这样几个级别：OFF、FATAL、ERROR、WARN、INFO、DEBUG、ALL 或用户自定义的级别。可通过 Hadoop 守护进程的网络 UI 来调整日志级别，地址为守护进程的网页的/logLevel 目录下。

2. 堆栈信息

有关系统的堆栈信息，Hadoop 提供了一个网络 UI 为管理员提供所有守护进程 JVM 中运行的线程信息。可通过连接 http://jobtracker-host:50030/stacks 访问。

事实上，除了 Hadoop 自带的日志功能以外，还有很多其他可以扩展 Hadoop 监控程序供管理员使用，如 JMX 和 Ganglia 等。JMX 是一个应用程序、设备、系统等植入管理功能的框架，Hadoop 包含多个 Mbean，它可以将 Hadood 的度量信息展示到 dfs 和 rpc 上下文中。Ganglia 主要用来检测性能，可以帮助我们合理调整、分配系统资源。这些工具监控的侧重点不一，读者可按照需要选择。

四、维护

（一）备份

1. 元数据备份

如果 NameNode 中存储的元数据信息遭到破坏，那么整个文件系统就不可用了。因此元数据备份很重要。备份的一个方案是编写一个脚本程序将 Secondary NameNode 中 previous.checkpoint 子目录下的文件归档到另外的机器上。

2. 数据备份

HDFS 中虽然有副本机制，但是不排除极端情况下软件 Bug 和人为失误，所以数据备份仍然非常重要。当 Hadoop 中存储大规模的数据时，不能全部备份，就需要有选择的备份的数据，选择的原则是优先备份那些不可再生的数据和对商业应用最关键的数据。数据备份的工具可以选用 distcp，因为 distcp 可以并行运行数据复制。

（二）节点管理

Hadoop 对 DataNode 进行明确管理是很重要的，如果允许任何机器都能够连接到 NameNode，却不受集群的控制，这将带来极大安全隐患，因为这样的机器可能获得未授权文件的访问权限，甚至可以存储数据，一旦这种机器停止运行，就会造成数据丢失。Hadoop 集群常常要扩大存储容量或者解除委任节点以缩小集群规模，这时就需要由管理员向集群中添加节点或者移除节点。

1. 委任新节点

添加一个节点虽然可通过配置 hdfs – site.xml 文件和 mapred – site.xml 文件实现，但还是配置一个授权节点列表比较好。

在 dfs.hosts 文件中指定可以连接到 NameNode 的 DataNode 列表。类似的，TaskTracker 是在 mapred.hosts 中设置的。一般来说，DataNode 和 TaskTracker 列表都存在一个共享文件 include file，该文件被 dfs.hosts 和 mapred.hosts 这两者引用，因为大多数情况下，集群中的机器会同时运行 DataNode 和 TaskTracker 守护进程。

向集群中添加新节点的步骤：

（1）include 文件中添加新节点的网络地址。

（2）使用以下命令更新 NameNode 中具有连接权限的 DataNode 集合：
hadoop dfsadmin – refreshNodes
（3）更新带有新节点的 slaves 文件，一边 Hadoop 控制脚本在执行后续操作时可以使用更新后的 slaves 文件中所有节点。
（4）启动新的数据节点。
（5）重新启动 MapReduce 集群。
（6）检查网页用户界面是否有新的 DataNode 和 TaskTracker。

HDFS 不会自动将旧 DataNode 上的数据转移到新的 DataNode 中，但我们可以使用运行平衡器命令进行集群均衡。

2. 解除旧节点

撤销节点之前要先将该节点的数据转移到其他节点上去以避免数据丢失。而如果关闭了正在运行的 TaskTracker，JobTracker 会意识到错误并将任务分配到其他 TaskTracker 中去。

对于 HDFS 来说，撤销节点可以通过 dfs.hosts.exclude 属性来控制，对于 MapReduce 来说，可以通过 mapred.hosts.exclude 来设置。要让 TaskTracker 连接到 JobTracker，只需要 include 文件包含且 exclude 中不包含这个 TaskTracker 就可，没有定义或者空的 include 文件意味着所有节点在 include 中。而对 HDFS 来说规则有些许不同，表 10 – 5 总结了 include 和 exclude 存放节点的情况。

表 10 – 5 HDFS 节点配置规则

include 文件中包含	exclude 文件中包含	解释
否	否	节点可以连接
否	是	节点不可以连接
是	否	节点可以连接
是	是	节点可以连接和撤销

集群中撤销节点的步骤：
（1）将要撤销的节点的网络地址增加到 exclude 文件中，注意，不要在此时更新 include 文件。
（2）重新启动 MapReduce 集群来终止已撤销节点的 TaskTracker。
（3）用以下命令更新具有新的许可 DataNode 节点集的 NameNode：
hadoop dfsadmin – refreshNodes
（4）进入网络用户界面，先检查已撤销的 DataNode 的管理状态是否变为"DecommissionInProgress"，然后把数据块复制到集群的其他 DataNode 中。
（5）当所有的 DataNode 报告其状态为"Decomissioned"时，所有数据块也会被复制，此时可以关闭已撤销的节点。
（6）从 include 中删除节点的网络地址，然后再次运行命令：
hadoop dfsadmin – refreshNodes
（7）从 slaves 文件中删除节点。

3. 升级

升级 HDFS 和 MapReduce 集群需要合理的规划，特别是 HDFS 的升级。如果文件系统的布局的版本发生变化，升级操作会自动将文件系统数据和元数据迁移到兼容新版本的格式。与其他设计数据迁移的过程相似，升级操作暗藏数据丢失的风险，因此需要确保数据和元数据都已经备份完毕。在进行升级时，可以先在小型集群中进行测试，以便在更新期间可以运行客户端。

如果文件系统的布局不变，那么集群的升级就相对容易，只需在集群中安装新的 HDFS 和 MapReduce，然后关闭守旧的守护进程，升级配置文件，启动新的守护进程和客户端更新库。这个过程是可逆的，因此升级后的版本回滚到之前版本也很简单。升级之后要从集群上删除旧的安装配置文件，并修复代码和配置中的每个错误警告。

如果升级之后的 HDFS 是一个不同的布局版本，就需要更进一步的操作，不过最好还是在新集群上进行测试以确定是否需要升级文件系统。

HDFS 的升级将复制以前版本的元数据和数据，但并不需要两倍的存储空间，升级之后只能保留前一个版本的文件系统，而不能回滚到多个文件系统。

还需注意，在升级之前要删除零售文件，包括 HDFS 上 MapReduce 系统目录中的文件和本地临时文件。

完成以上的工作，就可以进行集群的升级和文件系统的迁移，具体步骤如下：
（1）确保之前的升级操作全部完成。
（2）关闭 MapReduce，终止 TaskTracker 上的所有任务进程。
（3）关闭 HDFS 并备份 NameNode 目录。
（4）在集群和客户端上安装新版本的 Hadoop HDFS 和同步的 MapReduce。
（5）使用 – update 选项启动 HDFS。
（6）等待操作完成。
（7）在 HDFS 上进行健康检查。
（8）启动 MapReduce。
（9）回滚或者确定升级。

升级过程需要一段时间才能完成，可以使用 dfsadmin 命令检查升级的进度。升级的时间同样会记录在守护进程的日志文件中。

需说明的是，只有正常运作的健康的系统才能被正确的升级，在进行升级之前，必须进行一个全面的 fsk 操作。也可备份升级之前的所有文件和块的列表，与升级之后的对比，以确定是否成功升级。

4. 安全模式

安全模式主要是为了系统启动的时候检查各个 DataNode 上数据块的有效性，同时根据策略进行必要的复制或者删除部分数据块。运行期通过命令也可以进入 安全模式。

作为管理员，也应该掌握是 NameNode 进入或退出安全模式的方法，这些操作有时是必需的，这时可通过以下命令来进入和退出安全模式：

hadoop dfsadmin – safemode enter

hadoop dfsadmin – safemode leave

第四节　Hadoop 在医疗卫生信息化中的应用

一、医疗卫生信息化发展面临的问题

在信息技术飞速发展的过程中，我国卫生信息化建设经历了从无到有，从局部到全局，从医院向其他各个业务领域不断渗透的过程，卫生信息化逐渐成为医疗卫生服务体系不可或缺的部分。医疗信息系统已基本在各医疗机构得到普遍应用，减少了人工操作所造成的医疗差错与事故，提高了工作效率和医疗质量。但是与其他行业相比，医疗行业的信息化进程相对缓慢，且是信息化发展中比较复杂的一类，不同级别和不同地域的医疗机构信息化水平及普及程度差距非常明显。目前我国医疗行业信息化建设主要存在以下几个方面的问题：

（1）医院信息系统初期投入大，运维成本高。由于医院应用系统种类繁多，医疗信息（特别是医学影像）数据量极大，对网络带宽、稳定性及存储容量都有很高要求，医院每年须投入巨大的信息系统建设、运维费用和大量的专业 IT 技术人员。以某省人民医院为例,目前已有各类医疗应用系统 30 多个,服务器 50 余台,PC 机 3 000 余台。每年医院信息化建设和维护费用超过 1 000 万元。巨大的医院信息化建设初期投入和运维成本,是大多数中小医疗机构难以承担的。

(2) 数据安全性和系统稳定性不足。国家规定医院的医疗数据需要保存 30 年以上,医院信息系统对可靠性和数据安全性要求很高。然而除了少数大医院外,绝大部分医疗机构不具备核心应用设备的远程容灾能力,在火灾、地震、海啸等自然灾害和人为破坏时难以保障数据的安全。此外,信息系统的软硬件故障不可避免,即使是 10 分钟的系统故障,也将导致医院诊疗秩序的严重混乱,加剧医患之间的矛盾。

(3) 医疗资源严重失衡,大医院床位和医护资源已不堪重负。随着人口老龄化的加剧,心血管、糖尿病等慢性疾病已成为威胁居民健康的重要因素。据 2008 年第四次全国卫生调查统计,我国居民慢性病患病率为 20%。以此推算,全国有医生明确诊断的慢性病病例数达到 2.6 亿。大量慢性病人如果都集中在大医院治疗,将是对业已严重不足的医疗资源的不合理占用,也大大增加了病人的医疗支出。

(4) 卫生机构间信息系统相对独立,资源共享程度不高,信息协作不畅,来自于 PACS 影像、B 超、病理分析等业务所产生的非结构化数据人体不同部位、不同专科影像的数据文件大小不一,PACS 网络存储和传输要采取不同策略,产生需要保存、处理、展示的高素质数据,加之机构间信息交换标准体系还不健全,标准的不统一造成医疗信息孤岛大量存在。

(5) 持续增长的多维医疗数据对存储和处理能力提出巨大挑战。由于医疗数据具有异构性、多维性、海量性及持续增长等特点,数据量极大且数据之间的关系非常复杂。一张 CT 扫描图像,150 MB;一个基因组序列文件,750 MB;一份标准的病理图,5 GB。如果将这些数据量乘以人口数量和平均寿命的话,仅一个社区医院累积的数据量,就可达数 TB 甚至数 PB 之多,更勿论规模更大的医疗机构,甚至是地区医疗主管部门汇集的数据集了。每个三甲等规模化医院都有 50～100 TB 的高质量数据。市级卫生管理机构有数据中心,有过亿级的数据记录。患者的所有医疗记录,都有永久保存的需求。如此海量的数据,对信息系统的存储和处理能力提出了巨大的挑战。

二、大数据助力医疗行业的变革

(一) 助力医疗健康服务模式的转变

我国现在正面临人口老龄化的问题,人群疾病谱逐渐转为慢性病为主。因此,我国的医疗体制构建应从疾病治疗扩展到疾病预防和健康管理,更加重视个人健康服务与疾病预防,转变服务模式由单一医疗向"以人为中心,以家庭为单位,以社区为范围"的社区卫生机构、医院、公共卫生机构信息共享和业务协同。促进经验实践向循证实践转化,转变治疗模式由基于经验向基于循证医学的个性化诊疗。

(二) 助力卫生管理模式的转变

传统的医疗质量主要依靠病案抽查等方式,费时费力,医疗保健行业面临严峻的调整和艰难的抉择。医院管理人员、技术和药物提供商、研究人员以及临床医生必须做出重要决策,但同时又无法利用足够准确、透明的数据,与此同时,消费者们在经历成本增长,而在医疗安全或临床效果可靠性方面却无相应改善。基于大数据的智能辅助医疗质量管理,覆盖诊疗全流程,可追溯任何一个诊疗点。在疾病控制方面,传统的方式是选取其中的一个监测点并抽取样本统计,这种方式耗时且会因为选取监测点的不当而造成统计结果偏倚。通过实时监测全数据样本大数据,汇总全覆盖的信息,既能降低成本又能准确监测疾病爆发情况。大数据助力医疗发展,通过对全对象大量样本的研究实现精细管理,较传统的抽样和人工填报更加准确及时。

针对大数据在医疗卫生行业的应用场景,本文列出了医疗服务业 5 大领域(临床业务、付款/定价、研发、新的商业模式、公众健康)的 15 项应用,这些场景下,大数据的分析和应用都将发挥巨大的作用，提高医疗效率和医疗效果。

在临床操作方面，有 5 个主要场景的大数据应用。麦肯锡估计，如果这些应用被充分采用，光是美国，国家医疗健康开支一年就将减少 165 亿美元。

1. 比较效果研究

通过全面分析病人特征数据和疗效数据，然后比较多种干预措施的有效性，可以找到针对特定病人的最佳治疗途径。基于疗效的研究包括比较效果研究（comparative effectiveness research，CER）。研究表明，对同一病人来说，医疗服务提供方不同，医疗护理方法和效果不同，成本上也存在着很大的差异。精准分析包括病人体征数据、费用数据和疗效数据在内的大型数据集，可以帮助医生确定临床上最有效和最具有成本效益的治疗方法。医疗护理系统实现 CER，将有可能减少过度治疗（如避免那些副作用比疗效明显的治疗方式），以及治疗不足。从长远来看，不管是过度治疗还是治疗不足都将给病人身体带来负面影响，以及产生更高的医疗费用。

2. 临床决策支持系统

临床决策支持系统可以提高工作效率和诊疗质量。目前的临床决策支持系统分析医生输入的条目，比较其与医学指引不同的地方，从而提醒医生防止潜在的错误，如药物不良反应。通过部署这些系统，医疗服务提供方可以降低医疗事故率和索赔数，尤其是那些临床错误引起的医疗事故。在美国 Metropolitan 儿科重症病房的研究中，两个月内，临床决策支持系统就削减了 40% 的药品不良反应事件数量。

3. 医疗数据透明度

提高医疗过程数据的透明度，可以使医疗从业者、医疗机构的绩效更透明，间接促进医疗服务质量的提高。

根据医疗服务提供方设置的操作和绩效数据集，可以进行数据分析并创建可视化的流程图和仪表盘，促进信息透明。流程图的目标是识别和分析临床变异和医疗废物的来源，然后优化流程。仅仅发布成本、质量和绩效数据，即使没有与之相应的物质上的奖励，也往往可以促进绩效的提高，使医疗服务机构提供更好的服务，从而更有竞争力。

4. 远程患者监控

通过远程监控系统收集慢性病患者的数据，分析结果以判断患者是否遵医嘱，以此改善用药和治疗方案。在 2010 年，美国约有 1.5 亿人患有慢性疾病，比如糖尿病、充血性心力衰竭和高血压，他们的治疗费用占到当年全国医疗费用的 80%。远程患者监测系统对于治疗这些病人非常有效。该系统包括检测心脏的设备，可将血糖含量信息传递给看护者，甚至还包括"药片芯片"——当病人服用药片就发出报告的药物，几乎实时地将数据传给医疗记录数据库。一般来说，远程患者监控系统的数据可以减少患者住院时间，减少急诊，增进家庭陪护的匹配度，降低长期并发症。例如：向医生报告一位充血性心力衰竭患者因为水潴留而增加体重，便能够预防紧急住院。

5. 患者状况的高级分析工具

应用高级分析工具观察患者情况（比如分段和预测模型），确定那些能够从疾病预防和改变生活习惯中获益的人群。这些方法能够找出某种疾病的高风险人群，他们将会得益于预防性医疗计划；还能通过选择将已有症状的患者加入疾病管理项目，更好地满足他们的需求。患者数据还能提升衡量这些项目效果的能力。

这个类别中的两个场景都包含医疗支付和定价。支付和定价有潜力创造却 5 000 万美元的价值，其中半数来自于节省医疗开支的费用。

（1）自动化系统。使用自动化系统（以神经网络为例的机器学习方法）识别欺诈，并核实支付者补贴申请的一致性和准确性。根据美国的支付者行业预计，每年补贴申请中的 2%～4% 是虚假或是不正当的；官方预计这笔费用高达医保和医疗救助的 10%。建立一个全面且一致的数据库，使用预算法来处理和检查申请的准确，检测可能性较高的诈骗、过失或错误，无论是实时的还是事后完成，都能够节省开支。如果实时操作，这些自动化系统能够在全额付款之前找出超额偿付，收回大笔损失。

（2）以卫生经济学和效果研究与绩效为基础的定价方案。基于真实的患者治疗效果数据，使用卫生经济学和效果研究与基于绩效的定价方案，实现公平的经济补偿——从支付给制药公司的药价到支付者付给医疗机构的偿付。

在药物定价方面，药厂将会共同承担治疗风险。对于支付者，一项重要的福利是新药的成本和风险分担计划，这能控制或限制相当大一部分医疗支付同时，对医疗支付的限制也能使得制药公司获得更好的市场准入；它们还能够从更有效的用药方案（通过创新的定价系统而实现）中获得更高的利润。患者将能基于价格的公式集，以合理的价格购得创新药物，获得更好的治疗效果。为了让医疗系统实现最大价值，美国需要允许支付者的集体价格谈判。

以卫生经济学和效果研究为基础的药厂定价试点计划已开始施行，主要在欧洲。比如，诺华公司和德国健康保险公司达成一致，承担雷珠单抗注射液（Lucentis）每年超出 4.68 亿美元的支出，该药用于治疗与年龄相关的黄斑变性。

在制药的子领域，5 种大数据应用可以提高研发的生产力。它们可以共同创造高于 1 000 亿美元的价值，其中 1/4 形式为更低的国家医疗费用。

（1）预测模型。研究数据聚合，以便制药公司更好地为新药预测性建模，决定如何最有效率和符合成本效益地配置研发资源。"理性药品设计"意味着基于对临床前期或早期临床数据和研发价值链进行模拟与建模，从而尽可能迅速地预测临床效果。评价因素包括：产品安全性、疗效、可能的副作用、整体试验结果。这个预测模型可以在研发周期早期中止对次优混合物的研发和临床试验，节约成本。

这种应用对于医药行业的益处包括：更低的研发成本，更精益，更快速、更有针对性的研发过程它可以缩短药物问世的时间，创造出目标性更强的产品，扩大潜在市场，提高治疗成功率。预测模型能够将大约为 13 年的新药研发问世时间减少 3~5 年。

（2）统计工具和算法式改善临床试验设计。使用统计工具和算法式可以在研发过程中的临床阶段改善临床试验设计和招募患者的针对性。这个应用包括挖掘患者数据—评估患者招募的可行性、推荐更有效的设计、推荐有大量可选患者和优良记录的试验地点，以加快临床试验的过程。可以使用的技术有试验场景模拟，以及优化标签型号（适用于某种药物的适应证范围），这两者都可以增加试验的成功率；算法式将研发和试验数据与商业模型、历史监管数据相结合，找出针对试验的目标患者群体的规模和特征之间的最优平衡，以及监管部门对新药批准的可能性。分析还能改善选择研究员的过程——目标是那些经过证实有研究记录的人。

（3）分析临床试验数据。分析临床试验数据和病人档案，识别出药物的新用途并发现不良反应。在对大规模效果数据库进行统计分析、寻找出药物新用途的迹象之后，药物的重新定位或是新用途的营销成为可能。分析实时的不良反应病例报告让药物安全监视成为可能，使人们可以观察到常见临床试验中罕见的安全信号，识别出临床试验暗示出的但却没有足够统计解释力的事件。

这些分析项目在当下情境中格外重要，2008 年的年度药物召回创历史新高，而整体新药批准数量却在下降。药物召回通常对药企本身有很大伤害。2004 年撤销"万络"（一种抗炎症药物）的销售，导致默克公司耗费 700 万美元用于诉讼和索赔，其股东利益在短短几天之内下降了 33%。

（4）个性化药物。对新兴大数据库进行分析，是另一个很有前景、将能在研发领域创造新价值的大数据创新（比如基因组数据），将会提高生产力，研发出个性化药物。这个工具的目的是研究基因差异之间的关系、特殊疾病的易染病体质、特殊的药物反应，然后解释说明在药物研发过程中个体差异的原因。

个性化药物有希望在三个主要领域增进医疗水平：①在患者出现病症之前进行早期检测和诊断；②提供更有效的治疗，因为可以根据分子标记匹配细分有相同诊断结果的患者（即有同样疾病的患者通常对同样疗法有不同反应，这部分归因于基因差异）；③根据患者的分子档案调整药物剂量，使副作用最小化，使疗效最大化。

个性化药物正处于发展初期。尽管如此，它已经显现出惊人的初期成效，特别是胎儿基因测试的乳腺癌早期检测，以及白血病和结肠癌治疗的药剂测试。据预测，减少那些对个体患者没有疗效的药物处方可以节省30%～70%的开支。同样，鉴于肺癌早期手术费用大约是晚期手术的一半，早期检测和治疗也可以极大地减轻肺癌治疗对医疗系统的负担。

（5）分析疾病模式。与研发相关的大数据价值创造工具能够分析疾病模式和趋势，为未来的需求和成本建模，做出研发投资战略规划。这样的分析能够帮助药企最优化研发的侧重点，以此分配资源、设备和人力。

此外，大数据的应用能够改善公共健康监视和反馈。通过使用全国范围的患者和治疗数据库，负责公共健康的政府部门能够保证快速、协调地发现传染性疾病，全面监视疾病暴发，制订完整的疾病监测和反应计划。这项应用将会带来数不胜数的益处，包括减少医疗支出，降低感染事故，提高实验室能力，更好应对新发疾病与疾病暴发。

公共健康的研究者越来越多地采用地理信息系统（GIS）来分析人们所处的环境，以及这些环境如何影响个人健康。例如，GIS中的道路网络数据可以提供关于某区域的交通拥堵情况、空气污染程度、城市化程度，并依据此分析该地居民的健康程度，比如心肺系统功能、心血管疾病和儿童肿瘤等。有了准确和即时的公共健康报告，公众也会更加注意对和感染性疾病相关的健康风险，反过来降低传染的可能性。加在一起，这些因素可以创造更优质的生活。

三、医疗行业大数据研究

（一）定位医疗健康大数据应用需求

进行医疗行业大数据研究，首先定位研究医疗健康大数据应用需求，定位需求即回答基于现有的数据如何使用以及基于研究和现有的数据还需要收集哪些数据等问题，以需求为导向，提出问题，指引后续工作方向和工作目标。

（1）基于现有的数据如何使用。我国在医疗数据方面积累时间较国外短，一些重要的医疗数据信息，如基因、人口健康信息数据库都处于刚刚建设阶段，主要以来自临床、财务和操作的医疗健康业务数据为主，医疗信息系统建设起步较早的一些医疗卫生机构中，虽然布局了医疗信息系统，但硬件设备收集到的体征信息并未得到有效利用，如果要实现体征信息的有效利用，必须运用云计算、大数据相关技术，对可穿戴设备收集到的体征信息进行分析及利用。

（2）基于研究和现有的数据还需要收集哪些数据。以医疗健康业务数据为核心，融合互联网数据、政府相关行业数据、第三方健康数据、个体基因数据以及生物样本数据，完成医疗健康大数据中心建设；在此基础上，构建医疗健康大数据平台，开展医疗健康研究分析，实现基于大数据的健康服务应用。

（二）医疗健康大数据关键技术

研究医疗健康大数据主要研究面向医疗健康的大数据整合与融合技术、数据语义化处理技术和大数据分析和挖掘并行化处理技术等关键技术。医疗健康大数据面临的技术难点包括：

（1）如何整合多源异构医疗健康数据。国内医疗机构系统层次多样，目前主要是以收费、挂号、药品管理为核心的HIS，和以电子病历为核心辅助包含PACS系统、CIS系统、LIS系统、手术麻醉系统、心电系统、病案管理系统等系统的临床信息系统。系统开发厂商多，开发标准不一，在数据类型格式以及系统的接口等方面呈现高度异构特点，早在20世纪80年代就产生了卫生信息化标准制定，标准符合性仍然较差，形成多源异构医疗健康数据整合困难的局面。

（2）如何基于大数据构建健康服务知识库。在临床决策支持等基于医疗健康大数据的应用中，需要基于对医生输入的数据内容的理解，才能做出必要的决策支持。对于数据内容的语义处理，必须基于医疗健康知识库。医疗健康语义知识库构建。传统的知识库基本是非结构化和半结构化的。在医疗健康大数据分析和挖掘中，需要结构化和语义化的知识库。大数据以形式多态为特点，包括结构化数据，半结构化数据和非结构化数据，传统分析挖掘模型很多，但是医疗行业不同于传统行业，医疗行业相比其他行业更加严谨，且医疗大数据较其他领域的大数据复杂，传统分析挖掘模型很多不适用于医疗大数据，处理结构化和非结构化医疗大数据的工具比较匮乏。医疗健康是一个知识密集型领域，以 SNOMED-CT 为例，有几十万个概念几百万个关系。用纯手工的方法难以建立和维护，而构建健康服务知识库的方法论还未成型。

（3）如何对医疗大数据进行有效的挖掘应用。目前医学研究基于小样本，临床科研所需采集的数据项比目前诊疗过程中采集的数据项要丰富得多。也就是说，临床科研所需要的数据，生产系统无法提供。由于临床科研的高要求，样本数量是非常有限的，一般在几十，最多到几百，超过千就是很大的规模了。而生产系统积累的数据规模是很庞大的，同一个病种的数量是以万计，对于高血压、糖尿病等多发病症以百万计，临床科研人员面对如此庞大的数据资料不知如何下手。积累的大数据如何用，如何将研究成果切实应用于临床，本身就是一个科研问题。由于医疗数据具有专业性、多样性和模糊性等特点，大多通用的数据挖掘算法不能完全适用于医疗健康数据挖掘，Google 流感预测也是其研究团队筛选了近百个模型后，才选择了目前投入使用的预测模型，缺乏面向医疗健康领域的分析和挖掘算法库、模型库，相应的挖掘算法还有待仔细探索和研究。

（三）完善医疗健康大数据中心

目前，许多省市以医疗异构为单位或以市为单位已经建设了不少区域医疗健康数据中心和医院的临床数据中心。在此基础上如何构建医疗健康大数据中心，面临以下问题：

（1）数据库 vs 大数据存储：目前数据中心主要基于关系型数据库，针对大数据，需要新型的 NoSQL 大数据存储，例如 Hadoop 等。

（2）结构化数据 vs 非结构化：目前数据中心主要存储结构化数据，在大数据时代，非结构化数据越来越多。

（3）业务数据 vs 知识数据：对于大数据处理，除了目前的业务数据，还需要医疗健康知识数据。

（4）业务数据 vs 外部数据：除了目前采集的临床和健康数据外，还将融合其他外部数据，例如体检数据、个人采集的健康数据、互联网数据、气象/环境数据、药品信息、社交网络、基因数据等。这些数据具有多源、异构、多粒度、可信度不同等特点。

（四）研发医疗健康大数据服务平台

在完善的区域医疗信息平台基础上，构建医疗健康大数据平台，基于 Hadoop 的分布式计算技术体系，实现分布式存储和分布式数据分析挖掘算法，支撑对医疗大数据的高效挖掘利用。

医疗健康大数据服务平台的研发可划分多个层次，从下层到上层依次是：数据融合层、数据存储层、数据处理层、数据利用层和医疗健康应用共性技术层。第一层数据融合层负责规划区域内各机构产生的异构数据的结构转换、语义转换以及数据清洗纠正数据中可识别的错误。第二层数据存储层采用关系数据库存储和非关系数据库存储结合的策略，关系数据存储有关系特性需求的数据，非关系型数据库存储普通非结构化数据，这样也保证存储策略在性能可扩展性和存储成本之间达到相对的平衡。第三层数据处理层基于 Hadoop 和 Storm 等分布式框架部署分布式数据处理程序快速高效处理大数据。第四层数据利用层利用处理完成的数据通过分类分析、聚类分析、挖掘关联规则、序列分析、关键词搜索、用户行为分析、语义分析、文本挖掘等数据挖掘技术为应用提供支持；第四层为医疗健康应用共性技术层，通过利用层提供的数据挖掘结果来支持不同的应用技术，如疾病模式分析、医疗资源推荐、治疗效果分析、居民隐私保护、领域知识本体、决策引擎等。

（五）开发基于医疗健康大数据服务平台的应用系统

医疗健康大数据服务平台的建立可支撑一系列应用系统的运行，例如基于大数据的临床决策支持系统，健康管理系统，药品辅助研发系统，提高临床试验设计的统计工具和算法，临床试验数据的分析，药品研发的选择，新药预测建模，基于卫生经济学和疗效研究的定价。

基于大数据的临床决策支持系统可以提供以下情景的应用：

（1）重复检查检验提示。医生对患者开出检验检查医嘱，系统将会比对上一次做该项检验检查项目的时间，如发现间隔的时间小于系统设定的"重复周期"，将予以及时提示。

以大肠癌治疗为例，系统通过重复检查检验提示，避免患者在短期内接受多次放射线检查，以免进一步损害患者的身体免疫力。

（2）治疗安全警示。结合实际医疗行为，治疗安全审查的范围可以包括：西医药物相互作用审查、中草药配伍禁忌审查、西药与中成药之间配伍禁忌审查、患者药物禁忌审查、检查/检验相关的禁忌审查、治疗相关的禁忌审查。

（3）药物过敏警示。利用系统后台的过敏类药品知识库体系和系统前台的药物过敏提示功能，辅助医护人员对患者进行安全用药、合理用药。药物过敏判断因素涉及特定的过敏类药品（例如青霉素），患者是否存在家族过敏史，患者是否属于特殊人群（包括孕妇、哺乳期妇女、小儿与老人等），患者是否具有过敏性体质。

以心血管疾病治疗为例，常用药物包括美托洛尔（倍他乐克）、地高辛、胺碘酮、利多卡因、硝酸酯类药物等，而他汀类药物禁用于孕妇、哺乳期妇女及计划妊娠的妇女，地高辛禁用于室性心动过速、心室颤动患者，胺碘酮禁用于甲状腺功能障碍、碘过敏者等患者，利多卡因禁用于局部麻醉药过敏者，硝酸酯类药物禁用于青光眼患者、眼内压增高者、有机硝化物过敏等患者。当对该类患者制定治疗方案时，系统将自动对该类药物进行药物过敏警示。

（4）疗效评估。利用大数据挖掘分析技术，对疾病的不同治疗方案进行疗效跟踪评估，挑选出疗效好、副反应小、费用低、成本-效果最佳的治疗方案。

以大肠癌疗效评估为例，以生存期和生活质量为临床疗效评价指标，利用大数据挖掘技术，建立以生存期和生活质量为综合评价指标的疗效评价体系，在控制临床分期、患者年龄、性别等混杂因素的影响下，对不同治疗方案的疗效进行评估，选择生存期延长和生活质量改善的方案。

（5）智能分析诊疗方案。系统可以根据患者的疾病临床分期、临床检验指标、生理、心理状况等特征，通过大数据分析技术，为其选择类似匹配病例有效的治疗方案，制定符合患者个性化的治疗方案。

以心力衰竭治疗为例，系统在大量的心力衰竭患者病例治疗的临床资料基础上，利用大数据挖掘技术，将患者根据不同生理、心理、社会等特征划分为不同亚组人群，分析出适合不同特征亚组人群的治疗方案。

当新的患者进入临床治疗环节中，系统根据该患者特征情况，若将其判别为 C 亚族人群，则为其选择 Z 治疗方案，辅助临床医生进行治疗方案制定。

（6）预测病情进展。系统可以根据患者的临床分期、临床检验指标、生理、心理状况、治疗方案等综合指标，利用大数据模拟建模技术，预测其疾病转归情况。

以大肠癌治疗为例，利用大数据挖掘技术，可以在已有的大量大肠癌病例的临床资料基础上，以大肠癌患者生存期为 Y 因变量，患者年龄 X_1、性别 X_2、临床分期 X_3、影响因素 X_n 为自变量，拟合出生存期回归模型，$Y = \alpha + \beta_1 X_1 + \beta_2 X_2 + \beta_3 X_3 + \cdots + \beta_n X_n$。将某大肠癌新发患者的年龄 X_1、性别 X_2、临床分期 X_3……影响因素 X_n 等自变量，带入模型，即可以拟合出其生存期 Y，了解其未来病情转归情况。

四、Hadoop 应用于医疗行业核心架构及优势

Hadoop 是一个由 Apache 基金会所开发的分布式系统基础架构。用户可以在不了解分布式底层细节的情况下，开发分布式程序，充分利用集群的各节点进行并行运算和分布式存储。Hadoop 实现了一个分布式文件系统（hadoop distributed file system，HDFS）。HDFS 有高容错性的特点，并且设计用来部署在低廉的（low-cost）硬件上；而且它提供高吞吐量（high throughput）来访问应用程序的数据，适合那些有着超大数据集（large data set）的应用程序。HDFS 放宽了（relax）POSIX 的要求，可以以流的形式访问（streaming access）文件系统中的数据。

Hadoop 领航一种新的数据存储和处理方式，不需要依靠成本高昂的特定硬件设施和软件系统去存储和处理数据，Hadoop 就能够一些在成本低廉的能存储和处理数据的符合工业标准的服务器上实现分布式并行计算，并且可以根据需要无限扩大服务器规模，从而提高存储容量和计算性能。Hadoop 使得大数据不再"大"，今天我们所处的超连接世界每天都会有越来越多的数据产生，Hadoop 的突破性优点意味着企业和团体能够从过去认为是无用的数据中发现价值。

Hadoop 能够处理来自不同系统的所有类型的数据，包括结构化的、非结构化的、日志文件、音频文件、通信记录、电子邮件。总之就是所有能够想象到的类型，不管它们原来的格式是什么，即使不同类型的数据已经被存储在相互不关联的系统中，只要将其注入 Hadoop 集群中，换言之，在存储数据之前无须了解如何能够查询到，Hadoop 能让我们决定查询方式，并且能随时间的推移揭示我们从未提出的问题。

数据得到充分利用，且不仅仅是数据库中数据，Hadoop 让我们看到数据中被隐藏的关系，揭示以前不能解决的答案。我们可以基于扎实的数据做更多的决定，而不是直觉，并期待更完整的数据集而不仅仅是个样本。

此外，Hadoop 的成本优势重新定义数据的经济性，Hadoop 的成本优势是，因为它依赖于内部的冗余数据结构，并部署在行业标准服务器，而不是昂贵的专用数据存储系统，能负担得起存储数据的成本。

Hadoop 框架透明地为应用提供可靠性和数据移动。它实现了 MapReduce 编程范式：应用程序被分割成许多小部分，而每个部分都能在集群中的任意节点上执行或重新执行。此外，Hadoop 还提供了分布式文件系统，用以存储所有计算节点的数据，这为整个集群带来了非常高的带宽。MapReduce 和分布式文件系统的设计，使得整个框架能够自动处理节点故障。它使应用程序独立于成千上万的计算的电脑和 PB 级的数据。

Hadoop 由许多元素构成，其最底部是 HDFS，它存储 Hadoop 集群中所有存储节点上的文件。HDFS（对于本文）的上一层是 MapReduce 引擎，该引擎由 JobTrackers 和 TaskTrackers 组成。通过对 Hadoop 分布式计算平台最核心的分布式文件系统 HDFS、MapReduce 处理过程，以及数据仓库工具 Hive 和分布式数据库 HBase 的介绍，基本涵盖了 Hadoop 分布式平台的所有技术核心。Hadoop 的框架最核心的设计就是：HDFS 和 MapReduce。HDFS 为海量的数据提供了存储，则 MapReduce 为海量的数据提供了计算。

1. HDFS

对外部客户机而言，HDFS 就像一个传统的分级文件系统，可以创建、删除、移动或重命名文件等等，但是 HDFS 的架构是基于一组特定的节点构建的，这是由它自身的特点决定的。这些节点包括 NameNode（仅一个），它在 HDFS 内部提供元数据服务；DataNode，它为 HDFS 提供存储块。由于仅存在一个 NameNode，因此这是 HDFS 的一个缺点（单点失败）。

存储在 HDFS 中的文件被分成块，然后将这些块复制到多个计算机中（DataNode）。这与传统的 RAID 架构大不相同。块的大小（通常为 64 MB）和复制的块数量在创建文件时由客户机决定。NameNode 可以控制所有文件操作。HDFS 内部的所有通信都基于标准的 TCP/IP 协议。DataNode 也是一个通常在 HDFS 实例中的单独机器上运行的软件。Hadoop 集群包含一个 NameNode 和大量 DataNode。DataNode 通常以机架的形式组织，机架通过一个交换机将所有系统连接起来。Hadoop 的一个假设是：机架内部节点之间的传输速度快于机架间节点的传输速度。

DataNode 响应来自 HDFS 客户机的读写请求。它们还响应来自 NameNode 的创建、删除和复制块的命令。NameNode 依赖来自每个 DataNode 的定期心跳（heart beat）消息。每条消息都包含一个块报告，NameNode 可以根据这个报告验证块映射和其他文件系统元数据。如果 DataNode 不能发送心跳消息，NameNode 将采取修复措施，重新复制在该节点上丢失的块。

2. MapReduce

MapReduce 是一种编程模型，用于大规模数据集（大于 1 TB）的并行运算。概念"Map"（映射）和"Reduce"（归约），和它们的主要思想，都是从函数式编程语言里借来的，还有从矢量编程语言里借来的特性。它极大地方便了编程人员在不会分布式并行编程的情况下，将自己的程序运行在分布式系统上。当前的软件实现是指定一个 Map（映射）函数，用来把一组键值对映射成一组新的键值对，指定并发的 Reduce（归约）函数，用来保证所有映射的键值对中的每一个共享相同的键组。MapReduce 提供了以下的主要功能：

（1）数据划分和计算任务调度。系统自动将一个作业（Job）待处理的大数据划分为很多个数据块，每个数据块对应于一个计算任务（Task），并自动调度计算节点来处理相应的数据块。作业和任务调度功能主要负责分配和调度计算节点（Map 节点或 Reduce 节点），同时负责监控这些节点的执行状态，并负责 Map 节点执行的同步控制。

（2）数据/代码互定位。为了减少数据通信，一个基本原则是本地化数据处理，即一个计算节点尽可能处理其本地磁盘上所分布存储的数据，这实现了代码向 数据的迁移；当无法进行这种本地化数据处理时，再寻找其他可用节点并将数据从网络上传送给该节点（数据向代码迁移），但将尽可能从数据所在的本地机架上寻找可用节点以减少通信延迟。

（3）系统优化。为了减少数据通信开销，中间结果数据进入 Reduce 节点前会进行一定的合并处理；一个 Reduce 节点所处理的数据可能会来自多个 Map 节点，为了避免 Reduce 计算阶段发生数据相关性，Map 节点输出的中间结果需使用一定的策略进行适当的划分处理，保证相关性数据发送到同一个 Reduce 节点。此外，系统还进行一些计算性能优化处理，如对最慢的计算任务采用多备份执行、选最快完成者作为结果。

（4）出错检测和恢复。以低端商用服务器构成的大规模 MapReduce 计算集群中，节点硬件（主机、磁盘、内存等）出错和软件出错是常态，因此 MapReduce 需要能检测并隔离出错节点，并调度分配新的节点接管出错节点的计算任务。同时，系统还将维护数据存储的可靠性，用多备份冗余存储机制提 高数据存储的可靠性，并能及时检测和恢复出错的数据。

3. Hadoop 应用于医疗行业的优势

Hadoop 是一个能够让用户轻松架构和使用的分布式计算平台。用户可以不熟悉底层的情况下在 Hadoop 上开发和运行处理海量数据的应用程序。它的优势突出为以下几点：

（1）高可靠性。Hadoop 按位存储和处理数据的能力值得人们信赖。

（2）高扩展性。Hadoop 是在可用的计算机集簇间分配数据并完成计算任务的，这些集簇可以方便地扩展到数以千计的节点中。

（3）高效性。Hadoop 能够在节点之间动态地移动数据，并保证各个节点的动态平衡，因此处理速度非常快。

（4）高容错性。Hadoop 能够自动保存数据的多个副本，并且能够自动将失败的任务重新分配。

（5）低成本。与一体机、商用数据仓库以及 QlikView、Yonghong Z-Suite 等数据集市相比，Hadoop 是开源的，项目的软件成本因此会大大降低。

Hadoop 得以在大数据处理应用中广泛应用得益于其自身在数据提取、变形和加载（ETL）方面的天然优势。Hadoop 的分布式架构，将大数据处理引擎尽可能地靠近存储，对 ETL 这样的批处理操作相对合适，因为类似这样操作的批处理结果可以直接走向存储。Hadoop 的 MapReduce 功能实现了将单个任务打碎，并将碎片任务（Map）发送到多个节点上，之后再以单个数据集的形式加载（Reduce）到数据仓库里。

五、Hadoop 解决医疗卫生信息化行业问题

Hadoop 采用分布式存储方式来提高读写速度和扩大存储容量；采用 MapReduce 整合分布式文件系统上的数据，保证可以高效的分析处理数据，同时采用存储冗余数据来保证数据的安全性。Hadoop 中的 HDFS 具有高容错性，并且是基于 Java 语言开发的，这使得 Hadoop 可以跨操作系统部署在低廉的计算机集群中。Hadoop 中 HDFS 的数据管理能力、MapReduce 处理任务时的高效率以及它

的开源特性，使其在同类分布式系统中脱颖而出，并在众多行业和科研领域中被广泛应用。Hadoop允许用户在不清楚其底层分布式架构的情况下搭建和使用分布式计算平台，并开发运行处理海量数据的应用程序。

HDFS 分布式文件系统具有如下特点：

（1）专门针对 PB 级以上海量数据的快速存储和处理而设计，已在 Yahoo、FaceBook、亚马逊、百度、淘宝等海量数据处理应用平台上得到了广泛验证。

（2）系统可扩展性高，只需简单添加服务器数量，即可实现存储容量、磁盘 I/O 吞吐率、传输带宽和计算能力的线性增长，并保持一致的文件目录结构。

（3）数据冗余度高，缺省每份数据在 3 个不同的节点上保留副本。

（4）适合"流式"访问（streaming access），即一次写入、多次读取，数据写入后极少修改，适合医学影像文件的访问特点。

（5）除了数据存储能力外，与 HDFS 共生的 MapReduce 分布式计算框架还可充分利用各服务器 CPU 的计算资源，MapReduce 提供简化的应用模型，在分布式的环境里提算法性能，将一个庞大的问题自动切割成效问题，在不同节点并行执行，便于后期开展基于海量医学影像数据的图像预处理、格式转换、图像融合、内容检索、三维重建等数据密集型应用。

基于这些特点，我们可以应用 Hadoop 解决在医疗卫生信息化发展中面临的一系列的问题：

（1）数据集中、统一存储。Hadoop 本身便是一个能够进行高度扩展的存储平台，Hadoop 的分布式文件系统 HDFS 允许其在进行数据存储以及分发的时候可以横跨几百个能够进行并行操作的廉价服务器数据集群。这种方式和以往的关系型数据库系统有着明显的区别，在以往利用关系型数据库进行系统管理的时候，存在着一些问题，比如无法满足海量数据处理的需要，企业会在这方面付出大量的金钱。而 Hadoop 本身便能够给企业提供几千 TB 的数据节点，能够给企业节约更多的成本，这个存储解决方案的优势也更加的明显。很多公司在以往不得不对数据的最优价值进行假设，然后根据其假设的价值对数据设定进行一定的分类，选择价值高的数据进行存储和处理，因为若是保存所有的数据，企业会付出巨大的成本。虽然上面的方式能够在比较短的时间内进行问题的解决，但是随着企业的发展，数据量也会不断地增加，这种方式并不能够彻底地解决问题。Hadoop 的构架却和以往的关系型数据库有着明显的不同，它能够更广地向外扩展存储节点，能够将企业所有的数据存储起来，并且消耗的成本比较低，在成本节约方面的效果非常好。

对于历史关系数据库的数据，表巨大、数据量巨大，可以采用开发相应 API 接口的方式做海量数据的定点迁移，建设沙箱数据架构，保障安全、提高效率。对于异构、机器产生的专用数据，对相应的数据格式编制 Hadoop 程序，运营 MapReduce 原理做相关数据的提取和集中，这是高效分布式的并发计算，高扩展性的服务器集群部署满足需求，不浪费物理资源。

（2）临床医疗数据管理。如今的医疗保健行业面临严峻的调整和艰难的抉择。医院管理人员、技术和药物提供商、研究人员以及临床医生必须做出重要决策，但同时又无法利用足够准确、透明的数据。与此同时，消费者们在经历成本增长，而在医疗安全或临床效果可靠性方面却无相应改善。

Hadoop 分析技术对非结构化数据分析能力的日益加强将使临床医疗数据管理系统更智能。通过能够缩小诊断基于条件、症状、用药、副作用、病史和其他影响因素的大数据的技术，一些复杂疾病的医疗判断往往没有一个单一、明确的生理化学指标。对这类疾病的临床争端通常是在很多项医学检验数据的辅助下，医生根据直觉和经验做出判断。这种诊疗过程难以避免的会出现误差错误和过渡检查而影响医疗资源合理配置及医疗服务质量提高等。通过对电子病历数据挖掘，医生能够分离，发现和研究疾病罕见的细微差别，并相应地治疗病人。医疗服务提供者可以利用 Hadoop 提供推理技术，预测建模和机器学习，从而给医生提诊疗建议。此外，临床决策支持系统还可以使医疗流程中大部分的工作流向护理人员和助理医生，使医生从耗时过长的简单咨询工作中解脱出来，从而提高诊疗效率。数据挖掘技术对健康和临床数据的解读不仅仅停留在建立患者症状与疾病的简单联系，而是在挖掘以往大量病例和患者现有临床表现的基础上，建立疾病与大量数据的内在关系。因此通过数据挖掘可以大大降低医疗判断错误，提高患者安全保障。

（3）医学图像挖掘。医学图像（如 CT、MRI、PET 等）是利用人体内不同器官和组织对 X 射线、超声波、光线等的散射、透射、反射和吸收的不同特性而形成的。它为对人体骨骼、内脏器官疾病和损伤进行诊断、定位提供了有效的手段。医学领域中越来越多地使用图像作为疾病诊断的工具，数据挖掘可以广泛的应用于图像检索、医学影像诊断分析等领域，医学图像数据的挖掘对于疾病自动诊断有重要意义。

（4）生物信息分析。随着人类基因计划的开展产生了巨量的基因组信息，区分 DNA 序列上的外显子和内含子成为基因工程对基因进行识别和鉴定的关键环节之一。使用有效的数据挖掘方法从大量的生物数据中挖掘有价值的知识，提供决策支持。目前已有大量研究者努力对 DNA 数据分析进行定量研究，从已经存在的基因数据库中得到导致各种疾病的特定基因序列模式。一些 DNA 分析研究的成果已经得到许多疾病和残疾基因，以及新药物、新方法的发现。

（5）公众健康监控。Hadoop 技术可以改善公众健康监控，公共卫生部门可以通过覆盖全国的患者电子病历数据库，快速检测传染病，进行全面的疫情监测，并通过集成疾病监测和响应程序，快速进行响应。与此同时也会带来很多好处，包括医疗索赔支出减少、传染病感染率降低，卫生部门可以更快地检测出新的传染病和疫情。通过提高准确和及时的公众健康咨询，大幅提高公众健康风险意识，同时也将降低传染病感染风险。

除了以上针对医疗服务提供者的使用案例。也可以开发 Hadoop 私人病人应用。我国居民中，高血压、高血脂、糖尿病患者的人数居高不下，如果能随时采集居民健康数据，随时查阅，了解自身健康状况，并提供专业的在线专家咨询，对居民的健康状况做出诊断，提醒可能发生的健康问题，避免高危病人转化为慢性病患者，避免慢性病患者病情恶化，让患者从预防的生活方式和护理，药物，治疗等方面更多地参与自己的医疗保健方案，实现疾病科学管理。

利用分布式存储、分布式计算进一步挖掘大数据在综合管理、辅助决策、数据挖掘、数据探索等重点领域的价值，并将同样的机制与各个医疗机构进行互联互通、协同服务。形成更大范围的共享交换和整合之后，哪怕来一个社区卫生服务中心的医生在看病、开药的时候，后台系统也会监控他的行为。只有这样，才能真正利用信息技术更好的挖掘数据价值、改进医院流程，提高诊疗服务的公平性和有效性，才会逐渐缓解"看病贵、看病难"的民生问题。

数据挖掘技术在健康数据和医疗上的应用虽然有广阔的前景，但也面临着诸多挑战：

（1）健康数据挖掘的结果能直接用于指导医疗实践，关系到病患的生命，所以对算法的要求很高。

（2）面临不断扩展不断变化的大数据。

（3）针对医疗工作者这类普通用户，要开发出界面友好的、全自动化和统一的挖掘工具。

（4）需要做好健康数据安全和隐私保护的措施。

医疗健康大数据平台实现了对海量数据高效、优化的处理，为大数据的分析利用提供数据处理基础。当下重点研究内容应着眼于：研究多源异构海量数据的采集方法，研究使用不同技术手段接入异构数据源的技术，研究对数据截取的安全保护技术、敏感数据的加密索引技术；研究针对多源异构数据的高效存储技术，研究面向分布式的异构数据高效利用技术；研究基于多源异构医学健康数据的融合技术，开发多源异构医疗健康数据的身份匹配、时间序列融合技术，研究基于时间序列医疗健康大数据的主题库构建技术；研究面向异构医疗健康大数据分析的不同计算需求提供优化的计算框架，研发对不同计算框架的统一资源调度管理技术和引擎；研究面向疾病研究的影像大数据信息通信与存储系统（R-PACS）的设计方法与构建技术等。

（周毅　杨红梅）

参 考 文 献

[1] 王珊，萨师煊. 数据库系统概论［M］. 4 版. 北京：高等教育出版社，2006.
[2] 廖明潮，高洪波，何健. 语义对象模型及与 E-R 模型的比较［J］. 武汉工业学院学报，2003，22（4）：7-9.
[3] 丁智斌，石浩磊. 关系数据库设计与规范化［J］. 计算机与数字工程，2005，33（2）：114-116.
[4] 崔永君，吴辰文. 用实例讲解关系数据库规范化理论［J］. 甘肃科技，2007，23（1）：71-72.
[5] 尹家田，李曙光，张兴旭. 对医疗质量评价指标体系的评析［J］. 中华医院管理杂志，2005，21（3）：169-172.
[6] 胡志竖. 集成平台在医院信息系统建设中的应用［J］. 中国卫生信息管理杂志，2012（4）：59-65.
[7] 蔡光东，叶锋，潘林，等. 基于通用中间件接口服务器的远程医疗信息系统［J］. 医学信息，2007，20（4）：512-515.
[8] 张勇一，赵振杰，张德前. 数据挖掘及其在医学中的应用［J］. 西北医学教育，2005，13（3）：240-241.
[9] 高汉松，柔梓勤. 医疗行业大数据生命周期及治理［J］. 医学信息学杂志，2013，34（9）：7-11.
[10] 丁宁. Oracle 数据库性能优化分析［J］. 数据技术与应用，2013（12）：228.
[11] 刘志敏. Oracle 数据库应用管理解决方案［M］. 北京：电子工业出版社，2002.
[12] （美）史蒂芬森. 数据库设计解决方案入门经典［M］. 北京：清华大学出版社，2010.
[13] （美）弗罗斯特. 数据库设计与开发［M］. 北京：清华大学出版社，2007.
[14] （美）法禾，（美）罗伯森. SQL 语言艺术［M］. 北京：电子工业出版社，2008.
[15] （美）刘易斯. 基于成本的 Oracle 优化法则［M］. 北京：清华大学出版社，2007.
[16] 洪运国. SQL Server 2012 数据库管理教程［M］. 北京：航空工业出版社，2013.
[17] Patrick LeBlanc. SQL Server 2012 从入门到精通［M］. 潘玉琪，译. 北京：清华大学出版社，2014.
[18] Adam Jorgensen，Steven Wort，Ross LoForte，等. SQL Server 2012 管理高级教程［M］. 2 版. 宋沄剑，曹仰杰，译. 北京：清华大学出版社，2013.
[19] InterSystems. Caché System Administration［EB/OL］. http://docs.intersystems.com/documentation/cache/20151/index.html.
[20] Jason，Jeffery，Robert，Ryan. Caché 面向对象软件开发教程（版本 1.1）［EB/OL］. http://wenku.baidu.com/link?url=byBIiHvqtA6H5L815mUCD4avkdWxpEUdW_mzrfrAPFT3z62yvt1Py-D7qxtqgnOXfA0T3t8keQ3k5oM8zEvwwArbBu3ycU8VQzmHmtXRLUm.
[21] InterSystems. Caché 数据库管理和维护手册 Caché5.0［EB/OL］. http://wenku.baidu.com/link?url=c-Z4dCmG75R9QMZflOdkBWro56Y9NOBBppZ7jvv8tNSj12cbnTNBFsNFEPIK3ScXVEOWOnYsLw-JS9eopiUtFEQfmNXI-Ja9L5n3YCB5-Ue.
[22] InterSystems. Caché DBA 培训手册［EB/OL］. http://down.51cto.com/data/770005.

[23] 温涛，戴慰，张冬青，等. DB2 重点解析——DBA 篇［M］. 大连：东软电子出版社，2009.
[24] 徐明伟，王涛. DB2 数据库管理最佳实践［M］. 北京：电子工业出版社，2011.
[25] 陈文伟. 数据仓库与数据挖掘教程［M］. 北京：清华大学出版社，2011：1-3，8-11，116-117.
[26] 陈志泊. 数据仓库与数据挖掘［M］. 北京：清华大学出版社，2009：19-23.
[27] 廖汉成. 数据仓库在临床诊断系统中的应用［J］. 中国数字医学，2007：30-31.
[28] 刘佳，兰顺碧，等. 数据仓库与数据挖掘在医院管理中的应用［J］. 医学与社会，2006：55.
[29] 李俊. 数据挖掘技术在医疗信息系用中的研究与应用［D］. 成都理工大学，2011.
[30] 郭中正. 基于数据仓库的医院决策支持系统的研究与设计［J］. 医院数字化，2013，(28)：46.
[31] 张会会，马敬东，等. 商业智能在医疗卫生领域的应用［J］. 中国卫生信息管理杂志. 2014 (11) 3：257.
[32] 牛云，徐庆，辛阳. 数据备份与灾难恢复［M］. 北京：机械工业出版社，2004.
[33] 丁胜. 基于网络备份系统的访问控制建模研究［D］. 武汉：武汉科技大学，2005.
[34] 孙路阳，李红为. 网络备份技术的应用［J］. 铁路计算机应用，2002. 11 (5)：33-36.
[35] 张志华. 基于 IP 存储网络数据备份的研究［D］. 武汉：武汉理工大学，2009.
[36] 毛义春. 网络数据备份主要技术分析及启示［J］. 安全视窗，2010 (2)：49-46.
[37] 邹旎彬. 数据库加密系统的设计与实现［D］. 南京：东南大学，2005.
[38] He Jingmin, Wang Min. Cryptography and Relational Database Management Systems［J］. Database engineering & Applications, 2001 (International Symposium)：273-284.
[39] 谢锐. 数据库水印技术的研究［D］. 广州：广东工业大学，2006.
[40] Rakesh Agrawal, Jerry Kierman. Watermarking Relational Database, Proceedings of the 28th VLDB Conference［C］. Hong Kong, 2002.
[41] 汪厚祥，李卉. 基于角色的访问控制研究［J］. 计算机应用研究，2005 (4)：125-127.
[42] 聂丽平. 基于 UCON 访问控制模型的分析与研究［D］. 合肥工业大学，2006.
[43] 赵亮，茅兵，谢立. 访问控制研究综述［J］. 计算机工程，2004 (2).
[44] 赵宝献，秦小麟. 数据库访问控制研究综述［J］. 计算机科学，2005 (1).
[45] 杨智，金舒原，段毅，等. 多级安全中敏感标记的最优化挖掘［J］. 软件学报，2011 (5).
[46] 周立兵，周大伟. 基于数字证书的访问控制研究［J］. 计算机与数字工程，2011 (1).
[47] 李钢，李沛武，胡海霞. 使用控制系统中属性更新的并发控制研究［J］. 南昌工程学院学报，2008 (4)：21-23.
[48] 胡兆玮，靳瑞芳，于万钧，等. 使用控制的可变性研究［J］. 计算机工程与应用，2007，43 (25)：66-68.
[49] 胡锋锋. 基于 UCON 的工作流安全框架设计与实现［D］. 西安电子科技大学，2009.
[50] 史永昌. UCON 实现 RBAC 模型研究［J］. 计算机安全，2008 (8)：71-73.
[51] 王雪峰，泄露患者隐私的渠道、方式及防范措施［J］. 锦州医学院学报：社会科学版，2006 (3)：7-9.
[52] 李强. 安全多方计算协议的研究与应用［D］. 上海交通大学，2003.
[53] 宋敏. 盲签名技术理论及应用研究［D］. 山东大学，2013.
[54] 赵晏. 数据库安全中隐私保护若干关键技术研究［D］. 东华大学，2011.
[55] 刘逸敏，程传苗，邢茂迎. 数据库安全与隐私保护数据库技术应用探讨［J］. 中国数字医学，2008，01：43-47.
[56] 何俊杰. 盲签名方案设计与分析［D］. 信阳师范学院，2012.
[57] 陆嘉恒. Hadoop 实战［M］. 北京：机械工业出版社，2011.

[58] (美) Tom White. Hadoop 权威指南 [M]. 北京：清华大学出版社，2011.

[59] Hadoop 官方文档. http://www.hadoop.apache.org.

[60] 李小华. 医院信息化技术与应用 [M]. 北京：人民卫生出版社，2014.

致 谢

感谢以下公司为本书的编写提供技术资料和应用案例（排名不分先后）：

甲骨文（中国）软件系统有限公司

东华软件股份公司

InterSystemsChina

微软（中国）有限公司